Kingdom of Shadows

BAND 2

ANJA LEHMANN

Coverdesign: © Alexander Kopainski, www.kopainski.com

Lektorat: Noah Stoffers, www.textpfade-lektorat.de

Korrektorat: Monika Schulze

Satz: Claudia Pietschmann, www.ebooks-perfekt.de

ISBN: 2097839859570

Vertrieb: Nova MD, Vachendorf

Printed in Poland

Triggerwarnung

„Kingdom of Shadows“ ist der zweite Band einer spannenden Fanatsy-Reihe. In der Welt von Favoria müssen die Menschen um ihr Überleben kämpfen, deshalb kommt es vermehrt zu brutalen, blutigen Szenen, Tod und Gewalt. Außerdem kommen Blutmagie und explizite sexuelle Handlungen vor. Leser und Leserinnen, die solchen Dingen gegenüber empfindlich sind, mögen dies bitte zur Kenntnis nehmen und sich wappnen, bevor sie in „Kingdom of Shadows“ eintauchen

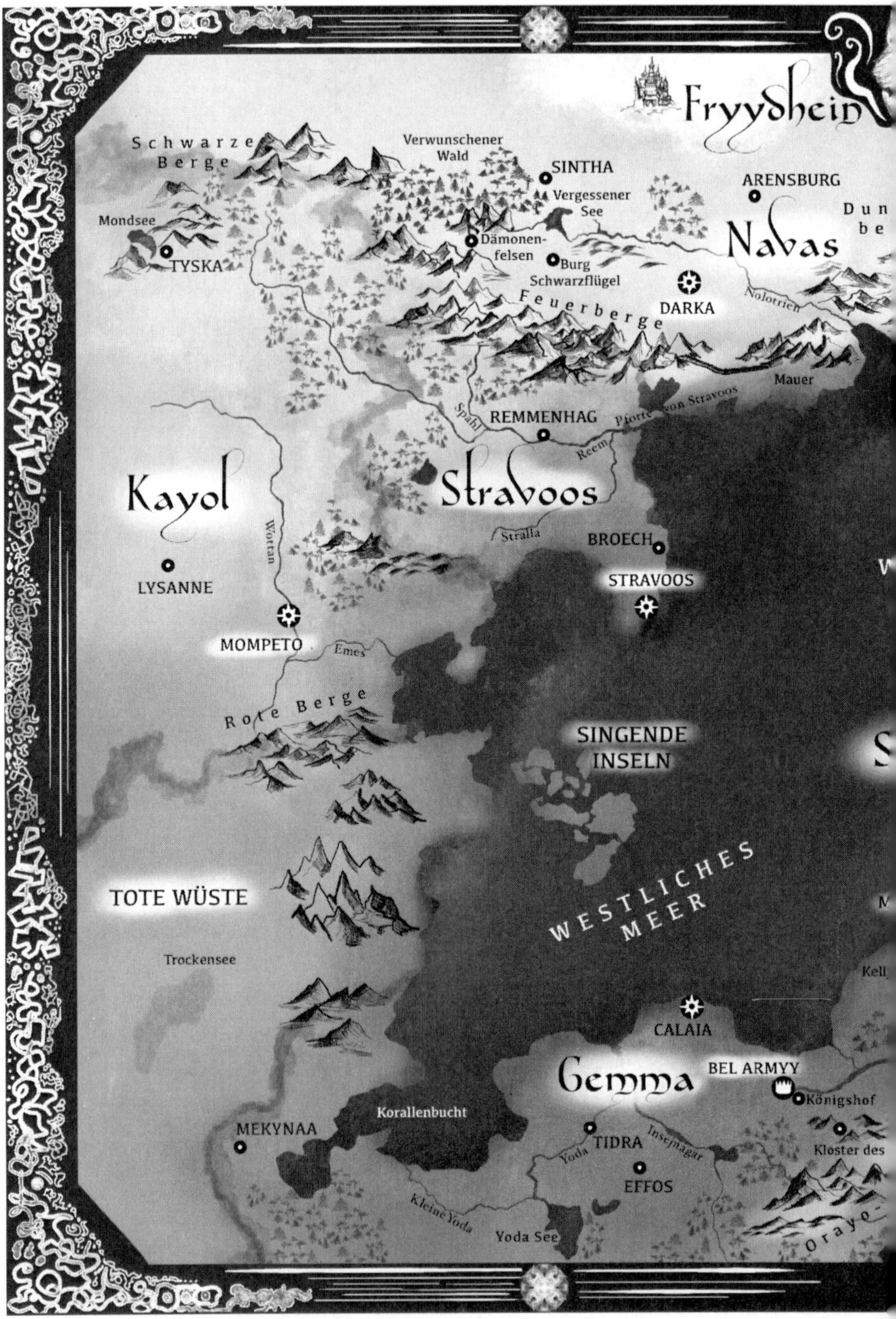
Fryydhein
Schwarze Berge
Verwunschener Wald
SINTHA
Vergessener See
ARENSBURG
Mondsee
TYSKA
Dämonenfelsen
Burg Schwarzflügel
Navas
Feuerberge
DARKA
Nolotrien
Mauer
Spahl
REMMENHAG
Pforte von Stravoos
Reem
Kayol
Stravoos
Wortan
Stralla
BROECH
STRAVOOS
LYSANNE
MOMPETO
Emes
Rote Berge
SINGENDE INSELN
WESTLICHES MEER
TOTE WÜSTE
Trockensee
CALAIA
Gemma
BEL ARMYY
Königshof
Korallenbucht
MEKYNAA
TIDRA
Yoda
Insejnagar
Kloster des
EFFOS
Kleine Yoda
Yoda See

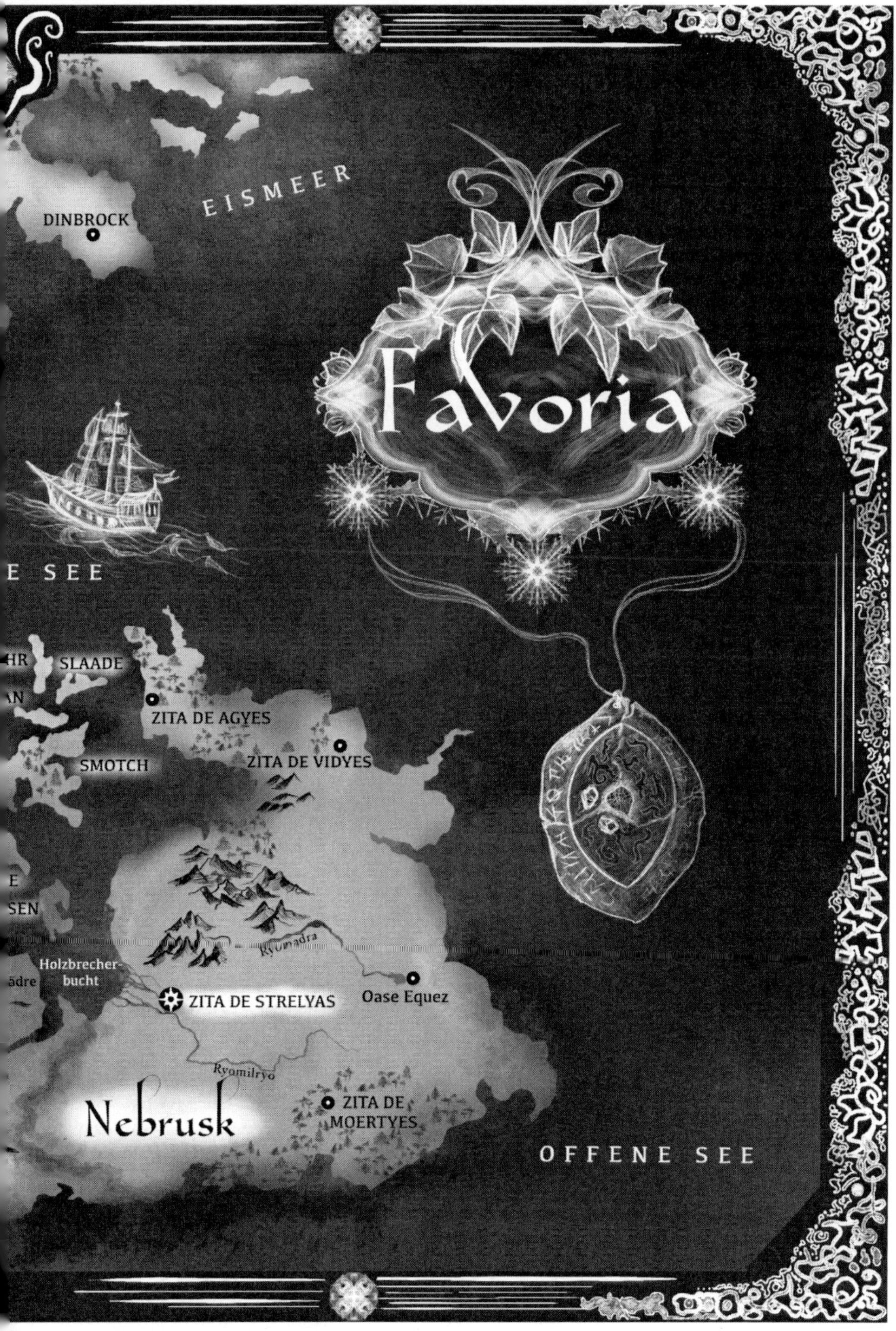
Favoria
EISMEER
DINBROCK
E SEE
HR
SLAADE
AN
ZITA DE AGYES
ZITA DE VIDYES
SMOTCH
E
SEN
Holzbrecher-
bucht
ädre
Ryomadra
ZITA DE STRELYAS
Oase Equez
Ryomilryo
Nebrusk
ZITA DE
MOERTYES
OFFENE SEE

Was bisher geschah

Auf der Jagd findet Crystal in einem Bach den Bruchteil eines geheimnisvollen Amuletts. Als sie es aus dem Wasser zieht, beginnt ein längst vergessener Zauber zu wirken und eine alte Magie erwacht erneut. Crystal, die keine Ahnung von der Bedeutung ihres Fundes hat, wird aus ihrem Kloster an den Königshof gebracht, wo sie zur Libelle ausgebildet werden soll, einer Elitekriegerin des Weißen Königs. Hier steht sie unter dem Schutz von Hunt, dem Obersten der Königsgarde. Die beiden werden ein Liebespaar, doch schon bald stellt Crystal fest, dass Hunt sich mehr für das Amulett als für sie interessiert. Nachdem ihre beste Freundin Minna ermordet wird, weil sie zu viel über das Amulett wusste, flieht Crystal vor Hunt. In den Bergen ihres Reiches trifft sie auf die Nordfrau Esra, die ihr ein weiters Stück des magischen Amulettes übergibt. Beide Frauen werden daraufhin gefangengenommen und Crystal wird vom Weißen König nach Navas geschickt, um auch das letzte Amulettstück zu finden, denn der Legende nach, ist es ein mächtiges Artefakt der Götter. Doch sie ist nicht als einzige auf dem Weg nach Navas. Auch der junge Gestaltwandler Olley soll hinter der Schwarzen Mauer sein Schicksal erfüllen. Genau wie die gewitzte Kim, die sich bisher in Stravoos durchgeschlagen hat und nun auf der Suche nach einem Heilmittel für ihre Schwester die Berge überquert. In Navas ringt der junge König Raynold mit seinen ganz eigenen Dämonen. Sie alle sehen sich nun zwei übermächtigen Gegnern gegenüber: Der Eisgöttin Skade auf der einen Seite und dem Weißen König auf der anderen. Werden die Menschen eine Chance haben, den Untergang Favorias abzuwenden?

Prolog

Das Morgengrauen löste die Schwärze der Nacht ab. Nebel lag über dem Lager. Das kleine Heer der Rebellen hatte sich in den Verwunschenen Wald zurückgezogen. Gerade wurden zwischen den Bäumen die wenigen Lagerfeuer angefacht, um die Kälte zu vertreiben. Philippa streckte ihre steifen Muskeln und ballte die Hände zu Fäusten. Wenn sie ehrlich war, konnte ihr Plan nur schiefgehen, doch selbst das war besser als mit eingekniffenem Schwanz zurück zur Burg Schwarzflügel zurückzukehren. Müde rieb sie sich die Augen. Jahrelang hatte sie Raynold dafür ausgelacht, dass er stets so bedächtig vorging, alles zehnmal abwog, bevor er endlich eine Entscheidung traf. Und jetzt hatte sie selbst mehrere Tage gezögert. Tat sie das Richtige?

Ihr Blick glitt zu einem Laubhaufen, dort, wo Ramires sich in wirren Träumen hin und her wälzte. *Heute!*, beschloss sie. Keinen Tag länger wollte sie mehr warten. Es konnte gut sein, dass sie alle bei dem Versuch starben, aber vielleicht, ganz vielleicht gab es noch Hoffnung für Navas.

„Gerald, mach die Männer bereit. Frosch, du kümmerst dich um Ramires."

Während Gerald ihren Befehl mit einem Nicken entgegennahm, verzog sich Froschs hässliches Gesicht in Widerwillen. „Kannst du das nicht selbst machen? Immerhin war es deine Idee, ihn aus dem Kerker zu befreien", jammerte er unwillig.

Philippa unterdrückte den Impuls nach Graufels zu greifen, dem schlanken Schwert an ihrem Gürtel. Nein, mit Frosch würde sie auch ohne Waffe fertig werden. „Du willst doch nicht, dass ich Gerald befehle, dich hier mit Ramires zurückzulassen, oder? Er war einst dein Freund und Freunde sollten immer füreinander da sein." Sie wusste, wie eisig ihr Blick werden konnte, und war nicht überrascht, dass Frosch vor ihr zurückwich.

Er kniete sich neben dem schlafenden Prinzen ins Laub und versuchte, diesen zu wecken. Dabei stellte er sich allerdings so ungeschickt an wie ein Ackerross bei einem Turnier und als Ramires hochschreckte, weil Frosch ihn grob in die Seite zwickte, schritt Philippa ein.

„Ramires, alles gut", sagte sie besänftigend und sah ihm dabei fest in die Augen. „Unser Plan. Du weißt schon. Wir setzen ihn heute um."

Ramires starrte mit irrem Blick an ihr vorbei ins Leere und für einen Moment machte er Philippa Angst. Sie atmete tief ein und aus. Legte beruhigend eine Hand auf seine Schulter. „Hier, iss etwas davon." Sie schob ihm ein Stück Hasenkeule entgegen, roh und blutig. Als Ramires hineinbiss und die Knochen knackten, unterdrückte sie einen Würgereiz. Statt sich zu übergeben, stand sie auf und schritt zu ihrer grauen Stute hinüber. *Heilige Madra, gib mir Kraft, das Nötige zu tun.* Auch in das restliche Lager kam langsam Bewegung.

Gerald kam zu ihr. „Die Männer sind bald aufbruchbereit. Wenn der Nebel sich gelegt hat, können wir losreiten."

„Dieser verdammte Nebel!" Philippa musterte die dichten, weißen Schwaden. „Manchmal habe ich den Eindruck, dass er etwas Unnatürliches ist. Und wir dürfen nicht zu lange warten. Wir ziehen los, sobald du das Horn bläst."

„Wie Ihr meint, Prinzessin." Gerald sah sie mit einem spöttischen Funkeln in den Augen an.

Philippa warf einen blanken Kaninchenknochen nach ihm. „Nenn mich nicht Prinzessin, sonst nehme ich dir den Generalsrang wieder ab."

Gerald duckte sich lachend weg und Philippa musste grinsen. Gerald von Arensburg war ihr Cousin und zum Glück sofort einverstanden gewesen, sie bei der Befreiung von Navas zu unterstützen. Nur allzu bereitwillig hatte er seine Eltern und die jüngeren Geschwister zurückgelassen, um sich ihrer Mission anzuschließen. Dabei hatte er sich als ein fähiger Anführer ihrer kleinen Truppe erwiesen.

„Ramires gefällt mir heute gar nicht", sagte er nun mit gesenkter Stimme.

„Ja. Wir dürfen nicht mehr zögern."

Philippa gab den Rebellen noch Zeit für ein Frühstück. Der Wald sah aus, als würde er reichlich Nahrung bieten, allerdings scheuten sie alle davor zurück, wenn es darum ging, das Wild tiefer ins Unterholz zu verfolgen. Man erzählte sich Geschichten über den Verwunschenen Wald, die selbst die hartgesottensten Kämpfer schwach werden ließen. So begnügte sich die Meute mit der Jagd auf Hasen und dem Angeln im Bach.

„Ich sehe nochmal nach Ramires", sagte Philippa zu Gerald und ließ ihren General zurück.

Ramires war aufgestanden und schleckte sich die blutigen Finger ab. Die Haare hingen ihm strähnig über die Schultern, sein Blick war wild, aber dank der Hasenkeule wirkte er etwas gesetzter. Sie nahm ihn bei der Hand. Seine Haut fühlte sich kalt und ledrig an, wie die einer Nebelechse. „Oh Ramires, der Dämon wird dir Kraft geben. Bald bist du wieder stark." *Oder tot,* fügte sie in Gedanken hinzu. „Wenn Raynold uns das Amulett gegeben hätte, wäre es leichter gewesen, aber er hat es keinen Moment aus den Augen gelassen."

„Mmpf", schnaubte Ramires. Ein vollständiger Satz war ihm schon seit längerem nicht mehr über die Lippen gekommen. Wenigstens brachte er ein Nicken zustande.

„Komm, wir machen uns bereit", sagte Philippa und zupfte

leicht an seinem abgerissenen Hemd. Ramires folgte ihr ohne Gegenwehr. Frosch trottete stumm hinterher, sichtlich froh, dass Philippa die Führung übernommen hatte.

Sie reichte Gerald das Jagdhorn und als er es ansetzte, erschall sein Ruf lang und klagend. Er blies ein zweites Mal hinein. Philippa straffte die Schultern, während sie verfolgte, wie sich etwa einhundert Mann bereitmachten, etwas wirklich Großes zu bezeugen.

Der Weg führte sie ostwärts entlang des Waldrandes auf die Dämonenberge zu. Wie eine hochgestreckte Faust ragte der Dämonenfelsen vor ihnen in den schwefelgelben Himmel hinein. Philippa wurde mulmig, wenn sie daran dachte, was ihr bevorstand. Lange, bevor sie Ramires aus dem Verlies befreit hatte, hatte sie in der Nähe von Sintha ein altes Weib aufgesucht, dem nachgesagt wurde, mit den Geistern zu sprechen. Philippa hatte diese Spukgeschichten selbstverständlich nicht geglaubt, aber seit dem Unfall mit dem Dämonenstachel war sie verzweifelt auf der Suche nach einer Erklärung gewesen.

Deshalb hatte sie die lange Reise auf sich genommen. Gerald war an jenem Abend an ihrer Seite gewesen. Die Alte lebte weit ab den trostlosen, verfallenen Straßen. Am anderen Ende des verwunschenen Waldes. Ihr Haus war grob aus Holz gezimmert und mit Lehm verkleidet. Nur ein Bretterverschlag, dessen Anblick Philippa erschaudern ließ. Über der Tür baumelten bleiche Tierschädel neben Kräuterbündeln. Vor der Schwelle stand eine Schale mit frischem Blut, über der die Fliegen kreisten.

„Das ist gruselig", flüsterte Gerald ihr zu. Philippa wischte die Bemerkung mit einem siegessicheren Lächeln weg, obwohl sie fieberhaft versuchte, das überwältigende Gefühl der Furcht zu unterdrücken. Sie klopfte kräftig an. „Guten Abend, wir suchen Sarah von Sintha."

Mehrere schnelle Herzschläge lang kam keine Antwort und

als Philippa die Tür aufzog, entdeckte sie neben dem Feuer die dürre Gestalt eines alten Weibes auf einem Schemel. Das bleiche Gesicht war so eingefallen, wie das einer Leiche. An den knochigen Fingern krümmten sich lange, gelbe Nägel.

Philippa unterdrückte einen spitzen Schrei, aber die Alte grinste nur zahnlos zurück.

„Ah, die Prinzessin. Dass ich das noch erleben darf", sagte sie mit rasselnder Stimme und Gerald zückte sein Schwert. „Lass gut sein, junger Krieger", hatte die Hexe ihn beschwichtigt, ohne ihn auch nur eines Blickes zu würdigen. Die Erinnerungen an jenen Tag drohten Philippa noch heute zu überwältigen, also rief sie nach Gerald, der auch sogleich auf seinem schwarzen Hengst angetrabt kam.

„Kannst du dich noch an die alte Hexe aus Sintha erinnern?", fragte sie außer Atem.

„Wie könnte ich diesen Albtraum vergessen?"

„Jetzt ist es so weit. Wir müssen tun, was sie uns geraten hat. Trotzdem habe ich ein ungutes Gefühl bei der Sache." Sie warf Ramires einen kurzen, prüfenden Blick zu. Der zerlumpte Prinz saß teilnahmslos auf einem Pferd, das von Frosch geführt wurde.

„Ich weiß genau, was du meinst." Gerald sah in dieselbe Richtung.

„Ich hatte gehofft, dass es anders geht", gestand Philippa. „Aber Ramires' Zustand wird immer schlechter."

Gerald nickte nur, doch selbst diese kleine Geste erleichterte Philippas Gewissen. Sie trieb die graue Stute mit einem Druck ihrer Schenkel an, worauf diese langsam antrabte. Das Tier zuckte unruhig mit den Ohren und prustete widerstrebend. Nur seine gute Ausbildung ließ es weiter vorwärtslaufen. Philippa konnte nicht leugnen, dass etwas Unheimliches von dem Dämonenfelsen ausging, seine schroffen Hänge wirkten so abweisend und wie die Schwarze Mauer.

Als sie den Fuß des Berges erreichten, versagte auch das Training und die Stute bewegte sich keinen Schritt mehr. Den anderen Reitern ging es mit ihren Tieren nicht anders. Philippa stieg ab. Sie sah in die Gesichter der Männer und vereinzelter Frauen, die sie um sich geschart hatte.

„Ihr sollt die ersten Zeugen eines Wunders werden!“, rief sie mit klarer Stimme. „Ich werde den erwählten Prinzen jetzt zum Gipfel führen. Danach wird er gestärkt zurückkehren, so dass wir mit seiner Hilfe Navas aus der Knechtschaft befreien können!“ Der Jubel war ohrenbetäubend. Diejenigen, die sich ihr angeschlossen hatten, glaubten an ihre Vision von einem Leben ohne eine Mauer, die Navas vom Rest der Welt abschloss. Philippa reckte die Faust in die Höhe. Dann rief sie Gerald, Ramires und Frosch zu sich. Frosch sah sie fragend an.

„Du musst mitkommen. Falls es Probleme gibt, wird Ramires am ehesten auf dich hören“, erklärte Philippa. Zum Glück legte Gerald ihm einen muskelbepackten Arm um die Schultern, so dass er keine Widerworte mehr von sich gab. Philippa nahm Ramires bei der Hand. Sie konnte seinen Puls bis in die Fingerspitzen fühlen, hielt kurz inne, als die Zurückgelassenen außer Hörweite waren. „Jetzt ist der Tag gekommen. Genau wie wir es besprochen haben. Erinnerst du dich noch?“

Für einen Moment waren seine purpurfarbenen Augen auf sie geheftet. Philippa meinte, kleine Flammen darin zu erkennen.

„Ja“, sagte Ramires klar und deutlich, bevor sein Blick sich wieder trübte.

Philippa atmete auf. „Gut, dann lass uns weitergehen.“

Es war nicht nötig, dass Frosch eingriff. Ramires stapfte auch so den Berghang hinauf, immer weiter, auch wenn der Anstieg kräftezehrend war.

„Was wollen wir überhaupt dort oben?“, fragte Frosch. „Ich dachte, der Geist des Dämons wohnt in einer Höhle?“

„Du wirst schon sehen“, sagte Philippa.

Frosch blickte sie misstrauisch an. „Ich möchte jetzt wissen, was ihr drei vorhabt, sonst gehe ich keinen Schritt weiter!“

„Wir geben dem Prinzen seine Kraft zurück“, warf Gerald ein. Frosch spuckte. „Das habt ihr bereits gesagt. Aber dafür braucht ihr mich nicht. Der Prinz folgt euch brav wie ein Lamm und ich habe keine Lust, diesen abartigen Hokuspokus mitzumachen."

Philippa sah Gerald an und nickte unmerklich. Ihr General schloss seine Hand um Froschs Arm.

„Da täuscht du dich, denn du wirst einen entscheidenden Beitrag leisten", sagte Gerald.

Frosch kniff die Augen zusammen, doch ehe er etwas entgegnen konnte, schmetterte ihm Gerald seinen mit Eisen gepanzerten Fäustling ins Gesicht. Frosch strauchelte und ging ohnmächtig zu Boden.

„Na toll, jetzt können wir ihn den Rest des Weges nach oben tragen", grummelte Philippa.

Gerald zuckte mit den Achseln. „Besser als das ständige Gerede. Außerdem ist es nicht mehr weit."

Philippa sah auf die kleine Anhöhe vor ihnen. Bis zu ihrem Ziel waren es noch gut hundert Schritt. Sie beugten sich gemeinsam über den Bewusstlosen, da schoss Ramires an ihnen vorbei. Philippa sah dem Prinzen verblüfft nach. Mit neugewonnener Entschlossenheit packte sie Frosch bei den Knöcheln. „Los, wir müssen ihm hinterher. Er hört den Ruf seines Meisters."

Oben auf dem Plateau angekommen, rang Philippa nach Luft. Sie wischte sich die schweißnassen Haare aus der Stirn.

„Bei der Heiligen Madra! Was für ein Anblick!" Gerald stand keuchend neben ihr, seinen Blick auf das verbrannte Land unter ihnen geheftet.

Schwindel erfasste Philippa als sie auf das verbotene Tal blickte, durch das sie vor langer Zeit mit König Ernesto, Raynold und Ramires zum Dämonenfelsen vorgedrungen war. Gebrochene Erde, durch die sich zähe Lavaströme schoben und sich wie Spinnenweben verzweigten, erstreckten sich vor ihr. Sie sah zu Ramires, der sich auf der Hochebene im dürren Gras kauernd vor sich hinmurmelte.

„Er fühlt seine Nähe", sagte sie zu Gerald.

„Zeit, es hinter uns zu bringen. Soll ich das Ritual übernehmen?", fragte ihr General.

Für einen Moment war Philippa versucht, sein Angebot anzunehmen und ihm das Blutvergießen zu überlassen. Doch dann schüttelte sie entschlossen den Kopf. „Gib auf Ramires acht, vielleicht braucht er Hilfe."

Bis zu der Stelle, an der sie den bewusstlosen Frosch zurückgelassen hatten, waren es nur ein paar Schritte. Philippas Kopf wurde klarer, je weiter sie vom Abgrund zurücktrat.

Du musst ein Blutopfer bringen, um den Dämon zu erwecken!, hörte sie die Stimme der alten Hexe in ihrer Erinnerung widerhallen. Mit einer geschmeidigen Bewegung zog sie Graufels aus der Scheide und schloss die Augen. „Nimm unser Opfer an, mächtiger Dämon und erwache in einem neuen Körper!"

Philippa zog Froschs Hemd zurück und schnitt ihm mit Graufels die Kehle auf. Blut spritzte ihr ins Gesicht. Ein letzter Ruck ging durch seinen Körper, dann lag er still. Philippa wischte sich das Blut ab. Magensäure brannte in ihrem Rachen und eine Welle von Übelkeit überkam sie. *Sei stark, sei stark, sei stark, verdammt nochmal!*

„Ramires. Ich brauche Ramires", keuchte sie mit letzter Kraft und sah mit Erleichterung, dass Gerald bereits auf sie zukam. Er führte Ramires wie einen hilflosen Jungen hinter sich her und hielt ihr schließlich die Hand des Prinzen hin. Mit von Tränen verschwommenem Blick erkannte Philippa das rote Mal vor sich, das Ramires seit jenem Tag im Dämonenfelsen trug. Dort setzte sie die Klinge an, an der das Opferblut klebte.

„Nimm unsere Gabe an und erhöre uns", flüsterte sie und ritzte in die wulstige Haut. Ramires Narbe platzte sofort auf. Er schrie, als hätte ein Feuereisen ihn durchbohrt. Gerald konnte ihn nur mit Mühe ruhig halten. „Wir haben es bald geschafft!", sagte Philippa mit fester Stimme. Ihr eigener Schmerz war beim Anblick von Ramires gepeinigtem Gesichtsausdruck vergessen. „Du wirst wieder erstarken! Ruf den Dämon. Jetzt!"

Ramires stieß ein tiefes Grollen aus und presste seine Hand mit der offenen Wunde auf den Boden. Seine Augen leuchteten purpurfarben. Ramires riss beide Arme in die Höhe und versuchte, Gerald von sich wegzustoßen.

„Lass ihn los", verlangte Philippa und Gerald löste seinen Griff. Ramires stieß ihn auf die Seite, streckte sich in die Höhe. Es war, als ob er seine neue Kraft direkt aus dem Berg zog.

„Bei der Heiligen Madra, die Alte hatte recht", stieß Gerald hervor, der ebenso wie sie gebannt auf Ramires starrte. „Er wird stärker!"

Ihre Hand umschloss den Griff von Graufels fester. „Ramires! Schau mich an."

Langsam drehte der Prinz den Kopf. Er trug noch immer das hübsche Gesicht, teilte er doch mit seinem Bruder die feinen schwarzen Haare und hohe Wangenknochen. Und doch schien er nicht länger der Junge zu sein, mit dem sie aufgewachsen war. Drohend fletschte er die Zähne. Etwas Böses lag in seinem Blick. Philippa schluckte. Ermahnte sich, stark zu sein. „Diese Klinge hat dir die Kraft geschenkt, die du nun besitzt. Höre auf ihre Meisterin. Höre auf mich. Verstanden?"

Ramires stieß ein tiefes Grollen aus. Er wandte sich nach Gerald um, der einen Schritt vor ihm zurückwich. Schnell, viel zu schnell fuhr Ramires Hand nach vorne, umschloss Geralds Hals. Philippa versetzte dem Prinzen mit der Breitseite ihres Schwertes einen leichten Schlag und er ließ wieder los. Sein Kopf fuhr zu ihr herum, bereit zum Angriff.

„Nein", befahl sie. Eine Ewigkeit schien zu vergehen, während sie dem Blick aus Ramires tiefvioletten Augen standhielt. Endlich senkte er sein Haupt. Philippa atmete auf. „Wir gehen jetzt hinunter zu den anderen. Du wirst keinen dieser Menschen angreifen. Verstanden?" Sie schwenkte drohend ihr Schwert und deutete den Hang hinab, in Richtung des Rebellenheeres. Ramires fletschte die Zähne erneut. Schließlich nickte er.

Sie wandten sich zum Gehen, doch bei Froschs Leichnam hielt Ramires inne. Er schnüffelte wie ein Hund, schien sich an dem Blutgeruch zu laben. Plötzlich stürzte er sich auf Frosch und biss ihm in den nackten Arm. Blut rann über die blasse Haut, Knochen knackten. Philippa starrte fassungslos auf das barbarische Schauspiel, dann zwang ein Würgereiz sie hinter den nächsten Felsen zu springen und sich dort zu erbrechen. Was, bei allen Heiligen, hatten sie da erschaffen?

„Ein Monster. Er ist ein Monster“, sagte Gerald, der zu ihr getreten war und ihr einen Arm um die Schulter legte.

Philippa hatte sich noch nie so erbärmlich gefühlt.

Teil Eins

„Und wenn die Streiter des Lichts herbeieilen, seid bereit und empfangt sie mit offenen Armen.“

(Aus den Chroniken der Gefolgschaft des Mondes)

KAPITEL 1
Crystal

Sie waren seit drei Mondzyklen unterwegs gewesen. Sora, die blinde Klosterschwester mit ihrem Taststock, und sie. Als sie das Kloster entlang des Flusses Insejnagar in Richtung Effos und Tidra verlassen hatten, hatte Crystal noch über die üppige grüne Landschaft gestaunt. Die Bäume erblühten in den unterschiedlichsten Farben, die von cremeweiß über zartrosa bis ins tiefste Violett erstrahlten. Aus dem Ackerboden sprossen die ersten goldenen Halme. Kleine Siedlungen erstreckten sich entlang des mächtigen Stromes, der sich durch Gemma zog. Während Sora sich oft mit den Dorfbewohnern unterhielt, verbrachte Crystal die meiste Zeit im Inneren der Kutsche. Der Auftrag des Königs war streng geheim und Sora bestand darauf, dass es so wenig Zeugen wie möglich gab. Deshalb stieg Crystal erst in den dünner besiedelten Gegenden aus, um sich nach der endlosen Fahrt die Füße zu vertreten.

So hatten sie mühsam die Korallenbucht umrundet und waren mit ihrem Wagen, den zwei Rössern und Jarl, dem Falken von Esra, über Mekynaa, der westlichsten Stadt von Gemma am äußeren Ende der roten Berge vorbeigezogen. Diese trennten sie von der toten Wüste, einem unheilvollen Ort, wie Sora ihr versicherte. Crystal fror, schwitzte, hungerte auf der Reise entlang der Küste des westlichen Meeres, aber Sora und sie kamen unbehelligt vorwärts. Sie waren nun auf dem Landweg bis nach Stravoos vorgedrungen, wo Sora ihnen in einer Stadt namens Remmenhag das erste Mal erlaubte, sich eine Bleibe zu nehmen und einen Tag zu verschnaufen. Sora gab Crystal die Anweisung, ein Essen für sich zu bestellen und sich ansonsten unauffällig zu verhalten, dann zog sich die blinde Schwester mit dem Falken zurück. Crystal, die sich in der Stadt ohnehin nicht auskannte, sperrte sich nach dem Abendessen, das aus einem gegrillten Schillerbarschfilet mit Gemüse bestand, ebenfalls in ihr Zimmer ein. Der Schein einer Öllampe erhellte den spärlich eingerichteten Raum und Crystal ließ sich rücklings auf das Bett fallen.

Nach der langen Kutschenfahrt, den Nächten, die sie zusammengerollt auf einer Holzbank verbracht hatte, kam es ihr wie Luxus vor, die Beine ausstrecken zu können. Und es gab eine weiche Decke, die sogar leicht nach Seife roch. Das hatte sie zuletzt im Kloster gehabt. Sie fragte sich, ob Esra immer noch dort eingesperrt war oder, ob der König sie als Gefangene zu sich an den Hof genommen hatte. *Alles nur wegen eines verdammten Amulettes,* dachte Crystal matt. Dieses Schicksal schien das ganze Leben auf sie gewartet zu haben. Verborgen in den Schatten hatte es darauf gelauert, sie anzuspringen und niederzuringen, wie Hunt in seinem Löwenkörper. Als sie an den Mann dachte, dem sie auf dem Winterball ihr Herz geschenkt hatte, prickelte die Narbe an ihrem Nacken und sie kämpfte vergeblich gegen die Erinnerung an sein selbstbewusstes Lächeln. Oder die an seine scharfen Klauen, sobald er sich in den weißen Löwen verwandelt hatte. Sie hoffte, dass er tot war. Dass er den Verletzungen, die Esra ihm zugefügt hatte, erlegen war. Crystal schloss die Augen, riss sie wieder auf, als sie Hunts Mund auf ihren Lippen spürte, seinen Atem, der ihren Nacken streifte.

„Fahr zur Unterwelt, du Bastard!", rief sie in die Stille des Raumes hinein. Wie zur Antwort hörte sie erst Schritte auf dem Flur und dann gedämpftes Gelächter. Sie zog die Decke eng um ihren dünnen Körper, fragte sich, wie sie die Aufgaben, die vor ihr lagen, bewältigen sollte, wenn sie nicht einmal das Gespenst des Mannes abschütteln konnte, dem sie vor einer gefühlten Ewigkeit verfallen war.

Du musst die Vergangenheit hinter dir lassen und dich auf das Jetzt konzentrieren. Nur so kannst du die Zukunft ändern. Soras Ratschlag, der ihr wie beißende Galle aufstieg. Die Klosterschwester hatte ihr diese Worte fast mantraartig vorgebetet. Immerhin, sie holten Crystal in die Gegenwart zurück. In das kleine, saubere Zimmer des Gasthofes. Sie waren ihrem Ziel nahe, das spürte sie. Doch ab der Mauer würde sie es ohne Sora schaffen müssen. Was wohl jenseits der Grenze lag? Verfluchtes Land. Eine unheimliche Burg, ein König, der von einem Dämon abstammte, wenn sie den Erzählungen Glauben schenken konnte. Müde rieb sie sich die Augen. Es war einfach zu viel.

An manchen Abenden wünschte Crystal, dass sie einfach einschlafen und nie wieder aufwachen würde, den Fluch ihres Lebens hinter sich lassen konnte oder doch vom König erhängt worden wäre. Die Vorstellung von der Schwarzen Mauer, von dem Reich Navas und von dem dämonischen Prinzen machten ihr Angst. Sie waren furchteinflößender als die Erinnerung an ihren mörderischen Liebhaber. Nein, Hunt hatte sie nicht töten, sondern ihr nur ein goldenes Band umlegen wollen, das ihr mehr Schmerzen zugefügt hätte als sein verlogener Biss. Sie schloss die Augen, ohne die Kerze unter der Glashaube zu löschen. Das goldene Licht tat ihr gut. Es war wie ein heller Fleck, der ihre Seele in einem See voller Dunkelheit begleitete. *Morgen ist ein neuer Tag,* hatte Esra ihr in der Zelle gesagt. Esra, für die sie nun hier war. Wenn Crystal dem Weißen König das Amulettstück von jenseits der Mauer brachte, würde er Esra hoffentlich freilassen. Dieser Auftrag war ihre letzte Chance, etwas Gutes aus ihrem Leben zu machen, nachdem sie bei Minna so kläglich versagt hatte. Ihre beste Freundin am Hof hatte Crystal nicht retten können. Diesen Fehler würde sie nicht wiederholen. Eine dunkle Woge rollte auf sie zu und schlug über ihr zusammen. Zog sie mit sich in das bedrückende Reich der Albträume. Sie konnte sich nicht dagegen wehren.

Sie schreckte hoch, als die Sonnenstrahlen ihre Haut kitzelten. Im ersten Moment wusste sie nicht, wo sie war. Dann sah sie sich um und erinnerte sich. Remmenhag, Stravoos. Ein Reich voller Diebe und Gesindel. Nun, sie war noch keinem Verbrecher begegnet, nur dem Wirt und seiner Frau und ein paar unscheinbar wirkenden Gästen. Sie steckte sich zur Sicherheit trotzdem ihren Säbel Nachtbringer in den Gürtel. Sora hatte ihr die Waffe zurückgegeben.

Eine schmale Treppe führte in den Gästeraum hinunter. Zu ihrer Erleichterung entdeckte sie die Klosterschwester in einer dunklen Ecke sitzen. Die Hände der Blinden umschlossen eine Tasse mit einem dampfenden Getränk. Jarl hüpfte vergnügt auf dem Tisch hin und her und pickte ein paar Brotkrumen. Sora hob den Kopf, während Crystal sich setzte.

„Hast du gut geschlafen?", fragte sie.

„Ja", entgegnete Crystal tonlos.

„Ah, eine Lüge. Du musst deinen Geist besser verhüllen. Magst du auch einen Tee?"

„Gerne." Crystal war so müde und kraftlos, sie fand nicht einmal die Stärke, mit Sora zu diskutieren.

Die Klosterschwester berührte ihre Hand mit ihren langen, warmen Fingern. „Verzage nicht. Selbst wenn es dunkel ist, gibt es immer ein Licht. In dir ruht die Stärke, das Richtige zu tun, ansonsten hättest du Gayas Amulett niemals gefunden."

„Aber was ist das Richtige?", fragte Crystal niedergeschlagen. „Wenn es mir gelingt, das dritte Bruchstück zu finden, muss ich versuchen, es gegen Esras Leben einzutauschen. Und dann? Wird der König durch das Amulett nicht noch mächtiger werden und ganz Favoria unterwerfen?"

„Auch Esra war Trägerin. Ihr beide seid durch das Amulett verbunden. Es ist wichtig, dass sie lebt. Der König ist nur eine Figur in diesem Spiel. Eine Mächtige zwar, aber er ist nicht die eigentliche Gefahr."

„Ich verstehe das alles nicht", gab Crystal zu. Sie war

versucht, das Buch zu erwähnen, das Oberschwester Christine ihr vor ihrer Abreise an den Königshof gezeigt hatte. Aber die letzten Monate hatten sie Vorsicht gelehrt, deshalb wartete sie lieber ab, was Sora zu sagen hatte.

„Du wirst es verstehen, mit der Zeit. Wenn das Amulett in die falschen Hände gerät, dann kommt der ewige Winter. Nichts und niemand wird danach mehr in der Lage sein, Favoria zu retten. Suche den Prinzen hinter der Mauer und findet gemeinsam einen Weg, das Unheil abzuwenden."

Ein Schauer lief Crystal den Rücken hinunter. „Ich will nur Esra befreien. Sie hat ihr Leben für mich riskiert."

Sora beugte sich vor. „Hier geht es um etwas weit Größeres, mein Kind."

Bevor Sora weiterreden konnte, trat ein Mädchen an sie heran und stellte ein vollbeladenes Tablett in der Mitte des Tisches ab. „Kann ich sonst noch etwas bringen?".

„Einen Kräutertee, bitte", sagte die Blinde.

Das Mädchen nickte und verschwand.

„Esse jetzt. Es ist wichtig, dass du bei Kräften bleibst."

Crystal linste auf das Frühstück. Auf Tontellern lagen ein paar dunkle Scheiben Brot, weicher, weißer Käse, gekochte Eier und etwas, das aussah wie abgeschnittene Finger. Sie schwammen in ihrem eigenen Fett.

„Was ist das?", fragte Crystal.

Sora lachte. „Das sind gebratene Würstchen. Sie schmecken nicht schlecht, aber wenn man zu viel davon isst, wird einem schlecht. Aber Achtung, sie sind sehr heiß."

Jarl schien Sora nicht zu verstehen, denn er pickte gierig in eines der krossgebratenen Dinger. Sofort zog er den Schnabel zurück und blickte Sora anklagend an.

Crystal probierte ebenfalls eines der Würstchen und fand sie durchaus genießbar. Sie aß langsam, denn sie wusste, dass sie sich erst wieder an so reichhaltige Speisen gewöhnen musste. Auf der entbehrungsreichen Reise hatte es viele Abende gegeben, an denen ihr vor Hunger der Magen geschmerzt hatte, aber zumindest das würde sich laut Sora nun bessern. Ihre Begleiterin kam nicht mehr auf die weit größere Bedeutung ihrer Mission zurück und Crystal beschloss, sie zu einem anderen Zeitpunkt nochmal danach zu befragen.

„Was machen wir jetzt?", fragte Crystal, nachdem sie das letzte Stück Brot aufgegessen hatte.

Sora zögerte einen Moment. Sie hatte den Kopf gehoben, als würde sie etwas bemerken, ein Geräusch vielleicht oder eine neue Duftnote. „Jetzt ist es Zeit, Lebewohl zu sagen", antwortete sie dann leise.

„Was?" Crystal fuhr verblüfft herum. Hinter ihr stand ein Mann mit einer Kutte und einem grauen Bart, die Haare waren unter einer Kapuze verborgen.

„Bruder Janos."

„Schwester Sora, es ist mir eine Ehre." Der Mann trat an den Tisch, Sora erhob sich. Er nahm sie zur Begrüßung bei den Händen und verbeugte sich leicht. Dann wandte er sich zu Crystal um. „Und das ist dein Schützling?"

Sora nickte. „Das ist Crystal. Sie muss zur Mauer."

Crystal starrte den Fremden fassungslos an, der sie nun freundlich anlächelte. „Es wird mir eine Freude sein, mit dir zu reisen", sagte er frohgemut.

Sie sollte sich von Sora trennen? Jetzt schon? Crystal wollte die Klosterschwester anflehen, zu bleiben, sie noch ein Stück zu begleiten, aber ihre Erziehung verbat es ihr Soras Entscheidungen in Frage zu stellen. *Nein,* flehte Crystal deshalb nur in Gedanken, *lass mich noch nicht allein.*

„Bruder Janos wird dich das letzte Stück begleiten", sagte Sora so besonnen und ruhig wie immer. „Für mich ist es Zeit, heimzukehren. Janos war so lieb, mir ein Schiff zu besorgen, das mich zurück nach Gemma bringt."

Crystal wollte widersprechen, wollte hervorheben, wie gefährlich eine Seereise für eine Blinde war. Und viel wichtiger: Wie konnte Sora sie mit diesem Fremden zurücklassen, hier in einem Land, das sie nicht kannte? Auf einer Reise, deren Ziel die Eingangspforte direkt in das Reich des Dämons war? *Der Dämon,* dachte Crystal. Ihre Gedanken überschlugen sich. Der Dämon erwartete sie! Ihr wurde schwindelig und sie hatte Mühe, sich auf dem Stuhl zu halten.

Soras Stock knallte an ihr Schienbein. Der Schmerz schnitt durch ihre Panik. „Bleib im Hier und Jetzt!“, ermahnte die Klosterschwester sie und Crystal fasste sich wieder.

Janos sah sie mit klaren, hellblauen Augen an. Er legte ihr behutsam eine Hand auf die Schulter.

„Ich hoffe, du kannst reiten?“, fragte er Crystal mit einem Funkeln im Blick. „Ich habe uns zwei Pferde besorgt, die uns bis in mein Dorf bringen werden.“

KAPITEL 2

Sora

Es war hart gewesen, Crystal zurückzulassen. Die junge Frau war so verletzlich und es lag noch ein steiler Weg vor ihr. „Möge die Heilige Gaya mit dir sein, mein tapferes Kind!“, raunte Sora in den Wind. Der Falke der Nordfrau pikte ihr ungeduldig in die Schulter, als könne er es nicht erwarten aufzubrechen.

„Du bist schlau, mein Freund“, murmelte Sora auf Gem. Sie stellte sich vor, wie Jarl sie ansah mit klugen, gelben Augen. Die Federn auf seinem Kamm aufgestellt. Schon vor langer Zeit hatte sie aufgehört, ihre Blindheit zu verfluchen und angefangen, das Gute daran zu schätzen. Sie wusste, dass sie damit niemals aufhören würde. So lange ihr Herz schlug, so lange sie atmete, würde sie daran arbeiten, nicht zu verbittern. Sie hörte kleine Wellen an einen Pier klatschen. Gleichmäßig, wie nur ein beständiger Wind es schaffte.

„Du hast eine Überfahrt auf der *Schönen Mary* gebucht?“, fragte eine tiefe Stimme hinter ihr. Sora erschrak nicht. Sie hatte den Mann längst gehört. Und hätte sie ihn nicht vernommen, so hätte ihn sein Geruch verraten. Salzig, schwitzig. Ein Seemann, aber ein ehrlicher, das spürte Sora. Sie drehte sich um, merkte, wie der Mann zurückwich. Er hatte wohl kaum eine Blinde erwartet.

„Ja, das habe ich. Wenn du mir an Bord hilfst und erklärst, wo sich alles befindet, werde ich zurechtkommen."

„Gute Frau, es war schon schwer genug ein Schiff zu finden, das dich nach Gemma mitnimmt, aber wenn du auch noch blind bist …"

„Das ändert nichts", unterbrach ihn Sora. „Ich sehe auf eine andere Art und Weise. Außerdem ist die Überfahrt von Bruder Janos schon bezahlt worden."

Der Seemann atmete laut hörbar aus. „Also schön. Auf deine eigene Verantwortung. Die See ist rau. Ungewöhnlich, denn die Schneeschmelze ist längst vorbei."

Sora zuckte mit den Achseln. „Die Zeiten ändern sich."

Wahrscheinlich nickte der Mann, als er nachdenklich „Ay" murmelte.

Der Wind umspielte ihre Haut, verfing sich in den sonst so sorgsam zusammengebundenen Haaren. Wenn sie mit der Zunge über ihre Lippen fuhr, schmeckte sie Salz. Fühlte sich so Freiheit an? Jarl saß auf ihrer Schulter, der feste Griff seiner Krallen gab ihr auf sonderbare Weise Halt und Zuversicht.

„Bald darfst du nach Hause, mein Freund." Auch dieser Abschied würde schmerzen. Jarl war nach seinem Flügelbruch dank ihrer Pflege wieder vollkommen genesen. Sie musste ihn ziehen lassen, wie schon so vieles in ihrem Leben. Langsam streckte sie ihm ihre rechte Hand entgegen. Liebevoll knibbelte er an ihren Fingern. Sie näherten sich den Singenden Inseln. Sora konnte das leise Vibrieren der Steine dort hören, das bald darauf von der aufkommenden Unruhe der Matrosen übertönt wurde, dem Gemurmel, den unterdrückten Flüchen und den eiligen Schritten an Deck. *Sie wissen, dass der Krieg naht, und haben Angst. Ein Wunder, dass sie eine Frau aus Gemma mit an Bord nehmen.* Bruder Janos hatte ihr gesagt, dass die *Schöne Mary* eines der wenigen Schiffe war, das die Singenden Inseln nach dem Eklat in der Frühlingsbrise noch ansteuerten. Der König von Gemma hatte damals einen ersten Warnschuss gesetzt und eine Seeblockade um den Archipel gebildet. Das hatte dazu geführt, dass etwa hundert wohlhabende Bürger aus Stravoos wie Geiseln hier festsaßen. Zwar war die Blockade wieder aufgehoben worden, nachdem die Stravooser mit schwer bewaffneten Seglern aufgekreuzt waren, aber niemand zweifelte, dass der König mit ganzer Schlagkraft zurückkommen würde. *Und falls er das zweite Teil von Gayas Amulett in die Finger bekommen sollte, dann wird ihn nichts mehr aufhalten können.* Sora lauschte. Sie war bis auf den Falken auf ihrer Schulter allein. „Das darf niemals passieren", flüsterte sie ihm zu. „Doch wenn die Göttin das zweite Stück erhält, dann sieht es für uns alle noch düsterer aus."

Jarl krächzte aufgeregt. Wahrscheinlich sah er das Land. Sora hatte den Eindruck, dass der Vogel die Überfahrt auf dem Meer nicht sonderlich genoss. „Bald machen wir einen Zwischenhalt und danach bringe ich dich nach Skar." Jarl knibbelte nochmal an ihrem Ohrläppchen und dann schwang er sich in die Lüfte. Sora lauschte seinem schwindenden Flügelschlag. *Land.* Sie hatten die Singenden Inseln erreicht. Sie kannte den Weg vom Schiff, hatte sich alles gemerkt und dennoch wartete sie geduldig, bis einer der Matrosen sich ihrer erbarmte.

„So, wir sind da, gute Frau. Was du ausgerechnet jetzt auf den Inseln willst, ist mir ein Rätsel, aber wenn du glaubst, verweilen zu müssen, bitte schön."

„Danke", entgegnete Sora auf Stravoosi.

Sora wartete drei Tage auf ein Schiff der königlichen Flotte von Gemma, es kam nicht. Etwas musste passiert sein, sodass der von Schwester Christine geschmiedete Plan nicht aufgegangen war. Ein altes Ehepaar, das Strohhäuschen im weißen Sand vermietete, nahm sie bei sich auf.

„Wir sind zu alt, um vor dem Krieg zu fliehen", hatten sie Sora erklärt. „Dies ist unser Zuhause. Taida, unsere jüngste Tochter, liegt auf dieser Insel begraben. Wenn wir eines Tages sterben, wollen wir ihr nahe sein."

Sora nickte. „Kommen noch manchmal Schiffe aus Gemma?“, fragte sie.

„Nein“, antwortete der Mann. „Die Marine aus Stravoos hat alles abgeriegelt. Da kommt niemand mehr durch. Vorerst. Wir sind jetzt wie ein vorgelagertes Bollerwerk vor den Häfen von Stravoos.“

So wartete Sora. Lauschte den Wellen am Strand, dem Rauschen des Windes. Sie meinte, die Veränderung zu spüren, die er mit sich brachte. Das Ehepaar war gut zu ihr, teilte den Fischfang und die Muscheln. Sora half, indem sie Algensalat zubereitete. Ihren Gastgebern war es gleich, dass sie aus Gemma stammte. Sie hatten in ihrem langen Leben Gäste aus ganz Favoria beherbergt. Manche waren gut, manche schlecht. Aber das hatte niemals etwas mit dem Heimatland zu tun. Sie erzählten Sora Geschichten über eine kranke Frau aus Stravoos, deren Aufenthalt direkt in die Belagerung der königlichen Flotte gefallen war.

„Sie war die Ehefrau eines reichen Händlers. Er hat sie in seiner Villa an der Küste mit der halben Dienerschaft zurückgelassen. Aber das hat auch nichts mehr genützt. Die Frau ist gestorben und es heißt, der Händler habe von Stravoos aus dafür gesorgt, dass die Kriegsmarine in Bereitschaft versetzt wird“, erzählte ihre Gastgeberin.

„Das hätte der alte Gabbalon auch anders nicht auf sich sitzen lassen, egal, was man ihm sonst noch nachsagt“, stimmte ihr Mann zu. „Was meinst du, Schwester Sora? Ob der König wohl auch eines Tages mit schwerem Kriegsgerät über uns kommt?“

Sora seufzte. Sie war es den netten Herrschaften schuldig, die Wahrheit zu sagen. „Ja, das wird er. Er ist kein Mann, der sich in seinem Stolz verletzen lässt. Ich weiß, ihr wollt nicht flüchten, weil ihr denkt, dass ihr zu alt dafür seid. Aber vielleicht überlegt ihr es euch nochmal. Der König wird niemanden am Leben lassen.“

Sora hörte, wie die beiden den Atem anhielten und ihre Herzschläge sich beschleunigten. Sie stellte sich ihre Gesichter vor, kreidebleich und ängstlich. *Und wenn die Armee des Königs nach Stravoos kommt, wird sie dort ebenfalls alles niederreiten.* „Geht in die Dörfer hinter Remmenhag im Westen. Das liegt außerhalb seines Weges."

Sie hatte zu viel gesagt, das wusste sie. Das Ehepaar würde sie fortan mit wacheren Augen betrachten. Nicht als eine hilflose Blinde, sondern als eine Art Seherin. Die Frau trat unruhig von einem Bein auf das andere, das erkannte Sora an dem feinen Knirschen im Sand. Lange würde sie nicht mehr auf den Singenden Inseln verweilen können.

Sora saß am Strand, die nackten Füße tief eingegraben in den weichen, warmen Körnern, als sie Stimmen vernahm. Ein Schiff wurde lautjubelnd von den wenigen Menschen begrüßt, die noch auf der Insel lebten.

„Die Nordmänner! Es ist ein Langschiff aus Skar."

„Lass mich durch, ich will sehen, was die alles dabeihaben."

„He, nicht drängeln! Immer der Reihe nach."

Sora spürte die Aufregung in dem Stimmengewirr, erhob sich und ging langsam in Richtung Hafen. Wo sich in früheren Zeiten Dutzende von Barkassen getummelt hatten, neben windschnittigen Seglern und prächtigen Viermastern, war es nun schon spannend, wenn ein einziges Boot anlegte. *Nordmänner.* Sie pfiff nach Jarl. Es dauerte eine Zeit, bis sie seinen Flügelschlag hörte und den Arm ausstreckte. „Kann sein, dass heute unser Glückstag ist."

Einen Tag später saß sie mit ihren wenigen Habseligkeiten an Deck des Langschiffes, eine Horde Seemänner um sich. Es waren einfache Händler aus Triede, die Handel suchten, den sie früher mit Gemma getrieben hatten. Ihr Schiff war mit Schafsfellen und

Walfleisch beladen, das sie auf den Inseln eingetauscht hatten. Ebenso wie die fein gearbeiteten Messer. Nur auf den Fellen waren sie sitzengeblieben. Dafür hatten sie von den Inselbewohnern Schnaps und Früchte aus Stravoos erhalten und steuerten nun bester Laune heimwärts. Sora hatten sie dabei gar nicht mitnehmen wollen, zumindest bis sie den Falken auf ihrer Schulter wiedererkannt hatten. Ein wertvoller Ring aus dem Klosterbesitz hatte sie dann endgültig überzeugt.

„Wir können dich nicht direkt nach Gemma bringen", erklärte der Steuermann. „Wir fahren nach Triede und von dort aus zum Messerfelsen. Da kannst du fragen, ob jemand bereit ist, dich bis zum Seidenkanal zu schmuggeln. Aber ich schätze, dafür braucht es schon etwas mehr Überzeugungskraft als einen Ring."

„Ist schon gut. Ich fahre mit euch nach Triede und dann sehen wir weiter."

Die Fahrt war grauenhaft. Schlimmer als der Weg durch die Wüste, aber es musste sein. Für Jarl und für Esra. Der Vogel krallte sich an ihr fest, während der Wind das Schiff hin und her peitschte. Sora wusste, dass es eine einfache Überfahrt war, verglichen mit einer Reise durch die schweren Herbststürme. Die Männer arbeiteten Hand in Hand und für sie war es Routine. Sora stellte sich das Wasser vor, so wie sie es in Erinnerung hatte. Das glitzernde blaue Meer, die endlose See. Schaumkronen auf den Wellen, blauer Himmel über ihnen. Sie seufzte. Christine hatte ihr gesagt, wenn sie scheiterten, würde es nur noch Eis geben. Ein zugefrorenes Meer, ein schneeüberzogener Kontinent. Alles, wofür sie gekämpft hatten, zerstört. *O Crystal, wenn du es nur schaffst, das letzte Amulettstück an dich zu nehmen und nach Gemma zu bringen. Wenn es uns dann noch gelingt …* Etwas stieß an den Rumpf. Überraschend, aus der Tiefe der See. Sora hatte es nicht kommen hören und verfluchte ihre abschweifenden Gedanken.

„Eine Seeschlange! Zu den Speeren!"

Ein kräftiger Ruck ging durch das Boot, Jarl kreischte schrill auf und stieß sich von Soras Schulter ab. Zusammengekauert saß Sora auf ihrem Platz dicht am Mast und lauschte. Sie hielt ihren Stock umklammert. Ihre Fähigkeiten hätten es ihr erlaubt, die Männer tatkräftig zu unterstützen, doch das hätte neue Probleme mit sich gebracht. Es hätte Fragen aufgeworfen und womöglich hätten Nordmänner sie nicht länger an Deck willkommen geheißen. Deshalb hielt sie sich zurück. Fünf bis sechs Männer, schätzte sie, waren an die Steuerbordseite geeilt, an der die Seeschlange aufgetaucht war. Sie fluchten und keuchten vor Anstrengung, Wasser platschte. Kurz war ein wütendes Zischeln zu hören.

„Getroffen!", rief einer. Sora entspannte sich.

Die Männer jubelten, als die Schlange sich verzog. Jarl flatterte erneut zu ihr und Sora verzichtete darauf, weiter nachzugrübeln.

Sie erreichten Triede einige Tage später.

„Land in Sicht, Triede ahoi!", riefen die Männer.

Jarls Nervosität hatte ihr bereits verraten, dass sie sich den Skar-Inseln näherten. Der Falke hielt kaum still und es hätte sie nicht gewundert, wenn er sie einfach verlassen hätte. Doch er blieb dicht bei ihr, knabberte an ihrem Ohr und kreischte aufgeregt.

„Jetzt musst du allein zurückfinden, mein Guter. Unsere Wege trennen sich hier." Sie band ihm einen kleinen Brief ans Bein, die Worte hatte sie sich sorgsam überlegt und sie dann in der Sprache der Nordmänner auf das Papier geschrieben. Sie stand auf, atmete die Seeluft tief ein. Ließ Jarl auf ihrem ausgestreckten Arm vor hüpfen. „Flieg! Flieg nach Hause!" Mit diesen Worten riss sie den Arm hoch und spürte, wie der Vogel sich abstieß. Mit einem schrillen Schrei verabschiedete er sich von ihr. Etwas Warmes rann ihr die Wange hinab. Sie wischte die Nässe unbeholfen mit dem Handrücken ab. Wie lange hatte sie schon nicht mehr geweint? Sora wusste es nicht.

❦

„Zum Seidenkanal, ay? Das kostet, alte Frau. Niemand, der normal im Kopf ist, nähert sich Gemma."

„Ich kann bezahlen", sagte Sora ruhig. Ihr Gegenüber lutschte an einem Stück stinkenden Kautabak herum und sein schmieriger Tonfall weckte ihr Misstrauen. In diesem Moment war sie froh, dass Jarl nicht mehr da war. Sie hätte den Vogel nur ungern in Gefahr gebracht. Ungeschickt fischte sie nach zwei goldenen Drachen aus Gemma. Sie tat, als wüsste sie nicht genau, welche Münzen sie da in der Hand hielt. Ihr Gegenüber sog scharf die Luft ein.

„Das dürfte reichen, oder?", fragte Sora. Schon wurde ihr das Geld aus der Hand gerissen.

„Bei Einbruch der Dunkelheit geht es los. Ich hole dich an diesem Felsen ab. Da du ja selbst nichts siehst, wirst du auf mich warten müssen."

„Ja, das werde ich", pflichtete Sora bei.

„Bring sie gut nach Hause, Gorn!", rief der Steuermann des Langschiffs herüber. „Sie hat sich um den Falken von Fenrir Nachtschreck gekümmert und du möchtest nicht, dass sein Zorn über dich kommt."

Genauer genommen war es Esras Falke, aber Sora verzichtete auf eine Korrektur. Die Nordmänner legten großen Wert auf eine starke Betonung der männlichen Rolle und wer war sie, das zu ändern? *Mein eigenes Volk braucht mich,* dachte sie. Dem Mann, der sie nach Hause bringen sollte, traute sie trotzdem nicht.

❦

„Zeit zum Aufbrechen." Eine grobe Hand rüttelte sie unsanft an der Schulter. „Der Mond steht gut. Wenn wir uns beeilen, bist du bald daheim."

Der Atem des Mannes roch nach Schnaps und nach Schwarzwurz-Kautabak. Er war allein gekommen. „Hier, zieh dir das über. Ist eine dunkelbraune Kutte. Sie wird die hellen Farben verdecken."

Umständlich legte Sora ihren Stab zur Seite und griff nach dem kratzenden Gewand. Am Atemrhythmus des Mannes merkte sie, wie ungeduldig er war, ließ sich davon aber nicht beirren.

„Ist es so richtig?"

„Ay, ay und jetzt mach schon. Muss ich dich führen, oder schaffst du es so an Bord?"

„Ein bisschen Hilfe wäre nett."

„Natürlich", sagte der Mann seufzend und geleitete sie bis zu einem Platz am Bug.

Der Rumpf glitt knirschend durch Sand und Kiesel, dann waren sie im Wasser. Der Mann, Gorn, setzte das Segel. „Der Wind steht günstig, er wird uns rasch zum Eingang des Seidenkanals bringen. Meine *Skaljunke* ist ein gutes Schiff. Haben schon viel miteinander erlebt."

Gorn schien nun etwas gesprächiger und Sora entspannte sich.

„Man sagt, ich bin genau der Richtige, wenn es ums Schmuggeln geht. Hab schon oft Dinge ausgekundschaftet und kenne den Seidenkanal wie meine Westentasche."

„Das ist gut", sagte Sora schlicht.

„Würde mich interessieren, was eine Nonne mitten auf dem Meer zu suchen hat."

Sora zögerte. „Ich wurde von meinem Kloster für eine Aufgabe ausgesandt."

„Hahaha. Scheint mir ein armseliges Land zu sein, dieses Gemma. Wenn man schon die Blinden losschicken muss. Meiner Meinung nach ist das ganze Getue sowieso übertrieben. Ein König, der alle Reiche unterwerfen will? Lächerlich!"

Armer Mann, du hast keine Ahnung, was du da sprichst. Sora verkniff sich den Kommentar.

„Was ist los? Bist du eingeschlafen? Sag schon, was geht da

vor sich in deinem Land." Er pikste sie mit dem Griff seines Ruders in die Seite, wie um zu prüfen, ob sie noch am Leben war.

„Harte Zeiten erwarten uns", antwortete Sora schließlich. Sie hörte ihr Gegenüber den Saft des Kautabaks ausspucken. Dann verfielen sie beide in Schweigen.

„Ein Glück, dass der Mond heute voll am Himmel steht! Da ist es für mich leichter, den Weg zu finden." Sora hörte, wie Gorn das Segel raffte und der Anker mit einem lauten Platschen im Wasser landete. „Von hier aus geht es mit meiner kleinen *Jessy* weiter. Ich hole sie ran und helfe dir hinüber."

Das Boot schwankte unter ihr, aber es gelang ihr, sich auf die schmale Bank zu setzen. Sie stützte sich auf ihrem Stab ab.

„Frage mich nur, wie weit ich dich bringen muss", murmelte Gorn. „Wo willst du an Land, alte Frau?"

„Es gibt da ein kleines Dorf namens Kittuki. An dieser Stelle verzweigt sich der Seidenkanal und trennt mit seinem Arm eure Gebiete. Wenn du mich bis dorthin bringst, dann komme ich allein zurecht."

„Das ist ein weites Stück. Da sollte noch etwas extra rausspringen."

„Fein. Ich werde dir noch einen zusätzlichen Drachen geben. Aber erst am Ziel unserer Reise."

Gorn murmelte etwas Unverständliches auf Skar, es klang nicht besonders freundlich. Sora umfasste den Stab fester.

Gorn hatte die Ruder seines kleinen Bootes mit Laken umwickelt und so glitten sie fast geräuschlos durch das Wasser. Wenn er sie tatsächlich bis nach Kittuki bringen würde, wäre alles gut. Die Bewohner dort würden sich darum kümmern, dass sie zum Kloster zurückkam. *Ah, das Kloster. Fast höre ich schon das Gelächter der Mädchen, spüre den Klang des heiligen Gongs.* Viel zu lange hatten sie sich dem König untergeordnet, und Jahr um Jahr darauf gewartet, dass die eine kommen würde, die Favoria befreien konnte. Und jetzt war sie auf dem Weg an die Mauer und musste ihr Schicksal selbst in die Hand nehmen. Wie einst Jade, die Tochter von Madra. Sora betete, dass Crystal weise wählen würde.

„Wir sind bald da. Zeit für den Drachen."

„Lass mich noch an Land, dann bekommst du deinen Lohn."

„Ich sagte jetzt."

Sora hörte, wie Gorn die Ruder beiseitelegte. Er stand vor ihr.

„Wir gehen erst an Land. Ich werde erkennen, ob du mich an den vereinbarten Ort gebracht hast."

„Ach, du verdammtes Weibsbild. Dann nehme ich mir einfach, was mir zusteht! Ich lasse mich von dir doch nicht zum Deppen machen." Seine Hand schnellte vor, griff zielsicher an den Strick, an dem ihr Geldsack hing. Sora riss ihren Stab mit einem einzigen gezielten Schlag nach oben und dem Gewinsel ihres Schmugglers nach, hatte sie genau in sein Gemächt getroffen.

„Heilige Scheiße", jammerte Gorn. „Das wirst du büßen!" Doch ehe er erneut angreifen konnte, wirbelte Sora ihren Stock herum und traf ihren Gegner in die Kniekehlen Das Boot wackelte beim Aufschlag seines Körpers.

„Erst bringst du mich nach Kittuki, verstanden?"

Gorn leistete keinen Widerstand mehr. Er setzte sie nur wenig später mit Verwünschungen aller Art am Ufer ab. Sora gab ihm einen letzten Drachen.

Als sie sich sicher war, dass Gorn fort war, ließ sie sich auf die Knie fallen, küsste die Erde und sprach ein Dankesgebet an die Heilige Gaya. Sie hatte ihre Heimat sicher erreicht und nichts würde sie glücklicher machen, als sich mit Oberschwester Christine der nächsten Herausforderung zu stellen.

KAPITEL 3

Crystal

„Es ist ein gutes Stück Weg bis zum nächsten Dorf, aber dort gibt es einen Apfelwein, wie reife Früchte und Sonnenstrahlen." Bruder Janos' warme, tiefe Stimme schnitt durch ihre Angst. Er plapperte über das Wetter, die Höfe entlang der Landstraße und seine früheren Reisen. Bei der Rast teilte er süße Pfirsiche mit Crystal und seine Freundlichkeit ließ ihr Misstrauen langsam schmelzen. Trotzdem hielt sie sich zurück. Sie hatte ihre Lektion bei Hunt gelernt und wollte ihrem neuen Reisegefährten nicht zu viel über sich erzählen. Auch Janos' Redseligkeit ebbte ab, nachdem Crystal tagelange nur kurze Antworten gab. Ihre Gedanken wanderten immer wieder zum Ziel ihrer Reise, der Schwarzen Mauer.

„Morgen werden wir mein Dorf erreichen", machte Janos eines Abends einen erneuten Gesprächsversuch. Sie saßen vor einem Lagerfeuer und Janos reichte ihr ein duftendes Stück Goldfasan. Das Fleisch brutzelte über dem Feuer, Janos hatte den Vogel erst heute Nachmittag erlegt.

„Danke", entgegnete Crystal und ihre Laune hellte sich etwas auf. Bruder Janos sprach ihre Sprache, deshalb musste sie nicht umständlich nach Worten auf Stravoosi suchen. Sie fasste sich endlich ein Herz. „Ich würde gerne wissen, wie es nun weitergeht. Was passiert, wenn wir dein Dorf erreicht haben?"

„Es liegt direkt am Fuße der Feuerberge. Sehr geschützt. Wir beobachten die Vorgänge an der Mauer seit Jahrhunderten und können dich zumindest etwas darauf vorbereiten, was dich dort erwarten wird."

„Aha." Crystal unterdrückte den Impuls weitere Fragen zu stellen. Sie hatte die strikte Anweisung bekommen, nicht über ihren Auftrag zu sprechen und das galt selbst Menschen gegenüber, denen Schwester Sora vertraute. „Ich werde dort als Soldatin erwartet", sagte sie stattdessen.

„Ja, das hat Schwester Sora mir gesagt. Deshalb werde ich dich zu dem Kommandanten begleiten. Er wird dir alles Weitere erklären."

Crystals Magen zog sich beim Gedanken an einen neuen Ausbilder zusammen. Ihr kam es vor, als hätte sie all ihre Kräfte und Fähigkeiten mit dem Königshof hinter sich zurückgelassen. War das wirklich erst drei Mondzyklen her? Das Leben als Raupe schien ihr so weit entfernt zu sein, dass sie sich kaum daran erinnern konnte, wie es war, einen geregelten Tagesablauf zu haben. Oder zusammen mit den anderen Mädchen Kampftraining zu bekommen und Prüfungen abzulegen. Schließlich siegte doch ihre Neugierde.

„Wie sieht es dort aus, an der Mauer?"

„Mach dir keine Illusionen. Die Schwarze Mauer ist die Grenze zur zivilisierten Welt. Navas ist ein finsteres Reich. Eine uralte, böse Macht lauert tief in seinem Herzen. Manche sagen, der Dämon sei erwacht und will das Land nun in Schutt und Asche legen."

„Und die Soldaten an der Mauer sollen verhindern, dass er in die Freien Reiche dringt?"

„Ja, so ist es. Die Mauer ist mit alter Magie durchzogen. Immer wieder haben Menschen aus Navas versucht, in die freie Welt zu fliehen, aber der Zauber in den Steinen und die Soldaten auf den Wehrgängen verhindern das."

„Warum sollten die Menschen aus Navas nicht ihr Reich verlassen dürfen?", fragte Crystal.

Janos grinste sie an. „Wegen des Dämonenblutes. Der Rest der Welt lebt mit der Angst, dass es sich verbreitet."

Crystal rieb sich die Arme. Auf einmal war ihr eiskalt. Sie hatte den Dämon in ihrem Traum gesehen. *Die gelben Augen, Haut aus Leder, Krallenhände.* Die Erinnerung ließ sie schaudern. Und doch musste sie einen Weg finden, nach Navas zu gelangen, das letzte Amulettstück an sich nehmen und nach Gemma bringen. Nur so konnte sie Esra befreien. Sie rieb sich ihren schmerzenden Kopf. Das alles kam ihr so aussichtslos vor.

Am nächsten Abend erreichten sie das Dorf. Ein paar verschlafene Holzhäuser schmiegten sich an die Talhänge der Feuerberge. Zu ihrer Überraschung kamen Crystal Kinder entgegen. Janos schloss zwei Buben in seine Arme.

„Papa, da bist du ja endlich! Wir haben uns schon Sorgen gemacht!", rief der ältere der beiden. Verlegen dachte Crystal daran, dass sie auf der ganzen Reise kein einziges Mal nach seinem Leben oder seiner Familie gefragt hatte. Sie war einfach davon ausgegangen, dass jemand, der sich Bruder nannte, keine Familie hatte.

Janos streichelte den Buben über die Haare, löste sich von dem Griff seiner Kinder und nahm eine junge Frau in den Arm. Er gab ihr einen Kuss auf den Mund.

„Das ist Heda", stellte er sie vor. „Meine Gattin. Heda, das ist das Mädchen, das ich an die Mauer bringen soll."

Heda lächelte herzlich. Sie nahm Crystals Hand und drückte sie sanft „Du bist viel jünger als ich dachte."

Für einen Moment huschte ein Schatten über Janos' Gesicht. „Ich weiß. Umso wichtiger, dass wir sie gut stärken, bevor ich mit ihr weiterreite."

Heda nickte. „Wir werden das Dorf zusammentrommeln. Jeder soll etwas mitbringen, dann wird es ein Festessen werden."

Heda hatte nicht zu viel versprochen. Es wurde ein reichhaltiges Mahl, zu dem jede Familie etwas beisteuerte. Es gab kalten Braten, Röstkartoffeln, Schattenkohlsalat und süßes Brot. Vor allem der Schattenkohl hatte es Crystal angetan.

„Das habe ich noch nie vorher gegessen, aber es schmeckt so, als würde es dir Bärenkräfte verleihen."

Heda lächelte. „Eigentlich ist es das Nationalgericht unserer Nachbarn aus Navas. Dort wächst es im Überfluss und ist ein Arme-Leute-Essen. Wir haben nur zwei Stellen auf unserer Seite der Feuerberge, an denen Schattenkohl wächst. Wir denken auch, dass er sehr nahrhaft ist, und geben unseren Kindern die Blätter einfach so."

Um Crystal herum war das ganze Dorf versammelt und es waren gütige Gesichter, wie sie fand. Ein Mädchen hatte dasselbe rote Haar wie Minna und Crystal schlug betrübt die Augen nieder, als sie an das leblose Gesicht ihrer Freundin auf der Totenbahre dachte.

„Möchtest du hiervon noch etwas probieren?" Heda hielt ihr einen Becher hin.

„Das riecht süß", antwortete Crystal und war froh, dass sie etwas Ablenkung von den niederschmetternden Gedanken fand.

„Das ist Ottopisaft. Wir machen ihn selbst."

Janos erhob sich, nachdem Crystal die Stirn runzelte. „Dort steht ein Ottopibusch", sagte er und lief ein Stück vom Lagerfeuer weg. Er kam mit einer handgroßen, runden, dunkelblauen Frucht in der Hand zurück. „Sie gedeihen bei uns wie Unkraut. Statt Wein trinken wir lieber Saft."

Nun probierte Crystal vorsichtig einen Schluck von dem frischen, süßen Saft, und dann gleich noch einen.

„Ich habe mir Stravoos anders vorgestellt", gestand sie nach einer Weile. „Es ist nicht so, wie man es uns geschildert hat." Das Gemurmel um sie herum erstarb. Mehrere Augenpaare hatten sich auf sie gerichtet. Sie räusperte sich. „Man hat uns von großen Städten voller Dreck und Gewalt erzählt, von Menschen ohne Moral und Skrupel."

„Die gibt es auch, genau wie überall. Doch wir leben weit

entfernt von der Hauptstadt. Dorthin kommen wir selten und wir sind froh, wenn wir diesen Ort meiden können."

Crystal nickte. Nachdem sie die gastfreundlichen Leute aus Janos' Dorf kennengelernt hatte, fühlte sie sich zuversichtlicher.

Gleich am nächsten Morgen machten sie sich wieder auf den Weg. Erneut ritt sie mit Janos allein.

„Es ist nicht mehr weit. Heute Abend werden wir unser Ziel erreichen." War es Schwere, die Crystal in seiner Stimme vernahm?

Crystal nickte nur. Besser, sie würde alles so schnell wie möglich hinter sich bringen.

„Die Soldaten dort", setzte er zögernd an, „das sind ruppige Burschen. Oft sind es Verbrecher und Tunichtgute, die an die Mauer geschickt werden. Ich nehme an, dass du dich gut verteidigen kannst, aber es wäre hilfreich, wenn du dir wohlgesinnte Freunde suchst."

Die Worte trafen Crystal wie ein Blitzeinschlag. Sie rutschte unruhig in ihrem Sattel hin und her. Nie wieder würde sie sich Freunde suchen. Sie hatte bei all ihren Beziehungen versagt. Hunt hatte sie nur benutzt. Esra war eine Gefangene des Weißen Königs. Und Minna war wegen ihrer Naivität gestorben. Sie machte einen undefinierbaren Laut.

„Das Einzige, das härter ist als dort oben im Nirgendwo zu stehen, ist es allein dort zu sein. Hörst du? Ich habe gesehen, wie du Franka angeschaut hast, das Mädchen mit den roten Haaren. Sie hat dich an jemanden erinnert, habe ich recht?"

„Nein. Sie hat mir nur leidgetan. Gefangen in einem Dorf am Ende der Welt", entgegnete Crystal schroff und beendete damit das Gespräch. Sie trieb ihr Pony an und für den Rest des Tages ritten sie schweigsam.

„Bei der eisigen Skade!“, rief Crystal aus als ein riesiger, schwarzer Koloss in ihr Sichtfeld rückte.

„Sei vorsichtig, was du sagst“, ermahnte Janos sie.

Crystal wischte seine Bemerkung ungehalten weg. „Skade ist genauso ein Märchen, wie der Dämon es ist“, entgegnete sie spitzzüngig, verspürte aber gleichzeitig einen Stich bei diesen Widerworten. Der Dämon hatte sie in ihren Träumen besucht und das Ungetüm, das da vor ihr in der Ferne aufragte, hatte etwas ähnlich Unheimliches an sich. *Man sagt, die Mauer sei mit Magie gewebt. Der erste König von Gemma hat sie mit göttlicher Kraft hochgezogen, um uns vor den Barbaren zu schützen,* hallten längst vergessen geglaubte Worte in ihrem Kopf wider. „Sie ist riesig“, stieß Crystal schließlich aus.

„Ja. Sie zieht sich vom Fuße der Feuerberge bis zu den Dunkelbergen im Nordosten. In der Mitte gibt es ein großes Tor, das höchstens zwei Mal pro Mondphase geöffnet wird, damit die Navaner etwas aus den Freien Reichen kaufen können.“

„Stört es die Menschen aus Navas nicht, hinter einer Mauer eingesperrt zu sein?“, fragte Crystal.

„Sie haben sich schon vor langer Zeit mit diesem Schicksal abgefunden.“

„Aber es gab Leute, die versucht haben, zu fliehen, oder?“

„Jede Menge. Mir ist niemand bekannt, der das überlebt hat.“

Crystal rief sich die alten Karten in Erinnerung. „Weiter oben, im Nordosten, da gibt es andere Stellen, an denen man in See stechen kann.“

Janos schüttelte langsam den Kopf. „Niemand fährt dort über das Meer. Nicht einmal die furchtlosen Krieger aus Skar. An den Küsten gibt es unterirdische Strömungen, tückische Klippen und selbst in Dinbrock, ganz oben an der Spitze hat der Weiße König von Gemma seine Wächter.“

Crystal betrachtete Janos. Versuchte zu erraten, auf wessen Seite er stand. In seinem zerfurchten Gesicht konnte sie nur Mitleid ausmachen, und das würde ihr nicht helfen. „Dann lass uns gehen“, sagte sie schließlich.

KAPITEL 4

Fenrir

Es ist Zeit, aufzubrechen!", Fenrir klopfte Eric auf die Schulter.

„Du möchtest in See stechen, ohne ..." Eric verstummte.

Fenrir nickte grimmig. „Die Männer sind unruhig und beim großen Talamud, sie sind es zu Recht. Hörst du nicht, wie das Meer nach uns ruft? Ich habe lange genug gewartet. Esra würde das verstehen."

Schweigsam stapfte er weiter, den heiligen Berg hinunter, auf dessen Gipfel sich seit Urzeiten die Clanoberhäupter trafen, um ihre Pläne zu besprechen. *Esra würde das verstehen,* wiederholte er insgeheim. Seine Gedanken waren stets bei ihr und doch war sie so unerreichbar weit weg. *Meine Geliebte, wo bist du nur?* Noch heute hätte er sich für die Nacht ihres Verschwindens ohrfeigen können. Niemals hatte er geglaubt, dass sie tatsächlich vor den Winterstürmen aufbrechen würde, um ihrer Vision zu folgen. Natürlich war es wichtig, auf eine Eingebung der Ahnen zu reagieren, aber doch nicht so schnell. In der Nacht ihres Aufbruchs waren die Sterne besonders klar gewesen. Er hatte sie im Arm gehalten, sie hatten sich geliebt und am nächsten Morgen war sie einfach weg gewesen. Sehr zu seinem Bedauern war er ihr nicht hinterhergeeilt. Hatte gedacht, dass sie ihm Bescheid gesagt hätte, wenn sie das gewollt hätte.

„Wohin willst du unsere Schiffe wenden?", riss ihn Erics Stimme aus seinen Gedanken.

„Nebrusk". Gedankenverloren strich er sich über das Kinn. Er hatte sich nicht einmal ordentlich rasiert, seit Esra weg war. „Bevor sie uns angreifen, diese Berserker."

„Ich hätte gar nicht fragen brauchen. Es sind immer diese Nebrusker." Das Lachen seines Freundes hallte in Fenrirs Ohren. Sie erreichten den Wald, der zu ihrem Dorf führte. Passierten die Lichtung, auf der er mit Esra so oft gesessen hatte. Die See würde ihn von den schmerzhaften Gedanken ablenken. Doch er wusste, dass er sich selbst belog. In letzter Zeit war es schlimmer statt besser geworden, denn am Anfang hatte er noch die Hoffnung gehabt, dass sie zu ihm zurückkehren würde. Jetzt war so viel Zeit verstrichen, dass er sich Sorgen darüber machte, ob sie überhaupt jemals heimkam. „Wo bist du, meine Braut? Wohin hat der Wind dich gebracht, der wilde Wind?" Er konnte nicht anders als das alte Seelied zu summen, sobald sie den Felsen umrundeten, an dem er Esra das erste Mal geküsst hatte. Es war ihm egal, dass Eric ihn mitleidig anguckte. Esra war seine zweite Hälfte und sie fehlte ihm wie einem Ertrinkenden die Luft zum Atmen.

Kurze Zeit später gabelte sich der Weg und Fenrir hielt an.

„Lauf du nach Skilja und sammle die Männer ein, die mit uns in See stechen wollen. Ich nehme niemanden unter vierzehn Jahren mit. Sag ihnen, dass wir uns bei Sonnenaufgang in sieben Tagen an der Trollfjord sammeln. Die anderen werden dort zu uns stoßen."

„Ay", sagte Eric und hob die Hand. „Sieben Tage und dann fahren wir endlich wieder dem Horizont entgegen." Sein helles Haar glänzte in der Sonne und er band sich sein rotes Stirnband zurecht, wie um sich für den Kampf vorzubereiten.

Fenrir wandte sich ab, legte den Rest des Weges allein zurück. Er würde sich wie ein Wilder in die Schlacht stürzen, dann konnte er seinen Schmerz vergessen. Fast sah er es schon vor sich. Die Nebrusker mit komplizierten Flechtfrisuren und tiefbrauner Haut. Ihre Gesichter mit furchteinflößender Kriegsbemalung geschmückt. Es waren wahrhaftig würdige Gegner. Trotzdem wog sein Herz schwer, als er die ersten Langhäuser von Skoglund erreichte. Lachende Kinder liefen barfuß herum und spielten Fangen. Der Rauch von mehreren Feuerstellen schraubte sich wie feingesponnene Fäden in den Himmel. Es roch nach frisch gebratenem Fisch. Fenrir liebte Skoglund. Lächelnd hob er die Hand, als die anderen ihn begrüßten. Er ging weiter bis zu seinem eigenen Haus. Auf einmal fror er in der Bewegung ein. Auf dem Dachgiebel saß ein Falke, der bei seinem Eintreffen einen spitzen Schrei ausstieß, die Flügel spannte und auf ihn zuflog.

„Jarl! Oh Jarl! Komm her, mein Junge!"

Der Vogel landete in Fenrirs Armen. „Wo ist sie? Wo ist Esra?" Immer und immer wieder strich er dem Vogel über das weiche, braune Federkleid.

Jarl legte seinen Kopf schief und streckte eins seiner Beine aus. Erst jetzt bemerkte Fenrir die kleine Papierrolle, die daran festgemacht war. Seine Gedanken rasten. Jarl würde sich niemals freiwillig von Esra trennen und wenn sie nicht da war, dann bedeutete das … „Sie ist in Gefahr! Habe ich recht?"

Mit zitternden Fingern löste Fenrir die Nachricht. Drehte das Papier auf und starrte auf die geschwungene Handschrift. Die Buchstaben verschwammen vor seinen Augen. Er hatte keine Ahnung, was da stand. „Verflucht nochmal! Warum kannst du nicht reden und ich nicht lesen?"

Jarl putzte sich das Gefieder. Dann bedachte er ihn mit einem Blick, den Fenrir nur als vorwurfsvoll deuten konnte.

„Ja, ja, schon gut. Du brauchst nichts zu sagen, unserer Liebsten geht es schlecht, nicht wahr?"

Jarl reckte den Hals, stolzierte dabei auf und ab. Es sah fast so aus, als nicke er.

„Komm mit, wir müssen mit dem Ding zum alten Wurpor gehen." Er schwenkte den Brief in der Hand und drehte wieder um, ohne sein Haus zu betreten. Der Falke flog dicht über ihm.

Fenrir roch den alten Wurpor, bevor er seine Höhle betrat. Modriges Holz mischte sich mit dem Duft nach Erde und Wald. Wurpors Haut spannte sich über das eingefallene Gesicht wie ein poröses Segel. Seine fast blinden Augen blickten Fenrir entgegen.

„Wurpor, mein alter Freund. Ich bin es, Fenrir!"

„Sei gegrüßt, Fenrir Nachtschreck. Ich habe dich nicht erwartet, freue mich aber über deinen Besuch, mein Junge." Wurpor erhob sich umständlich und streckte Fenrir seine Hand entgegen. Fenrir umschloss sie mit seinen kräftigen Fingern und sie fühlte sich an, wie die Hand eines Kleinkindes. Zart und zerbrechlich.

„Wurpor. Du musst mir noch einmal dein letztes Augenlicht leihen. In all den Jahren habe ich es versäumt, lesen zu lernen, obwohl du mich so oft dazu ermuntert hast. Ich verspreche dir, ich hole es nach."

Wurpor lachte leise in sich hinein. „Es ist immer das gleiche mit euch jungen Leuten. Ihr meint, dass ihr die Welt mit dem Schwert allein erobern könnt, mit der Manneskraft, die euren Körper durchströmt. Es ist gut, wenn du das Lesen und Schreiben lernst. Zeig mir, was dich bedrückt und ich will sehen, ob ich dir helfen kann."

Fenrir überreichte ihm das aufgerollte Papier. „Es geht um Esra", sagte er mit heiserer Stimme.

Für einen langen Moment hielt Wurpor den Brief schweigend in den Händen.

„Das ist nicht gut, Fenrir, mein Junge", sagte er dann und schüttelte langsam den Kopf. „Ich kann es fühlen, durch das Papier hindurch." Der alte Mann sank auf den Boden zurück, wo er sich ein weiches Fell bereitgelegt hatte.

„Lese doch erstmal und lass mich mit der alten Geschichte in Ruhe, dass man alles erspüren kann!" Fenrir fuhr sich über das Gesicht, während Wurpors müde Augen über die Zeilen glitten. „Was steht da drinnen?", fragte er ungeduldig, nachdem er sich seiner Meinung nach lange genug zurückgehalten hatte.

„Esra lebt. Das ist die gute Nachricht."

„Dem großen Talamud sei Dank! Wo ist sie? Geht es ihr gut?“

„Der König von Gemma hält sie gefangen. Eine Schwester Sora vom Kloster des Lichts teilt dir ihr aufrechtes Mitgefühl mit und verspricht, alles dafür zu tun, Esra zu befreien.“

Fenrir spuckte aus. „Und was noch?“

„Sie hat ihre Aufgabe erfüllt und das Amulett an das auserwählte Mädchen übergeben. Sie hat sehr mutig gekämpft.“

Fenrir ballte die Faust. „Natürlich hat sie das. Aber ich habe sie im Stich gelassen, Wurpor.“ Plötzlich wurde alles zu viel für Fenrir. Der Gedanke, dass seine Esra in einem Kerker gefangen saß, angewiesen auf Hilfe, die sie womöglich nie erhalten würde, überwältigte ihn.

Wurpor erhob sich erneut und nahm Fenrir in die Arme. Die Güte des alten Mannes gab Fenrir den Rest und er erlaubte sich, zu weinen. Etwas, das er vor den Augen seiner Clanmänner niemals getan hätte. Er senkte den Kopf, die Hände des alten Mannes umschlossen seine Wangen.

Nach einem Moment gab Fenrir sich einen Ruck. „Ich heule wie ein Kleinkind, das in den Wäldern nach seiner Mutter sucht. O Wurpor, was soll ich nur tun? Ich war so töricht, meine Geliebte allein ziehen zu lassen, und jetzt sitzt sie als Gefangene am anderen Ende von Favoria!“ Langsam fing sich seine Stimme wieder.

„Sie ist am Leben“, erinnerte ihn der Alte. „Was musst du tun, um Esra nach Hause zu bringen?“

Und die Antwort war so klar, wie das Meer vor Nebrusk. „Ich werde sie befreien“, stieß Fenrir hervor und schlang seine Arme um den alten Mann.

„Halt, du zerquetscht mich“, brachte dieser keuchend hervor. Mit einem Kuss auf die gerunzelte Stirn verabschiedete sich Fenrir vom Clanältesten.

Bei Sonnenaufgang des siebten Tages nach der großen Clanzusammenkunft, stand Fenrir aufrecht auf dem Deck seines

Langbootes. Viele der anderen Clananführer waren gekommen und hatten ihre Männer mitgebracht, um endlich in See zu stechen. Fenrir war der Einflussreichste unter ihnen, trotzdem schluckte er, wenn er an das dachte, was er seinen Mitstreitern mitzuteilen hatte.

„Männer!", rief er die Krieger zusammen, nachdem er an Land gesprungen war. Dutzende von entschlossenen Gesichtern blickten ihm entgegen. Sie alle rechneten damit, dass er ihnen seinen Plan für die nächste Plünderung vorstellen würde. Und einen Plan sollten sie bekommen, nur einen anderen als erwartet.

„Ich habe eine Nachricht erhalten." Fenrirs Stimme ließ die Versammelten verstummen. „Esra ist in Gemma. Der Weiße König hält sie gefangen. Ich werde meine Segel setzen, um sie zu befreien. Doch allein wird mir das nicht gelingen, deshalb frage ich Käpt'n Atlus, ob er mich bei meinem Vorhaben unterstützt. Ihr alle wisst, dass er der geheime Herrscher über Nebrusk ist, noch vor dem lächerlichen Diktator, der Gemma unterstützt." Seine Worte verklangen und mischten sich mit dem Wind, der ihnen von der See den Duft von Salz entgegenwehte. Für einen Moment waren nur die Geräusche des Meeres zu hören, doch dann brach ein wahrer Wörtersturm aus, der sogar das Kreischen der Möwen übertönte.

„Fenrir ist verrückt geworden!"

„Wir sollen tatsächlich einen Handel mit den Nebruskern eingehen?"

„Wo werden wir dann plündern?"

„Das geht niemals gut."

„Esra ist sowieso verloren!"

„Sie ist doch nur ein Weib!"

Der letzte Zwischenruf kostete Benedikt Bronte zwei seiner Backenzähne auf der linken Seite. Fenrirs Faust traf ihn so hart und unerbittlich, dass er in die Knie ging.

„Sie ist meine Frau! Ihr müsst mir nicht folgen, aber ich bitte euch, mit einem Plünderungszug abzuwarten, solange ich nach Roberto Atlus suche."

„Und was ist, wenn der legendäre Kapitän dich gar nicht

empfängt? Was, wenn sie dich töten, oder dich als Geisel nehmen?“ Eric war weiß wie eine Wand, als er die Fragen stellte.

„Ich muss es versuchen. Und denkt doch mal an unsere Vorteile. Was, wenn es uns gelingt, ein neues Bündnis gegen den Weißen König zu schmieden? Wenn wir einen Zugang zu den Reichtümern Gemmas finden?“

Da waren immer noch misstrauische Blicke in der Menge, aber auch ein Nicken, hier und da. Fenrir sah von einem zum anderen. „Wir werden die Heldentaten begehen, die uns überleben werden. Als Geschichten am Lagerfeuer, erzählt von Enkel zu Urenkel!“

Zustimmendes Gemurmel erhob sich. Bendrik Eisenfaust sprach als erstes: „Ich schließe mich Fenrir an. Er hat uns immer gut geführt und unsere Inseln geschützt. Er hätte das Gleiche für unsere Frauen getan. Außerdem will ich verdammt sein, wenn ich dieses Abenteuer verpasse!“

Immer mehr Rufe der Unterstützung schalten ihm entgegen. Knochenbrecher Sören vom Slaade-Clan versprach seine Hilfe. Der als Schädelspalter bekannte Ragnar von Gutjan hob die Hand und gab damit sein Einverständnis, die Mission zu begleiten. Blutsventje mit seinen gefürchteten Kriegern aus Triede wollte sich ihm anschließen. Fenrir atmete innerlich auf. Voller Stolz ließ er seinen Blick über die Versammelten kreisen. Er sah zwar, dass sich der Braune Ale aus Föhr abwandte und Schädelsammler Sven ihm folgte, doch das ließ ihn angesichts der großen Mehrheit der Männer, die ihn begleiten würden, kalt.

„Ich danke euch, meine Freunde.“ Wieder drohten Tränen der Rührung in seine Augen zu treten, doch der Wind pustete sie rasch hinfort. „Wir stechen gleich in See. In sieben Tagen können wir die Zita de Agyes, die Ewige Stadt erreicht haben, wenn der Wind uns gnädig ist.“

Jubelrufe schallten über den Strand, so erpicht waren seine Männer, endlich in See zu stechen. Niemand wusste, wo sich Roberto Atlus genau aufhielt. Aber Fenrir hatte einen vagen Plan. Wenn es gut lief, könnte er über den Seidenkanal bis nach Gemma vordringen. Aber nur, wenn Atlus mitspielte. Das

Gerücht ging um, dass er kein Freund des Weißen Königs war, also würde er vielleicht einem Waffenstillstand zustimmen. Doch wenn es schlecht lief, und dessen war sich Fenrir sehr bewusst, würde er bis zum nächsten Vollmond ein toter Mann sein. Aufgespießt auf einem Holzpflock zur Zierde einer Hafeneinfahrt oder in einem Blutopferritual hingerichtet. Die Schauergeschichten, die über den Piratenkönig von Nebrusk kursierten, waren allesamt abschreckend genug, um sich von ihm fernzuhalten. Fenrir seufzte tief. Er hatte keine andere Wahl, als es darauf ankommen zu lassen.

KAPITEL 5

Crystal

Die Schwarze Mauer war ein finsterer Ort. Drohend überragte sie mit ihrem Schatten das freie Tal, das sich vor Crystal erstreckte. Links und rechts in die Berghänge gehauen, waren die Unterkünfte der Soldaten und Soldatinnen. Wie die ausgehöhlten Augen in einem Schädel starrten ihr die Eingänge der Baracken entgegen. Dazwischen flatterten die Fahnen in den Farben der Mauerwache im Wind. Crystal hatte vor ein paar Tagen ihr neues Zuhause erreicht und hasste es jetzt schon abgrundtief, selbst wenn sie die sieben blauen Edelsteine auf rotem Grund an ihre Heimat Gemma erinnerten.

Grimm, der Aufseher über ihre Einheit, war genauso, wie es sein Name vermuten ließ. Knochenhart, verschlossen, die dünnen Lippen fest aufeinandergepresst.

„Soldat 353, vortreten", bellte er und Crystal sah, wie sich ein junger Mann aus Kayol aus den aufgereihten Truppen löste und nach vorne trat.

Der Aufgerufene salutierte steif, die dunklen Augen starr nach vorne gerichtet.

„Ein Kamerad hat sich beschwert, dass du einen unruhigen Schlaf hast. Macht dir das Leben an der Mauer etwa Angst?"

„Nein, Kommandant. Ich träume nur manchmal schlecht."

Unterdrücktes Gelächter machte sich in den Reihen der Wartenden breit. Crystal schluckte ein Seufzen hinunter. Der junge Soldat tat ihr leid.

„Damit du nächste Nacht besser schläfst, hast du heute eine Übungseinheit mehr und dasselbe gilt für euch anderen Weicheier, dann werdet ihr euch das nächste Mal nicht von solchen Flohfürzen stören lassen! Und jetzt wegtreten!"

Crystal vernahm ein Räuspern neben sich.

„Kommandant! Entschuldigen Sie Sir, aber gilt das auch für uns Frauen? Wir haben einen anderen Schlafsaal."

Der Stimme nach musste das Mädchen mit der tätowierten Glatze die Frage gestellt haben. Crystal starrte weiter nach vorne, so wie es Grimm ihnen befohlen hatte.

„Habe ich ein Pfeifen in meinem Ohr gehört?", fragte Grimm und putzte sich demonstrativ mit dem Zeigefinger seinen Gehörgang.

Niemand antwortete, was Grimm ebenfalls zu stören schien, denn er winkte einen seiner Handlanger zu sich her. „Rock, wie würde dir ein Duell mit der Glatzköpfigen da gefallen? Ich wollte schon immer mal wissen, ob sie auch kämpfen kann wie ein Kerl, wenn sie schon so aussieht." Er ließ seinen Blick abschätzig an der tätowierten Frau heruntergleiten. „Tritt vor. Wenn du gegen Rock gewinnst, darfst du für heute frei haben, wenn nicht …" Seine Stimme verlor sich.

Crystal biss sich wütend auf die Unterlippe. Wie konnte es sein, dass ein Vorgesetzter sich derart herablassend benahm? Sie dachte an Amyra und Ashram zurück, ihre beiden Ausbilder am königlichen Hof von Gemma. Amyra hatte ihr den einen oder anderen Hieb mit ihrer Peitsche verpasst und Ashram war auch nicht zimperlich gewesen, aber ein derartig respektloses Verhalten hatte keiner der beiden an den Tag gelegt.

Die aufgeforderte Soldatin war nach vorne getreten und wirkte neben Rock wie eine Spielzeugpuppe. Der brutal aussehende Kerl würde sie zerquetschen, daran gab es für Crystal keinen Zweifel.

„Darf ich ihr helfen?", hörte sie sich sagen. Die Worte waren ihr herausgerutscht, bevor sie darüber nachdenken konnte.

Grimms Blick traf sie wie ein scharf geschossener Pfeil.

„Noch jemand, der eine Abreibung will? Was sagst du, Rock? Nimmst du es mit zwei von den Weibern auf?"

Rock grunzte nur verächtlich, was der Kommandant wohl als Zustimmung auslegte.

„Gut, tritt vor, aber Waffen bekommt ihr keine. Ihr werdet euch mit bloßen Händen wehren, dann könnt ihr gleich erahnen, wie es ist, gegen die Dämonenficker aus Navas zu kämpfen!"

Das Mädchen warf Crystal einen verächtlichen Blick zu und spuckte demonstrativ aus. Crystal ärgerte sich prompt, dass sie ihre Hilfe angeboten hatte, aber für einen Rückzieher war es jetzt zu spät.

Rock kreiste seine Schultern und knackte mit den Fingerknöcheln. Seine Backen waren aufgeblasen, sein Körper ein einziger wabernder Fleischberg. *Alle meine Schläge werden bei ihm untergehen. Meine Hand wird vielleicht in seinen Bauchfalten stecken bleiben oder von seinen Muskeln abprallen. Was habe ich mir da nur angetan?*

Crystal atmete durch. Sie hatte keine Zeit mehr, darüber nachzudenken, dass sie einen groben Fehler begangen hatte. Ein Kampf lag vor ihr und sie hatte sich auch deshalb darauf eingelassen, weil das Leben an der Mauer so trostlos war. Weil nichts den ewig gleichen Ablauf der Tage unterbrach, weil Grimm ein gemeiner Quäler war und sie insgeheim einen Weg suchte, näher ans Tor zu kommen. Vielleicht wurden unbequeme Personen ja eher versetzt? Das alles schoss ihr für einen Wimpernschlag durch den Kopf. Und dann prallte Rocks Faust gegen ihre Schulter.

Der Schlag traf sie wie die Schwingkugel eines Morgensterns und Crystal wich ächzend zurück.

Ihre Kameradin war geistesgegenwärtiger. Mit einem eleganten Sprung versetzte sie Rock einen Tritt in die Seite.

„Ich bring dich um, du nebrusker Schlampe!", dröhnte er und schoss auf sie zu. Niemals hätte Crystal gedacht, dass der Fleischberg so agil wäre. Anscheinend war auch ihre Mitstreiterin überrascht, denn sie schaffte es nicht, ihm auszuweichen, und wurde quasi in seine Umarmung gequetscht.

„Ich zermalme dich zu Brei!", keuchte Rock und presste noch fester zu.

Crystal reagierte blitzschnell. Sie löste ihren Gürtel, sprang Rock mit einem Satz auf den Rücken und schlang ihm die Lederschlaufe von hinten um die Gurgel. So fest sie konnte, zog sie zu, stemmte sich mit ihrem ganzen Gewicht gegen den Muskelberg, aber es reichte nicht. Rock hielt die Nebruskerin in einem eisernen Griff fest, auch wenn an seinem Hals eine Schlagader hervortrat. Wie lange würde die Soldatin durchhalten? Crystal erinnerte sich an einen Trick, den Ashram ihr am Hof gezeigt hatte. Sie schlang einen Arm um Rocks dicken Nacken und stach ihm mit dem Zeigefinger der anderen Hand tief ins Ohr. Rock schrie auf, ließ die Glatzköpfige los, die schwer keuchend zu Boden fiel. Mit rudernden Armen drehte er sich rum, versuchte Crystal zu fassen, griff ins Leere. Sie sprang von seinem Rücken, packte ihn bei den Schultern und rammte ihm ihr Knie ins Gemächt.

„Nimm das du schmieriger Bastard", zischte sie und trat noch einmal nach. Rock verdrehte die Augen und sank in die Hocke. Crystal wollte sich auf ihn stürzen, wie sie es in ihrem Training zur Libelle gelernt hatte, doch Grimms Stimme durchschnitt die angespannte Stille auf dem Platz.

„Halt, das genügt. Soldatin 221 und 249 zu mir. Der Rest macht sich an die Arbeit!"

Die Soldaten und Soldatinnen gehorchten sofort. Crystal, die die Nummer 249 trug, stand vor Grimm. Neben ihr war Soldatin 221, die immer noch nach Luft rang.

Während die anderen zügig den Versammlungsplatz verließen, richtete Grimm seine harten schwarzen Augen auf Crystal.

„Du bist also die Neue aus Gemma. Dann herzlichen Glückwunsch zu deinem tosenden Einstieg. Das nächste Mal, wenn eine von euch unaufgefordert spricht, stopfe ich euch das Maul persönlich mit dem Morast, der sich in den Latrinen sammelt. Verstanden?"

Crystal und die andere Frau nickten synchron.

„Ich höre euch nicht", bohrte Grimm weiter.

„Jawohl, Kommandant, Sir", riefen beide wie aus einem Mund.

Ein Lächeln huschte über Grimms schmalen Mund. Sofort war es wieder erstorben.

„Und dich, Nummer 249 werde ich ganz besonders im Auge behalten!"

Crystal hielt dem unangenehmen Blick stand. Sie wollte sich ihre Beklommenheit nicht anmerken lassen.

„Wegtreten und den anderen zu den Übungsplätzen hinterher", entließ sie Grimm. Eilig machten sie sich auf den Weg.

„Ich dachte, er würde dir heute frei geben", sagte Crystal zu der Glatzköpfigen, nachdem sie sich vergewissert hatte, dass sie außer Hörweite waren.

„Ich trainiere gerne eine extra Runde", entgegnete die andere schroff. „Ich kann nur seine elende Selbstgefälligkeit nicht ausstehen." Sie spuckte noch einmal aus und traf einen einsamen Felsen.

Crystal verzichtete auf einen weiteren Gesprächsversuch. Schweigend schritten sie den Weg zu den Trainingsplätzen entlang.

Hier war es noch schlimmer als am Königshof. Die Verzweiflung war förmlich zu riechen. Crystal wusste, dass die meisten der Rekruten Menschen waren, denen ein Verbrechen vorgeworfen worden war. Mörder, Vergewaltiger, Diebe, Hehler, Steuerpreller, Fälscher. Wer immer zehn Jahre an der Mauer diente, war von seinen Verbrechen freigesprochen, egal wie schlimm diese gewesen waren. Es gab auch noch einige Freiwillige, meistens brutale Schläger wie Grimm, die sich eine steile Karriere erhofften, wenn sie die anderen nur fleißig bluten ließen.

Sie erreichten den Trainingsgrund, ein eingezäuntes Areal, das früher mal eine Wiese gewesen sein musste, von der aber nur noch braune Erde übriggeblieben war.

„Mischt euch gleich unter die anderen. Wir üben heute den Nahkampf mit Schwert", begrüßte sie Harald, einer der wenigen netten Ausbilder, die Crystal bisher kennengelernt hatte. Es blieb Crystal nichts anderes übrig, als mit ihrer undankbaren Kameradin zu trainieren, alle anderen Pärchen hatten sich bereits gefunden. Hart und unnachgiebig schlug ihre Kontrahentin auf sie ein, aber Crystal merkte, wie ihre Muskeln sich langsam an die vertrauen Bewegungen erinnerten und wenigstens dafür war sie dankbar.

In der Pause ließ die Nebruskerin sie ohne ein weiteres Wort stehen. Crystal ging allein zur Essensausgabe, die sich neben dem Trainingsareal befand und stellte sich an.

„Das war großartig, wie du gegen diesen Fleischklops gekämpft hast", hörte sie eine warme Männerstimme hinter sich.

Erschrocken drehte sie sich um. Es war der junge Mann aus Kayol, den Grimm heute Morgen vor aller Augen gescholten hatte. Sie fragte sich, was der Typ von ihr wollte, ermahnte sich jedoch neutral zu sein, selbst wenn sie eine riesige Angst vor fremden Männern entwickelt hatte. *Es sind nicht alle so wie Hunt.* Der hatte ein doppeltes Spiel getrieben und sie mit seiner einfühlsamen, fürsorglichen Art in die Falle gelockt.

„Der Kampf war ungerecht, da wollte ich helfen."

„Das war Rikka, für die du dich eingesetzt hast." Der Mundwinkel des jungen Mannes zuckte belustigt nach oben. „Ich wette, sie hat es dir nicht gedankt. Ist ne harte Nuss."

Crystal betrachtete den Soldaten genauer. Er hatte ein warmherziges Gesicht, einen offenen Blick und doch, etwas Bedrohliches ging von ihm aus, das Crystal nicht einzuordnen wusste. „Du bist schon länger an der Mauer?", fragte sie deshalb.

Der Mann schüttelte den Kopf. „Nicht so lang. Seit drei Mondphasen etwa."

Ob er ein Vergewaltiger war? Oder etwas gestohlen hatte? Wie ein Mörder sah er nicht aus, aber was verstand sie schon davon? Crystal nahm ihre Essensschale entgegen. Jeden Mittag bekamen sie einen dicken Eintopf aus Erbsen, Karotten und undefinierbarer Fleischeinlage. Obwohl das Essen so eklig aussah, verspürte sie Hunger.

„Darf ich mich zu dir setzen?"

Nein, dachte Crystal, sagte aber: „Meinetwegen" und suchte sich einen Platz am Ende einer langen Holztafel. Sie rutschte ein Stück in die Mitte, sodass der Junge aus Kayol sich zu ihr setzen konnte. Aus dem Augenwinkel sah sie, wie er die Fleischstückchen auf die Seite schob und nur den Rest der braunen Pampe aß.

„Was ist mit dem Fleisch? Warum isst du das nicht?"

Der Soldat schüttelte den Kopf. „Ich mag es nicht. Zuhause haben wir Ziegen und die mochte ich auch nie essen …" Er stockte, als ob die Erinnerung ihn traurig machte. „Ist egal. Jedenfalls mag ich es nicht."

Crystal schwieg. Überlegte kurz, ob sie sich als Abnehmerin anbieten sollte. Verwarf den Gedanken wieder. Sie brauchte keine Freunde mehr. Esra würde sie retten, wenn es ihr gelang, das verfluchte Amulett zu finden, aber ansonsten …

„Ich bin übrigens Olley. Und wie heißt du?"

„Ich bin Nummer 249", sagte Crystal schroffer als beabsichtig. Sie löffelte ihre Schüssel leer und schob sich grußlos an ihm vorbei.

KAPITEL 6

Kimberley

Die Feuerberge waren ein verficktes Arschloch, dachte Kim mit jedem Schritt, den sie weitergehen musste. Trisha lief scheinbar ohne jede Anstrengung vor ihr her. Ihre langen sonnengebräunten Beine trotzen kräftig den unüberwindbar scheinenden Riesen. *Und ich dachte, ich bin gut trainiert,* dachte Kim. Sie hielt an, um einen Schluck aus ihrer Wasserflasche zu nehmen.

Trisha drehte sich zu ihr um. „Na, brauchst du schon wieder eine Pause?“, fragte sie und setzte ihr typisches Grinsen auf. Ihre blauen Augen funkelten Kim durchdringend an.

„Ach, ich bin diese blöden Berge einfach nicht gewohnt. Den ganzen Tag nur bergauf laufen, das erschöpft mich.“

„Probier's mal damit.“ Trisha bückte sich und zog drei runde Blätter einer weißen Blume ab. „Das ist Veilchengrün. Es wächst hier in der Gegend im Überfluss und hilft gegen Hungergefühl und Schmerzen.“

„Ich habe weder noch. Ich kann nur einfach nicht mehr laufen.“

Trisha nickte. „Leg dich kurz hier hin“, sagte sie und deutete auf einen Fleck Wiese.

„Dann stehe ich bestimmt nie wieder auf“, jammerte Kim.

„Das wird schon. Zieh deine Schuhe aus und die Socken gleich mit."

Kim rümpfte die Nase. „Damit du in Ohnmacht fällst?"

„Ach, so schnell haut mich nichts um."

Sobald Kim sich ausgestreckt hatte, rollte sich Jack an ihrer Seite zusammen. Der treue Hund, der ihr am Hafen ihrer Heimat zugelaufen war, begleitete sie natürlich. Er hatte sich seit dem ersten Tag, an dem er Trisha kennengelernt hatte, mit der Heilerin verstanden und schien überglücklich, ihnen beiden nahe sein zu dürfen. Nur Daniel vermisste er bestimmt. Wehmütig dachte Kim an ihren besten Freund, der in Stravoos zurückgeblieben war und sich nun um Kims kranke Schwester Lu und ihre Mutter kümmerte. Armer Daniel. Hoffentlich stand ihm seine Tamsie bei und hoffentlich war bei Lu alles gut. So schnell, wie die Gedanken an ihre kleine Schwester und deren Krankheiten gekommen waren, so rasch schob Kim sie wieder beiseite. Es war einfach zu schmerzhaft, darüber nachzudenken, und so machte sie das, was sie schon immer am besten gekonnt hatte. Sie verdrängte, schloss die Augen und versuchte sich auf das angenehme Gefühl zu konzentrieren, einfach im Gras zu liegen. Sie spürte, wie Jack ihr über die Hand schleckte. Merkte, dass Trisha bei ihr war. Kim atmete ruhig aus und genoss das Gefühl, die Sonne auf ihrem Gesicht zu spüren.

„Achtung, ich probiere mal was aus. Nicht erschrecken", hörte sie Trisha sagen.

Im nächsten Moment fuhr die Heilerin ihr mit den Händen die Unterschenkel entlang. Kims Körper spannte sich an und ihr Puls ging schlagartig schneller. Sie machte die Augen auf und fand Trisha an ihrer Seite kauernd.

„Was machst du da?"

„Ich löse die Verspannungen an deinen Muskeln. Du bist es zwar gewöhnt, zu laufen, nicht aber so steile Strecken. Wenn du magst, kannst du dich wieder zurücklegen. Wir haben noch ein gutes Stück vor uns."

Die Aussicht, weiterlaufen zu müssen und das angenehme Gefühl, das Trishas Berührungen bei ihr auslöste, drückte Kim wie von selbst in Richtung Boden. „Können wir nicht einfach hierbleiben?", murmelte sie und erntete als Antwort nur einen besonders festen Kniff.

Tatsächlich ging es Kim besser, nachdem Trisha ihr die Beinmuskeln ausgestreift hatte. Trisha erlegte unterwegs einen Laufvogel mit ihrer Steinschleuder und Jack kam mit einem Kaninchen im Maul zu ihnen zurück.

„Braver Junge", lobte Trisha. „Das hast du gut gemacht. Wir fragen mal dein Frauchen, was sie lieber essen will, Goldfasan oder Kaninchenbraten."

„Kaninchen", entgegnete Kim prompt. Erst jetzt merkte sie, wie hungrig sie war. „Bitte sag, dass es nicht mehr weit ist", flehte sie Trisha an.

„Nur noch bis zur Baumgrenze. Ich kenne eine Höhle dort, in der wir ein Feuer machen können."

„Gut. Und du bist sicher, dass es hier keine Bären oder Ähnliches gibt?"

„Versprechen kann ich dir das nicht, aber Jack wird uns warnen, wenn Gefahr droht."

Wieder einmal war Kim unendlich dankbar, dass sie den großen schwarzen Straßenhund getroffen hatte.

Als sie die abgelegene Höhle erreichten, dämmerte es bereits. Trisha hatte schon auf dem letzten Stück Weg angefangen, Feuerholz zu sammeln, und Kim hatte es ihr gleichgetan. Sie kam sich eh schon ziemlich nutzlos vor, weil sie sich weder in der Wildnis auskannte noch jagen konnte.

Trisha war bester Laune. Sie pfiff leise vor sich hin, während sie sich auf einem Stein niederließ, ihr Messer zückte und begann, dem Kaninchen das Fell abzuziehen. Jack machte sich über den Goldfasan her, nachdem er die Höhle inspiziert hatte.

„Anscheinend gibt es keine Bären in der Nähe", sagte Trisha und grinste.

Kim beobachtete die Heilerin. Ihre Hände, die geschickt das erlegte Tier auseinandernahmen. Die Sommersprossen auf ihren Wangen und die Strähnen, die ihr ins Gesicht fielen. Kim schluckte hart. „Gibt es etwas, wobei ich helfen kann? Wir sind nun schon seit zehn Tagen in dieser Wildnis und ich fühle mich wie ein Kleinkind, weil ich immer noch nicht weiß, wie man in diesen verfluchten Bergen überlebt."

„Es braucht seine Zeit, bis man sich sowas aneignet. Wenn du magst, kannst du dich um das Feuer kümmern und etwas Wasser in den Topf füllen."

Kim nickte und ging zum Bach hinüber.

Bald schon prasselte das Feuer, das letztendlich Trisha entfacht hatte, weil es bei Kim einfach nicht funktionieren wollte. Ein fantastisch duftender Eintopf schmorte vor sich hin. Jack lag zufrieden am Höhleneingang und schnarchte. Die ersten Sterne erschienen am Himmelszelt.

„Das ist schon etwas anderes als die Strecke durch Stravoos durch."

Kim grinste. „Ja. Dort war alles noch irgendwie vertraut."

„Gefällt es dir trotzdem ein bisschen? Auch wenn du so eine Großstadtpflanze bist?"

Kim überlegte kurz. „Allein hätte ich wirklich Angst, aber mit dir zusammen, ist es wie ein Wunder."

Trisha lächelte und eine ungewöhnliche Wärme breitete sich in Kim aus. „Hier, ich denke, der Eintopf ist fertig. Ich werde morgen neue Kräuter sammeln müssen, damit unser Essen auch in Zukunft gut gewürzt ist, aber für heute langt es noch." Sie reichte ihr eine dampfende Schüssel.

„Danke", entgegnete Kim.

„Vermisst du den Wein?", fragte Trisha unvermittelt.

„Nein. Ich bin selbst überrascht darüber, aber seitdem das mit meiner Mutter war … Ach, irgendwie denke ich, dieser Alkohol ist von einem Dämon besetzt."

„Dämon?" Durch Trisha schien ein Ruck zu gehen.

„Naja, sagt man doch so, oder nicht?"

„Keine Ahnung. Ich habe nur einmal von einem Dämon gehört und das hat nichts Gutes bedeutet."

Jetzt wurde Kim hellhörig. „Magst du mir mehr darüber erzählen?"

Trisha schien mit sich zu ringen. „Später vielleicht", sagte sie schließlich. „Der Abend ist zu schön, um ihn mit finsteren Gesprächen zu vergeuden."

Nach dem Essen legte sich Kim zurück und sah zu den Sternen hinauf. Nicht einmal von Gabbalons Villa aus hatte man sie so klar leuchten gesehen.

„Bist du öfter hier?", fragte sie Trisha, während sie gemeinsam in den Himmel blickten.

„Ja, ein paarmal im Jahr pflücke ich Kräuter, die es nur in den Feuerbergen gibt."

„Und Navas? Du sprachst von dem Prinzen dort." Kim erwartete eigentlich keine Antwort, weil sie schon des Öfteren versucht hatte, ein Gespräch über das Reich hinter der Mauer anzufangen, und Trisha bis jetzt immer abgewunken hatte.

„Den König", entgegnete Trisha leise. „Er ist jetzt der König von Navas."

„Ist er ein Freund von dir?", fragte Kim und merkte, wie ein Stich durch die Brust fuhr.

„Ja, das kann man so sagen. Er ist ein guter Mensch und er hat ein echtes Problem. Ich habe ihm versprochen, dabei zu helfen."

„Ah", entgegnete Kim. Mehr fiel ihr dazu nicht ein und sie drehte sich weg. Irgendwie war sie sauer auf Trisha, aber gleichzeitig auch traurig.

„In der Höhle ist es warm und wenn Jack vor dem Eingang liegt, können wir dort unbesorgt übernachten", sagte Trish nach einer Weile.

Kim stellte sich schlafend, doch in ihrem Kopf tobte ein Sturm. Trishas Schritte entfernten sich leise knirschend.

Was fand Trisha nur an diesem König von Navas? Ob sie ein

Verhältnis mit ihm hatte? Und wieso machte Kim sich überhaupt Gedanken darum? Es war zum Schreien und trotzdem verharrte Kim ganz still. Sie merkte, dass es langsam kälter wurde. Das Feuer fiel in sich zusammen und sie begann zu zittern. Kim wusste nicht, wie viel Zeit vergangen war, schätzte aber, dass Trisha bereits eingeschlafen sein musste. Sie war bestimmt müde, weil sie den größten Teil der Arbeit übernommen hatte. Kim fragte sich, ob sie im Reich der Träume ihrem Prinzen begegnete. *Dem König! Er ist jetzt der König,* rief sie sich in Erinnerung und blies warmen Atem in ihre hohlen Hände. Es war einfach zu kalt geworden. Kim erhob sich und stolperte in Richtung Höhle. Fiel fast über Jack, der ausgestreckt vor dem Eingang lag und lauschte. Trishas Atmen ging ruhig. *Gut,* dachte Kim und wusste sofort, dass sie sich selbst belog.

Leise kroch sie unter die Decke, die Trisha ihr bereitgelegt hatte. Von draußen drang nur das Licht der Sterne und des Mondes in die Höhe hinein, gerade so viel, dass sie das aufgeschlagene Lager erahnen konnte.

„Da bist du ja endlich", murmelte Trisha.

„Ja, ich bin eingeschlafen, aber jetzt wurde mir doch etwas zu kalt."

„Du kannst noch ein Stück von meiner Decke haben, die ist vorgewärmt."

Ehe Kim protestieren konnte, rückte Trisha ein bisschen näher heran. So nah, dass Kim ihren Atem riechen konnte. Er duftete nach Pfefferminzblättern und Honig. Trisha schlang einen Teil ihrer Wolldecke um Kims Schultern.

„Du bist ja kalt wie der Morgentau", sagte die Heilerin leise.

Kims Atmen ging viel zu schnell und eine passende Antwort blieb ihr im Halse stecken. Sie versuchte, sich ganz klein und unscheinbar zu machen.

„Was ist heute mit dir los?", flüsterte Trisha. „Du bist anders als sonst. Bereust du, dass du mitgekommen bist?"

„Nein, na ja, ich meine, ich brauche das Klaiberkraut. Die Medizin für Lu ..." Wieso, verdammt nochmal, stotterte sie wie eine Fünfjährige, die bei ihrem ersten Diebstahl auf dem Markt erwischt worden war?

„Ja, deine Schwester. Du wirst das Klaiberkraut in Navas finden. Ich verspreche es dir. Und Raynold wird uns bestimmt so viel davon geben, wie du brauchst."

Kim verkrampfte sich bei der beiläufigen Erwähnung des Namens. „Seid ihr, ich meine du und er, habt ihr, naja, eine Beziehung oder so?" Die Worte waren schneller ausgesprochen, als Kim sie zurückdrängen konnte. *Verdammt, verdammt, verdammt!*

Trisha lachte leise auf. „Du meinst, Raynold und ich?"

„Ja, warum lachst du? Es hört sich so an, als ob du große Stücke auf ihn hältst."

„Oh, natürlich mag ich ihn. Er ist mein Freund. Mein Daniel, wenn du so willst. Nur dass ich wohl eher sein Daniel bin, wenn du verstehst, was ich meine."

Eigentlich hätte Kim gekränkt sein sollen, weil Trisha damit andeutete, dass Daniel sehr viel mehr für sie tat als andersherum. Doch seltsamerweise ließen die Worte Kim aufatmen.

„Ach so. Und ich dachte, ich müsste einer Hochzeit beiwohnen …", versuchte sie ihre Reaktion runterzuspielen.

„Nein, bestimmt nicht. Es gibt nur einen Menschen, dem mein Herz gehört."

Kim wurde warm, heiß und dann war sie da, Trishas weiche Stimme an ihrem Ohr. Sie merkte, dass auch ihr Atem schneller ging. „Es bist immer nur du, Kim, um die meine Gedanken kreisen. Selbst wenn du mich nicht lieben kannst, will ich, dass du weißt, dass mein Herz für immer dir gehört."

In Kims Kopf drehte sich alles. Ihre Gedanken rasten und auf einmal war sie es, die Trishas Körper eng umschlang, sie zu sich herzog. Ihre Lippen trafen sich zu einem nicht enden wollenden Kuss. Kims Finger strichen über Trishas Haut, bis unter ihr Hemd. Noch nie zuvor war sie einer Frau so nahe gekommen, hatte ständig nur ihre fordernden Freier gehabt. Das hier war etwas ganz anderes. Etwas, das ihr fast heilig vorkam. Trisha beugte sich über sie, küsste ihr sanft den Hals, fuhr mit ihren

Händen an ihr hinab, erkundete jede Stelle mit ihren weichen Lippen.

Kim vergaß die Zeit, gab sich dem wundervollen Gefühl hin, in Trishas Armen zu liegen, sich an sie zu schmiegen, sich in sie fallen zu lassen. Wollte ihr all das mit einem Mal zurückgeben, begann Trishas Körper zu erforschen, ihre Haut zu schmecken, das zu machen, was Trisha bei ihr gemacht hatte. Sanft tasteten sich ihre Finger vor, wurden immer fordernder, bis Trisha zu stöhnen begann und Kim vor Lust zerfloss. *Bei den Göttern! Bitte lass es niemals enden. Lass uns für immer hierbleiben, für immer an diesem Ort, für immer verbunden.*

Sie schliefen erst ein, als die Morgensonne ihre ersten Strahlen in die Höhle schickte und damit den Zauber der Nacht durchbrach. Die Zeit mit Trisha war das Schönste, was Kim je erlebt hatte, doch noch bevor sie die Augen aufschlug, wusste sie, dass ihre Gefühle niemals die Oberhand gewinnen durften. *Sie sind trügerisch und lassen dich gebrochen zurück. Denk an deinen Onkel, an Peet Robinson. Er ist auch nie wiedergekommen und du hast dich jahrelang damit gequält.* Niemals, wirklich niemals wieder, wollte sie das zerstörerische Gefühl verlassen zu werden ertragen müssen. *Besser, man behält die Oberhand. Das Haus gewinnt. Immer.*

KAPITEL 7

Ramires

Die Welt in seinen Gedanken war zu einer schwarzgrauen Masse verschwommen. Alles kam ihm gleichermaßen unbedeutend vor, wie ein Leben ohne Farbe. Die Dinge, die ihm früher Freude bereitet hatten, hatten ihren Glanz verloren. Einzig die Stimme in seinem Kopf war klar. *Essen, töten, Macht, Kraft, Blut. Hole es dir für mich, für uns.*

Ramires stöhnte, wälzte sich unruhig auf seinem Laubbett. Die Menschen um ihn durfte er nicht angreifen. Die Frau mit dem Schwert verbat es. Die Klinge hatte ihn wieder zum Leben erweckt, das wusste er. Wäre sie nicht in seine Narbe gefahren, wäre er elendig krepiert. So konnte er wieder stehen, gehen, kraftvoll laufen. Eine neue Entschlossenheit hatte sich in ihm breitgemacht, auch wenn er seinen menschlichen Körper nun teilen musste.

„Aber ich bin dein Freund. Ich mache dich stark. Durch mich wirst du ein Held sein", sprach die Stimme in seinem Kopf.

Manchmal brannte es in seinem Innersten und es war ihm, als ob er immer mehr zerstören musste, um den Hunger in sich zu stillen. *Alles, es will alles haben und es ist niemals genug,* dachte Ramires schaudernd.

„Und du willst es auch", flüsterte es zurück. „So werden wir gemeinsam wachsen. Ich und du. Du und ich."

„Sie hat es verboten", sagte Ramires laut.

„Sie hat verboten, dich hier zu bedienen. Aber du weißt, wo du jagen kannst. Du weißt, wo du ein gutes Opfer findest."

In Ramires Gedanken ragte die dunkle Mauer auf. Ein schwarzer Streifen massiven Gesteins, der vor seinem inneren Auge zu pulsieren schien. In seiner schwarzgrauen Welt war das einzige Licht die eingeflochtenen Zeichen in den Steinen der Schwarzen Mauer. Er konnte ihre Muster klar und deutlich erkennen. Goldene Schnörkel und er verstand ihre Bedeutung. Sie sprachen eine alte Sprache, die am Anfang aller Zeit entstanden war. Die Worte waren kraftvoll und er wusste, dass er zu schwach war, um dem Wunsch der Schwertwenderin zu entsprechen. Sie wollte, dass er die Steine zum Zerbersten brachte. Dass die Mauer fallen würde.

„Und das wird sie. Sie wird fallen und wir werden frei sein. Niemand wird uns aufhalten können. Wir müssen es nur richtig anstellen."

Ramires' Kopf pochte heftig, als er die Augen öffnete. Tiefste Nacht umgab ihn, doch er konnte alles klar erkennen. Jeden einzelnen Umriss. Sein Blick war scharf wie der einer Katze in der Dämmerung. Er stand auf, streckte sich. Wollte loslaufen. Etwas hielt ihn fest. Er unterdrückte einen wütenden Aufschrei, als sich die Glieder der Eisenkette spannten.

„Du weißt, was du tun musst, um hier rauszukommen."

Tränen traten in seine Augen, wenn er an den bevorstehenden Schmerz dachte. Aber dieser schreckliche Hunger quälte ihn noch mehr als die Furcht. Sein Fürsprecher hatte recht. Ramires suchte nach dem Dämonenstachel und fand ihn an seinem Gürtel. Die Schwertherrin hatte ihn eigenhändig in seine Schlaufe gesteckt.

„Sie ist eine gute Herrin und sie nützt uns. Noch."

Ein Schauder lief Ramires bei den Worten über den Rücken. In den letzten Tagen war die Erinnerung an früher immer mehr verblasst. Die Schwertherrin hatte einen Namen. Warum fiel ihm der Name nicht mehr ein? Aber er wollte nicht weiter darüber nachdenken, sonst würde sich die andere Stimme wieder melden.

„Hunger. Ich habe solchen Hunger“, stöhnte er. Mit zitternden Fingern hielt er den Dämonenstachel. Schloss die Augen. Holte aus. Stach zu. Der Schmerz traf ihn wie ein alles versengendes Feuer. Brannte sich in sein Fleisch. Seine Narbe brach auf und es war, als wenn sich eine lange Pfeilspitze langsam in eine entzündete Wunde bohrte. Tiefer, immer tiefer. *„Sei tapfer. Sonst wird man uns hören“*, warnte der andere.

Ramires japste, das Atmen fiel ihm schwer, die Luft um ihn herum wurde dünner und nahm einen schwefeligen Geruch an. *Ich sterbe, ich sterbe!*

„Du wirst leben. Erinnere dich, erinnere dich an die Krähe!“

Auf einmal war alles einfach. Sein Bein, das eben noch fest von der Kette gehalten wurde, kam frei. Der Eisenstrang blieb unter ihm zurück, als er immer höher in die Luft stieg, mit den schwarzen Schwingen flatterte und endlich die Freiheit fühlte. Plötzlich war er allein. Der gefiederte Körper erwies sich als zu klein für seine Begleitung. Wie sehr Ramires das Gefühl genoss! Noch zwei, drei kräftige Flügelschläge, dann segelte er auf dem Wind dahin. Weiter, höher. Auf der Suche, obwohl der Hunger nachließ.

Aber er wird wieder kommen. Immer wieder, wenn ich mich zurückverwandele. Nein, das konnte er nicht zulassen. Er wusste, wo er Abhilfe finden würde. An der Schwarzen Mauer. Sie war ihm im Traum erschienen. Er musste dorthin, denn dort wartete Nahrung auf ihn.

KAPITEL 8
Esra

Das Schluchzen auf der anderen Seite der Wand hielt Esra die ganze Nacht wach. Nicht, dass sie ansonsten viel geschlafen hätte. Die Zelle, in der sie kauerte, war kalt und feucht. Es stank nach Pisse und in dem dreckigen Stroh, das auf dem Boden verteilt lag, huschten Mäuse oder Schlimmeres vorbei. Sie lehnte mit dem Rücken an der massiven Steinwand, die Arme um ihre Beine geschlungen und den Kopf auf den Knien gebettet. Wenn es ruhiger gewesen wäre, hätte sie vielleicht ein wenig gedöst. Sie wäre im Dämmerschlaf zurück in Fenrirs Arme geeilt, so aber gab es keine Möglichkeit, sich in ihre geliebte Traumwelt zu flüchten. Nicht, wenn das Leid im Kerker so laut war. Esra fluchte stumm. Was hatten sie der Frau in der Nachbarzelle nur angetan? Und würde sie selbst dasselbe Schicksal ereilen? In diesem Moment ebbte das Schluchzen nebenan ab.

„Hej, bist du in Ordnung?", rief sie auf Stravoosi hinüber. Esra lauschte in die Stille, die fast noch unheimlicher war als das Weinen. Keine Antwort. Sie stemmte sich in die Höhe und schleppte sich bis zur Holztür, die auf den Gang hinausging. Durch ein kleines, vergittertes Fenster fiel der unruhige Schein einer Fackel herein. Esra klopfte mit dem Knöchel gegen das grobe Holz. Zweimal kurz, einmal lang. Das allgemein bekannte

Zeichen, dass der andere noch da war. Wieder nichts. Hilflos lehnte sie die Stirn gegen die Stäbe. Lauschte in das Halbdunkel, denn etwas anderes blieb ihr kaum übrig.

In den finsteren Verliesen markierten nur die Wärterwechsel und das Entzünden einer neuen Fackel den Fortgang der Zeit. In den ersten Tagen hatte sich Esra noch das Sonnenlicht vorgestellt. Mächtige Bäume, wogendes Gras und Meeresrauschen, die steilen Klippen von Skar, doch all das entglitt ihr zusehends. Am meisten Angst hatte sie davor, dass sie auch Fenrirs Gesicht eines Tages vergessen würde, sein Lachen und die warmen Berührungen seiner Hände. Erst dann würde sie wirklich verloren sein.

Doch noch war es nicht so weit. Sie wusste nicht, wie lange sie schon in den Gewölben des Königsschlosses festsaß. Trotz der heftigen Proteste von Oberschwester Christine hatte der König seinen Soldaten befohlen, sie in die unterirdischen Kerker seiner Festung zu werfen. Nur der Gedanke, dass ihr Falke Jarl mit der blinden Schwester Sora reiste, tröstete Esra etwas. Zumindest ihr Seelentier war frei.

Das Weinen von nebenan begann erneut. Esra sank zurück in die Hocke und schloss die Augen. *Fenrir, o Fenrir.* Manchmal dachte sie, dass der Galgentod gnädiger gewesen wäre. Die Enge der Mauern nahm ihr die Luft zum Atmen und sie fragte sich, wie lange sie es noch ertragen konnte, eingesperrt zu sein.

Sie musste trotz des Schluchzens endlich eingenickt sein, denn sie schreckte hoch, als der Schlüssel im Schloss knirschte und die Tür aufgerissen wurde. Esra hatte in ihrem Leben vieles gesehen. Wilde Tiere, bemalte Krieger, Naturgewalten und den Tod. Doch etwas so Grausames wie die Masken, die das Antlitz ihrer Aufpasser bedeckten, war ihr dabei noch nicht untergekommen. Die Königssoldaten trugen unterschiedliche, buntbemalte Fratzen aus Holz, eine furchteinflößender als die andere.

Heute schob sich eine schwarzbemalte Maske mit kreisrunden weiß umrahmten Augenringen und langen Fangzähnen herein. Esra zog geräuschvoll die Nase hoch. Sie würde sich ihre

Angst nicht anmerken lassen. „Na, gibt es heute mal was anderes als eure schleimige Gerstengrütze?"

Der Wärter gab keinen Laut von sich, sondern stellte nur einen Krug und eine Schüssel auf dem Boden ab.

Wie die Hunde fressen wir hier, aber krepieren lassen sie uns auch nicht.

Sie nahm einen tiefen Schluck aus dem Krug und verzog das Gesicht. Es schmeckte so trüb wie das Wasser aus dem Dorftümpel, nachdem die Frauen von Skoglund ihre Wäsche darin gesäubert hatten. Der Gedanke an das Dorf, in dem sie mit Fenrir lebte, versetzte ihr einen erneuten Stich. Wieder wünschte sie sich, Fenrir wenigstens noch ein einziges Mal halten zu können. Stattdessen würde bald ein anderer Wächter kommen und ihren Nachttopf ausleeren. Der Mann, der für diese undankbare Aufgabe zuständig war, trug als Einziger keine Maske. Er hatte ein fleischiges Gesicht und ebenso wie die Maskierten redete er kein Wort mit den Gefangenen, sondern brummelte nur dumpf vor sich hin. Als sie Schritte hörte, zog sie sich mit der kalten Gerstensuppe in das hinterste Eck ihrer Zelle zurück. Der Nachttopfwechsler stank schlimmer als sie und Esra wollte einen möglichst großen Abstand wahren.

Sie lauschte konzentriert. Stellte ihre Schüssel zur Seite, als sie die Schritte schwerer Stiefel vernahm. Das Fußgetrampel ging an ihrem Verließ vorbei. Dann blieben die Männer stehen, gaben sich kurze Anweisungen auf Gem, die Esra nicht verstand. Das Schluchzen von nebenan ertönte erneut. Kein Flehen, nur ein ergebenes Weinen. Was war da los? Esra wagte sich näher an das Fensterloch der Tür. Im Fackelschein beobachtete sie, wie die Maskierten die Frau aus der Nachbarzelle zogen. Esra erschrak. An dem schmutzigen Kittel ihrer Mitgefangenen klebte Blut, ebenso in ihren verfilzten Haaren. Das Schlimmste jedoch war ihr Gesicht. Auch der Mund der Frau war Blut verschmiert, die Augen rotgeweint, tiefblaue Flecken an den Armen zeugten von heftiger Gegenwehr. Beim großen Talamud! Was hatten sie mit der Gefangenen gemacht? Die Frau konnte nicht ohne Hilfe laufen, sie wurde mehr oder weniger von den Soldaten getragen.

Drei Männer in goldenen Masken mit weißen Umhängen, auf denen das Wappen von Gemma prangte. Obwohl es im Kerker windstill war, streifte plötzlich ein kalter Hauch Esras Wange. Sie schluckte. Auch wenn die Gerstensuppe die einzige Mahlzeit des Tages war, würde sie davon keinen einzigen Löffel mehr hinunter bekommen.

Der Nachttopfsammler kam heute nicht, dafür hörte Esra nun von der anderen Seite Klopfzeichen. Zweimal kurz, einmal lang. Es klang wie eine Frage. Esra wusste, dass neben ihr noch eine andere Gefangene war, sie hatte sie jedoch noch nie reden gehört. Esra klopfte zurück. Zweimal kurz, einmal lang. *Alles in Ordnung bei mir.*

Eine ganze Weile hörte sie nichts mehr. Dann ein zaghaftes Klopfen, ohne den vertrauten Rhythmus.

„Ich kann dich hören", flüsterte Esra auf Stravoosi, der Sprache, die einige der Wächter zu verstehen schienen.

Wieder ein Klopfen.

„Was willst du?"

Die andere machte ein undefinierbares Geräusch.

„Warum sprichst du nicht mit mir?"

Wieder kam nur ein Gurgellaut als Antwort. Esra dachte an das Blut um den Mund ihrer anderen Zellennachbarin. Auf einmal verstand sie. „Sie haben dir auch die Zunge rausgeschnitten!", rief sie fast ein bisschen zu laut. Rasch spähte sie durch das Fenster auf den Gang, aber es war kein Wärter in Sicht.

Ihre Nachbarin gab ein einziges langes Klopfzeichen von sich. *Ja.*

„Robbendung!", fluchte Esra leise. „Was sind das hier für Barbaren? Ich wünschte, die Ahnen hätten mich niemals zu Crystal geschickt."

Von ihrer Nachbarin kam keine Antwort mehr. Esra klopfte zweimal kurz und einmal lang. *Alles in Ordnung bei dir?*

Nach einer Weile die erlösende Antwort. Ein einziges langes Klopfen. Dann ein Murmeln. Etwas, das so klang wie ein Name.

Der Name! Esra hatte Crystals Namen gesagt und die andere Gefangene versuchte ihn jetzt zu wiederholen! „Crystal!", stieß Esra aus. „Du meinst Crystal. Du kanntest Crystal?"

Wieder die Bestätigung.

„Der König hat uns im Kloster abgefangen. Sie wollte unbedingt dorthin, damit es nicht abgebrannt wird, und diese verräterischen Kröten von Nonnen haben uns reingelegt. Crystal haben sie an die Mauer geschickt. Sie soll ein Schmuckstück für den König beschaffen. Ich hoffe, sie wird es ihm niemals geben, denn am Ende wird er uns sowieso umbringen."

Esra lauschte in die Stille. Dann vernahm sie ein langes Klopfen. Ein einziges Mal. *Ja.*

Die Zeit verlief weiter undefiniert, nur unterbrochen von der Gerstensuppe und dem Eimermann. Irgendwann kamen sie auch für ihre Zellennachbarin. Die Männer, die ihre Tür aufschlossen, trugen weiße Masken mit einer goldenen Narbe an der Seite. Ein kalter Wind strich mit ihnen durch den Gang, der Esra das Blut in den Adern gefrieren ließ. Sie stanken nach Kummer und Tod. Als einer von ihnen sich zu ihr umdrehte, zuckte Esra unwillkürlich zurück. Eisige Finger schlossen sich plötzlich um ihren Hals und drückten ihr den Atem ab, obwohl sich der Maskierte keine Elle bewegte. Panik schwemmte über sie hinweg. Was war das für ein fauler Zauber? Und was würde nun mit ihrer Mitgefangenen geschehen?

Der Maskierte wendete sich wieder ab und der Würgegriff verschwand. Trotz ihrer Angst presste Esra das Gesicht dichter an die Stäbe, um mehr sehen zu können. Zwischen den Maskierten trat eine hochgewachsene, dürre Frau mit gekräuseltem Haar aus der Nachbarzelle. Für einen Moment trafen sich ihre Blicke, bis einer der Wärter die andere in die Seite stieß. Die tapfere Gefangene schritt, ohne einen Klagelaut von sich zu geben, zwischen ihren Wärtern den Gang hinab. Ihre aufrechte Haltung zeugte davon, dass sie noch nicht ganz gebrochen war.

Esra hob die Hand. „Mach es gut", flüsterte sie in ihrer Muttersprache. „Mögen die Ahnen gnädig mit dir sein."

Dann war Esra allein und das Gefühl, ohne einen einzigen Lichtblick in diesem verrotteten Kerkerloch zurückzubleiben, war noch schlimmer als alles andere. Etwas stimmte mit ihren Augen nicht. Darin sammelte sich eine Flüssigkeit an, die Esra energisch wegblinzelte. „Verdammt", zischte sie und nun liefen ihr Tränen über die Wangen. Sie fragte sich, wie lange es her war, dass sie zuletzt geweint hatte.

Seit dem Tag, an dem sie die hochgewachsene Gefangene geholt hatten, war Esra allein. Keine Klopfzeichen begrüßten sie mehr in der Früh. Keiner hörte mehr zu, wenn Esra im Halbdunkel von ihrer Heimat und Fenrir erzählte, eine schöne Erinnerung an die andere reihte. Nur die furchtbaren Maskenmänner und der stinkende Nachttopfbringer unterbrachen ihre einsamen Stunden. Ihre Haare juckten, wahrscheinlich hatten sich längst Läuse eingenistet und manchmal sah sie Ratten in den Gängen vorbeihuschen. Sie rief sich Fenrirs Gesichtszüge in Erinnerung, seine Stimme, das Lied, das er ihr so oft vorgesungen hatte in seiner unmusikalischen, aber liebevollen Art. Trotzdem merkte sie, wie ihre Kräfte schwanden. Sie dachte an den Schneesturm, in dem sie mit Jarl gefangen gewesen war. Er erschien ihr wie ein Witz im Vergleich mit den Umständen, die sie hier ertrug. *Ich muss durchhalten, kämpfen. Crystal kommt zurück.* Ein langer Klopflaut unterbrach ihre mutmachenden Gedanken. *Ja. Ihre Antwort war ja. Sie werden uns alle umbringen. Egal, was passiert.*

Als sie Esra schließlich doch aus der Zelle holten, hatte sie bereits aufgehört, Nahrung zu sich zu nehmen. Zwei Männer umfassten sie links und rechts. Sie trugen goldene Masken, wie Esra im Fackelschein erkannte. Sie war längst zu schwach, um sich davor zu fürchten. Mehr als ein Stöhnen kam nicht über ihre Lippen und die Männer packten sie grob, weil sie nicht von allein laufen wollte. Noch schlimmer wurde es, als Esra den Gang hoch und an die Luft gezerrt wurde. Ihre Beine brachen unter ihr weg und das Sonnenlicht brannte in ihren Augen. Sie presste die Lider zusammen, ein kleiner Aufschrei entfuhr ihr. Einer der Maskierten schubste sie vorwärts, sodass sie strauchelte und hart zu Boden fiel.

Die Männer fluchten. Einer von ihnen umfasste Esras Arm mit einem festen Griff und zog sie wieder auf die Beine.

„Ach, lasst mich doch einfach verrecken, ihr Hundsfotte", zischte sie auf Skaran.

„Ich verstehe dich, Nordschlampe, also pass lieber auf, was du sagst!", antwortete derjenige, der sie am Arm gepackt hatte.

Ihre eigene Sprache zu hören, gab ihr neuen Mut.

„Wo bin ich hier und was wollt ihr von mir?", fragte sie. „Halt's Maul bis du vor dem König stehst. Er hat ein paar Fragen an dich, die du ihm besser beantwortest."

Man schleifte sie quer durch das Schloss in einen gewaltigen Thronsaal. Die Halle war leer, bis auf ein paar Wachen, die in den Schatten der großen Säulen standen. Die grotesken Fratzen ihrer Masken starrten Esra entgegen. Verzogene Münder, gehörnte Köpfe, lange Fangzähne. Wie sehr sie diesen Ort hasste! Esra hatte sich langsam an das Licht gewöhnt und sie versuchte, sich jedes Detail zu merken. Die Innenräume wirkten kalt, trotz der Sonnenstrahlen, die durch die hohen Fenster hereinfielen und den glatten Marmor glänzen ließen. Die Männer brachten sie zu einer großen Tür am anderen Ende des Saales, begleiteten sie in die oberen Stockwerke. Überall sah Esra die Maskierten, die stumm in den Schatten ausharrten. Vor einer weiteren verschlossenen Tür blieben sie endlich stehen.

Einer ihrer Begleiter wechselte ein paar Worte mit dem Wächter, der daraufhin an die Tür anklopfte.

Eine tiefe Stimme antwortete und von innen wurde ihnen geöffnet.

Esra wurde vorgeschoben. Eine raue Hand drückte ihr den Kopf nach vorne.

„Verneig dich vor dem König, Nordfrau“, sagte derjenige, der ihre Sprache sprach.

Esra hielt den Kopf so lange gebeugt, bis man ihr ein Zeichen gab, ihn zu heben. Ein Schauer durchfuhr sie, als sie in die weiße Maske des Königs starrte. Sie erinnerte sich an ihr erstes Treffen im Kloster. Der Machthunger des Königs riss an ihrer Seele, drohte, sie zu verschlingen. Nichts würde sie ihm sagen, schwor Esra sich.

„Welche Freude, dich gesund wiederzusehen“, begrüßte der König sie mit leiser Stimme.

Esra presste die Lippen aufeinander.

„Ich habe ein paar Fragen an dich“, begann er und beugte sich aus seinem erhöhten Lehnstuhl zu ihr vor.

Zu Esras Schrecken erkannte sie, dass er ihr Amulettstück an einer silbernen Kette um den Hals trug. Der weiße Edelstein darin schien zu pulsieren. Hatte er das bei ihr auch schon getan? Sie unterdrückte den Impuls danach zu greifen und die Macht zu brechen, die das Schmuckstück dem König zu geben schien.

„Du erinnerst dich, nicht wahr? Ruft es auch nach dir? Sag es mir.“

Wieder schwieg Esra, bis der eine Wächter grob in ihre verfilzten Haare griff und ihren Kopf zurückriss. „Antworte, wenn Seine Majestät dich etwas fragt!“

„Er ist nicht Meine Majestät!“, würgte Esra hervor. Die Ohrfeige, die sie traf, war hart und unbarmherzig. Sie strauchelte, wurde jedoch von dem eisernen Griff eines Wächters am Fallen gehindert. Ein kupferner Geschmack breitete sich in ihrem Mund aus.

„Lass sie doch. Vielleicht braucht sie etwas Zeit. Sie hat unsere Gastfreundschaft in den Kellergewölben dieses Schlosses schon kennengelernt. Vielleicht möchte sie wieder dorthin zurückkehren?“ Die Stimme des Königs war nun ein seidiges Flüstern.

„Nein“, brachte Esra hervor und sah in die ausdruckslose Maske des Herrschers.

„Na siehst du, geht doch. Dann lass uns nochmal von vorne anfangen. Ich wüsste gerne etwas mehr über dich“, meinte der König und schien hinter seiner Maske zu lächeln.

Sie fragten Esra nach ihrem Namen, den sie bereits kannten. Dann nach ihren Eltern.

„Tot“, antwortete sie wahrheitsgemäß.

„Wie sind sie verstorben?“

„Verbrannt.“ Sie hatte den Gestank des beißenden Qualms immer noch in der Nase.

„Wer hat das Feuer gelegt?“

„Banditen, wahrscheinlich. Ich weiß es nicht.“ *Nein, Maskenmänner, wie du sie hier am Hof hast.* Esra begann zu zittern. Waren die Mörder ihrer Eltern tatsächlich aus Gemma gekommen?

„Du lügst“, sagte der König. Der Edelstein am Amulett pulsierte weiß. „Lügen werden bei uns bestraft. Du hast mitbekommen, was deiner Zellennachbarin passiert ist?“

Tränen traten Esra in die Augen. Sie kämpfte gegen die übermächtige Angst an, so gut sie konnte, aber sie merkte, wie ihr Blick verschwamm.

„Man hat mich in den Wald geschickt. Zusammen mit dem Amulett. Als ich zurückgekehrt bin, waren alle tot.“

Der König schien sie mit seinem Blick zu durchdringen. Schließlich sank er auf das weiche, weiße Fell in seinem Stuhl zurück. „Gut. Wer hat dich damals aufgenommen?“

„Ein Nachbarclan.“

„Und dort lebtest du immer noch, bevor du nach Gemma aufgebrochen bist?“

„Ja.“

„Wer führt diesen Clan an?“

Esras Hals schnürte sich zu. Sie ballte die Hände hilflos zu Fäusten. Auf keinen Fall wollte sie Fenrir in ihr Elend mitreinziehen. Was, wenn der König Soldaten ausschicken würde, um auch ihn zu töten?

Der König neigte seinen Kopf leicht zur Seite. „Ein wunder

Punkt", murmelte er und Esra verfluchte sich innerlich. „Möchtest du freiwillig sprechen oder soll ich den Männern meiner Leibgarde den Auftrag geben, es aus dir herauszukitzeln? Sie kennen einige einfallsreiche Methoden, um meinen Gästen pikante Informationen zu entlocken."

Esras Mund wurde trocken. Sie unterdrückte den Impuls, sich über die Lippen zu lecken. Starrte nur stumm die weiße Maske an. Kein einziges Wort würde sie ihnen sagen, auch wenn sie für ihr Schweigen starb.

Der König nickte. „Ich habe verstanden", sagte er und winkte zwei seiner Lakaien herbei, die Esra abführten.

KAPITEL 9
Raynold

Raynold starrte voller Abscheu auf den wulstigen Haufen aus faulendem Fleisch, der vor ihm lag. Nur an den Knochen erkannte er, dass es sich bei dem zerfleischten Kadaver um einen Menschen gehandelt haben musste.

Veland, einer seiner beiden Leibwächter, verzog angeekelt das Gesicht. Die lange Narbe, die sich seit seiner Kindheit von der rechten Schläfe bis zum Mundwinkel zog, trat dabei hervor. „Was immer den so zugerichtet hat, muss ziemlich spitze Zähne und Klauen haben."

„Das ist nicht mal das Schlimmste", entgegnete Raynold. Er stockte, bevor er weitersprach. „Siehst du die Haut? Oder das, was davon übrig ist?"

„Ja. Ganz schön grau. Kaum vorstellbar, dass das mal eine lebende Person war."

Raynold nickte. „Völlig blutleer."

„Stimmt", pflichtete Adalar ihm bei. Sein zweiter Leibwächter, ein Hüne mit flammend rotem Haar und vollem Bart, beugte sich trotz des Gestanks tiefer über ihren grausigen Fund. „Es gibt auch keine Blutspuren. Nicht einmal eine Lache oder Spritzer. Sieht aus, als wäre er oder sie woanders getötet worden."

Raynold ging in die Knie. Sein Blick suchte den Leichnam ab, blieb an einem Zahnabdruck hängen. Dann schüttelte er den Kopf. Was war hier nur passiert?

„Mein König, es fühlt sich falsch an, die Leiche hier liegen zu lassen. Wir sollten den Toten begraben."

Raynold nickte. Sie standen im Hügelland in der Nähe der Burg Schwarzflügel. Heute Morgen hatte man ihm die unheilvolle Nachricht überbracht, dass ein Schäfer eine nicht zu identifizierende Leiche gefunden hatte.

Zuerst hatte sich Raynold gewundert, dass man ihn wegen einem namenlosen Toten holte, doch nun verstand er den Aufruhr. Das hier war kein einfacher Mord oder ein Unfall, wie er sich sonst ab und zu im Königreich ereignete, hier war jemand regelrecht abgeschlachtet worden.

„Ich werde Soldaten losschicken, die herausfinden sollen, ob jemand vermisst wird. Der oder die Tote dürfte aus den umliegenden Dörfern stammen. Außerdem möchte ich wissen, ob jemand in der näheren Umgebung etwas Verdächtiges gesehen hat." Mit Schaudern dachte er an den Wolf, den er bei seinem Bad in den Quellen gesehen hatte. In einiger Entfernung standen einige Bauern herum und beobachteten ihren König. Raynold rief einen von ihnen herbei und verlangte nach einem Spaten. Beherzt stieß er ihn tief in den sandigen Boden, der für das Hügelland typisch war. Seine zwei Begleiter liehen sich ebenfalls Spaten aus und taten es ihm gleich. Raynold schickte die Bauern weg und bat sie, sich in den Nachbardörfern umzuhören. Es kam ihm so vor, als wenn sie fast erleichtert wären, möglichst schnell vom Tatort wegzukommen.

Er und seine Leibwächter arbeiteten unermüdlich weiter, trotzdem dauerte es eine Weile, bis sie die Grube tief genug ausgehoben hatten. Raynold sah zum Himmel. Es war bereits früher Nachmittag. Bis zum Sonnenuntergang musste er zurück auf der Burg sein, damit niemand sein Dämonengesicht sah und sein Geheimnis entdeckte. „Bestatten wir die Überreste gemeinsam", sagte er, nachdem sie fertig gegraben hatten und fasste nach etwas, das wie ein Beinknochen aussah.

Als sie die blutleeren Fleischreste mit ihren Spaten anhoben, stieß Adalar einen Schrei aus. Unter den Überresten tummelten sich Hunderte von weißen Würmern. Erschrocken ließ Raynold seine Schaufel fallen, als ihm einer davon über die Hand kroch. Schnell schüttelte er das widerwärtige Ding ab. „Bei der Heiligen Madra, was ist das denn?", stieß er hervor.

Die Männer sahen sich ungläubig an.

„Vielleicht liegt er oder sie schon länger dort und niemand hat es bemerkt?", mutmaßte Veland

Adalar nickte hoffnungsvoll.

Raynold erinnerte sich daran, dass es ein Schäfer gewesen war, der die Leiche gefunden hatte. Und die sahen gewöhnlich jeden Tag nach ihren Tieren. Er schwieg, weil er seinen Untergebenen keine Angst machen wollte. „Ihr habt recht", sagte er stattdessen. „Schaufelt das Grab zu. Ich muss zurück und die Soldaten ausschicken. Wir sollten keinen Moment länger warten."

Veland und Adalar nickten. Raynold schwang sich auf Andrex und ließ den Hengst antraben. Bald schon ging er in den Galopp über. Er hatte noch viel zu erledigen.

„Herez, wir brauchen drei Trupps zu je fünf Soldaten. Sie sollen die Dörfer im Hügelland abreiten und jeden fragen, ob ein Mann oder eine Frau vermisst wird und ob sie etwas Seltsames beobachtet haben."

Raynolds engster Berater schluckte. „Mein Herr. Seid Ihr sicher, dass Ihr noch mehr Männer aussenden wollt? Es ist schon ein größerer Trupp unterwegs, um Euren Bruder zu suchen, einen anderen habt Ihr fortgeschickt, um die Region um das verbotene Tal zu beobachten. Es müssen auch noch genügend Männer in der Nähe der Burg bleiben, um Euch und Euren Hof zu schützen. Mit Verlaub."

„Es geht nicht anders."

„Sehr wohl, Eure Majestät."

Raynold konnte von Herez' unglücklichem Gesicht ablesen, was der alte Ratgeber von seinem Befehl hielt. Doch er schluckte den bitteren Beigeschmack seiner Entscheidung herunter. „Es war ein langer Tag. Ich möchte das Abendessen in meinen Räumen einnehmen."

„Sehr wohl." Herez verbeugte sich und ließ Raynold in seinen Gemächern allein.

Raynold sank in seinen Stuhl zurück. Sein Kopf schmerzte und wenn er an die weißen Würmer dachte, begann seine Haut zu jucken. Er erschauderte und rieb sich die Augen. Dann stand er auf und zog den Vorhang zurück, so dass ein Strahl Mondlicht durch sein Fenster fiel. Er holte einen Spiegel hervor und betrachtete sich darin. Die Fratze, die ihm entgegen starrte, war abstoßend. Wenn ihn sein Volk so sehen könnte, würde es ihn gewiss für das Monster halten, dass den Mord begangen hatte. Seine Pupillen leuchteten gelblich und waren denen einer Katze ähnlich. Die Nase glich einer Wolfsschnauze, doch das Schlimmste war seine Haut. Sie schien von schwarzem Leder überzogen zu sein. Wie sehr er diese Verwandlung hasste! Eine Träne glitzerte auf seiner Wange.

Angewidert riss er sich von dem abscheulichen Spiegelbild los und trat an sein Bett, neben dem Asyla in seiner Hülle hing. Er hob das Schwert vorsichtig vom Haken, dann zog er es aus der Scheide. Zu guter Letzt legte er die geschliffene Klinge zur Seite und drehte die Hülle um. Ein verknotetes Stück Leinen fiel in seine ausgestreckte Hand. Er öffnete das Tuch und nahm ein silbern glitzerndes Schmuckstück heraus. Mit ihm in der Hand kehrte er ans Fenster zurück.

Ein Blick in den Spiegel verriet ihm, dass er wieder sein ganz normales Aussehen angenommen hatte. Vielleicht sollte er den Anhänger doch an einer Kette um den Hals tragen. Warum nur scheute er davor zurück? Es kam ihm vor, als ob er das Schmuckstück schützen müsste und nicht andersrum. Aber vor wem? Raynold strich nachdenklich mit dem Daumen über das Silber. Er erinnerte sich an die Worte, die sein Vater auf dem Sterbebett gesprochen hatte. *Geh zur Kapelle und öffne den Schrein. Asyla wird dir dabei behilflich sein.* Raynold seufzte, während er die Worte in Gedanken wiederholte. In den ersten Mondzyklen nach seiner Thronbesteigung hatte er zu viel zu tun gehabt, um dieser seltsamen Anweisung zu folgen. Und die Kapelle war für ihn schon immer ein abstoßender Ort gewesen. Etwas Unheilvolles ging von ihr aus.

Märchengeschichten, ermahnte er sich. Doch wie sollte er jemals weiterkommen, wenn er sich seinen Ängsten nicht stellte? Er dachte an die zerfleischte Leiche, die er heute mit eigenen Augen gesehen hatte, und an seinen Bruder, der immer noch verschwunden war. *Kein Zögern mehr!,* beschloss Raynold. Es war an der Zeit, seinen Geistern entgegenzutreten.

Er fand ein Lederband, fädelte das Amulett darauf, und schlang es um sein Handgelenk. Anschließend warf er einen letzten Blick in den Spiegel. Er besaß immer noch sein normales Aussehen, obwohl der Mond ihn direkt durchs Fenster anschien. *Gut.* Mit der Gewissheit, ganz und gar menschlich auszusehen, trat er an sein Bett und griff nach Asyla. Sein Vater hatte gesagt, dass das Schwert ihm den Weg weisen würde. Entschlossen trat Raynold aus dem Zimmer.

Der Wächter vor seinem Gemach sah ihn fragend an.

„Ich gehe nochmal kurz raus. Allein. Gebt der Küche Bescheid, dass ich heute doch kein Abendessen wünsche."

„Sehr wohl, Eure Majestät." Der Wächter senkte ergeben das Haupt.

Raynold atmete auf, als er in die sternenklare Nacht hinaustrat. Er überquerte den Kräutergarten, lief am Ufer der Fischtümpel vorbei und kam zu den heißen Quellen, die er ab und zu für ein Bad benutzte. Das letzte Mal, als er in das warme Wasser getaucht war, hatte er das Gesicht eines Mädchens vor sich gesehen. Dann war aus dem Mädchen ein riesiger Wolf geworden, ein Monster, dem er es zugetraut hätte, eine solche Sauerei anzurichten, wie er sie heute bezeugt hatte.

Raynold schauderte und das lag nicht an der kalten Nachtluft. Eilig schritt er voran, an den Gräbern seiner Eltern vorbei. Die Kapelle lag bei einer alten Eiche, direkt hinter dem Friedhof, auf dem die Herrscher von Navas begraben waren. *Die Prophezeiung,* dachte Raynold. Sein Puls beschleunigte sich, als er den Schlüssel hervorzog, der die Tür der Kapelle öffnete.

Das Knarzen ließ ihn zusammenzucken. Hastig vergewisserte er sich, dass ihm niemand gefolgt war. Er betrat die kleine Sakristei und Erinnerungen an seine Kindheit überfluteten ihn. Ramires und er, wie sie als Mutprobe nachts hineingeschlichen waren, den Kopf voller Spukgeschichten. Philippa, die immer versucht hatte, hinter das Geheimnis der Kapelle zu kommen. Irgendwann hatten sie es aufgegeben und fast glaubte Raynold, dass auch er heute Nacht nichts Ungewöhnliches finden würde. *Asyla wird dir dabei behilflich sein,* klangen die Worte seines Vaters dumpf in seinem Kopf. Er machte einen weiteren Schritt vorwärts.

In die Wände der Kapelle waren seltsame Zeichen geritzt, die er jetzt mit den Fingern nachfuhr. Raynold hatte keine Ahnung, was sie bedeuteten. Er ertastete auch die in die Mauer eingelassenen grotesken Fratzen, Dämonengesichter, wie sein eigenes. Ein Schauer jagte ihm den Rücken hinunter und er erinnerte sich daran, dass er kein kleiner Junge mehr war, der sich davor fürchtete, hier eingesperrt zu sein. Seine Gedanken wanderten zu Trisha, zu der beruhigenden Art, die sie ausstrahlte. Er hätte vieles dafür gegeben, sie jetzt an seiner Seite zu haben. Ob sie seinen Brief erhalten hatte?

Langsam bewegte er sich auf den Altar zu. Seit langer Zeit war dort keine Kerze mehr entzündet worden, aber er erinnerte sich an das Holzkästchen, mit den Bienenwachslichtern und den Anzündern. Tatsächlich fand er diese in gutem Zustand und es gelang ihm, zwei davon zum Brennen zu bringen. Die kleinen Flammen tauchten den Raum in einen flackernden Lichtschein.

„Wo ist nun dein Geheimnis? Zeig es mir“, forderte er. Nichts geschah. Mit einem Seufzen zog er *Asyla* und hielt die Klinge hoch. Schatten huschten über den scharfen Stahl, wanderten an der Schneide empor und wieder hinunter, als ob sie nach dem Schwert greifen wollten. Als ob sie es lesen wollten. Der Schwertgriff in seiner Hand glühte sanft auf. Raynolds

Knie wurden weich. War es Feuergeruch, der da in der Luft hing?

„Dreh dich!", hörte er eine Frauenstimme. Sie war gleichermaßen fordernd und gütig. Wie selbstverständlich gehorchte er ihr. Es war die Stimme seiner Mutter, nein eigentlich nicht. Es ist die Stimme aller Mütter. Die Stimme der Gottesmutter. „Gaya?", flüsterte er.

Raynold schloss die Augen und gehorchte. Blieb stehen, als er den Impuls dazu verspürte. Seine Lider schnappten wieder auf und er starrte auf einen herausragenden Mauerstein. Er hatte ihn bis eben noch nicht wahrgenommen, nun aber trat er näher heran. Darauf prangte das vollständige Amulett, klein und unscheinbar, zwischen Sonne, Mond und Sternsymbolen, aber es bestand kein Zweifel. Sein Arm wurde warm, an der Stelle, an der das Amulett seine Haut berührte. Er strich mit seinen Fingern über das geheimnisvolle Symbol an der Wand. Zuckte, als der Stein unter dem Druck nachgab. Das war nicht möglich, und doch geschah es. Die Seitenwand der Kapelle schob sich auseinander und gab einen Durchgang frei. Raynold schluckte. Ein sonderbares Licht, das nicht von dieser Welt zu kommen schien, beschien die ersten Stufen einer Treppe.

„Bei der Heiligen Madra", flüsterte Raynold. Er dachte an seinen Bruder, mit dem er früher alles geteilt hatte und der nun nicht mehr da war, um dieses Geheimnis mit ihm zu lüften. *Ich muss es auch für Ramires tun,* ermahnte er sich, während er hinabstieg.

Er wusste nicht, was er erwartet hatte, aber zumindest war es nicht das, was ihn am Fuß der Treppe empfing. Der kreisrunde Raum war leer, bis auf ein helles, unnatürliches Licht.

Da war nichts. Wie sollte ihn das weiterbringen? Und dann begriff er: Nichts war die Antwort. Dieses Nichts, das viel größer war als alles andere. Dieses Nichts, das sich in die Unendlichkeit ausdehnt. Er schloss die Augen. Sein Atmen ging ruhig und stetig.

„Stelle deine Fragen, junger König." Es war dieselbe Stimme wie vorhin. Gaya, die Gottesmutter.

„Bist du es wirklich, große Mutter?"

„Ja."

„Sag mir, was ich tun soll."

„Das hängt davon ab, was du erreichen willst."

„Ich möchte mein Land beschützen. Meine Wünsche sind Frieden und Freiheit für mein Volk, aber nicht auf Kosten eines Krieges. Ich will meinem Bruder helfen."

„Das sind große Wünsche. Du trägst einen Teil von Madras Schatz bei dir. Nur wenn ihr das Rätsel um das Amulett lösen könnt, wird es Frieden geben auf Favoria!"

Schwindel überkam Raynold. Er umfasste den Anhänger. Spürte das glatte Metall zwischen seinen Fingern. „Wie soll ich das schaffen?", flüsterte er.

„Hilfe ist unterwegs. Sie kommt aus Stravoos und aus Gemma. Hilfe ist überall, du musst nur danach fragen und sie annehmen."

Raynold schluckte. „Heißt das, dass Trisha mir beistehen wird?"

„Ja. Aber ihr droht große Gefahr. Sie muss wachsam sein."

Raynold dachte an die schrecklich zugerichtete Leiche, die er mit seinen Männern begraben hatte. „Wer hat diesen Mord begangen?", fragte er.

„Du ahnst es."

„Ich dachte, du bist da, um mir zu helfen."

Ein warmes Lachen erklang. „Oh ja. Vor allem bin ich da, um meine Tochter zu retten. Dafür ist es wichtig, dass ihr Menschen das Amulett zusammenfügt. Weder der Weiße König noch Skade in ihrem Eispalast dürfen es bekommen."

„Skade? Die Eisgöttin? Ich dachte, sie ist ein Märchen, von dem man unartigen Kindern erzählt."

Noch ehe die Worte verklungen waren, fiel die Temperatur in dem Raum ab. Der Boden verwandelte sich zu Eis. Ein helles, durchdringendes Lachen erklang und eine kreischende Stimme rauschte wie ein greller Blitz durch seinen Kopf. Die Welt verlor ihre Farbe, ihren Glanz. Ihre Wärme und ihre Liebe. Alles fror ein. Jedes Leben erstickte unter einer kalten weißen Masse.

Raynold ging in die Knie und presste sich die Hände auf die Ohren. Er fror erbärmlich.

„Es sind keine Ammenmärchen. Skade ist real und sie wird alles vernichten, wenn sie die drei Teile des Amuletts in die Finger bekommt!“

Der Raum wurde wieder wärmer. Raynolds Herz raste. Noch nie hatte er etwas so Schreckliches gefühlt.

„Und was ist mit dem Weißen König?“, keuchte er, als er sich wieder gefangen hatte.

Wieder änderte sich der Raum. Schwarze, verbrannte Erde tauchte unter seinen Füßen auf. Neben ihm erklang ein Stöhnen. Raynold drehte sich danach um. Die Kapelle war verschwunden und er kniete inmitten eines Schlachtfelds. Krähen kreisten zu hunderten über den Gefallenen. Er sah den roten Haarschopf von Adalar und fand ihn reglos in einer Blutlache liegend. Sein Hals war von einem Ohr zum anderen aufgetrennt. In einiger Entfernung wehte die Standarte mit den zwei Raben der Burg Schwarzflügel. Der Wind war heiß und trocken, der Verwesungsgeruch hing schwer in der Luft. Raynold stemmte sich mühsam in die Höhe. Er musste durch knöcheltiefen Morast stapfen, um zu dem Wappen seines Hauses zu gelangen. Soweit das Auge reichte, säumten die Toten das Feld. Das Geschrei der Vögel klang wie ein grausames Henkerskonzert. Raynold rutschte auf dem matschigen Boden aus, doch er rappelte sich wieder auf und marschierte weiter auf die Fahne zu. Sein Blick wurde von seinem Ziel abgelenkt. Einige Schritte davor entdeckte er ein braunes Pferd reglos neben einem Mann am Boden. Er kannte dieses Pferd.

„Andrex? Andrex!“, schrie er, doch niemand hörte ihn. Alle um ihn herum waren tot. Er rannte das letzte Stück bis zu seinem Hengst und sank neben ihm in die Knie. Ein Pfeil ragte seitlich aus dem leblosen Leib des Tieres heraus. Voller Furcht wandte Raynold sich dem Mann zu, der halb unter dem toten Pferd begraben lag. Dem Mann, der aussah wie …

„Ich. Das bin ich!“ Sein eigener Körper lag mit leblosem Blick auf der verbrannten Erde, die Haare blutverklebt, Asylas Klinge ruhte zerbrochen neben ihm. Raynold streckte die Hand aus, wollte die Illusion enttarnen. Als seine Finger auf kaltes Fleisch trafen, zuckte er zurück. Ein heftiger Würgereiz schüttelte ihn. Weiße Würmer krochen unter seinem Leichnam hervor und sein Körper zerfiel vor seinen Augen.

„Nein! Nein! Nein! Bitte hol mich hier raus!"

Er japste immer noch nach Luft, nachdem die Illusion sich schon aufgelöst hatte. Zitternd saß er an die Wand des sonderbaren Raums gelehnt.

„Das wird geschehen, wenn der Weiße König das Amulett vollständig zusammensetzt. Jeder Mann, jede Frau und jedes Kind aus Navas wird sterben. Das Einzige, was bleiben wird, ist verbrannte Erde. Ihr Menschen müsst Favoria befreien. Schafft ihr es nicht, werden Krieg und Zerstörung siegen." Gaya klang sehr traurig. „Es tut mir leid, dass dieses Schicksal auf deinen Schultern lastet. Der einzige Trost, den ich dir geben kann, ist, dass du nicht allein bist."

„Warum lasst ihr Götter das zu?" Raynolds Hilflosigkeit wurde langsam von einer schäumenden Wut abgelöst.

„Wir haben uns schon genug in eure Geschichte eingemischt. Ihr seid unsere Schöpfung und damit seid ihr uns fast gleich. Ihr müsst euer eigenes Schicksal schmieden." Gayas Stimme klang jetzt weiter weg.

„Was soll ich tun? Wo soll ich nach den anderen beiden Stücken suchen?" Eine neue Welle der Furcht schwemmte über ihn hinweg.

„Halte deine Augen offen, dann findest du es heraus. Und nun gehab dich wohl, junger König, und wähle weise."

„Bitte, bleib noch da! Ich habe so viele Fragen! Wann kommst du wieder?"

„Heute, morgen, in einem Jahr, in hundert Jahren, oder niemals. Ich habe dir alles gesagt, was du wissen musst. Vertraue auf deine Kraft und auf dein Herz, mein Sohn."

Mit diesen Worten ließ sie Raynold zurück. Er musste nicht mehr nach Gaya rufen, um zu wissen, dass sie weg war. Er fühlte ihre Abwesenheit bis in die Spitze seiner kleinen Zehe.

KAPITEL 10

Ramires

Du warst ein böser Junge!, schalt der andere in seinem Kopf. *Sie hat uns dafür geschimpft. Ist misstrauisch geworden. Hat uns den Dämonenstachel abgenommen! Und nun haben wir Hunger!*

Ramires hielt sich den Kopf. Versuchte, die Stimme darin zu ignorieren. Sah sich nach Ablenkung um.

Die Schwertwenderin sprach mit einem ihrer Männer, warf ihm misstrauische Blicke zu. „… zu gefährlich hier!“

„… müssen weg … Essen beschaffen…“

Das waren die Wortfetzen, die er aufschnappte. Ramires war nicht bis zur Mauer geflogen, wie er es beabsichtigt hatte, sondern hatte sich auf eine junge Frau gestürzt, die seinen Weg gekreuzt hatte. Er leckte sich die Lippen. Dachte an den Geschmack des warmen Blutes auf seiner Zunge, an den Rausch, der ihn für einen Moment, einem viel zu kurzen Moment, erfüllt hatte. Doch nach seiner Rückkehr ins Lager hatte er Ärger bekommen. Nun musste er wieder mit den Waldtieren Vorlieb nehmen. Mit den Knochenresten der Vögel und Kaninchen, die seine Verehrer ihm brachten.

Und das alles, weil du zu gierig warst. Du hättest weiterfliegen sollen. Bis zur Mauer, so wie ich es dir gezeigt habe.

Ramires wischte sich übers Gesicht. Erhob sich. Sofort war er von einem Schwarm ehrfürchtiger Jünger umringt, diejenigen, die er nicht töten durfte.

Du hättest auch die Frau nicht töten dürfen. Sie war ein Kind Navas. Aber an der Mauer gibt es Feinde. Und selbst die Schwertwenderin wird nichts dagegen haben, wenn wir uns ihrer bedienen.

„Die Mauer", keuchte Ramires. Seine Gebieterin drehte sich zu ihm um. Er konnte die Abscheu in ihren Augen erkennen. Und die Angst. Sie versteckte sie gut, aber er konnte ihre Furcht riechen. Der betörende Duft ließ ihm das Wasser im Mund zusammenlaufen.

Wir brauchen sie noch, halte dich zurück. Und dieser Mann neben ihr könnte uns gefährlich werden.

„Was sagst du da?", fragte die Gebieterin.

Ramires hatte vergessen, was er mitteilen wollte.

Die Mauer, erinnerte ihn der andere.

„Mauer", zischte er.

Die Frau legte den Kopf schief. „Du meinst, wir sollen zur Mauer gehen? Bist du bereit, sie einzureißen?"

Ein Funken glomm in ihren grauen Augen auf. Für einen Moment überwand die Hoffnung ihre Zweifel und Ramires atmete auf.

„An der Mauer … besser für mich", würgte er hervor. „Der Hunger …"

Kurz blitzte die Angst wieder in ihrem Blick auf. *Nein!* Er musste vorsichtiger sein!

„Es tut mir leid." Ramires rang sich die Worte mühsam ab. „Ich wollte niemanden der unseren töten."

„Das weiß ich doch. Und es darf nie wieder vorkommen!", sagte die Schwertwenderin beschwörend.

„Nein, nie wieder …" Zumindest nicht hier. „… bring mich nur an die Mauer."

„Er hat mehrere Sätze gesprochen. Ich glaube, er wird wieder klarer im Kopf", sagte die Frau an ihren Begleiter gewandt. „O, Ramires, das ist wunderbar. Ich wusste, alles wird gut. Du trägst die Kraft des Dämons in dir und eines Tages wirst du dieses Land befreien. Die alte Seherin hat mir gesagt, dass du der Schlüssel zur Freiheit von Navas bist, und sie hatte recht." Sie sah wieder den Mann neben sich an. „Wir sollten die Truppen bereitmachen. Es ist an der Zeit, den Wald zu verlassen. Leite den Befehl weiter."

Der Mann nickte und kehrte ihnen den Rücken.

„Ich freue mich so, dass du wieder klarer denken kannst. Ich hatte solche Angst, dass ich dich verliere. Dass Raynold recht hatte", gestand ihm die Gebieterin.

Raynold. Der Name löste eine vage Erinnerung aus. Er war wichtig gewesen. Früher. Wer war Raynold?

Niemand. Wir brauchen ihn nicht mehr. Genauso wenig, wie diese Kuh. Sie ist nicht wichtig, zumindest nicht mehr lange.

Ramires machte eine fahrige Bewegung. Er schlug sich selbst mit der flachen Hand an den Kopf, wollte endlich die Stimme darin zum Schweigen bringen. Die Schwertwenderin sah ihn verwirrt an.

„Warum schlägst du dich? Du kannst nichts dafür, dass dein Bruder dir kein Vertrauen geschenkt hat."

Bruder. Raynold Bruder. Mein Fleisch und Blut. Ich bin ein Mensch. Ein Sohn Navas. „Philippa", stieß er aus. „Du bist Philippa!"

„Ja natürlich. Hast du etwa meinen Namen vergessen?"

Sie ist nicht wichtig. Nur ich bin wichtig, ich und du, wir beide gemeinsam!

Er schlug sich noch einmal an den Kopf. Dieses Mal kräftiger. „Sei endlich leise", zischte er.

„Ich habe doch gar nichts gesagt." Philippa sah ihn betroffen an.

„Nein, Entschuldigung", murmelte Ramires, der sich schon fast wieder an ganze Sätze und Namen gewöhnte. „Es geht mir … noch nicht so gut."

„Das ist nur verständlich!" Ihr Lächeln war voll Mitgefühl. Auch daran erinnerte er sich jetzt wieder.

„Es ist, als ob ein neues, zweites Leben in mir geboren worden wäre“, murmelte Ramires mehr zu sich selbst.

Er hörte, wie sich Philippas Puls beschleunigte. Da war sie wieder, die Angst. Im Stillen bat er darum, dass sie ihre Furcht unterdrücken möge, ansonsten würde er eines Tages zum Raubtier werden und sie in Stücke reißen.

In seinem Kopf lachte es schrill. *Du bist ein Raubtier. Gewöhne dich daran.*

Philippa zog das Schwert aus der Scheide. Das machte sie oft, wenn sie etwas von ihm verlangte. „Wir werden deinem Wunsch entsprechend in Richtung der Mauer aufbrechen. Aber erst musst du mir helfen! Zeig dich deinen Jüngern von deiner besten Seite. Mache ihnen Mut, weise ihnen den Weg. In Ordnung?“

Ramires nickte zögerlich. Sie wies mit dem Schwert auf ein großes Lagerfeuer, um das sich Männer und Frauen versammelt hatten. Langsam machte er ein paar Schritte darauf zu. Köpfe drehten sich zu ihm um. Gespräche erstarben. Herzen schlugen schneller, voll köstlicher Furcht.

Nein, nicht hier! Erst an der Mauer.

Ramires riss entschlossen die Hände in die Höhe. „Zur Mauer! Wir werden alle zur Mauer ziehen!“

Philippa trat neben ihn und rief laut über den Platz: „Freiheit für Navas! Lang lebe unser Königreich der Schatten!“

„Ramires, Ramires, Ramires“, skandierten die Umstehenden. Jetzt war da keine Angst mehr und mit dem Namen kehrten Fetzen seiner Vergangenheit zurück. Ramires erinnerte sich dumpf an eine Burg, an einen König, an einen Bruder. Raynold. Er musste zu Raynold!

Damit er dich wieder in den Kerker wirft? Erinnere dich! Denk daran, wie böse sie alle zu dir waren. Niemand wollte dich. Niemand hat an dich geglaubt!

„Du lügst“, stieß Ramires aus, doch noch während er sprach, dachte er an die Ketten, an die Schwäche, die er gefühlt hatte. An etwas, das ihm weggenommen wurde. Etwas, das er haben wollte. Was war das gewesen? Er wusste es nicht mehr.

Philippa drehte sich zu ihm um, die alte Sorge im Blick. Doch sonst schien ihn niemand gehört zu haben. Sie machte ein Handzeichen. Jemand warf ihm ein rohes Stück Fleisch zu. Er schnappte es sich, schlang es herunter und der süße Geschmack frischen Blutes vertrieb die nagenden Zweifel. Er war jetzt mehr als ein neuer Mensch. Er war schon fast ein Halbgott.

KAPITEL 11

Kimberley

Kim fühlte sich elend. Der Marsch über die Berge war zu einem Schweigetest geworden. Trisha lief voraus, während Kim sich hinterher schleppte. Jack war hin- und hergerissen, er lief unruhig die Distanz ab, die zwischen ihnen beiden klaffte.

Nach der wunderschönen wie unheilvollen Nacht hatte Kim geschworen, sich nicht von ihren Gefühlen unterkriegen zu lassen. Klar und unmissverständlich hatte sie Trisha am nächsten Morgen erklärt, dass das, was in der Höhle passiert war, nur ein unglücklicher Ausrutscher gewesen war. Dass sie nichts, aber auch gar nichts für Trisha empfand und die sich bloß von ihr fernhalten sollte. Trisha hatte nach Erklärungen gefragt und schlimmer noch: Sie hatte versucht, Kim zu verstehen!

Daraufhin hatte Kim die Beherrschung verloren und Trisha, die beruhigend eine Hand auf ihren Arm gelegt hatte, von sich weggeschubst. Das war das Ende des Lieds gewesen. Die Lügen, die sie Trisha aufgetischt hatte, brannten wie Galle in ihrer Kehle, zerfraßen ihr Innerstes und doch hatten sie ihren Zweck erfüllt. Kim hatte Trisha vergrault und die Einsamkeit, die sich langsam in ihrem Herzen ausbreitete, kam ihr vor wie ein alter Freund. Sie gab Kim genug Antrieb, die Zähne zusammenzubeißen und es mit schmerzenden Muskeln über die steilen Berge zu schaffen.

Nun ging es schon seit längerem wieder bergab, was wohl bedeutete, dass sie Navas bald erreichen würden. Sie hatte keine Angst vor dem Königreich der Schatten. Ihr eigenes Leben war düster genug und mit der Entscheidung, die Heilerin davon auszuschließen, war auch das letzte bisschen Licht daraus verschwunden. Ungebetene Erinnerungen stiegen in ihr hoch. Sie dachte an Trishas Küsse und Liebkosungen, an den Gefühlssturm, den sie in Kim entfacht hatte, an den Rausch, der sie fast hinfort gerissen hätte. Auf Dauer würde sie das nur schwächen, davon war sie überzeugt. Aber verdammt, es schmerzte! Am liebsten hätte sie Trishas Namen geschrien, hätte ihr gesagt, wie leid es ihr tat. Dass sie es nicht so gemeint hatte, dass sie Trisha bei sich brauchte. *Ich bin Kim Robinson und ich brauche niemanden!* Sie biss die Zähne so fest zusammen, dass es schmerzte. *Einen Fuß vor den anderen setzen! Nur den Weg im Augen behalten und laufen.* Damit würde sie ihre dummen Gefühle schon in den Griff bekommen. Jack neben ihr winselte leise.

„Wir haben es bald geschafft. Nur noch durch diese Schlucht und dann betreten wir den Boden von Navas." Trisha deutete auf eine schmale Schneise, die zwischen zwei Felswänden klaffte. In der Ferne hörte Kim einen Wasserfall ins Tal stürzen. Die Wände ragten senkrecht vor ihr auf. Wie ein Maul voller Felsenzähne, das sie verschlingen wollte.

„Da müssen wir durch?", fragte sie zögerlich.

„Ja, wenn du hier nicht verhungern willst, schon. Von Navas aus ist der Weg unbegehbar, es gibt also kein Zurück mehr. Falls du Angst hast … "

„Ich habe keine Angst", gab Kim bissig zurück. „War nur eine Frage."

„Nein, natürlich. Du kennst keine Furcht. Kim Löwenherz." Eigentlich war es ein hübscher Name, fand Kim, aber Trisha sprach ihn so verächtlich aus, dass ihr eine Gänsehaut über die Arme kroch. Die Heilerin hatte den Schlund schon betreten und so blieb Kim nichts anderes übrig, als ihr zu folgen. Außer sie wollte hier jämmerlich eingehen, was vielleicht nicht die schlechteste Option gewesen wäre. Aber da gab es noch Lu, an die sie denken musste, für die sie eingewilligt hatte, das Schattenreich zu betreten. Nicht für Trisha war sie hier. Nicht für die Liebe, denn die war nur ein verräterisches Miststück, dem man besser nicht zu nahe kommen sollte. Nein, Kim hatte die Berge für ihre Schwester überwunden.

Meile um Meile kämpfte sie sich über glitschige Steine, einen schmalen, schmierigen Steig entlang. Sie hatte aufgehört auf die Zeit zu achten, setzte einfach immer weiter einen Fuß vor den anderen. Irgendwann erreichten sie den Wasserfall, der sich vor ihren Augen in ein Becken weit unter ihr stürzte. Winzige, feine Spritzer benetzten Kims Haut. Sie fuhr sich mit der Zunge über die Lippen. Blieb neben Trisha stehen und genoss den beeindruckenden Anblick.

„Es heißt, die Ureinwohner von Navas haben hier einen unterirdischen Gang geschlagen, kurz bevor die Heilige Madra den Dämon gebannt hat."

Obwohl Kim froh war, dass Trisha wieder in einem normalen Ton mit ihr sprach, stieß sie ein verächtliches Schnauben aus. „Ich glaube nicht an den ganzen Dämonenkram. Das ist nur dummes Zeug, das der König von Gemma benutzt, um seine ewigen Kriege zu rechtfertigen." Zumindest hatte ihr Onkel das früher immer erzählt, als ihre Welt noch heil gewesen war.

Trisha zog eine Augenbraue hoch. Skepsis huschte über ihr Gesicht. Kim bereitete sich auf einen verbalen Kampf vor, aber zu ihrem Erstaunen schwieg die Heilerin.

Kim war fast enttäuscht, als sie sich abwandte und wortlos ins Tal hinabstieg.

Gegen Abend erreichten sie endlich den Fuß der Berge und Trisha suchte eine Stelle für ihr Nachtlager. Kim wollte einfach nur schlafen. Der Marsch über die Steinriesen und das ganze Gefühlschaos hatten sie vollständig erschöpft. Sie überließ es

Trisha, ein Feuer zu machen, und rollte sich auf dem nackten Boden in ihre Decke ein. Irgendwie fühlte sie sich ganz zittrig.

„Alles in Ordnung bei dir?", fragte Trisha mit besorgtem Blick.

„Ja, ich bin nur müde. Tut mir leid, dass ich dir grade nicht behilflich sein kann. Ich muss schlafen."

„Du siehst wirklich ein bisschen krank aus. Hast du Fieber?" Trisha streckte eine Hand nach ihr aus, aber Kim wich zurück.

„Oh, tut mir leid. Ich wollte nur nachsehen, ob deine Stirn warm ist."

Beschämt sah Kim zu Boden. Was war los mit ihr? Warum war sie so gemein zu dem Menschen, dem sie am meisten vertraute? „Nein, ich habe mich zu entschuldigen", flüsterte sie schließlich. „Ich bin einfach nur müde."

Trisha nickte und legte ein neues Holzscheit ins Feuer. Unter dem Prasseln der Flammen fielen Kim die Augen zu. Sie schlief unruhig und träumte, dass der schwarze Schlund, durch den sie heute gewandert waren, sie an einen Ort brachte, an dem die Welt nur noch grau war.

Trotzdem fühlte Kim sich am nächsten Tag besser. Jack kauerte dicht neben ihr. Der Hund hob den Kopf von ihren Beinen, als sie sich gähnend streckte.

Trisha saß schweigend am Feuer, über dem ein kleiner Topf hing. Es duftete würzig, nach Kräutern und Knoblauch.

„Guten Morgen", hob Kim an, verstummte aber, als sie in die besorgte Miene von Trisha blickte.

„Wohl eher guten Nachmittag", korrigierte die Heilerin sie tonlos. „Geht es dir besser?"

„Ja."

„Hier, iss etwas von der Fischsuppe. Ein bisschen Brot ist auch noch da. Und dann sollten wir zusehen, dass wir ein Stück vorwärtskommen, ehe die Nacht wieder einsetzt. Bis zur Burg Schwarzflügel ist es ein langer Marsch, und dieses Land ist gefährlich."

Ah, ich verstehe, Dämonen und so weiter. Kim biss sich auf die Zunge. „Ich beeile mich mit dem Essen", sagte sie stattdessen.

Sie brachen schnell ihr Lager ab und Kim war froh, dass sie die Feuerberge hinter sich ließen. Sie freute sich darauf, wieder unter Menschen zu kommen, selbst wenn es nur auf einem verschlafenen Dorfplatz oder in einem kleinen Gasthaus war. Weg von dem drückenden Schweigen, das wie ein giftiger Nebel zwischen ihnen hing. Und das alles war allein ihre Schuld. *Diese Nacht werde ich bis ans Ende meines Lebens bereuen. Sie war der größte Fehler, in einer langen Reihe von Fehlern, die ich gemacht habe,* hatte sie der Heilerin an den Kopf geworfen. Kim dachte an Trishas entgeistertes Gesicht, an den Schmerz, der sich darin gespiegelt hatte, und Tränen stiegen ihr in die Augen. *Ich bin so ein verdammtes Arschloch. Kein Wunder, dass Onkel Peet mich nicht mitnehmen wollte.*

Auf einmal war ihr alles zu viel. Die Welt verschwamm vor ihren Augen und sie stolperte. Fiel fast auf Jack, der sich mit einem Satz nach vorn rettete.

„Was bei den Ahnen ist los mit dir?" Trisha trat zu ihr.

„Mir ist nur schwindelig. Scheint, dass ich mir doch irgendwas eingefangen habe. Vielleicht eine Erkältung?"

Trisha nickte. „Schaffst du es noch ein Stück weiter? Ich glaube, wir kommen bald in ein Dorf. Vielleicht gibt es dort jemanden, der uns ein Pferd leiht. Ich habe einige Dinge in meiner Tasche, die es in Navas nicht gibt und die hier heiß begehrt sind. Wenn wir ein Reittier hätten, wären wir schneller. Auf der Burg Schwarzflügel gibt es Kräuter, mit denen wir dich wieder gesund pflegen können."

Kim nickte. Sie hatte sich selten in ihrem Leben so elend gefühlt.

Bei Einbruch der Nacht erreichten sie endlich das Dorf, von dem Trisha gesprochen hatte. Sie fanden Unterkunft in einem Stall und der Besitzer war bereit, ihnen ein Pferd für ihren Ritt zur Burg Schwarzflügel zu leihen. Trish hatte ihm den Brief von

König Raynold Schwarzflügel gezeigt und danach lehnte der Mann eine Bezahlung ab.

„Wenn unser König auf euch beide wartet, dann ist es mir eine Ehre, ihm mit einem meiner Tiere zu helfen."

Trotz ihres schwächlichen Zustands hatte Kim sich darüber gewundert, dass die Menschen hier die gleiche Sprache wie in Stravoos benutzten, nur mit einem anderen Dialekt. *Von wegen Dämonenreich.* Die Vorstellung, mit Trisha ein Pferd teilen zu müssen, rief jedoch eine neue Welle der Panik in Kim hervor. Sie würde es nicht ertragen, Trishas Nähe zu spüren, würde vor Sehnsucht nach ihr wahrscheinlich zerfließen. Um keinen Preis der Welt konnte sie das riskieren. Sie betrachtete die Heilerin, die immer noch mit dem Wirt sprach. Trisha sah müde aus. Mindestens so erschöpft, wie sie sich selbst fühlte. Wie schwer konnte es sein, den Weg nach Burg Schwarzflügel zu finden, wenn die Menschen hier ihre Sprache verstanden?

„Trisha?"

Die Heilerin sah erstaunt zu ihr auf.

„Hast du noch ein paar Kräuter für einen Tee dabei? Ich möchte wirklich wieder zu Kräften kommen und unsere Reise nicht länger behindern."

„Ja. Natürlich. Ich kann dir gerne etwas zubereiten. Einen Moment, ich suche etwas zusammen."

„Danke", sagte Kim.

Am nächsten Morgen fühlte sich Kim das erste Mal seit langem ausgeschlafen. Ein Blick auf die leise schnarchende Trisha genügte, um sie davon zu überzeugen, dass ihr Trick gewirkt hatte. *Silbermondkraut.* Eine der wenigen Kräuter, die Kim kannte. Ihre Mutter hatte Lu oft genug einen Tee damit gekocht oder ein paar Tropfen ins Trinkwasser gemischt. Man schmeckte es kaum, schon gar nicht, wenn man sein Wasser wie Trisha mit Pfefferminzblättern aufbrühte. Die Kräuter hatten keine Nebenwirkungen, aber versetzten den, der sie zu sich nahm in einen tiefen Schlaf. Sie betrachtete Trisha ein letztes Mal. Ihre kraftvollen und doch so weichen Züge, der volle Mund, die Sommersprossen auf ihrer Nase. *Leb wohl, es tut mir leid.* Sie schlang sich ihr Bündel um und war bereit aufzubrechen. Jack hob den Kopf.

„Na komm, mein Junge", flüsterte sie.

Jack senkte sein Haupt wieder zwischen seine Pfoten und winselte leise. Kim klopfte sanft auf ihren Oberschenkel. Ihr Hund rührte sich nicht.

„Naja, nur gerecht, dass du hierbleiben möchtest, schätze ich."

Ohne weitere Worte verließ sie den Stall, in dem sie genächtigt hatten. Das Pferd ließ sie für Trisha zurück.

„Wie weit ist es noch zur Burg Schwarzflügel?", fragte sie den Wirt, der gerade in einem Trog Futter für seine Tiere anmischte.

Der gestern so freundliche Mann hielt inne und musterte sie skeptisch.

„Wo ist deine Freundin?", fragte er schließlich.

„Sie ist erschöpft. Ich schätze, sie muss sich noch ein paar Stunden ausruhen. Es war ein langer Marsch."

„Und du möchtest schon mal vorgehen? Ohne Pferd?"

Kim nickte. Sie konnte nicht reiten und wollte es auch nicht lernen. Wenn man ihr ein Schiff geben würde, wäre alles ganz einfach, aber in diesem verdammten Land gab es keinen nahegelegenen Hafen.

„Burg Schwarzflügel liegt im Nordwesten. Ist'n ganz schönes Stück Weg. Gregor Runzenstein hat gestern seine Schafe geschoren und bringt einen Teil der Wolle in die Nachbardörfer. Kann dich bestimmt `n Stück mitnehmen. Wenn du willst, frage ich ihn."

„Gerne", sagte Kim. Alles war besser, als ein Pferd mit Trisha zu teilen.

Es zeigte sich, dass Gregor Runzenstein nur einen Eselskarren besaß und an jedem winzigen Gehöft anhielt. Kim ging das schon bald auf die Nerven und so ließ sie sich den Weg zur Burg genau erklären. Guten Mutes lief sie auf eigene Faust los und solange die Sonne schien, fühlte sie sich fantastisch. Der Pferdewirt hatte ihr etwas geräucherte Wurst mitgegeben, einige Äpfel und einen Kanten Brot, dazu einen Wasserschlauch. Er hatte nichts von irgendwelchen ungewöhnlichen Vorkommnissen berichtet und so kam Kim mehr und mehr zu dem Schluss, dass Trisha mit ihren Warnungen übertrieben hatte.

Das Land war dünn besiedelt und als es zu dämmern begann, hielt sie Ausschau nach einem Gehöft oder einem kleinen Dorf, in dem sie die Nacht verbringen konnte. Der Himmel über ihr wurde immer dunkler und bald schon konnte sie den Weg nicht mehr erkennen. Kim fragte sich, ob die Nacht auch die vergangenen Male so rasch über sie hereingebrochen war. Instinktiv vergewisserte sie sich, dass ihre Messer alle an dem dafür vorgesehenen Ort waren. Verdammt, sie hätte Jack energischer rufen sollen. Der Mond blitzte immer wieder durch die Wolkenfetzen und gab den Blick auf ein Getreidefeld frei. Die Ähren waren hochgewachsen und Kim fiel nichts Besseres ein, als sich zwischen ihnen einen Platz zum Schlafen zu suchen. Was, wenn ein Wolf kam? Oder ein anderes Tier? *Nein,* beschloss sie. Raubtiere würden in dieser Gegend genug andere Beute finden und wahrscheinlich keinen Menschen angreifen. Sie suchte trotzdem Schutz zwischen den Ähren, ihre dünne Wolldecke über den Schultern und ein Messer in der Hand.

Sie glitt in einen Dämmerschlaf. Als sie aufschreckte, war es immer noch tiefste Nacht. Etwas hatte sie geweckt!

„Trisha?“, flüsterte sie. Dann fiel ihr ein, dass sie allein losgezogen war. *Verdammt. Das Silbermondkraut.* Sie lauschte in die Stille, vielleicht hatte sie nur schlecht geträumt. Dann hörte sie es wieder: Einen gellenden Schrei. Es klang wie ein Vogel. Ihr Herz pochte schneller und sie zwang sich, flach auf dem Rücken liegen zu bleiben. Über den wogenden Ähren spannte sich der Nachthimmel. Eine Wolke schob sich vor den Mond und für einen Moment war es stockfinster. Waren das Flügelschläge, die über das Feld hinwegzogen? Das war unmöglich! Vögel schliefen in der Nacht! Und doch war da etwas. Sie fühlte seine Anwesenheit. Ihre Gedanken rasten. Was wenn das Ding nach ihr suchen würde? Wo sollte sie hin fliehen?

Nirgendwohin. Sie würde kämpfen müssen. Und wenn sie starb, würde sie die Angst vor ihren Gefühlen bereuen! Dieser Gedanke durchfuhr sie wie ein Blitz und der Nachklang ließ sie seltsam leer zurück. Immer noch hielt sie den Griff des Messers fest umschlossen. Wieder ertönte der Vogelschrei. Kim atmete aus. Das Geräusch schien nun von weiter weg zu kommen. Auch der Mond spähte wieder zwischen den Wolken hervor. Doch dann vernahm sie etwas anderes. Den klagenden Laut eines Tieres in Todesangst. Etwas raschelte im Feld, hetzte in ihre Richtung. Sie sah die Umrisse eines Rehs an sich vorbeifliegen, gefolgt von einem dunklen Schatten, der schwärzer als die Nacht war. Kim presste sich die Hand auf den Mund, um einen Schrei zu unterdrücken. Sie setzte sich auf, sah dem schrecklichen Schauspiel hinterher. Fassungslos beobachtete sie, wie der Schatten größer wurde, sich immer weiter ausdehnte. Wie er über das fliehende Reh rollte und es zu Fall brachte. Das sterbende Tier stieß einen letzten Jammerlaut aus, bevor es gänzlich von dem seltsamen Schatten verschluckt wurde.

Blitzschnell löste sich Kim aus ihrer Starre und floh in die andere Richtung. Weit weg von dem Ungeheuer. Hätte ihr jemand erzählt, dass das ein Dämon war, sie hätte es geglaubt.

Trisha fand sie am nächsten Tag am Weg kauernd. Kim wusste nicht, wie sie die Nacht überlebt hatte, nur dass sie verdammt dankbar dafür war. Sie zitterte am ganzen Leib und ließ sich von Trisha auf den Pferderücken helfen. Sie rechnete es der Heilerin hoch an, dass sie ihr keine Standpauke hielt.

„Wir sollten zusehen, dass wir Burg Schwarzflügel noch heute erreichen. Ich glaube wirklich, dass du dich ausruhen musst", meinte Trisha nüchtern.

Kim war zum Heulen zumute. Wie gerne hätte sie sich einfach in Trishas Arme sinken lassen. Aber sie war so gemein zu ihr gewesen, dass sie Angst davor hatte, wie sie reagieren würde. *Ich an ihrer Stelle würde mich hassen*, dachte Kim verzweifelt und wischte sich ärgerlich eine Träne aus den Augen.

Sie straffte ihren Rücken. „Danke", murmelte sie nur.

Ihre Reise verzögerte sich letztendlich um einen weiteren Tag. Trisha hatte doch auf eine Rast bestanden. Sie hatte sich, wenn auch grimmig, um Kim gekümmert. Den letzten Rest des Weges kam sich Kim wie ein hilfloses Kleinkind vor, wahrscheinlich genauso, wie Lu sich oft fühlte. Sie lehnte kraftlos an Trisha und hielt sich an ihrem Gürtel fest. Die Angst vor dem namenlosen Grauen verdrängte sogar Kims Furcht, ihr zu nahe zu kommen.

„Wir sind bald da", sagte die Heilerin gegen späten Nachmittag des Folgetages. „Du solltest versuchen, vor dem König etwas mehr Haltung zu bewahren."

Kim schluckte, riss sich aber zusammen. Die hohen Mauern und Türme der Burg Schwarzflügel kamen in Sicht. Sie ragten trotzig in den grauen Himmel auf. Kim erstarrte. Etwas Derartiges hatte sie noch nie gesehen! Ob die Seereisen ihres Onkels ihn auch zu solchen Wundern geführt hatten? Wie war es möglich, so einen düsteren Koloss aufzubauen? Sie dachte an die kleinen, runtergekommenen Häuser in Stravoos, die im Gegensatz zur Burg wie winzige Ameisen wirkten. Für einen kurzen Moment vergaß sie ihre Furcht, den Blick gebannt auf zwei Statuen geheftet. Eine davon war eine Königin und die andere ein König. Beide trugen je einen steinernen Raben auf dem ausgestreckten Arm.

„Du hast mir nicht erzählt, dass die Burg so groß ist", flüsterte sie Trisha zu.

Diese lachte, offensichtlich erleichtert über Kims normaleren Ton. Sie zügelte das Pferd am Rand des Burggrabens und stieg aus dem Sattel. „Nichts im Vergleich zu dem Königshof in Gemma, habe ich mir sagen lassen."

„Oh." Die Tore wurden geöffnet und ein Mann mit eiserner

Rüstung ritt heraus. Als er Trisha sah, trieb er seinen braunen Hengst im Trab über die Brücke. Augenblicke später war er bei ihnen angelangt und sprang ab. Er trug keinen Helm, sodass seine schwarzen Haare ihm seidig über die Schultern fielen.

„Trisha, der Heiligen Madra sei Dank, du bist gekommen!"

Formlos schlang er seine Arme um sie und Kim spürte einen Stachel der Eifersucht in ihrer Brust.

„Und du hast noch jemanden mitgebracht." Der König sah Kim an. Er war verdammt jung für die große Aufgabe, ein Reich zu regieren. Kim dachte an die schauderhafte Begegnung in der Nacht und unterdrückte ein Zittern.

„Ja, das ist Kimberley. Kimberley Robinson aus Stravoos. Ich dachte, sie könnte eine gute Unterstützung sein."

Kim bemerkte das kurze Zögern und den Anflug von Skepsis, der über Trishas Gesicht huschte. „Naja, wie dem auch sei. Kim hat mich hierher begleitet und wir wollen dir helfen."

„Freut mich! Ich bin Raynold und leider König dieses Landes." Er streckte ihr eine Hand entgegen, die Kim ergriff.

„Kim. Ich bin einfach nur Kim!" *Und ein verdammter Feigling,* fügte sie in Gedanken hinzu.

KAPITEL 12

Crystal / Olley

Crystal starrte auf das blutleere klumpige Etwas, das vorher einmal Rekrut 719 aus ihrem Nachbarregiment gewesen war. Sie hatten seine Marke gefunden, auf der die Zahl eingraviert war, also bestand kein Zweifel. Für einen kurzen Moment dachte Crystal an Romina und Minna, die am Königshof ermordet worden waren. Ein kalter Schauer lief ihr über den Rücken. Ihre Freundinnen waren nicht so brutal zugerichtet gewesen.

„Wer immer das getan hat, wird zur Rechenschaft gezogen werden!", donnerte Kommandant Grimm. „Dieser Mann oder das, was von ihm übriggeblieben ist, war ein Soldat der Freien Reiche. Wir werden nicht dulden, dass jemand unsere Kämpfer abschlachtet. So wahr ich hier stehe!"

Niemand wagte es, ein Wort zu sagen. Alle betrachteten einvernehmlich die zerfleischten Überreste.

„Hat einer von euch Unwürdigsten gestern etwas Verdächtiges gesehen oder gehört? Dann raus damit!"

Schweigen hallte dem Kommandanten entgegen.

„Es ist doch unmöglich, dass 719 hier in unserem Camp getötet wurde, ohne, dass jemand etwas gesehen hat!", rief er über den Platz, doch niemand rührte sich.

Ein schwarzgekleideter Hüne von einem Mann trat neben

Kommandant Grimm. Obwohl dieser schon recht groß war, übertraf der Neuankömmling ihn nochmal um zwei Köpfe.

„General Greek!“, begrüßte ihn der Kommandant von Crystals Kompanie.

Greek musterte die Auszubildenden düster. Dann beugte er sich über den Leichnam und verzog angeekelt das Gesicht.

„Wie konnte das passieren, Grimm?“, fragte er den Kommandanten, nachdem er mit der Inspektion fertig war. Seine Augen schienen sich in die des Offiziers hineinzubohren. „Welcher deiner Saftrekruten hatte letzte Nacht Wachdienst?“

Grimm suchte in seiner Liste.

„288, 394 und 353“, sagte er schließlich. „Vortreten!“

Drei Rekruten machten einen strammen Schritt nach vorn. Crystal schluckte, als sie Olley erkannte. Seine dunkelbraune Haut stach förmlich zwischen den anderen beiden hervor. Sie meinte zu erkennen, dass Grimms Blick an dem jungen Mann hängenblieb.

Der Kommandant schnaubte verächtlich. „Ihr hattet Wachdienst, letzte Nacht. Könnt ihr mir das Schlamassel erklären?“

„Wir haben nichts gesehen, Sir. Das Einzige, was wir gehört haben, war der Schrei eines Vogels, Sir.“ Ein blonder Hüne ergriff zackig das Wort und salutierte vor Kommandant Grimm.

Crystals Aufmerksamkeit galt allerdings Olley, der trotz der starren Haltung Unruhe ausstrahlte. Wenn er könnte, würde er wegrennen, dachte sie. Wahrscheinlich ahnte er, dass Grimm kein gutes Haar an ihm lassen würde. Auf einmal tat ihr der junge Mann leid. Er war so freundlich zu ihr gewesen und sie hatte ihn beim Essen auflaufen lassen.

„Und ihr, 288 und 353? Was habt ihr dazu zu sagen?“ Ein Rekrut, der vom Aussehen nach aus Gemma kam, hob zu einer Antwort an, doch Grimm unterbrach ihn mit einer barschen Handgeste. „Erst 353!“

„Es ist wie 394 gesagt hat. Wir haben nichts Ungewöhnliches gesehen. Nur …“ Olleys Stimme versagte und er schluckte hart.

„Ja“, ermunterte ihn Grimm.

„Naja, etwas Seltsames lag in der Luft, etwas, das uns Angst gemacht hat. Es war nur so ein Gefühl …"

Grimm zog ungläubig eine Augenbraue hoch. „Ein Gefühl? Willst du mich verarschen, 353? Ihr seid Männer der Mauerwache und du kommst mir mit so einem Hokuspokus?"

Schweißperlen traten auf Olleys Stirn. Eine davon rann seine Schläfe hinab.

General Greek räusperte sich. „Eine schöne Truppe hast du da, Grimm. Sollte so etwas noch einmal vorkommen, werde ich persönlich an den Königshof schreiben und dafür sorgen, dass man dich absägt, verstanden?"

„Ja, Sir, verstanden."

Trotz der Förmlichkeit hörte Crystal die Wut, die in Grimms Stimme schwang, deutlich heraus. *Wie Hunt auf dem Winterball, als der König den Festsaal in eine Eisfläche verwandelt hat.* Bei den Gedanken an jenen Abend kam ihr wieder das Bild des Löwen in den Sinn, der sie in den Bergen überfallen hatte. *Hunt, es war Hunt! Er könnte überlebt haben und …* Entsetzt sah sie zu dem massakrierten Körper hinüber. *Nein, das ist völlig unmöglich!* Doch allein der Gedanke ließ sie hilflos erzittern.

„353, 288 und 394, ihr werdet dieses Malheur", Grimm deutete zu dem Leichnam, „beseitigen. Ich will keine Spur mehr davon sehen. Ab heute schiebt ihr die ganze Woche Nachtwache. Und wenn so etwas noch einmal vorkommt, peitsche ich euch eigenhändig aus, verstanden?"

„Ja, Sir, verstanden", echoten die drei Männer.

„Ihr anderen: Ab mit euch ins Morgentraining, solange eure Kameraden hier beschäftigt sind. Danach treffen wir uns unmittelbar zum Absuchen der Umgebung."

„In Zehnertrupps zusammen. Na los, wird es bald!", donnerte Grimm. Scheinbar hatte sich seine Laune nochmal verschlechtert. Es war immer noch später Vormittag als sie sich trafen. Crystal blickte der Reihe nach in die Gesichter ihrer Mitrekruten und blieb an Olley hängen. Er sah miserabel aus. Sie fragte sich, ob Grimm handgreiflich geworden war. Eilig trat sie zu ihm heran.

„Hej, laufen wir zusammen?“

Olley zuckte mit den Schultern.

„Mein Name ist Crystal und es tut mir leid, dass ich mich so unmöglich verhalten habe.“

Jetzt huschte ein Lächeln über Olleys Gesicht, auch wenn er immer noch stark mitgenommen wirkte. „Alles klar, schließen wir uns Mikkas Trupp an, der ist eigentlich ganz in Ordnung.“

Crystal nickte und war auf einmal sehr froh, nicht allein zu sein.

Ihr Trupp machte sich in Richtung der an der Mauer angrenzenden Berge auf. Crystal atmete auf, als sie die beklemmende Enge des Camps hinter sich ließen und einen steilen Pfad einschlugen.

„War es schlimm, die Leiche zu vergraben?“, fragte sie Olley nach einiger Zeit. Sie waren noch nicht weit gekommen. Ihr Befehl lautete, die Berghänge nach Spuren abzusuchen, doch das Gelände war unwegsam.

Der junge Mann aus Kayol hielt kurz inne und drehte sich zu ihr um.

„Es war grausam. Ich habe keine Ahnung, wer oder was den Soldaten so zugerichtet hat, aber es muss ein Monster gewesen sein.“

Crystal erzitterte. Ein Monster? War es doch Hunt? War er hier, um sie zu holen? Ihre Beine wurden weich.

„Alles in Ordnung mit dir?“, fragte Olley. „Ich wollte dich nicht ängstigen.“

„Nein, das hast du nicht. Alles ist bestens. Ich brauche nur eine Verschnaufpause. Der Aufstieg ist ziemlich steil.“

Olley nickte und betrachtete Crystal, während diese versuchte, ihren Atem zu beruhigen.

Verstreut kletterten sie höher in die Berge hinauf. Mikka hatte je zwei Rekruten zusammen eingeteilt, so dass immer einer da war, der den Kletternden sichern konnte. Crystal hatte sich wie selbstverständlich Olley ausgesucht. Seit sie seine erschrockene Reaktion von heute Morgen bezeugt hatte, war ihr Misstrauen ihm gegenüber geschwunden. Sie sprachen zwar nicht viel miteinander, weil sie konzentriert einen Weg hinauf suchten, aber sie fühlte sich doch nicht so einsam wie sonst.

„Ich glaube, das reicht“, sagte Olley schließlich. Er war etwas oberhalb von ihr stehengeblieben, auf einer Erhöhung und sah auf die Umgebung hinab.

Crystal zog sich auf den Felsvorsprung und sah mit Erleichterung, dass sie einen Aussichtspunkt erreicht hatten. Unter ihnen fielen die zerklüfteten Berghänge hinab und in weiter Ferne erstreckte sich das Tal. Sie nahm einen tiefen Schluck Wasser aus ihrer Trinkflasche. „Meinst du, der Mörder hält sich hier irgendwo versteckt?“, fragte sie schließlich.

Olley schüttelte den Kopf. „Der ist wahrscheinlich längst weit weg, aber wir haben eine gute Aussicht. Dort unten ist unser Camp und wenn die Zelte und Baracken nicht wären, würde es hier aussehen, wie in meiner Heimat Kayol. Sand und Fels und nur einige grüne Fleckchen.“

„Das Beste daran ist, dass wir von hier aus die Mauer nicht sehen“, pflichtete Crystal bei. Das monströse Bauwerk wirkte abstoßend, selbst von der Seite der Freien Reiche aus. „Was meinst du, weshalb die Menschen aus Navas, nicht einfach über die Berge in die Freien Reiche flüchten?“

„Ich glaube, so einfach ist es nicht. Die Feuerberge sind tückisch und um die Mauer gibt es überall Sonderkommandos, die die möglichen Pfade sichern.“

„Das macht Sinn. Es gibt tatsächlich viele Rekruten, die irgendwo eingesetzt werden müssen. Dann ist es so eine Art Spezialeinheit, die in den Bergen aufpasst?“

„Bestimmt.“

„Weißt du, wie lange es dauert, bis wir mit unserem Grundtraining fertig sind? Vielleicht kann man sich dann dafür bewerben?“

Olley schüttelte den Kopf. „Um in eine Sondereinheit zu

kommen, bräuchtest du bestimmt Jahre. Lorella hat mir erzählt, dass man so eine Art Vertrauenspunkte sammeln muss, um in der Hierarchie nach oben zu kommen."

„Lorella?", fragte Crystal. „Wer ist das?"

„Ach, nicht so wichtig. Jemand, der sehr welterfahren ist. Sie hat mich sozusagen hierhergebracht."

„Oh. Ich dachte, man muss erst verurteilt werden, damit man hierher versetzt wird. Oder bist du einer der Freiwilligen?"

Olley schüttelte den Kopf. „Ich war ein Soldat Kayols und habe meinem Kommandanten eins auf die Nase gehauen. Deshalb wurde ich an die Mauer geschickt." Der junge Mann schien zu überlegen, schwieg dann aber wieder. „Und du?", fragte er schließlich.

Ich habe meinen König verraten, mein ganzes Land. „Ich sollte Libelle werden und war nicht gut genug", sagte Crystal schließlich.

„Libelle? Du meinst, diese weißen Kriegerinnen, die sich so lautlos wie ein fallendes Blütenblatt bewegen und im Auftrag des Königs töten?"

„So in etwa. Eigentlich schützen sie das Königreich von Gemma und es ist die höchste Ehre, in ihre Ränge aufgenommen zu werden. Aber nun gut, ich habe versagt."

Olley musterte sie neugierig.

„Was? Du siehst mich an, als ob ich von einem Stern auf Favoria gefallen wäre."

„Ich kann mir einfach nicht vorstellen, dass man so etwas freiwillig auf sich nimmt. Wer lässt sich schon zur Attentäterin ausbilden?"

Crystal schwieg betroffen. So hatte sie das noch nie betrachtet, ganz im Gegenteil, und das trotz ihrer blutigen Aufträge. Sie schnipste grimmig einen Kiesel in die Tiefe. Eigentlich hatte der Junge recht und ihr konnte das nun sowieso gleichgültig sein, denn sie war zu einem völlig anderen Zweck hier.

Olley saß vor dem Eingang seiner Baracke und dachte über die seltsame junge Frau nach, die so überraschend zu ihm gekommen war. *Crystal.* Konnte es sein, dass sie ebenfalls ein Geheimnis verbarg? Zumindest hatte sie sonderbare Fragen gestellt. Trotzdem schien sie ihm noch das Beste zu sein, was er in den grauenvollen Wochen an der Mauer erlebt hatte. Er dachte an Lorella zurück und stellte, wie so oft fest, dass er die alte Frau vermisste. Es gab unzählige Momente, in denen er sie verflucht hatte, in denen er einfach nur von ihr wegwollte, und doch musste er jetzt erkennen, wie einsam und unbeholfen er sich ohne sie fühlte.

„Hey, 353. Danke, dass du uns heute nicht verpfiffen hast." Jarwik klopfte ihm auf die Schulter und Olley schreckte auf. „Grübelst du schon wieder?"

„Kein bisschen!", winkte Olley ab. „Habt ihr auf eurem Streifzug etwas entdeckt?"

„Nein", sagten seine Kameraden wie aus einem Munde. „Dieser Arsch von Grimm hat nur so empfindlich reagiert, weil der General etwas von dem Vorfall mitbekommen hat. Jetzt denkt er, sein Posten ist gefährdet und lässt uns dafür bluten."

Olley schwieg. Seine Gedanken wanderten zu dem Leichnam zurück. Etwas an dem ganzen Vorfall ließ ihn frösteln. In der Nacht zuvor hatte er mit Ben und Jarwik, Nummer 288 und 394, Wache geschoben. Alles war wie immer gewesen. Bis er dieses Geräusch vernommen hatte. Den knarzenden Schrei einer Krähe. Er erschauderte. Alles war furchtbar schnell gegangen. Ein Schatten hatte sich über dem Hof ausgebreitet. Ben und Jarwik waren beim Würfelspiel im Aufenthaltsraum gewesen und dann war es passiert. Olley hatte sich nicht schnell genug an seinem versteinerten Holz festhalten können und prompt befand er sich im Körper einer Ameise. Die Verwandlung hatte direkt auf dem Hof stattgefunden. Gefangen in seiner kleinen Gestalt hatte er wenig mitbekommen von dem Ungetüm, das sich über sein Opfer hergemacht hatte. Er erinnerte sich nur noch an ein schmatzendes Geräusch, das ihm immer noch die Haare auf den Armen aufstellte. Zu seiner Scham musste er sich eingestehen, dass er sich unter einen Stein geflüchtet hatte. An das beklemmende Gefühl erinnerte er sich noch genau. Er hatte sich erst wieder hervorgewagt, als der Schatten verschwunden war. Immer noch im Körper der Ameise war er zögerlich auf den grauenhaften Fleischhaufen zugetrippelt und hatte ihn betrachtet. Was immer hier so gewütet hatte, war nicht menschlich gewesen. Aus Angst, dass man ihn verdächtigen könnte oder etwas von der Magie erkennen würde, die in ihm schlummerte, hatte er die Leiche liegengelassen. In den Morgenstunden war sie dann von der Ablösung gefunden worden.

Olley schielte zu Ben und Jarwik hinüber, die sich über Frauengeschichten austauschten.

Das Schlimmste war nicht die Leiche an sich gewesen, sondern das Wegschaffen des Toten. Hunderte weißer Würmer waren unter dem Leib des Ermordeten hervorgekrochen, so dass Jarwik kurzerhand beschlossen hatte, den Leichnam an Ort und Stelle zu verbrennen. Sogar Kommandant Grimm war einverstanden gewesen, nachdem er das Schauerspiel mit eigenen Augen bezeugt hatte. Bleich wie eine gekachelte Wand war dieser Hundsfott geworden, hatte Ben im Nachhinein gescherzt.

Olley war nicht zum Lachen zumute. Etwas Unnatürliches ging hier vor sich und er hatte das Gefühl, dass die alte Lorella doch nicht so verrückt gewesen war, als sie von einem Dämon gesprochen hatte, der in Navas wüten sollte.

Die nächsten Tage blieb es glücklicherweise ruhig in ihren Reihen. Crystal absolvierte ihre Grundausbildung mit Bravour, ebenso wie Olley.

„Ihr werdet versetzt“, knurrte Grimm eines Abends. „249, du kommst zu den Bogenschützen am anderen Ende der Mauer. 353 zu den Bergziegen, aber auf der Seite der Dunkelberge. Ich habe beantragt, dich möglichst weit weg von mir unterzubringen, denn ich kann deine Fresse nicht mehr ertragen.“

Crystal ballte die Hand zur Faust. Konnte dieser Arsch von Grimm nicht einfach mal seinen Mund halten?

„Jawohl, Sir", antwortete Olley und Crystal bewunderte, wie ruhig er blieb. Wahrscheinlich war er ebenfalls froh, von diesem Bastard wegzukommen. Sie hingegen schmerzte es, wenn sie daran dachte, dass sie von Olley getrennt werden würde.

„249, ich möchte wissen, ob sie meine Anordnung verstanden haben?"

Crystal riss den Kopf hoch. „Jawohl, Sir. Zu den Bogenschützen."

Grimm nickte. „Morgen werdet ihr mit dem Trupp, der die Wägen an das Haupttor begleitet, in Richtung eurer Zielstandorte ziehen."

„Jawohl, Sir", sagten die beiden wie aus einem Munde und Crystal meinte fast, so etwas wie Aufregung bei Olley wahrzunehmen.

Am nächsten Tag herrschte großer Aufruhr im Camp. Fünfzehn vollbepackte Kutschen rappelten den Hauptweg entlang und rollten auf dem Versammlungshof ein.

„Sind das die Güter, die sie nach Navas bringen?", fragte sie Olley, der genauso wie die anderen fertig ausgebildeten Rekruten auf den Aufbruch wartete.

„Ja, ich denke schon. Ich frage mich, was die wohl alles dabeihaben?"

„Hauptsächlich Kleidung und Medizin. Etwas Essen, Wein, alles, was den Navanern fehlt und was sie gegen ihr Getreide und Erz eintauschen", wusste einer der Wartenden.

„Der König von Gemma verkauft es ihnen als Hilfspaket, aber im Grunde verdient er selbst daran", meinte ein anderer.

Crystal horchte auf. Was konnte der König davon haben, hier am anderen Ende der Welt Handel zu treiben? Sie wusste es nicht, wollte es aber gerne herausfinden.

Gegen Mittag forderte man sie auf, sich Waffen für den

Marsch rauszusuchen und ihr Gepäck zu schnüren. Als sie endlich aufbrachen, war Crystal umso erstaunter, dass nur sieben Kutschen in Richtung Tor loszogen.

„Der Rest ist Verpflegung für die Soldaten", erklärte Olley, der ihrem Blick folgte. „Die müssen auch von etwas leben. Aber der Rest ist für Navas bestimmt."

Crystal sah sich um, da sie sichergehen wollte, dass niemand ihre Fragen mitanhörte. „Und wie gelangt es in das Land hinein?", fragte sie leise. Sie hoffte, dass man ihr ihre Aufregung nicht anmerkte. Vielleicht konnte sie sich in einer der Kutschen verstecken, die hinter die Mauer fuhren?

„Der Austausch erfolgt dann am Tor. Zweimal pro Mondzyklus, manchmal nur einmal. Ich habe gehört, dass König Raynold oft selbst vor Ort ist, um die Übergabe zu regeln."

„König Raynold", murmelte Crystal. Sie musste irgendwie zur Burg Schwarzflügel gelangen. Aber wie? Sie musterte Olley, der ebenfalls in seine eigenen Gedanken versunken schien.

„Und um was machst du dir Sorgen?", flüsterte sie ihm zu.

Olley sah sie an. Anscheinend überlegte er, ob er etwas sagen sollte. Schließlich schüttelte er den Kopf. „Nichts. Es ist alles gut."

Was für ein bescheidener Lügner er doch war! Zum Glück hatte Crystal nicht nochmal nachgehakt. All die Worte lagen Olley schon auf der Zunge. Und es wäre eine solche Erleichterung, ihr seine Hilflosigkeit zu offenbaren. Sie schien stark und clever zu sein. Aber seine Mission musste geheim bleiben! Er sollte den neuen König von Navas unterstützen, damit der Weiße König nicht noch mehr Macht bekam und seine Kriege auf Stravoos und Kayol ausbreitete. *Gemma hat schon einmal versucht, alle anderen Reiche zu unterwerfen. Damals ist diese grauenhafte Mauer daraus entstanden und viele Menschen unseres Stammes wurden getötet*, erinnerte sich Olley an Lorellas Worte. Aber gewiss wäre doch niemand so leichtsinnig, diesen Wahnsinn erneut zuzulassen.

Er zurrte geschäftig ein Marschgepäck zurecht. Ihm würde es vielleicht sogar gefallen, zu den Bergziegen versetzt zu werden und sich dort langsam hochzuarbeiten. Es war dort bestimmt freier als hier im Camp der Rekruten, wo er jeden Tag Angst davor hatte, dass jemand hinter sein Geheimnis kam. Und wo er das Lager mit vielen anderen teilte, die ihn wegen seiner Albträume aufzogen. In den Bergen konnte er sich ein eigenes Lager aufbauen. Doch dann fiel ihm der Schatten wieder ein. Der schwarze Schatten, der sich immer weiter auszubreiten schien. Olley zog fröstelnd die Schultern hoch. *Lorella, wo bist du nur?*

Der Tross setzte sich langsam in Bewegung und Olley war froh, dass er in dieselbe Richtung wie Crystal aufbrach, und dass sie sich dicht neben ihm hielt. Er fragte sich, wie sie wohl reagieren würde, wenn er ihr von der dunklen Magie, die in seinen Adern rauschte, erzählen würde. Würde sie ihm glauben? Er wusste es nicht. Und dann müsste er ihr gestehen, dass er einen Weg hinter die Mauer suchte, ein Unterfangen, auf das die Todesstrafe stand. Zumindest würde er sich vielleicht ein Bild von König Raynold machen können, wenn dieser persönlich am Tor erschien. Der Gedanke gab ihm die Kraft weiterzulaufen und vor allem dichtzuhalten.

Crystal hätte nie geglaubt, dass die Mauer sich so lange hinziehen würde. Es hieß, dass es ganze zehn Tage und Nächte dauerte, das Bollwerk entlangzureiten. Mit den schweren Kutschen waren sie selbstverständlich noch langsamer unterwegs. Sie marschierten eine breitausgetretene Straße entlang, an der kein einziger Streifen Grün mehr zu sehen war. Alles um sie herum glich ödem Brachland. Fast war sie erleichtert darüber, dass sie nicht ewig hier sein würde, sondern irgendwie nach

Navas gelangen musste. Nur wie? Sie konnte ja schlecht aus der Reihe der Soldaten ausbrechen und auf eigene Faust auf die andere Seite der Mauer gelangen. Und was wäre, wenn Hunt doch noch am Leben war und ihr auflauerte? Bei diesem Gedanken wurde ihr schlecht vor Angst. Hier gab es keinen schwarzen Wolf, der sie beschützen konnte.

Am siebten Abend ihres langen Rittes errichteten sie ihr Lager etwas abseits der Straße. Der Truppenführer lotste sie in eine kleine Senke hinab, die aussah, als ob sie schon öfter als Übernachtungsplatz gedient hätte.

„So, für heute sind wir genug marschiert. Wir werden mehrere Feuer anzünden, an denen ihr schlafen könnt. Sorgt dafür, dass unser Zelt anständig aufgebaut wird und wir was in die Bäuche bekommen."

Mittlerweile kannte Crystal den Ablauf. Der mürrische Truppenführer würde mit seinen Schergen darauf warten, dass die Soldaten und Soldatinnen sein Zelt aufgestellt und der Koch einen fettigen Eintopf zubereitet hatte. Dann würde er essen und die Nachtwachen einteilen. Sie ging zu Olley und half ihm damit, die Stangen aufzustellen, über die die Lederhäute, die als Zeltwand dienten, gespannt wurden. Die beiden waren ein eingespieltes Team und auch wenn sie nur oberflächliche Gespräche führten, fühlte Crystal sich sicherer in seiner Nähe.

„Hoffentlich teilt er mich nicht zum Wachdienst ein", murmelte sie. „Ich bin so müde, dass ich glatt einschlafen würde."

„Wenn du Dienst schieben musst, kann ich für dich übernehmen. Ich schlafe eh schlecht. Darum ist es mir egal, wenn ich wach bleiben muss."

Crystal lächelte dankbar.

„249, du hast heute Dienst, außerdem 554, 975 und 100", befahl einer der Lakaien des Truppenführers.

„Sieht so aus, als müsste ich mein Versprechen einlösen", meinte Olley.

„Nur, wenn es dir wirklich nichts ausmacht. Das ist verboten und ich möchte nicht, dass wir Ärger bekommen, wenn sie uns erwischen."

„Ach, wer soll das schon merken?"

Crystal zögerte, aber sie war wirklich müde, dennoch protestierte sie erneut: „Ich könnte auch die Zähne zusammenbeißen und etwas von dem Schwarzwurz kauen, das die anderen benutzen."

„Bloß nicht." Olley sah sie eindringlich an. „Es macht süchtig und schädigt auf die Dauer deinen Körper. Fang ja nicht damit an!"

„Bist du jetzt mein Aufpasser, oder so?", fragte Crystal mehr belustigt als ernsthaft böse.

„Nein, aber ich habe fünf Schwestern und denen habe ich das Gleiche gesagt. Unser Stammesältester hat Schwarzwurz manchmal dafür benutzt, um mit den Ahnen zu sprechen, aber der kannte auch Mittel, um die Wirkung auszuschleichen."

Crystal lächelte.

„Was?", fragte Olley.

„Nichts. Es ist nur, dass du mir das erste Mal etwas von deinem Zuhause erzählt hast."

„Oh." Das schien Olley erst jetzt aufzufallen und für einen Moment hellte sich seine Miene auf. „Dafür schuldest du mir eine Geschichte aus deiner Heimat. Ich erinnere dich morgen daran."

„Abgemacht." Crystal lächelte.

Crystal war dankbar, dass Olley ihren Wachdienst übernahm. Wie gerädert krabbelte sie unter ihre Wolldecke. Ihr Umhang, den sie als Schlafunterlage benutzte, schützte sie vor dem zermürbenden Sand und hielt sie warm. Als eine der rangniedersten Soldaten schlief sie draußen am Feuer. Die Flammen knisterten und eine angenehme Wärme breitete sich in ihrem Körper aus. Rasch fielen ihr die Augen zu.

Nein! Ein jäher Schrei zerriss ihren friedlichen Schlaf. Grüne Augen funkelten sie an. Ein Mund, so schrecklich und doch so schön, verzog sich zu einem diabolischen Grinsen.

„Nun bist du für immer mein, Crystal!"

Glühendheißer Schmerz breitete sich wie Feuer auf ihrem Handgelenk aus. Er vernebelte ihren Willen, ließ ihre Kraft ersterben. Hunt sah mit einem triumphierenden Lächeln auf sie herab. Er hatte sie tatsächlich gefunden, nur wie?

„Es tut mir leid, dass ich dir wehtun muss, aber du hast ja anders nicht gehorcht! Ich brauche dich, Crystal. Nicht für die Liebe, du dummes Ding, nur dafür, dass du mir das Amulett lieferst!"

„Du bist nicht real. Esra hat dich vertrieben. Sie hat dich wie einen räudigen Köter in die Verdammnis geschickt!"

Das Bild von Hunt erlosch, doch das beklemmende Gefühl blieb. Es hielt sie fest wie eine Eisenkette, die sich immer enger um ihren Körper zog.

Crystal riss erschrocken die Augen auf. Sie hielt ihr Handgelenk umklammert. Doch der Schmerz, den sie gerade so real gespürt hatte, war verschwunden.

Ihre Umgebung kam ihr ungewöhnlich finster vor. Ob das an der Senke lag, in der sie verweilten? Sie lauschte in die Nacht hinein. Warum war ihr Herzschlag so laut, dass er alle übrigen Geräusche übertönte? Etwas stimmte hier nicht. Die anderen schliefen friedlich, aber sie war hellwach. In ihrer Zeit als Raupe hatte sie gelernt, sich lautlos in der Dunkelheit zu bewegen. Das kam ihr nun zugute. Sobald sich ihre Augen etwas an das spärliche Licht der Sterne gewöhnt hatten, setzte sie sich auf.

Die unnatürliche Schwärze hatte plötzlich nachgelassen. Crystal hatte das Gefühl, dass sich die Finsternis wie ein Schatten bei den Wagen sammelte. Hastig tastete sie nach Nachtbringer, ihrem Säbel aus Dämonenstahl. Er hing an ihrem Gürtel. Ihr Puls beschleunigte wieder und hallte in ihren Ohren wie das Hufgetrappel einer ganzen Pferdeherde nach. *Beruhige dich,* sprach sie sich in Gedanken gut zu. Wahrscheinlich bildete sie sich nur ein, dass hier etwas Seltsames vor sich ging. Langsam und lautlos robbte sie über den harten Boden in Richtung der Wagen. Erleichtert atmete sie auf, weil die Schatten sich wieder verzogen hatten. Der Mond erhellte das letzte Stück ihres Weges und sie erhob sich langsam. Vor sich sah sie einen Mann in der Hocke kauern. Vielleicht war es einer der Ausbilder, der zu viel getrunken hatte? Allerdings schien es, als betrachtete der Kerl etwas zu seinen Füßen, das sie nicht sehen konnten. Vielleicht hatte er etwas verloren?

Crystal wollte schon umkehren, da wandte er sein Gesicht zum Himmel. In dem Moment erkannte sie ihn. Es war Olley! Seine dunkle Haut schimmerte im Mondlicht. Erleichtert machte sie einen Schritt auf ihn zu, als sich seine Gestalt auf einmal ausdehnte und ein Adler sich vor ihr vom Boden abstieß. Mit wenigen, kraftvollen Flügelschlägen stieg er himmelwärts.

Crystal unterdrückte einen Schrei. Die Verwandlung war nicht so dramatisch vor sich gegangen wie die von Hunt damals, sie glich eher einer einzigen geschmeidigen Bewegung. Trotzdem ließ der Anblick sie wie versteinert zurück. Der Adler war in der kühlen Nachtluft entschwunden. Crystal suchte das Firmament nach ihm ab. Dann glitt ihr Blick wieder zu Boden. Da war das Ding, das Olley vor seiner Verwandlung untersucht hatte.

Selbst im silbrigen Mondlicht erkannte sie den unförmigen Haufen wieder. *Eisige Skade, nein!* Das war unmöglich, Olley konnte doch nicht … Er hatte bei dem ersten Fund ebenfalls Nachtdienst gehabt, fiel es Crystal siedend heiß ein. Eine Gänsehaut überzog ihren Körper, die Beine drohten ihr zu versagen. Neben dem zerfleischten Leichnam lag eine geflochtene Lederpeitsche im Staub, wie sie die Kutscher benutzten.

Verdammte Scheiße, er hat sein Opfer abgeschlachtet und sich dann in einen Adler verwandelt, um zu fliehen. Wieder einmal hatte sie dem Falschen vertraut! Sie tat das Einzige, das ihr einfiel, nämlich zum Zelt des Truppenführers zu gehen und Alarm zu schlagen.

KAPITEL 13

Raynold

Der Tross verspätete sich, das war ungewöhnlich. Normalerweise rollten die Wagen pünktlich ein, doch Raynold wartete nun bereits seit zwei Tagen. Als er heute Morgen erneut von seiner Unterkunft zur Mauer geritten war und es immer noch keine Anzeichen gab, dass die Lieferung bald eintreffen würde, hatte er überlegt, auf die Burg zurückzukehren. Viele der Händler, die normalerweise zur Toröffnung kamen, hatten ihre Stände bereits wieder abgebaut. Raynold wollte seinen Leibwachen gerade den Befehl geben, da erklangen Fanfaren von der anderen Seite der Mauer. Das Zeichen, das die Soldaten der Freien Reichen ankündigte.

„Tor frei! Macht das Tor frei!", erschall die kräftige Stimme von Torrens, einem Riesen von einem Mann, der sich auf Seiten der Navaner seit Jahren um den Tausch der Waren kümmerte.

Ein kleines Grüppchen, das auf dringend gebrauchte Medizin oder auf ausgefallene Nahrungsmittel wartete, wich ehrfürchtig zur Seite, als Raynold mit seiner Leibgarde auf das Tor zuritt. Diese Aufgabe hatte er schon lange vor dem Tod seines Vaters übernommen und wollte sie auch gerne beibehalten, denn die Toröffnung war eine der wenigen Möglichkeiten, Nachrichten aus den restlichen Reichen Favorias zu erhalten.

Auch wenn schon einige der Händler abgereist waren,

standen andere mit ihren Kutschen bereit, um die Güter in die unterschiedlichsten Regionen zu bringen. So konnten die Navaner auch in den entlegeneren Teilen mit allem Lebensnotwendigen versorgt werden. Dafür war Raynold dankbar. Ein bis zwei Mal pro Mondzyklus kamen Menschen aus ganz Navas hierher zusammen. Sie stammten aus Sintha im Norden, aus Arensburg, der Heimat seiner Verlobten und aus Dinbrock am Hafen des Eismeeres, sowie aus der Hauptstadt Darka.

Raynold versetzte es jedes Mal einen Stich, wenn er die abgerissenen Gestalten aus Dinbrock sah. Dort, so hieß es, trieben sich Männer aus Gemma herum, die die Hafenzufuhr bewachten und dafür sorgten, dass keiner der Navaner das Reich über die See verließ. Anscheinend setzten sie die Bewohner auch sonst unter Druck. Ihre ausgemergelten Gesichter sahen flehentlich zu ihm auf.

„Mein König, Dinbrock leidet!", flüsterte ein älterer Mann, als er vorbeiritt.

„Die Soldaten aus Gemma haben meine Tochter vergewaltigt", beschwerte sich ein anderer.

Raynold schluckte und nickte zum Zeichen, dass er verstanden hatte. Es waren Momente wie diese, in denen er Philippas Rebellion verstand. Auch er wünschte sich das Beste für sein Volk und vor allem die Soldaten aus Gemma waren ihm ein Dorn im Auge. Er schwor sich, dass er bald für Ordnung in Dinbrock sorgen würde, bevor sich diese Schweine noch mehr Grausamkeiten herausnahmen. Zum Glück war keine weitere Leiche mehr aufgetaucht. Seine Soldaten hatten in Erfahrung gebracht, dass es sich bei der Toten um die Tochter eines Gastwirts gehandelt hatte, die wohl bei Nacht von einer Liebschaft im Nachbardorf zurückgekehrt war, um vor Morgengrauen wieder in ihrem eigenen Bett zu liegen. Von einem ungewöhnlich großen Raubtier hatte allerdings niemand der Dorfbewohner etwas berichtet.

Das schwere Tor schwang auf, fernes Hufgeklapper drang heraus.

„Adalar und Veland, ihr beide bleibt an meiner Seite", befahl

Raynold. Adalar trug seine Standarte mit den zwei Raben von Schwarzflügel auf rotem Untergrund.

„Diese Hundsfotte haben noch mehr Bogenschützen als sonst auf ihren Mauervorsprüngen“, meinte Veland grimmig.

Raynold nickte. Wenn sein Volk die Waren aus den freien Reichen nicht dringend benötigen würde, hätte er diese lächerliche Scharade gerne für immer hinter sich gelassen und auf die Almosen aus den Freien Reichen verzichtet. Er würde sogar Schattenkohl essen, wenn es seinem Volk helfen könnte.

Torrens hatte unterdessen fünf seiner Männer damit beauftragt, die Lagerorte abzustecken. Ein Teil der Gaben würde nach Darka gehen, ein anderer Teil nach Sintha, einer nach Arensburg, einer nach Dinbrock und der kleinste auf die Burg Schwarzflügel.

Zusätzlich würden die Händler aus Navas die Möglichkeit haben, Waren zu tauschen, und deshalb hatten sie Säcke voller Korn, Felle, Pökelfleisch, Äpfel und Schattenkohl auf den sandigen Streifen an der Grenze zum Niemandsland gebracht.

Torrens blies zum Zeichen, dass alles vorbereitet war, in sein eigenes Horn. „Tor ist frei! Tor ist frei!“, rief er mit seiner donnernden Stimme.

Fünf Männer ritten aus dem eisernen Tor. Die schweren Flügel schlossen sich hinter ihnen sofort wieder.

„Da stimmt irgendwas nicht!“, zischte Veland. „Wo sind die Wagen?“

„Sie sollen zu uns kommen. Lasst euch nicht provozieren“, befahl Raynold und trieb Andrex nur wenige Schritte aus der Menge der Wartenden heraus, den Reitern entgegen. Mit einem kurzen Blick zur Mauer versicherte er sich, dass sie noch außerhalb der Reichweite der Bogenschützen waren. Die fünf Mauerwächter kamen vor ihm zum Stillstand.

„König Raynold. Wir müssen einen Vorfall melden“, gab derjenige, der offensichtlich das Kommando hatte, barsch von sich. „Bewahre die Ruhe“, raunte Raynold Veland zu, weil er bemerkte, wie die Hand seines Leibwächters zum Schwertknauf fuhr.

„Warum öffnet ihr das Tor nicht? Mein Volk wartet auf die zugesicherten Güter“, rief er dem Anführer entgegen.

„Einer unserer Männer ist getötet worden. Ein Fuhrmann.“

„Was haben wir damit zu tun?“, wollte Raynold wissen.

„Der Mörder muss jemand aus Navas gewesen sein. Nur jemand mit dämonischem Blut wäre zu einer solchen Grausamkeit im Stande.“

Ein Schauer rann Raynold zwischen den Schulterblättern hinab. Er dachte an den zerfleischten Leichnam und bemühte sich, keine Miene zu verziehen. „Von meinem Volk kommt niemand über die Mauer. Dafür sorgt ihr schon“, entgegnete er kalt.

„Wir haben von Gerüchten gehört. Die Erde soll um den Dämonenfelsen gebebt haben.“

Verfluchte Tratschweiber! Bestimmt hatte einer der Händler bei den letzten Toröffnungen etwas davon durchsickern lassen. „Es ist alles ruhig in unserem Land“, log er. „Wie ihr seht, warten Menschen aus allen Teilen meines Reiches auf die Waren. Sie würden wohl kaum kommen, wenn die Straßen gefährlich wären oder irgendein Dämon frei herumspazieren würde.“

„Es gibt nur den einen Dämon. Den Gebannten. Aber in eurem ganzen verseuchten Blut hält sich eine dunkle Magie. Deshalb müsst ihr hinter der Mauer leben und ich werde euren lügnerischen Worten keinesfalls Glauben schenken“, entgegnete der Sprecher der anderen Gruppe. Nun erhob sich ein wütendes Gemurmel unter Raynolds Leuten. Ein zerlumpter Mann spuckte aus, ein anderer hob einen Stein auf. Sogar Adalar fluchte leise.

„Genug der Schwafelei!“, verlangte Raynold scharf. „Ihr seid verpflichtet, uns die Güter zu übergeben, so steht es in dem uralten Vertrag festgeschrieben. Wir bleiben hinter der Mauer und dafür haltet ihr euren Teil der Abmachung ein.“

„Ja, aber einer von euch hat sich davongeschlichen und einen unserer Fuhrleute ermordet.“

„Das war niemand von uns!“ Veland verlor die Beherrschung. Mit vor Wut geröteten Wangen zog er sein Schwert.

„Ruhe bewahren!", fuhr Raynold ihn an und wandte sich dann wieder dem Tross von der Mauer zu: „Und ihr gebt uns jetzt die Waren oder ich sorge dafür, dass es einen Aufstand gibt."

Der Anführer grinste hämisch. „Ich hätte große Lust, eurem Schattenvolk die Sachen vorzuenthalten, aber Ihr habt recht, das kann ich nicht. Die Freien Reiche halten sich an ihre Abmachungen. Allerdings hat unser oberster Hauptmann beschlossen, dass sich einige unserer Mauerwächter in Eurem Reich umsehen sollen. Deshalb muss ich verlangen, dass Ihr zehn meiner Soldaten mit Euch nehmt."

Raynold krallte sich mit den Händen an Andrex' Sattel fest, damit sie nicht vor Wut zitterten. „Ihr wollt Späher nach Navas entsenden?"

„Und damit sie heil zurückkommen, nehmen wir für jeden Soldaten zwei Eurer Hungermünder in Gewahrsam. Bei der nächsten Toröffnung könnt Ihr sie wieder eintauschen." Der Anführer grinste.

Raynold wusste, dass er die Forderung eigentlich ablehnen müsste. Dann dachte er an die wartenden Menschen. Viele von ihnen benötigten Medizin, die es in Navas nicht gab. Er hielt sich die eingefallenen Gesichter der Leute aus Dinbrock vor Augen. Wenn er sich nun auch noch mit der Mauerwache anlegte, würden sie alle noch mehr leiden. „Wir tauschen eins zu eins", beharrte er dennoch.

Der andere musterte ihn argwöhnisch. „Na gut, aber nur, damit wir schnell fertig sind. Wir reiten zurück und bringen unsere Soldaten und Ihr bringt Eure Erwählten. Darunter fünf Kinder, drei Männer und zwei Frauen."

Raynold kochte vor Zorn. Er wusste, dass noch eine Forderung seinerseits auf taube Ohren stoßen würde. Also glitt er aus dem Sattel und trat mit Andrex am Zügel in die Menge der Wartenden.

KAPITEL 14

Crystal

So sehr sie von der Mordnacht geschockt war, so dankbar war sie doch, dass sie nun eine Möglichkeit gefunden hatte, hinter die Mauer zu kommen.

Am Morgen nach dem Mord hatte großer Aufruhr geherrscht, zu ähnlich waren die beiden Leichen zugerichtet worden, als dass es Zweifel daran gab, dass es sich um ein und denselben Mörder handelte. *Olley,* dachte Crystal bitter. Der junge Mann aus Kayol war in der Nacht in Form eines Adlers verschwunden und seitdem nicht mehr aufgetaucht. Crystal konnte ihn jedoch nicht verraten, weil er ihren Wachdienst übernommen hatte und sie deshalb riesigen Ärger bekommen würde. Außerdem: Wer würde ihr schon glauben, dass er sich vor ihren Augen in ein Tier verwandelt hatte? Natürlich war seine Abwesenheit aufgefallen und es wurde festgestellt, dass er auch schon bei dem ersten Mord Nachtwache gehalten hatte. Einige Mauerwächter glaubten, dass er dem Mörder geholfen hatte oder selbst der Täter war, andere, dass er ebenfalls tot war.

Crystal wurde schlecht, wenn sie daran dachte, dass sie ihm so nah gewesen war. Wie leicht hätte er sie anfallen können? Auf der anderen Seite erinnerte sie sich mit Grausen an den Schatten, der sich über dem Lager zusammengezogen hatte, als sie aufgewacht war. Zu dem Zeitpunkt, zu dem sie Olley bei der Leiche entdeckt hatte, war der Schatten längst fort gewesen. Sie verstand das alles nicht, fühlte nur, dass es sich bei dem Reich Navas tatsächlich um einen furchteinflößenden Ort handelte.

Niemand erkannte sie unter dem Helm und der leicht zu großen Rüstung, die sie dem kleinsten der ausgewählten Soldaten so mühelos entwendet hatte. Sie hatte ein schlechtes Gewissen, wegen seinem ausgekugelten Arm, dem Knebel und der Fesseln. Allerdings konnte sie diese einmalige Chance unmöglich ziehen lassen.

Crystal hatte keine Ahnung, wie es von hier weitergehen sollte, nur dass sie jetzt ein paar Tage Zeit hatte, um an das Amulett zu kommen. Mit etwas Glück würde sie es beim Rücktausch bereits in den Händen halten und irgendwie nach Gemma zurückbringen können.

Aus einer zerlumpten Menge, die sich vor der Mauer versammelt hatte, sah sie den König von Navas heranreiten. Er führte die Geiseln aus seinem Reich persönlich an. Es schien, als ob er ein paar beruhigende Worte mit den Menschen wechselte. Er ritt auf einem braunen Pferd und hatte neben seiner Rüstung noch einen visierlosen Helm auf, unter dem schulterlanges, schwarzes Haar hervorquoll. Schwarz wie der Schatten, und doch wirkte er nicht annähernd so furchteinflößend. Crystal trug ihren Helm tief im Gesicht und der breite Nasenschutz verdeckte das meiste davon. Wofür sie dankbar war, denn so erkannte niemand, dass sie den Platz von 119 eingenommen hatte. Auf ihrem roten Brustharnisch prangte das Wappen der Mauerwache und das Abbild der blauen Edelsteine war weithin zu sehen.

Der Trossführer nahm nun die Geiseln aus Navas in Empfang. Einige schienen noch Kinder zu sein und alle wechselten mit der gleichen grimmigen Entschlossenheit in die fremden Reihen über. Dann gab der Offizier den zehn wartenden Mauerwächtern ein Zeichen, dem jungen König zu folgen.

Crystals Gesicht glühte unter ihrem Helm, als sie die ersten Schritte in das Königreich der Schatten setzte.

Teil Zwei

„Meine treue Dienerin kehrte heute endlich zu uns zurück. Der König hatte die Nordfrau längst fortgebracht. Ich sagte ihr, dass wir uns bereitmachen sollten, und sie nickte nur stumm. Oh, meine Sora, wie froh ich bin, dass du an meiner Seite bist!“

(Aus dem Tagebuch der Oberschwester Christine)

KAPITEL 15

Der Schneepalast

Im Schneepalast herrschte klirrende Kälte. Hunt wünschte sich nichts mehr, als sich in den weißen Löwen zu verwandeln, aber Skade hatte es verboten. Fröstelnd stand er hinter der Eisscheibe, die die Göttin von der Außenwelt trennte. Nur mit Mühe hatte er sich hierher retten können. Die Erinnerung an sein Scheitern waren immer noch beschämend für ihn. Er dachte an die Nordfrau, die ihn mit Crystals Säbel aus Dämonenstahl so schwer verletzt hatte, dass er sich wie ein verwundetes Viech zurückgezogen hatte.

„Das zweite Amulettstück hätte geholfen, das Eis zu zerbrechen", sprach sie mit einer Stimme, die aus den Tiefen einer Gletscherspalte zu kommen schien.

Missgelaunt sah er seiner Mutter in die Augen. Eine Standpauke ihrerseits machte alles nur noch schlimmer. „Ich werde dir das heilige Schmuckstück besorgen und wenn ich dem Feuerdämon persönlich gegenübertreten muss. Er macht mir keine Angst."

„Nicht den Dämon solltest du fürchten, sondern den jungen König von Navas. Sein Verstand ist scharf. Er trägt Gayas Magie in seinem Blut und wahrscheinlich hat er längst von der Kraft des Amulettes erfahren."

„Du kannst dich auf mich verlassen. Dieses Mal werde ich nicht versagen."

Skade trat näher an die Eisscheibe heran. Ihr makelloses Gesicht war voll kaltem Zorn. „Fang das Amulett ab, bevor das Mädchen – diese Crystal - es in die Finger bekommt. Ich möchte kein Risiko eingehen, denn sie macht dich schwach, so wie die Liebe jeden schwach macht."

Hunt biss die Zähne zusammen. „Ich mache mich direkt auf den Weg. Bis nach Navas ist es nicht weit."

„Du weißt, wie du die Grenze überschreiten kannst?"

„Durch den Verwunschenen Wald. Dort, wo der Dämon keine Spuren hinterlassen hat."

Über Skades Gesicht huschte ein Lächeln. „Sehr richtig. Ich weiß zwar nicht, was dich dort erwartet, aber falls es etwas Gefährliches ist, sieh zu, dass du am Leben bleibst!" Mit einem Wink ihrer Hand verabschiedete sie Hunt. Dieser fragte sich, ob er wohl gerade dabei war, den größten Fehler seines Lebens zu begehen.

„Du kannst hervortreten, Elendíl." Skade wandte sich um und sah zu ihrem zweiten Sohn. Makellos wie Asturiél es einst gewesen war, bevor er sich den lächerlichen Namen `Hunt´ gegeben hatte.

Elendíl hatte seine langen, weißen Haare von ihr geerbt, dazu strahlend blaue Augen und einen vollen Mund. Mit seinem markanten Kinn und den hohen Wangenknochen wäre er ein stattlicher Thronfolger gewesen, dachte Skade. So aber hatte ihr Sohn Jahrhunderte lang bei ihr ausgeharrt. Sie hatte es geschafft, ihn auf den Moment vorzubereiten, der sich unaufhaltsam näherte. *Gayas Prophezeiung erfüllt sich. Das Amulett erwacht zum Leben und der, der es am Ende zusammenfügt, gewinnt.* Sie sah Elendíl fest in die Augen. „Du bist bereit, unser Eisreich zu verlassen?"

„Natürlich, Mutter. Mein ganzes Leben habe ich darauf gewartet, mich zu beweisen."

Skade lächelte. Es war ein ungewohntes Gefühl, weil sie sich wirklich freute. „Dann stell dich nicht so töricht an wie dein Bruder und hüte dich vor den Irrungen der normalen Menschen. Du siehst, wie verwundbar Asturiél sich gemacht hat."

„Das wird mir nicht passieren. Ich empfinde nichts für diese erbärmliche Spezies."

„Umso besser. Wenn wir erstmal aus diesem Palast ausgebrochen sind, werden wir uns Lebewesen nach unserem eigenen Geschmack formen. Favoria werde ich mit Schnee und Eis überziehen, sodass die Menschen jämmerlich zugrunde gehen. Und wenn meine Magie endlich wieder ganz mein ist, dann werde ich uns etwas Neues erschaffen."

„Was wird mit meinem Bruder geschehen?"

„Das hängt von ihm ab. Wenn er sich fängt und mir beweist, dass er auf meiner Seite steht, werde ich ihn verschonen. Wenn nicht …"

Elendíl schlug die Augen nieder.

„Das macht dir doch nichts aus, oder? Du kennst deinen Bruder schließlich kaum, denn ich wollte nicht, dass er dich verdirbt."

„Asturiél ist mir egal."

Skade neigte den Kopf zur Seite. Ein dunkles Licht glomm hinter Elendíls Augen und färbte diese tiefblau. Skade erkannte das Licht des Hasses. Und es leuchtete hell in ihm. Elendíl würde nicht zögern, das zu tun, was getan werden musste. Skade reckte ihr Kinn in die Höhe. „Dann geh und erfülle deine Aufgabe. Es wird Zeit, dass du zeigst, was du kannst."

Elendíl verbeugte sich und wandte sich ab.

Skade sah ihm durch die Scheibe nach. Ihre Hände ruhten auf dem dünnen Eis, das nur sie hier gefangen hielt. Für einen Augenblick lehnte sie ihre Stirn dagegen und dachte an das Amulett, das alles verändern konnte. Gaya hatte es gefertigt, um sie zu befreien. Skade wusste, dass ihre Mutter sie nach Hause bringen wollte. In den Himmelspalast, aus dem sie sich hinabgewagt hatte und in den sie niemals wieder zurückgekehrt war. Und auch dieses Mal beabsichtigte sie nicht, nach Hause zu gehen. Nicht, bevor sie dem letzten Menschen das warme Blut in den Adern gefrieren lassen würde.

KAPITEL 16
Elendíl

Sobald seine Füße in den weichen Schnee einsanken, verwandelten sie sich in Tatzen. Starke Bärentatzen, die ihn trugen. Weißes Fell überzog seinen Körper. Seine Mutter hatte ihm die Gestalt eines Bären geschenkt, so wie Asturiél die eines Löwen trug. Oft hatte er in den Schatten gelauert, wenn Asturiél Skade besuchte. Doch niemals hatte er sich zu erkennen gegeben. Skade hatte es verboten. So war ihm sein älterer Bruder, der sich selbst nun Hunt nannte, immer ein Fremder geblieben. Ja, sie teilten das gleiche Blut, denn sowohl Hunt als auch er waren Halbgötter! Aber im Gegensatz zu Hunt hatte Elendíl seinen Vater, den Weißen König von Gemma, niemals kennengelernt. Und wenn er ihm begegnet wäre, hätte er nicht davor zurückgeschreckt, ihn mit seinen scharfen Krallen zu zerreißen.

Fryydhein, das Eisland, lag wie ein weißer Ozean vor ihm und Elendíl verschmolz fast damit. Er liebte seine Heimat. Hier war er aufgewachsen, hatte sich im Schnee gewälzt und die tröstliche Kühle des Eises genossen. Trotzdem bekam er nicht genug davon, sich Geschichten über den Rest Favoris anzuhören. Seine Mutter hatte ihm an langen Abenden von den anderen sechs Reichen erzählt. Vor allem von Gemma, dem Land des Sonnenaufgangs.

Eines Tages werden wir uns den Palast zurückholen und von seinen Türmen aus das Erwachen eines neuen Morgens bewundern. Wir werden über das Orayo-Gebirge blicken und den Ozean gefrieren lassen. Dann werden wir ganz Favoria in einen ewigen Winter hüllen und schauen, ob es hinter der Offenen See noch andere Wunder zu entdecken gibt. Ihre Worte hallten in seinem Kopf wider. Er leckte sich über die Schnauze. Wie oft hatte er in Bärenform die Robben an der Küste gejagt und gefressen, während er von anderen Welten träumte. Nun fragte er sich, wie es wäre, ein Gott zu sein und Sterne mit neuem Leben zu füllen. Wie meistens, brachen seine Gedanken an dieser Stelle ab. Seine Mutter war eine Göttin und doch war sie gefangen. Eingesperrt in ihrem eigenen Palast, den sie mit Zauberkraft erbaut hatte. Wäre Hunt nicht so zögerlich gewesen, wäre die Scheibe, die sie im Palast hielt, längst zersprungen. Er selbst konnte den Bann leicht durchschreiten, denn niemand wusste, dass Skade einen zweiten Sohn geboren hatte. Also hatte sein Vater, der Weiße König von Gemma, den Bann nur für Skade ausgesprochen. Wäre es anders gewesen, wäre er längst verhungert. Im Gegensatz zu seiner Mutter brauchte er Nahrung.

Im Schnee sah er die Abdrücke eines Löwen, die sich in südöstliche Richtung bewegten, hin zum Verwunschenen Wald. Bis jetzt hatte sich Elendíl noch nie getraut, Fryydhein zu verlassen, aber nun war es so weit. Er hatte den Auftrag bekommen, Crystal zu finden, jene junge Frau, die das Amulett zum Leben erweckt hatte. Er schwor sich, dass er erfolgreich sein würde.

KAPITEL 17

Crystal / Raynold

Der Marsch von der Mauer zur Burg Schwarzflügel war lang. Sie liefen ein gutes Stück zu Fuß, bevor der König in einem der nahegelegenen Dörfer anhalten ließ. Mit seinen schwarzen Kleidern, den dunklen Haaren und dem düsteren Gesichtsausdruck wirkte er genauso finster wie das karge Land, das Crystal umgab.

„Ich habe zwei Kutschen für euch bereitgestellt. Wer lieber reiten möchte, bekommt ein Pferd, dann könnt ihr eure Rüstung in die Wagen legen“, sagte er knapp.

Crystal schluckte, setzte dann aber doch den Helm ab. Sie waren weit genug gekommen, und selbst wenn ihre Kameraden Verdacht schöpften, weil sie eine der neueren Rekruten war, würde man sie nicht mehr zurückschicken. Ihr langes Haar quoll unter dem Helm hervor, der geflochtene Zopf hatte sich gelöst.

„Oh, du bist auch dabei“, sagte ein junger Kerl, der mit ihr in Richtung Osten aufgebrochen war.

„Ja“, sagte sie schlicht und war froh, um weitere Erklärungen herumzukommen.

„Willst du reiten, oder in der Kutsche mitfahren?“, fragte sie eine tiefe Stimme, die Crystal herumfahren ließ.

Sie zuckte erschrocken zurück, fing sich dann aber im nächsten Moment wieder. König Raynold stand hinter ihr und seine dunklen Augen schienen sie zu durchbohren. Crystal schluckte und neigte den Kopf. Sie war nicht sicher, wie man dem König von Navas zu begegnen hatte. Als sie wieder aufsah, lächelte er zu ihrer Überraschung.

„Na, was ist? Wir haben nicht ewig Zeit. Entscheide dich für Pferd oder Wagen."

„Ich würde gerne reiten", stotterte Crystal. Sie war durch die Nahbarkeit des jungen Königs völlig irritiert. Ihr Blick, den sie nun wieder senkte, streifte sein Handgelenk und blieb an einem silberfarbenen Schmuckstück hängen. Das Amulett! Ihr Herz begann laut zu pochen. Hier war es, zum Greifen nahe und doch unerreichbar fern.

„Gut. Am besten legst du die schweren Teile deiner Rüstung ab, so kommen wir schneller voran."

Crystal löste sich aus der Starre und riss den Kopf nach oben. Für einen Moment trafen sich ihre Blicke, verfingen sich. Crystal wurde heiß und kalt zugleich. Sie dachte an den Dämon, den sie von den Heiligen Quellen aus gesehen hatte. Auch der König schien wie gefangen von ihrem Anblick zu sein.

Dann blinzelte er und der Bann war gebrochen. Trotz der Kürze des Augenblicks atmete Crystal schwer. Sie hatte keine Ahnung, was da gerade passiert war.

Das war das Mädchen aus seinem Traum gewesen, da war sich Raynold sicher. Ihm wurde heiß und kalt zugleich, wenn er an ihre flüchtige Begegnung dachte. Was hatte es zu bedeuten, dass sie genau jetzt auftauchte? Dieser Austausch mit den Soldaten der Freien Reiche hatte ihm gerade noch gefehlt, aber dass das Mädchen aus seinem Traum unter ihnen war, gab ihm den Rest. Grimmig drückte er Andrex die Schenkel in die Flanke, um ihn zum Traben zu bringen. Er überließ es Torrens die Truppe aus den Freien Reichen in die Kutschen und auf die Pferde zu geleiten. Er selbst ritt mit seiner kleinen Entourage voraus. Er fühlte die fragenden Blicke seiner Leibgarde in seinem Rücken, hielt aber die Lippen fest aufeinandergepresst. Wie sehr er Philippa und Ramires in diesem Moment vermisste! Mit ihnen hätte er sich über alles austauschen können. Über die seltsamen Morde, über die Mauerwächter, die man ihm aufgebürdet hatte, und über das Unglück der Menschen in Dinbrock, die ihn mit hageren Gesichtern angestarrt hatten. *Trisha ist da,* erinnerte er sich. Wenigstens sie würde ihm mit Rat und Tat zur Seite stehen, auch wenn die Heilerin aus Stravoos angespannt wirkte. Ob es etwas mit dieser Kim zu tun hatte, die sie mitgebracht hat? Raynold wusste es nicht. Trisha hatte ihm nur knapp erklärt, dass Kim zu ihrer Unterstützung mitgekommen sei. Egal, er musste mit dem arbeiten, was zur Verfügung stand. Je mehr Menschen er für sich gewinnen konnte, desto gestärkter würde sein Reich von innen sein. Sollten diese Soldaten der Mauerwache nur nachsehen, ob sie etwas fanden und dann wieder ihrer Wege ziehen.

Sie erreichten Burg Schwarzflügel am fünften Tag nach der Abreise von der Mauer. Grau und unheimlich ragten ihre Türme in den wolkenverhangenen Himmel. Crystal schluckte. Alles, was das Königsschloss in Gemma an Pracht aufwies, schien hier heruntergekommen und kalt zu sein. Auf ihrem Ritt durch das Land hatte sie, wie die anderen der Abgesandten, ihre Augen offengehalten, doch sie waren auf nichts Bedrohliches gestoßen. In Darka, der Hauptstadt, hatten sie in einem Gasthaus übernachtet und Schattenkohlsuppe gegessen, die Crystal sogar ausnehmend gut geschmeckt hatte. Die Menschen, die sie trafen, waren einfach gekleidet. In Gemma hätte man sie vielleicht für arm gehalten, hier aber schien das normal zu sein. Von König Raynold hatte sie nichts mehr gesehen. Er war mit seiner Leibgarde vorausgeritten und auch wenn sie nach ihm Ausschau gehalten hatte, schien er andere Gesellschaft zu meiden. Bestimmt würde sie ihn auf der Burg wiedersehen, dachte sie, während sie an zwei mächtigen Statuen vorbei auf das Tor zuritten.

„Ihr könnt in der Halle schlafen, dort ist es warm. Der König wird für die Zeit eures Aufenthaltes für euch sorgen lassen“, erklärte Torrens und stieg von seinem riesigen Streitross, das unter ihm wie ein Spielzeugpferd wirkte, ab.

Immerhin hatte Crystal es in die Burg geschafft. Das gab ihr vielleicht die Gelegenheit, an das Schmuckstück zu kommen. Jedenfalls hatte sie es schon gesichtet. Sie dachte darüber nach, dass jedes Amulettstück ihr laut der Prophezeiung irgendwann in die Hand fallen würde. Wenn sie nur tatenlos wartete, könnte das allerdings zu lange dauern. Mit Schaudern erinnerte sie sich an die grausam zugerichteten Leichen. Ein gewisser Zweifel, dass es Olley war, bestand weiterhin, aber die Alternative wäre noch schrecklicher. *Hunt, ansonsten könnte es nur Hunt gewesen sein.* Falls er noch am Leben war, würde er alles tun, um an das verdammte Schmuckstück zu gelangen.

„Komm, wir Frauen nehmen diese Seite“, sagte Nummer 555, eine kleinere Soldatin mit kurzrasiertem, rotem Haar. Einer der Oberkommandanten der Mauerwache hatte sie ausgewählt, den Sondertrupp anzuführen.

Crystal folgte Nummer 555. Von den zehn Ausgesandten waren es mit ihr vier Frauen. Crystal war sehr erleichtert, dass sie am Tag des Aufbruchs nicht 555 ausgeschaltet hatte, denn die Frau organisierte die Gruppe gut.

„Was werden unsere nächsten Schritte sein?“, fragte Crystal möglichst neutral, um nicht zu zeigen, dass sie keine Ahnung von den Anordnungen des Kommandanten hatte.

„Erst einmal sehen wir uns auf der Burg um. Zwei von uns werden dabei sein, wenn der König Hof hält, der Rest geht mit offenen Ohren und Augen durch jeden Turm, jedes Gemach und jeden Innenhof.“

„Dürfte ich an der Versammlung teilnehmen? Ich komme aus Gemma und habe dort am Königshof gedient. Bestimmt würde es mir auffallen, wenn etwas Ungewöhnliches geäußert wird." Crystal hielt den Atem an, nachdem sie die Frage gestellt hatte. War sie zu forsch gewesen?

Die verblasste Narbe an der rechten Gesichtshälfte der Anführerin verzog sich leicht, als sie Crystal anlächelte. „Gerne! Niemand wird sich darum reißen, sich den Hintern platt zu sitzen, nachdem wir tagelang geritten sind."

Crystal grinste erleichtert. Sollten sich die anderen in der düsteren Burg umsehen. Sie würde nur auf den König achten. *Und auf das Amulett,* dachte sie und legte sich ihre Decke auf einem Bündel Stroh zurecht.

„Irgendetwas stimmt da nicht. Man hat noch nie einen Austausch von Menschen gefordert." Raynold sah Trisha eindringlich an. Die Heilerin saß ihm gegenüber in den ehemaligen Gemächern seines Vaters, in denen dieser zu seinen Lebzeiten Privataudienzen gehalten hatte. „Das hängt bestimmt mit den sonderbaren Morden zusammen. Hinter der Mauer gab es sogar zwei davon."

„Meinst du, Ramires und Philippa könnten dahinterstecken?"

„Nein, naja, ich weiß es nicht. Aber das erste Opfer stammte aus Navas. Weder Philippa noch Ramires würden einen der unseren töten."

„Und was, wenn Ramires außer Kontrolle geraten ist? Wenn sie tatsächlich den Dämon erweckt haben …"

Raynold starrte betreten auf den glattgeschliffenen Kiefernholztisch und knetete seine langen Finger. Trisha legte ihm eine Hand auf die Schulter.

„Was haben deine Späher dir gesagt?"

„Sie haben ein verlassenes Lager gefunden. Am Rande des Verwunschenen Waldes. Die Spuren waren relativ frisch. Feuerstellen, Essensreste, Hufabdrücke. Die Truppe hat sich entlang der Berge in Richtung des Dämonenfelsens bewegt. Irgendwo dort verliert sich die Fährte."

„Und es gibt keine Hinweise, wohin sich der Tross danach bewegt hat?"

Raynold schüttelte den Kopf. „Alles rund um den Felsen ist tot. Selbst die Lavaflüsse sind zu Stein erstarrt. Der Rauch hat sich verzogen, aber die Erde ist aufgebrochen und brach. Es muss ein schreckliches Bild sein."

Trisha rieb sich ihre Nase. „Wir müssen Philippa finden. Und deinen Bruder. Irgendwo halten sie sich versteckt. Es ist sonderbar, dass keiner etwas gesehen hat."

„So viele Männer konnte ich nicht aussenden. Schau dich um, die Burg ist nur spärlich besetzt, mein eigenes Heer fast bedeutungslos. Wenn die Freien Reiche heute entscheiden, Navas zu überrennen sind wir ihnen hilflos ausgeliefert."

„Davor schrecken sie zurück. Gerade jetzt. Du weißt, was man sich über die Menschen dieses Landes erzählt."

Raynold schluckte. „Ja. Es ist das Dämonenblut, das sie fürchten. Und etwas Sonderbares ist im Gange. Ich habe …" Er unterbrach sich, hatte Angst, es auszusprechen. Aber Trisha sah ihn so mitfühlend und offen an, dass er seinen Mut zusammennahm. „Ich habe eine Art Vision gehabt. Mein Vater wollte, dass ich nach Antworten suche. Er hat gesagt, ich solle bei der Kapelle nachsehen. Da war eine Kammer." Die Erinnerungen an das, was er dort erlebt hatte, drohten ihn abermals zu übermannen. Die Kriege, das Schlachtfeld, er selbst tot und noch schlimmer: Das ewige Eis. Das brache, winterüberzogene Land, regiert von einer grausamen Schneekönigin. Er schüttelte den Kopf. Seine Kehle war wie zugeschnürt.

„Was hast du gesehen?", fragte Trisha eindringlich. „Wenn ich dir hier irgendwie helfen soll, musst du es mir sagen."

„Ich kann es selbst kaum glauben, aber Gaya hat zu mir gesprochen. Sie sagte, wenn es mir, also uns, wer immer am Ende auf der Seite der Menschen Favorias steht, nicht gelingt, das Amulett wieder zusammenzusetzen, wird etwas Schreckliches passieren." Er strich über das Schmuckstück, das um sein Handgelenk hing. „Aber ich habe keine Ahnung, wie ich das machen soll, und auch nicht, wo sich die anderen beiden Teile befinden.“

Trisha sah ihn nachdenklich an. „Das, was du um den Arm trägst, ist das Stück, das ihr in der Dämonenhöhle gefunden habt? Dort, wo es mit Ramires angefangen hat?“

„Ja.“

„Wir müssten mehr über das Amulett herausfinden, aber wie? Gibt es sonst irgendwelche Überlieferungen?“

Raynold schüttelte den Kopf. „Nicht, dass ich wüsste. Gaya hat mir auch gesagt, dass du kommst und jemand aus Gemma, der mir helfen könnte. Sie sagte, dir drohe Gefahr, aber davon war nichts zu merken, oder?“

Trisha sah ihn nachdenklich an. „Etwas ist geschehen, aber nicht mir, sondern Kim. Sie hat bis jetzt nicht darüber gesprochen, aber ich glaube, es ist Zeit, ihr einen Besuch abzustatten.“

KAPITEL 18
Kimberley

Kim war den ganzen Tag unruhig auf der Burg umhergetigert. Dadurch war es ihr gelungen, Trisha geschickt aus dem Weg zu gehen. Momentan war die Heilerin bei Raynold. Wie so oft! Kim spürte den vertrauten Stich der Eifersucht in ihrem Herzen. Sie wusste, dass sie selbst schuld daran war, dass Trisha sie nicht mehr bat mitzukommen. Zu oft hatte sie sich gesträubt oder Ausreden erfunden. Der traurige König interessierte sie noch weniger als die Probleme seines erbärmlichen Landes. Wenn sie abends in ihrer Kammer lag und auf den Schlaf wartete, dachte sie an den unheimlichen Schatten, an das Gefühl der Angst, das ihr über die Haut gekrochen war. Dann wollte sie am liebsten schreien. Oder einen Schnaps trinken.

Nur Jack, der große Mischlingsrüde, gab ihr das Gefühl einigermaßen sicher zu sein. Er legte sich neben sie, aber manchmal wünschte sie sich, dass es Trisha wäre, um die sie ihre Arme schlingen könnte, doch noch viel öfter verfluchte sie die Heilerin. Sie war es gewesen, die sie hierhergebeten hatte, in dieses sonderbare Land zu diesem verfluchten König. Warum hatte Kim sich damals nur breitschlagen lassen?

„Verdammt", stieß sie hervor und fuhr sich mit den gespreizten Fingern durchs Haar. Von ihrem Fenster aus konnte sie die Soldaten der Mauerwache im Hof sehen. Die zehn Männer und Frauen hatten ihre Rüstungen abgelegt, schienen sich aber trotzdem nicht sonderlich wohlzufühlen. Offenbar waren sie gerade in ein Gespräch vertieft, wobei sie sich immer wieder umblickten. *Ob sie auch den Schatten fürchten?* Eine junge Frau schaute zu ihr hoch. Für einen Moment trafen sich ihre Blicke. Etwas an der Art, wie die Soldatin sie ansah, machte Kim unruhig. Diese weit auseinanderstehenden Augen schienen alles zu erfassen. Hastig trat sie in ihre Kammer zurück und ließ sich auf das Bett fallen. Die Soldaten hatten wenigstens was zu tun und vor allem: Sie durften wieder gehen. Sie selbst hatte sich in Trishas Hände begeben. Das bereute sie mittlerweile bitterlich.

Ein Klopfen drang durch ihre düsteren Gedanken.

„Ja", sagte sie knapp und erwartete einen der Diener, der ihr das Abendessen brachte, weil sie mal wieder keine Lust hatte, in die Halle hinabzusteigen.

„Wir müssen mit dir sprechen."

Trisha – ihre Stimme unnachgiebig wie Fels. Hart und kalt. Mit der Professionalität einer Frau, der man besser nicht widersprach.

Kim seufzte. „Ich bin müde. Kannst du nicht das, was du erledigen willst, tun, und uns dann nach Hause bringen?"

Trisha schnaubte verächtlich. „Du bist hergekommen, um Klaiberkraut zu sammeln, richtig?" Die Heilerin trat ungebeten ein, den König an ihrer Seite.

Warum ist ihr Blick so eisig? Und warum nur kann ich mich immer noch nicht überwinden, freundlicher zu ihr zu sein? „Richtig", antwortete Kim.

„Nun, König Raynold wird dich nach Herzenslust davon pflücken lassen und ich werde dir erläutern, wie du Setzlinge anpflanzen kannst. Dafür wirst du uns erzählen, was in jener Nacht passiert ist, als du davongelaufen bist."

Trishas Augen bohrten sich wie Klingen in Kims Herz hinein. Hektisch suchte sie nach einer Erklärung. Etwas, das nicht so lächerlich klang wie `ein Schatten ist über mich hinweggezogen.´

„Es war dunkel, mir war kalt und ich war allein in diesem

verfluchten Land. Wahrscheinlich habe ich mir einfach Dinge eingebildet."

Trisha sah aus, als ob sie ihr am liebsten eine schallende Ohrfeige verpassen wollte. Kim hob kämpferisch das Kinn und starrte zurück. *Komm nur, schlag zu, dann weiß ich, dass du genauso wenig wert bist wie Alec, wie Gabbalon, wie all die anderen Hundsfotte.*

Zu ihrer Überraschung trat Raynold hervor. „Kim, oder?"

„Kimberley Robinson. Genau. Meine Freunde nennen mich Kim."

„Also, Kimberley. Ich muss nicht unbedingt dein Freund sein, aber ich kann dafür sorgen, dass du heil nach Stravoos zurückkommst. Und ich gebe dir Klaiberkraut, so viel du möchtest, nur würde ich wirklich gerne wissen, ob dir etwas Ungewöhnliches aufgefallen ist. Es ist nämlich so, dass wir eine Leiche gefunden haben …"

Kim hörte angespannt zu, als Raynold ihr die Geschichte erzählte. Dann schlug sie die Augen nieder. Biss sich auf die Unterlippe. Als sie wieder aufsah, blickte sie direkt in die fast schwarzen Augen des Königs. Wieder rann ihr eine Gänsehaut über die Arme. Je schneller sie hier wegkam, desto besser. „Es war tatsächlich sonderbar", begann sie und dann erzählte sie alles über den Vorfall. Bis zu dem Punkt, an dem Trisha sie in der Früh gefunden hatte.

„Es würde zu meiner Vermutung passen", sagte Trisha an Raynold gewandt. Dieser nickte und rieb sich das Gesicht.

Der König sah müde aus und auf einmal tat er Kim leid. Ebenso wie es ihr leidtat, wie sie sich Trisha gegenüber verhielt. Nun gut, mit Trisha konnte sie nicht anders reden, zu sehr hasste sie sich selbst dafür, Gefühle für jemanden entwickelt zu haben, aber vielleicht könnte sie wenigstens ihre Mission unterstützen. „Was ist denn deine Theorie?", fragte sie.

Die beiden wendeten sich erstaunt zu ihr um.

„Wenn du wirklich davon erfahren willst, dann komm mit runter und iss mit uns zu Abend. Es gibt einiges zu besprechen.

Du kannst herzlich gerne dabei sein." Ein mattes Lächeln erhellte Trishas Gesicht.

Kim nickte, warf sich einen Umhang über, und folgte ihnen in die Halle.

„Und ihr meint, das könnte dieser Dämon gewesen sein?" Kim fröstelte, trotz des Feuers, das im Kamin prasselte.

„Nicht so laut", ermahnte Trisha sie. „Diese Mauerwächter haben ihre Ohren überall." Missbilligend warf sie den Soldaten der Freien Reiche einen Blick zu. Sie saßen am anderen Ende der Tafel. Kim glaubte kaum, dass sie etwas von ihrer Unterhaltung mitbekamen. Und dennoch: Dort drüben war auch die sonderbare junge Frau, die vorhin zu ihr hinaufgeschaut hatte. Jetzt, da Kim sie genauer betrachtete, fand sie nichts Außergewöhnliches an der Soldatin, wahrscheinlich hatte sie sich getäuscht.

„Dann verstehe ich nur eins noch nicht", unterbrach Raynold ihre Gedanken. „Diese Hilfe aus Gemma, es ist doch fast unmöglich, dass jemand von dort zu uns kommt."

Kim lachte laut auf, hielt sich dann aber die Hand vor den Mund. „Du bist mir ein scharfsinniger Herrscher. Frag doch mal bei den Mauerwächtern nach, vielleicht stammt ja einer von ihnen aus dem Reich des Weißen Königs."

Trisha und Raynold blickten sie so entgeistert an, als hätten sie ein tauchendes Kälbchen gesehen. „Was ist?", fragte Kim.

„Sie hat recht", sagte Trisha nur.

Diese Nacht, lange nachdem sich der König zurückgezogen hatte, saß sie mit Trisha am schwindenden Feuer. Beide blickten in die immer kleiner werdenden Flammen.

„Es tut mir leid", begann Kim schließlich. „Diese Nacht. Ich hätte niemals, naja, es hätte niemals passieren dürfen."

Trisha wandte ihr den Kopf zu. „War es so schlimm für dich?"

„Nein!", protestierte Kim. *Nein, es war zu schön, um wahr zu sein,* fügte sie im Stillen dazu. Sie glitt zurück in die Erinnerungen an die Höhle, an Trishas Küsse, an ihre Berührungen, an das Gefühl der perfekten Zusammengehörigkeit. Wann hatte sie sich jemals so geliebt gefühlt? „Nein", sagte Kim ruhiger. „Aber ich kann das nicht. Nicht mit dir, nicht mit irgendjemandem. Es würde mich kaputtmachen, verstehst du?"

Trisha sah sie nachdenklich an. „Ja, ich glaube, ich verstehe. Du brauchst auch keine Angst haben, dass ich dich bedränge. Du hast dich deutlich genug ausgedrückt."

Oh bitte, warum küsst du mich nicht einfach, nimmst mich in den Arm, mit in deine Welt? Bitte, bitte, ohne dich gibt es nur Finsternis. Merkst du nicht, dass du die Luft bist, die ich zum Atmen brauche? Kim schluckte hart und senkte ihren Kopf. „Danke", sagte sie schließlich leise. Aus dem Augenwinkel sah sie, wie sich Trisha erhob.

„Trish?"

„Ja?"

„Es tut mir wirklich leid."

Trisha schüttelte nur den Kopf. Kim sah ihr nach, als sie durch die dunkle Halle schritt, vorbei an den bereits zusammengerollten Gästen. Kim fühlte sich, als ob sie in einem Ozean ertrinken würde. In einem eisigen, alles verschlingendem Meer. Und sie sank direkt auf den Grund.

KAPITEL 19

Crystal / Raynold

Die Schwarzflügelmänner begrüßten Crystal mit verächtlichen Blicken. Fremde waren in dem schlicht gehaltenen Thronraum wohl nicht gerne gesehen. *Dunkel und grimmig, das ist alles, was dieser Ort ist. Das überträgt sich auf die Menschen.* Crystal versuchte, sich nicht anmerken zu lassen, wie nervös sie war. Sie achtete auf eine gerade Körperhaltung und nahm einen neutralen Gesichtsausdruck an. So als ginge sie das alles gar nichts an. Was es auch nicht tat. Sie wollte nur das Amulett. Vielleicht würde sie heute einen Weg finden, näher an den jungen Herrscher heranzukommen.

Die Flügeltüren schwangen auf und der König schritt mit einem kleinen Tross in den Raum. Darunter waren auch zwei Frauen, eine davon diejenige mit dem pechschwarzen Haar, die Crystal gestern am Fester gesehen hatte.

„Erhebt euch! Erhebt euch für Raynold Schwarzflügel, den Zweiten seines Namens, König von Navas“, rief ein Herold und die Menschen im überfüllten Thronsaal, erhoben sich.

Crystal stand vorne in einer Mauernische. Von hier aus hatte sie alles gut im Blick. Einer ihrer Kameraden hatte auf der anderen Seite des Saals seinen Posten bezogen. Auf einer Empore standen zwei Throne aus dunklem Ebenholz. König Raynold setzte sich auf den einen, der andere blieb leer.

Hinter dem König hatten sich Soldaten seiner Leibwache platziert, doch Crystal hatte nur Augen für die beiden Frauen, die an seiner Seite waren. Sie hatten keine Ähnlichkeit mit den meisten Menschen aus Navas. Die Schwarzhaarige sah aus, als wenn man sich besser nicht mit ihr anlegte. Die andere Frau war etwas größer, hatte strahlendblauen Augen und ein sommersprossiges Gesicht mit weicheren Zügen. Gerade beugte sie sich vor, um dem König etwas ins Ohr zu flüstern. Ob sie seine Geliebte war?

„Ihr könnt euch wieder setzen", sagte Raynold. „Tretet bitte vor, wenn ihr an der Reihe seid, und trag euer Anliegen vor."

Zuerst kam ein ausgezehrter Mann mit einem kleinen Mädchen an der Hand, das einen zerlumpten Verband am Kopf trug.

„Mein Herr. Wir kommen aus Dinbrock und die Mauersoldaten dort haben meine Tochter geschlagen, nachdem sie ihnen keine unserer beiden Ziegen abgeben wollte." Der Sprecher senkte die Augen. „Die Ziegen sind doch das Einzige, das uns noch geblieben ist. Alles andere haben sich diese Gierschlunde schon geschnappt."

Ein Raunen ging durch die Menge. König Raynold hob die Hand. „Deine Tochter ist verletzt worden und ihr habt euch auf den Weg hierher gemacht?"

„Ja, mein Herr, ich wollte, dass Ihr es mit eigenen Augen seht."

„Wie seid ihr hierhergekommen? Der Weg ist weit, selbst für einen Unverletzten."

„Das ist richtig, mein Herr. Wir sind in der Nacht noch ins Landesinnere geflohen. Unsere Ziegen hat man uns trotz der Proteste meiner Tochter weggenommen, also sind wir zu meinem Schwager nach Olderstaft. Er kennt jemanden, der eine Kutsche besitzt. Alle haben geholfen, denn es muss endlich etwas geschehen."

Crystal vernahm zustimmendes Gemurmel im Publikum.

„Ruhe", ermahnte der Herold.

„Dinbrock steht ganz oben auf meiner Prioritätenliste. Sobald es mir möglich ist, werde ich mich darum kümmern. Lasst euch unterdessen Essen und Trinken geben. Meine Heilerin wird sich nachher die Wunden deiner Tochter ansehen und sie behandeln."

„Danke, mein König, vielen Dank."

Der Mann zog sich zurück, wobei er sich immer wieder verbeugte.

Als Nächstes trat ein Bauer vor, der klagte, dass sein Hof bei einem Feuer abgebrannt war. Das Gehöft lag außerhalb einer Dorfgemeinschaft und nun hatte seine Familie keinen Ort mehr, an dem sie ihren Lebensunterhalt bestreiten konnte.

„Nimm deine Familie und deine Knechte und siedle dich in der Nähe des verbotenen Tals an. Ich möchte sehen, ob dort wieder etwas wachsen kann. Zu deiner Unterstützung suche dir noch zehn Männer aus Darka aus, sie sollen dich mit Nahrung und Tat unterstützen. Komm in drei Mondzyklen wieder und berichte, dann wirst du einen angemessenen Lohn erhalten." Raynold versprach ihm außerdem neue Aussaat, sowie drei Säcke Korn.

So ging es stetig weiter. Crystal stand und lauschte. König Raynold hörte alle an. Die meisten schienen zufrieden mit seinen Urteilssprüchen. *Was für ein Unterschied zum Herrscher von Gemma,* dachte Crystal angetan, auch wenn ihr langsam die Beine wehtaten.

Endlich hatte der Letzte vorgesprochen. Der König gab ein Zeichen, die Türen zu schließen. Er blieb mit seinem Gefolge zurück. Crystal fand, dass er müde aussah. „Mein König, mit Verlaub", fing ein Mann an, der sich auf einen Stock stützte, und dessen langer Bart bereits ergraut war. „Ihr dürft nicht jeder Bitte nachgeben. Es sind auch Scharlatane unter den Bedürftigen."

Raynold sah den Alten an. „Gewiss sind sie das. Und dennoch weiß ich um die Not, die viele Menschen aus Navas erdulden. Solange ich eine Möglichkeit finde, sie zu lindern, werde ich das tun. Das Volk leidet, vor allem in Dinbrock." Er warf einen finsteren Blick in Crystals Richtung. Statt darauf einzugehen, starrte sie konzentriert an ihm vorbei ins Leere.

„Du kannst aus deiner Nische herauskommen", rief er ruppig in ihre Richtung.

Crystal trat vor und musterte König Raynold kalt.

„Woher kommst du?" Seine Stimme hatte nichts mehr von dem ruhigen Ton, den er gegenüber seinen Untergebenen angeschlagen hatte. Viel eher schwang mühsam unterdrückter Zorn darin.

„Aus Gemma", entgegnete Crystal schlicht.

Zu ihrem Unbehagen wechselte er einen Blick mit den beiden Frauen, die neben seinem Thron standen.

Die Größere nickte. „Wir sollten ihr ein paar Fragen stellen", meinte sie in Richtung des Königs, laut genug, dass Crystal es hören konnte.

Der König rieb sich die Schläfe. Von der anderen Seite trat der zweite Mauersoldat heran. Ein junger Mann aus Nebrusk, wie sich bald herausstellte.

„Wir möchten noch kurz mit dem Mädchen aus Gemma sprechen", erklärte die größere Frau in perfektem Stravoosi. Anscheinend stammte sie aus diesem Teil Favorias.

Soldat 311 verneigte sich knapp. „Bedauere, wir werden erwartet. Und keinem von uns ist es gestattet, allein mit jemandem aus Navas zu reden."

„Es wird nicht lange dauern. Der Soldatin wird nichts geschehen", versuchte die große Frau es weiter, doch der König schüttelte nur den Kopf. Crystal meinte Zorn in seinen dunklen Augen aufglühen zu sehen, aber nur kurz. Dann wurde der Ausdruck von einer tiefen Trauer abgelöst. Fast hatte sie Mitleid mit ihm.

„Ich habe keine Angst, mit ihnen zu sprechen", sagte Crystal, die von der Anweisung nichts wusste, und eine Chance sah, vielleicht das Vertrauen des Königs zu gewinnen.

„Auch du kannst dich den Befehlen nicht widersetzen, selbst wenn du aus Gemma stammst", sagte der Mann aus Nebrusk in ihrer Sprache, so dass nur sie ihn verstehen konnte.

Crystal musterte den Kameraden von der Mauerwache. Etwas an seiner Art gefiel ihr nicht, aber sie beschloss, nicht weiter darauf einzugehen und Gleichgültigkeit vorzutäuschen, um ihre Mission nicht zu verraten. Also zuckte sie mit den Achseln. „Was soll's. Ich habe eh Hunger. Mit Eurer Erlaubnis, Majestät, verabschieden wir uns." Sie deutete eine Verbeugung an.

König Raynold sah sie schweigend an. Crystal wandte sich ab, aber sie fühlte, wie sein Blick ihr quer durch den Thronsaal folge, bis die Tür hinter ihr zufiel. Wortlos lief sie neben 311 her. Er hatte verhindert, dass sie mit dem König sprach. Die Frage war nur, warum?

„Die Mauerwächterin muss die Hilfe sein, von der Gaya in meiner Vision gesprochen hat. Und ich denke, sie hätte mit uns geredet!" Raynold lief aufgebracht in seinem Zimmer hin und her. Trisha und Kim waren bei ihm. Er ärgerte sich immer noch, dass der Soldat aus Nebrusk die junge Frau aus Gemma einfach mitgenommen hatte.

„Es gibt bestimmt unzählige Mauersoldaten aus Gemma. Wer sagt uns, dass es diese ist?" Es war Kim, die den Einwand hervorbrachte. Kim, die endlich aufgetaut war, und sich der Spurensuche angeschlossen hatte.

„Sie ist es. Sie hat etwas Besonderes an sich, das fühle ich." Raynold war stehengeblieben und warf einen Blick aus dem Fenster. Er dachte an seinen Traum zurück. Dieses Mädchen war darin aufgetaucht! Das konnte kein Zufall sein.

Kim schüttelte lachend den Kopf. „Du meinst, sie ist besonders hübsch? O ihr Männer seid alle gleich …"

„Nein, das ist es nicht", unterbrach sie Raynold. „Es ist eher …", er sah zu Trisha, die ihrem Gespräch konzentriert lauschte. „Es ist eher ein Gefühl und es hat etwas mit dem Amulett zu tun. Es wird warm in ihrer Gegenwart. Ich würde es am liebsten abziehen und von mir werfen."

Trisha sog die Luft ein. „Wir müssen versuchen, mit ihr zu reden. Dieser Soldat hat mir nicht gefallen. Aber ich habe da so eine Idee. Meinst du, wir könnten uns morgen Abend die Kleider der Dienstmädchen ausleihen? Wenn es uns gelingt, die Mauersoldatin aus Gemma abzufangen, haben wir fast schon gewonnen."

„Natürlich, alles, was ihr wollt, Hauptsache, wir kommen dem Rätsel auf die Spur." Raynold rieb sich die Schläfen, sein Kopf pochte seit geraumer Zeit. All die Menschen, die um Hilfe baten, all die Bediensteten um ihn herum. Wie dankbar wäre er, wenn ihm sein Vater noch mit Rat und Tat beigestanden hätte. Doch es half nichts. Diejenigen, mit denen er aufgewachsen war, denen er vertraut hatte, waren weg oder gestorben. Er hatte ein Volk zu regieren und etwas sehr Sonderbares ging hier vor sich. „Ich komme nach zum Essen, ich brauche noch etwas Ruhe."

Trisha und Kim verließen den Raum. Wenigstens schien sich die Anspannung zwischen den beiden etwas gelegt zu haben. Raynold schaute vor die Tür, wo zwei Wachen standen.

„Lasst niemanden ein, ich möchte ungestört sein."

„Jawohl, mein König", antworteten beide wie aus einem Munde. Raynold ging zu seinem Bett, streckte sich auf dem frischen, weißen Laken aus und schloss die Augen. Bilder tanzten in seinem Kopf. Erst Philippa, dann Ramires, dann das Mädchen aus Gemma. Alles zerfloss zu einem bunten Durcheinander, über dem hoch oben ein Adler kreiste. Dann sprang ein weißer Bär aus dem Chaos hervor, ein Monstrum von einem Tier. Raynold riss erschrocken die Augen auf. Verdammt noch mal, wenn doch nur jemand da wäre, der ihm helfen könnte!

Der Abend nach dem Hofhalten des Königs verlief unspektakulär. Crystal hätte gerne die Chance genutzt, sich noch näher mit ihm zu unterhalten, aber 311 hatte das verhindert. Und vielleicht gab es ja wirklich eine Anordnung, nicht allein umherzuwandern? Sie hatte sich ihren Platz in der kleinen Truppe hinterlistig erschlichen, darum war sie bei der Vorbesprechung der Mission nicht dabei gewesen. Trotzdem musste sie einen

Weg finden, an das Amulett zu kommen. Esras Leben hing davon ab! Daran wollte sie denken und nicht mehr daran, den Regeln zu folgen. Sie musste einfach einen Weg finden, um mit König Raynold allein zu sein. Vielleicht ahnte er gar nicht, was er da am Handgelenk trug?

Vom König sah sie allerdings weder beim Abendessen noch am Folgetag etwas. Dafür hatte Crystal beim Auskundschaften der weitläufigen Burg das Gefühl, dass ihr jemand folgte. Sie ließ sich nichts anmerken, blieb aber wachsam und trödelt absichtlich etwas. Als sie sich in einigem Abstand zu den anderen Mauersoldaten befand, ging sie in die Hocke, wie um etwas auf dem Boden des Burghofs zu untersuchen.

„Was willst du von mir?", fragte Crystal leise und tat so, als ob sie sich nur für die rosaweiße Wildblume in ihrer Hand interessiere. Ein Schatten trat aus der Mauernische hervor. Lautlos und geübt.

„Komm heute zu den Weihern im Kräutergarten. Schleich dich raus, wenn die anderen schlafen. Wir werden dir die Hintertür offenlassen."

Crystal musterte die junge Frau mit den kurzen, schwarzen Haaren.

„Hast du mich verstanden?", fragte diese eilig.

„Ja, ich werde sehen, was ich tun kann."

„Es ist wichtig."

Crystal schluckte eine bissige Antwort runter. Alle Möglichkeiten, die ihr halfen, näher an den König und das Amulett heranzukommen, würde sie nutzen.

„Alles in Ordnung bei dir 249?", erschall die Stimme ihrer Truppenführerin vom Wehrgang.

Die Schwarzhaarige war so schnell verschwunden, wie sie gekommen war. Kein Anzeichen mehr von ihr. „Alles gut. Ich habe nur überlegt, wo ich diese Blumen schon mal gesehen habe."

Die Truppenführerin stieg die Stufen zu ihr hinab und warf

einen kurzen Blick auf die Pflanze. „Keine Ahnung. Ich kenne mich mit dem Grünzeug nicht aus. Wahrscheinlich blüht sie auch dort, wo du herkommst."

„Ja, stimmt. Das ist Klaiberkraut", murmelte Crystal eher für sich als für jemand anderen. Die Klosterschwestern hatten es benutzt, um innere Entzündungen zu lindern. Auf einmal erfasste sie eine heiße Welle des Zorns. Sie schmiss die zarte Blüte weg. Oberschwester Christine und all die anderen hatten sie nur für ihre eigenen Zwecke benutzt. Sie hatten Crystal an den König verraten und für was? Für ein dummes Amulett, für eine alte Legende, an die sie immer noch nicht ganz glaubte. Und auch nicht daran, dass sie eine große Rolle darin zu spielen hatte.

Crystal ballte die Faust. Heute Nacht würde sie dem König dieses Dämonenlandes gegenübertreten und ihm ins Gesicht lachen. Sie würde aller Welt zeigen, dass es sich bei den lächerlichen Schmuckstücken um nicht mehr als ein Ammenmärchen handelte. Dumm war nur, dass sie es trotzdem brauchte, wenn sie Esra befreien wollte.

„Ich habe ihr gesagt, dass sie kommen soll", meinte Kim. Sie hatte sich auf die Wiese gelegt, der große Mischlingsrüde Jack döste zu ihren Füßen. Die ersten Sterne standen bereits über den Zinnen des Schlosses und nach und nach erloschen die Lichter hinter den Fenstern.

„Und ich habe der Truppenführerin und den anderen blaue Mohnsamen in ihre Schattenkohlsuppen gemischt. Die werden schlafen wie die Schafe", sagte Trisha.

Jetzt wirkten die beiden ganz friedlich, fast wie ein eingespieltes Duo. Raynold erinnerte sich daran, dass Trisha ihm verraten hatte, dass sie nichts für Männer übrighatte. Ob es Kim war, die ihr Herz in der Hand hielt? Raynold seufzte. Er hatte für seine Verlobte Philippa nie so viel empfunden, wie sein Vater für seine Mutter, und auch sonst ließ er sich nur selten aus der Ruhe bringen. Trotzdem vermisste er Philippa. Er vermisste ihr Lachen, ihren Mut und ihr Draufgängertum mehr, als er es für möglich gehalten hätte. Sie hatte immer einen Plan gehabt und hätte auch jetzt gewusst, was zu tun wäre. *Abgesehen von der Schnapsidee, den Dämon heraufzubeschwören,* dachte Raynold und die liebevolle Erinnerung an seine Verlobte schwand.

„Du könntest mir auch etwas von den blauen Mohnsamen geben, vielleicht würde ich dann mal schlafen“, meinte Raynold und unterdrückte ein Gähnen. Seine letzten Nächte waren voller Albträume gewesen.

„Eher nicht, mein Lieber. Sie vernebeln den Geist und als König musst du nun mal klar denken können“, entgegnete Trisha.

Kim lachte und die beiden Frauen sahen sich für einen Moment an. Ein Knistern erfüllte die einbrechende Nacht, zumindest kam es Raynold so vor.

Alle drei hoben jedoch die Köpfe, als sie Schritte hörten. Der volle Mond beleuchtete den Weg zum Weiher, an dem sie auf die junge Frau aus Gemma warteten.

Eine verhüllte Gestalt trat hinter einem Strauch hervor und zog sich ihre Kapuze vom Haupt. Sie musterte die Gruppe mit lauerndem Blick. Er erhob sich. „Danke, dass du gekommen bist.“

Seine Begleiterinnen schwiegen.

„Es hieß, Ihr wolltet mich sprechen.“

„Setz dich doch. Trisha hier hat einen Trinkschlauch mit Gewürzwein dabei, wenn du magst?“

Die Frau aus Gemma schüttelte den Kopf, setzte sich jedoch zu ihnen ins Gras. Jack hob den Kopf und schnüffelte.

„Was wollt ihr von mir? Ich weiß nicht, wie lange meine Abwesenheit unbemerkt bleiben wird.“

„Wir haben Zeit“, antwortete Trisha mit ihrer ruhigen, überzeugenden Art.

„Nun, du hast mir gesagt, du seist aus Gemma“, fing Raynold behutsam an und nahm ihr gegenüber Platz.

„Ja, das stimmt.“

„Wir haben uns schon bei dem Austausch gesehen, aber ich glaube, ich habe mich noch nicht richtig vorgestellt. Ich bin Raynold Schwarzflügel, Sohn von Ernesto Schwarzflügel."

„Und König von Navas", fügte Kim hinzu, wobei sie Raynold in die Seite stupste.

„Ja. Unglücklicherweise. Nenn mich einfach Raynold, okay? Wie heißt du?"

„Crystal oder Soldat 249. Ganz wie du willst."

Ihr Gesicht war blass, aber entschlossen. Für einen Moment war es ihm so vertraut wie sein eigenes Spiegelbild. Nein, mehr als das, als wäre es ein Teil von etwas Größerem, das er noch nicht verstand. Er blinzelte und konzentrierte sich wieder. „Dann nenne ich dich lieber bei deinem Namen." Er rieb sich über den Arm, an dem er das Schmuckstück trug und berührte es mit den Fingern. Wieder war es ungewöhnlich warm und juckte, als ob es von ihm wegwollte. Gab es tatsächlich einen Zusammenhang zwischen dem Amulett und dem Mädchen? Das musste er jetzt herausfinden. Die drei anderen sahen ihn an, Trisha und Kim aufmunternd, Crystal misstrauisch.

„Nun ja, ich weiß nicht, wo ich anfangen soll, aber in letzter Zeit haben sonderbare Vorfälle mein Land überschattet. Ich wollte dich einfach fragen, wie es um die Freien Reichen bestellt ist."

Ein Ruck schien durch Crystal zu gehen. Ob er ihre Wachsamkeit noch mehr herausgefordert hatte?

„An der Mauer bekommen wir nicht viel aus den anderen Teilen Favorias mit", meinte sie kühl und verschränkte die Arme vor der Brust.

„Was König Raynold eigentlich wissen will, ist, ob du etwas über das Amulett oder eine sogenannte Prophezeiung, die damit einhergeht, weißt? Wir dachten, du könntest davon gehört haben." Kim war neben Crystal gerutscht und zischte ihr die Worte direkt ins Ohr. Ihre dunklen Augen waren zwei Glühsteine, bereit, ein alles vernichtendes Feuer zu entfachen.

Crystal starrte hasserfüllt zurück, gespannt wie eine Raubkatze vor dem Angriff. Doch Raynold sah noch etwas anderes.

Hinter ihrer Maske war Crystal kurz zusammengezuckt! Sie hatte Angst gehabt, nur für den Bruchteil eines Moments. Also wusste die junge Soldatin tatsächlich etwas! Gaya hatte recht gehabt.

„Ihr seid wirklich ein sonderbares Volk! Ich weiß nichts von irgendeiner Prophezeiung oder einem Amulett." Ärger schwang in Crystals Stimme und sie war mit einem Satz auf den Beinen.

„Halt", sagte Raynold, vielleicht ein bisschen zu schnell. „Warte. Wir wollen dir nichts tun, im Gegenteil. Wir denken, dass du uns helfen kannst. Dass du uns beistehen wirst, um Favoria zu retten. Bitte hör mir zu." Das Amulett brannte jetzt wie ein glühendes Eisen auf seiner Haut. Raynold biss kurz vor Schmerzen die Zähne zusammen, doch er sah Crystal weiter eindringlich an. „Bitte, glaub mir. Erkennst du das?" Er zog seinen Ärmel zurück und legte das Amulett frei. Dabei beobachtete er Crystals Reaktion.

Crystal starrte auf das Amulett. So einfach. Es wollte zu ihr, das spürte sie. *Wer das Herzstück findet und dadurch die Magie erweckt, dem werden auch die anderen beiden Teile in die Hände fallen.*

„Gib es mir. Du hast recht. Es ist für mich bestimmt." Schon griff sie nach dem Band, an dem es hing. Es war, als ob das Amulett nach ihr verlangte. Wieder hatte sie das seltsame Flimmern vor Augen, das sie erlebt hatte, als sie das erste Stück aus dem Wasser gezogen hatte. Das war so lange her. Zum ersten Mal wollte sie das Amulett. Spürte den Drang, es bei sich zu haben. Sie musste es bekommen, um Esra zu befreien. Esra, die eine, die sie retten konnte.

Ihre Finger griffen nach dem Band an König Raynolds Handgelenk. Zogen. Ratsch! Die Schlaufe löste sich und das Schmuckstück fiel direkt in ihren Schoß. Aus dem Augenwinkel sah sie, dass die beiden Begleiterinnen von Raynold hochschnellten. Der Hund knurrte. Der kehlige Laut mischte sich wie ein fernes Donnergrummeln unter die angespannte Atmosphäre. Crystal sprang auf die Beine und machte einen Schritt zurück. Wollte gerade weglaufen, in einem verzweifelten Versuch zu entkommen, als sie den jungen König ansah.

Und Raynolds Gesicht wandelte sich vor ihren Augen. Die bleiche Haut wurde zu Leder, borstige schwarze Haare sprossen daraus hervor. Seine Nase wurde länger, wuchs zu einer Tierschnauze, doch am schlimmsten waren die Augen. Zwei gelbe, glühende Schlitze starrten ihr entgegen. Als der König den Mund aufmachte, sah sie die scharfen Reißzähne eines Raubtiers aufblitzen. *Der Dämon!* König Raynold war der Dämon aus ihren Albträumen! Crystal umklammerte das Amulett, fuhr herum, rannte los und krachte in die kleinere der beiden Frauen.

„Nichts da, Diebin", zischte die Schwarzhaarige. „Lass das Amulett los, oder ich drehe dir den Arm rum."

Ihre Finger schlossen sich schraubstockartig um Crystals Handgelenk. Doch ihre Muskeln erinnerten sich noch an das Training der Raupen. Crystal täuschte einen Schlag mit der anderen Faust vor. Nur, um dann gegen das Knie ihrer Gegnerin zu treten und ihr die Beine unter dem Körper wegzureißen. Die schwarzhaarige Frau ging keuchend zu Boden. Sie ließ nicht los und zog Crystal mit sich. Plötzlich war die Bestie von einem Hund über ihr, fletschte drohend die Zähne und dann war da der Dämon. Der Dämon, der über ihr aufragte, das Amulett an sich nahm und wieder zu Raynold Schwarzflügel wurde. Alles binnen kürzester Zeit. Die Kraft entwich aus ihr wie Weizenkörner aus einem aufgeschlitzten Jutesack. Sie wusste nun, dass es den Dämon wirklich gab und er sie umbringen würde. Der Schrecken über diese Erkenntnis war so groß, dass sie ohnmächtig wurde.

„Verdammt, das hätte nicht passieren dürfen!" Raynold war neben die bewusstlose Crystal in die Knie gesunken und tätschelte ihr die Wange. Vage nahm er wahr, dass Trisha bei ihm stand, eine Hand auf seine Schulter legte. „Jetzt wird sie allen sagen, dass wir tatsächlich das Dämonenblut in unseren Adern haben."

„Wir könnten ihren Leichnam im Kräutergraben verscharren", warf Kim giftig ein.

Raynold drehte sich zu ihr um. „Auf gar keinen Fall. Wir müssen mit ihr reden. Ihr alles erklären."

„Erstmal muss sie wieder zu sich kommen", meinte Trisha und beugte sich ebenfalls über die bewusstlose Crystal. Sie benetzte ihre Hände mit dem Wasser aus dem Weiher und legte sie auf Crystals Stirn. „Es ist alles gut, wach wieder auf. Niemand wird dir etwas tun."

„Wir könnten sie in die Kellergewölbe bringen." Kim streckte mit schmerzverzogenem Gesicht ihr verletztes Bein. Aus ihrer Nase tropfte Blut, das sie sich ärgerlich wegwischte.

Trisha feuchtete ein Tuch an und reichte es ihr. „Fest gegen die Nase pressen."

„Geh du mit Kim zurück zum Schloss. Ich warte hier, bis Crystal aufwacht", sagte Raynold zu Trisha.

„Schütte ihr einfach noch mehr Wasser ins Gesicht, das wird sie zu Bewusstsein bringen. Aber pass auf, dass sie dich nicht umbringt. Sie ist verdammt schnell." Kim klang immer noch wütend, aber Trishas Nähe schien sie zu beruhigen.

„Wir lassen ihm Jack da", erklärte die Heilerin. „Bleib." Der Hund hob mit wehmütigem Blick den Kopf, seufzte, blieb aber liegen, während sich die beiden Frauen entfernten.

Raynold saß neben Crystal im Gras und deckte sie mit seinem Umhang zu. Er betrachtete ihr schlafendes Gesicht. Wollte fast seine Hand ausstrecken, um ihr über die Wange zu streichen. Zog sie dann aber zurück. Er lauschte in die Nacht. Vernahm ihr sanftes Ausatmen. Eine ihm unbekannte Sehnsucht erfüllte ihn.

Crystal trieb auf dem Roten Fluss. Dieses Mal stand keiner ihrer geliebten Menschen am Rand und sah ihr zu. Das Wasser war eine reißende Strömung, gegen die sie ankämpfen musste. Prustend schwamm sie auf das Ufer zu. Ein weißer Löwe sprang aus den Büschen, das Maul weit aufgerissen.

Hunt! Vor Schreck ließ Crystal sich wieder zurücktreiben, in die Mitte des Flusses. Voller Verzweiflung sauste sie auf den Wasserfall zu, hinter dem der Dämon lauerte.

Sie sah zu dem Löwen zurück. Vor ihren Augen verwandelte er sich in den einst geliebten Mann. Goldene Strähnen fielen ihm in die Stirn und er lächelte ihr zu.

„Komm zu mir. Crystal, ich liebe dich doch so sehr. Ich werde dich für immer beschützen!"

Lügner, wollte Crystal ihm zurufen, doch sie schluckte nur Wasser, das wie Blut schmeckte. Immer schneller wurde sie von Hunt weggerissen, flussabwärts. Schon hörte sie das drohende Rauschen des Wasserfalls. *Er wird mich töten. Der Dämon wird mich töten!* Voller Panik sah sie sich um, suchte etwas, woran sie sich festklammern konnte, doch in dem roten Sog gab es weder Äste noch Steine noch sonst irgendwas Greifbares. Sie schloss die Augen und fiel. Tiefer und immer tiefer. Etwas Haariges fing sie auf und sie schrie.

Crystal schrie. Sie riss die Augen auf. Jack war aufgesprungen und hatte sich über sie gebeugt. Raynold schob den Hund zur Seite. „Es ist alles gut. Bitte, beruhige dich. Ich tue dir nichts."

Das Mädchen aus Gemma sah ihn verwirrt an. „Der Dämon. Du bist der Dämon."

„Ich will dir nichts tun." Raynold hob beschwichtigend die Hände in die Höhe. Dabei sah er ihr in die Augen und merkte, wie ihr Atem sich beruhigte. *Ich kann ihren Herzschlag hören,* dachte er verwirrt. „Hör zu, ich weiß nicht, was das bedeutet, aber du hast etwas Besonderes an dir. Das fühle ich."

Crystal schnaubte verächtlich, als ob er etwas Falsches gesagt hatte. „Ja, das denken sie alle. Etwas ganz Besonderes. Deshalb bin ich hier, in dieser ungemein charmanten Lage. Mit einem Dämon, oder was auch immer und jeder will nur das Amulett."

Ihre Worte trafen Raynold wie ein Faustschlag. „Ich bin kein Dämon. Ich weiß selbst nicht, was da mit mir passiert, aber seit einiger Zeit sieht mein Gesicht wie diese Fratze aus, wenn ich ins Mondlicht trete und das Amulett nicht bei mir habe." Er zögerte. Ließ das nun kalte Schmuckstück ins Gras fallen. Er selbst merkte nichts von der Verwandlung, sah nur den Schrecken in Crystals Gesicht. Sofort griff Raynold wieder nach Madras Amulett. „Mag sein, dass ich aussehe, wie ein Monster, aber ich bin keins. Ich bin ein Mensch, genau wie du und alle anderen."

Ein Mensch, genau wie du. Crystal erkannte die Trauer hinter der sonst so beherrschten Fassade des jungen Königs.

„Mach es nochmal", flüsterte sie.

Raynold sah sie an. „Was? Das Verwandeln?"

„Ja."

Langsam legte er das Amulett neben sich. Crystal hatte nur Augen für sein Gesicht, das wieder das Antlitz des Bösen annahm. Sie fasste allen Mut zusammen. Streckte eine Hand aus und berührte seine haarige Wange. Ihre Finger kribbelten und plötzlich löste sich die Nacht auf und sie sah etwas anderes um sich. Weites Land, satte Wälder, Freiheit, eine Welt voller Freude, die nach Frühlingsblumen duftete. Hastig rückte sie ein Stück von Raynold ab. Er griff wieder nach dem Amulett und sein Gesicht wurde ganz und gar menschlich. Die schwarzen Haare fielen ihm in die Stirn, er musterte sie aufmerksam. Der große Hund stand neben ihm und legte den Kopf schief.

Das Tier sah fast so aus wie der Wolf, der sie damals vor Hunt gerettet hatte. Crystal wischte sich über die Stirn. Wie sollte sie nur aus dem ganzen Schlamassel herauskommen? Der König erschien ihr nicht mehr so bedrohlich, im Gegenteil. Er hatte etwas an sich, das sie besser verstehen wollte, um eine gute

Entscheidung zu treffen. Ihr einziges Problem war dabei der Mangel an Zeit.

Raynold beugte sich vor, seine dunklen Augen ruhten auf ihr. Eigentlich hätte sie sich fürchten sollen. Wer sagte ihr, dass der König von Navas nicht ebenso war wie Hunt oder der Weiße König von Gemma? *Niemand,* hörte sie eine kleine, leise Stimme in sich. Und trotzdem wollte sie nichts lieber, als diesem Mann die Chance zu geben, ihr zu zeigen, dass nicht alles schlecht war in dieser Welt. Also schenkte Crystal ihm ein vorsichtiges Lächeln und sagte: „Erzähl mir, Raynold Schwarzflügel, seit wann verwandelt das Mondlicht dich in einen Dämon?"

So fing es an, mit einer Frage und dann noch einer. Sie saßen noch lange beisammen am Weiher, redeten und lernten einander durch die Erzählungen besser kennen.

KAPITEL 20
Kimberley

Es tat gut, in einem weichen Bett zu liegen. Während sie Trisha dabei beobachtete, wie sie einen sauberen Waschlappen in eine Schale mit Wasser tauchte, wurde ihr ganz warm. Trisha wrang das feuchte Tuch aus und reichte es Kim. Stöhnend wischte sie sich das Blut aus dem Gesicht und streckte versuchsweise das Bein. Nur mit Trishas Hilfe hatte sie es geschafft, sich die Stufen in das Heilerzimmer runterzuschleifen.

„Wir sollten dein Bein kühl halten und die Nase auch." Trisha schüttelte den Kopf. „Ich habe nicht damit gerechnet, dass das Mädchen aus Gemma dich so leicht überrumpelt."

„Pfff." Kim schnaubte verächtlich. Der Ärger schnürte ihr den Hals zu. Insgeheim ging sie immer wieder das Szenario bei den Weihern durch. Raynold, der sich in einen Dämon verwandelt hatte. Crystal, die mit dem Amulett fliehen wollte. „Dieses Land, es ist wirklich verflucht."

Trisha sah sie traurig an. „Du bereust, dass du mitgekommen bist, oder?"

Kim senkte den Blick. Tat so, als ob sie sich für das dreckige Hosenbein interessierte, das ihre Verletzung verdeckte. Wenn sie Trisha die Wahrheit sagte, würde sie ihr damit nur noch mehr wehtun. Außerdem wusste Kim ja selbst nicht so genau, was die Wahrheit war.

„Ja und nein", begann sie zögerlich. Mühsam schob sie ihr Hosenbein nach oben und sog dabei scharf die Luft ein. Das Knie war bereits angeschwollen wie ein Kugelfisch und hatte sich blaurot verfärbt.

Wortlos nahm Trisha ihr den Waschlappen ab und tauchte ihn erneut in die Schale mit kaltem Wasser. Sie wrang ihn noch einmal aus und legte ihn Kim behutsam auf das Knie. „Hör zu", begann sie. „Ich hätte dich nicht so überrumpeln dürfen. Und es war dumm von mir, dich hierher mitzunehmen. In den letzten Tagen habe ich viel nachgedacht." Trisha zögerte. „Wenn man jemanden wirklich liebt, dann lässt man ihn gehen, oder? Man wünscht ihm oder in meinem Fall ihr, alles Glück der Welt und drängt sich nicht auf. Das ist doch das, was wahre Liebe ausmacht."

Kim schluckte. Wollte Trisha sie etwa fortschicken? Weg von hier, so wie Kim es tausendmal verlangt hatte. Verdammt, was war nur mit ihr los, dass sie nicht mehr klar denken konnte? Sie sah Trisha an. Die Vorstellung, sie zu verlassen war, wie im tiefsten Meer zu ertrinken.

Trisha erwiderte ihren Blick.

„Ich werde Raynold bitten, dich bei der nächsten Toröffnung nach Hause zu schicken. Mit ganz viel Klaiberkraut für deine Schwester Lu."

Kim wollte Einspruch erheben, doch dank ihrer eigenen Zerrissenheit bekam sie kein Wort über die Lippen. Wieder kochte die alte Angst in ihr hoch, sich schwach zu zeigen, zuzugeben, wie sehr sie Trisha brauchte. Konnte sie es wirklich übers Herz bringen, Trisha allein im Reich der Schatten zurückzulassen? Was, wenn sie nun auseinander gingen und Kim ihr niemals sagen konnte, dass sie sie liebte?

Wieder schluckte sie. Die Zunge klebte ihr schwer am Gaumen. Mehrere Bilder drängten sich in ihr Bewusstsein. Vor allem dachte sie an die Nacht in der Höhle. An Trishas Finger, die sanft über ihre Haut glitten, ihre samtweichen Lippen, die süß wie Honig schmeckten. Wem würde Trisha diese Küsse schenken, wenn sie jetzt ging?

„Kim? Alles in Ordnung? Ich dachte, das freut dich?" Trisha sah sie mit ihren strahlendblauen Augen an, den kühlen Waschlappen auf Kims Knie gepresst.

„Ich, ich kann nicht weg", gab Kim leise von sich und schlug die Augen nieder.

„Hast du Angst vor Gabbalon, dem fetten Sack? Er wird dich schon in Ruhe lassen, wenn du dich bei Daniel versteckst. Mit dem Klaiberkraut könnt ihr Lu gut versorgen."

Ein Anflug von Scham überkam Kim. Sie hatte weder an Gabbalon, noch an Lu gedacht. Lu, für die sie bisher immer gesorgt hatte. Und auf einmal war da nur noch Trisha. Konnte sie das moralisch verantworten? Kim lachte bei dem Gedanken kurz auf. Moral war ihr ansonsten herzlich egal.

„Nein. Ich habe keine Angst vor Gabbalon und ja, ich muss an Lu denken." Sie richtete ihren Blick wieder auf Trisha. „Aber ich werde dich nicht allein zurücklassen. Das kann ich nicht."

Trisha sah sie fragend an.

„Ich kann das nicht, weil ich dich liebe. Und wenn ich noch länger vor meinen Gefühlen davonlaufe, dann sterbe ich wie eine Wildblume, wenn der Winter kommt." Kim holte tief Luft. „Es tut mir so leid, wie ich dich behandelt habe, du hast jemand viel Besseren verdient als mich und auch, wenn ich deine Gefühle für mich zerstört habe …" Kim brach ab. Trisha hatte ihr sanft einen Finger auf die Lippen gelegt.

„Pssst. Meine Gefühle für dich sind wie ein Felsen in der Brandung. Aber nach dieser Nacht in der Höhle … ich habe Angst, dass du es wieder bereust."

„Niemals! Was ich damals gesagt habe, war eine Lüge, wie so vieles andere in meinem Leben." Und dann war sie es, die den ersten Schritt tat. Es waren ihre Hände, die sich in Trishas Haaren vergruben, diesen wunderschönen, seidigen Haaren. Kims Herzschlag beschleunigte und ein brennendes Verlangen stieg in ihr auf. Sie setzte sich im Bett auf, beugte sich vor und der Geschmack von Trishas Küssen ließ sie den Schmerz vergessen.

„Ich liebe dich, Trisha. Verdammt und ich begehre dich! Lass mich bloß nicht mehr los."

Trisha hielt Kims Gesicht kurz fest und sah ihr tief in die Augen. Ihre Mundwinkel zuckten nach oben. „Nie wieder!"

Kim schloss die Augen und genoss die zarten Küsse, die Trisha ihr auf den Hals hauchte. *Mehr, mehr, mehr davon bitte. Für immer!* Endlich fühlte Kim, dass sie zu Hause angekommen war.

KAPITEL 21

Olley / Ramires

Olley fror. Seit Tagen hatte er in der Nähe des Rebellenlagers ausgeharrt. Oft hatte er sich damit begnügt, in Tierform zu essen oder sich tagsüber ein paar Beeren zu pflücken, aber es war einfach nicht genug. Mittlerweile war es leicht für ihn, seine Gestalt zu wechseln. Von dem Adler in eine Ameise, von der Ameise in eine Schlange. Diese drei Tiere waren die unauffälligsten. Es war einfach, in der anderen Haut zu bleiben. Sich als Ameise ein paar Brotkrumen zu stibitzen, um sich daran zu laben. Als Adler zu dem See hoch oben in den Bergen zu fliegen und zu trinken. Wenn er eine Gams sah, verwandelte er sich in einen Löwen und setzte ihr nach. Manchmal erlegte er tatsächlich ein Tier. Dann verwandelte er sich wieder in Olley, der weitab von allen Menschen ein Feuer machte, das Fleisch briet und es mit Widerwillen aß. Zu sehr erinnerten ihn die Gämse und Steinböcke an sein Zuhause, an die Ziegen, die er mit seinem Vater schlachten musste. Ihm war allerdings auch klar, dass es keinen anderen Weg gab, wenn er überleben wollte.

„Ach Lorella, wenn du hier wärst, könntest du mir sagen, was ich tun soll." Olley dachte an die Ereignisse der letzten Tage zurück. Daran, dass eine Krähe mit feuerroten Augen sich dem Lager in der Senke genähert hatte und aus dem Vogel ein

Schatten geworden war, der sich auf den armen Fuhrmann gestürzt hatte. Allein die Erinnerung erweckte Übelkeit in ihm. Er war zu spät gekommen in jener Nacht. Hatte den Mord nicht verhindern können, sondern war der Krähe in der Gestalt eines Adlers gefolgt. Genauso, wie er es in seinem Traum erlebt hatte, nur dass die Krähe nicht zu einer Burg geflogen war, sondern zu einem Räuberlager in den Höhlen der Dunkelberge. Stunde um Stunde verbrachte er nun damit, etwas Unbegreifliches zu verstehen. Zumindest wusste er, dass die Krähe ein Mensch war, ein junger Mann mit den schwarzen Haaren und den dunklen Augen, die so typisch für die Menschen aus Navas waren.

Etwas Unheilvolles lag in der Luft, deshalb flog er heute nicht zu den Jagdplätzen in den Bergen, sondern saß in Menschengestalt versteckt im feuchten Gras und wartete. Er blies sich in die klammen Finger. Nur eine Weile noch, dann konnte er sich wieder in eine Ameise verwandeln und ins Lager schleichen. Das Problem war nur die Rückverwandlung in einen Menschen. Genau wie Lorella prophezeit hatte, kostete es ihn jedes Mal mehr Überwindung, seine ursprüngliche Form wieder anzunehmen. Es war einfach leichter, als Tier durchzukommen. Aber er durfte nicht zulassen, dass sein Verstand abstumpfte und er den Bezug zu sich selbst verlor.

Olley schreckte hoch, weil er plötzlich leises Gerede hörte und knirschende Schritte.

„Er ist hungrig. Verdammt nochmal, was haben wir da nur angerichtet?"

Es war eine helle Stimme, die er da vernahm.

„Er kann nicht noch mehr Menschen umbringen. Wir haben schon zu viel Aufmerksamkeit auf uns gezogen."

Das sagte ein Mann, der klang als wollte er die Frau beruhigen.

„Solange es kein Navaner ist, den er erwischt, sollten wir ihn gewährend lassen", murmelte sie düster.

„Sag ihm, dass er Tiere jagen soll."

„Er verlangt nach Menschenfleisch. Himmel, ich weiß doch auch nicht mehr, was ich tun soll."

„Töte ihn. Töte ihn und diesen verdammten Dämon."

„Nein. Wir brauchen ihn. Der Dämon …"

„Wird uns am Ende alle umbringen. Sieh doch hin, Philippa, bitte."

Die Stimmen waren jetzt ganz nah. Olley hielt die Luft an. Das Herz hämmerte ihm in der Brust und reflexartig verwandelte er sich in eine Ameise. Die Welt schrumpfte. Olley krabbelte an einem Stein hinauf. Ein Mann und eine Frau traten um einen Felsen herum. Beide hatte er schon oft beobachtet. Die Frau, nein Philippa, hatte silbernes, fast weißes Haar und der Mann sah aus wie ein starker Krieger. „Ich weiß einfach nicht mehr weiter, Gerald."

Sie blieben stehen und der Mann zog seine Begleiterin zu sich. Sie schmiegte ihren Kopf an seine Brust und er vergrub die Hand in ihren Haaren. Nach einer Weile löste Philippa sich aus der Umarmung und wischte sich unbeholfen über die Wangen.

„Hej, weine nicht, in Ordnung? Du musst stark sein."

Sie nickte. Gerald beugte sich vor und gab ihr einen Kuss auf den Mund, dem sie sich bereitwillig hingab. Olley krabbelte von dem Stein hinunter und erreichte den Boden. Blitzschnell lief er zwischen den Füßen der Liebenden hindurch. Ein falscher Schritt und er wäre tot, doch die beiden standen ganz still. In sicherer Entfernung drehte er sich nochmal um. Das Pärchen hatte sich gedreht, so dass Philippa jetzt mit dem Rücken zu den Felsen stand. Sie war gerade dabei, Gerald die Hose zu öffnen und das Keuchen der beiden hatte das Gespräch abgelöst. *Gut,* dachte Olley. Er unterdrückte den Impuls, sich aus den heruntergefallenen Kiefernadeln einen Bau zu errichten und zwang sich dazu, an seine Mission zu denken. Die Krähe, er musste der Krähe folgen.

Im Lager saßen Männer und Frauen in kleinen Grüppchen um die Feuerstellen. Über der größten brutzelte ein Wildschwein an einem Spieß. Die Flammen knisterten und die Luft war erfüllt vom Geruch nach gebratenem Fleisch. Reflexartig suchte Olley nach ein paar Brotkrumen. Die Bewegung half ihm, die Kälte in seinen Gliedern zu vertreiben, doch er merkte, wie er mehr und mehr den Bezug zu seinem Geist verlor. *Nur noch ein bisschen, ich muss nach der Krähe schauen.* Er krabbelte weiter. „Die Krähe, die Krähe", sprach er wie, um sich selbst daran zu erinnern, auch wenn es nur ein leises Klicken war, das von der Ameise kam. Und dann sah er ihn. Den Dämonenmenschen. Olleys Innerstes zog sich zusammen. Der junge Mann lag in Ketten gebunden, eine Art irrsinniges Fieber schien ihn fest im Griff zu haben. Er gab komische Laute von sich. Tief und kehlig. Er flüsterte in einer alten Sprache, die Olley nicht verstand, aber deren unheilvolle Bedeutung er fühlen konnte. *Dieses Monster will vernichten. Es will immer mehr und es wird keine Ruhe geben, solange es lebt. Der junge Mann ist nur ein Wirt für ihn, ein Sklave, in dessen Namen der Dämon existieren kann.*

„Klick, klack. Oh Lorella, was soll ich nur tun?" Hastig sah er sich um. Neben dem jungen Mann lagen mehrere alte Pferdedecken, die wohl für den Prinzen gedacht waren. Olley fasste einen Entschluss. Wenigstens kurz wollte er in seine Menschengestalt zurück. Sonst würde er es vielleicht am Ende gar nicht mehr schaffen. Er krabbelte unter eine der Decken und erhob sich in einer einzigen geschmeidigen Bewegung. Er hielt die Luft an. Der junge Mann saß ihm direkt gegenüber und starrte ihn an. „Ruhig", mahnte Olley. „Wir sind vom gleichen Blut. Ich kann mich auch verwandeln. Siehst du?" Er glitt in die Federn des Adlers, die Decke rutschte ihm von den Flügeln. Dann verwandelte er sich zurück.

Der Angekettete schien innezuhalten und zu überlegen.

Sein Menschenverstand drang zu ihm durch, wenigstens ein kleines bisschen, das konnte Olley von seinen Augen ablesen. „Ich möchte dir helfen", sagte er beschwörend.

Dann fing der Prinz an zu schreien.

Töte ihn. Ergreif ihn! Sofort! Die Stimme in Ramires Kopf war klar und duldete keinen Widerspruch und doch nahm er all seine Kraft zusammen und wehrte sich. Dafür schlug ihn der Dämon. Hämmerte spitze Nägel in seine Schädeldecke, riss an seiner Haut und verbrannte ihn von innen. *Du gehorchst mir. Verstanden?*

„Nein! Nein, nein und nochmals nein!", brüllte Ramires.

Der junge Mann mit der tiefbraunen Haut wich vor ihm zurück und verschwand so plötzlich, wie er aufgetaucht war. Er konnte sich auch verwandeln! Und er wollte ihm helfen. Heiße Tränen liefen an Ramires Wangen hinab. Lange würde er dem Dämon nicht mehr standhalten können. Wo war die Herrin, die den Dämon beruhigen konnte?

Die kleine Prinzessin vögelt gerade mit ihrem Hauptmann. Sie hat uns allein gelassen. Und das, obwohl sie weiß, dass du dich heimlich verwandeln kannst. Jetzt ist niemand mehr da, der uns zurückhält. Auf was wartest du?

Ramires umschlang seinen zitternden Körper mit beiden Armen. Der Dämon hatte recht. Der Hunger war stark, viel zu stark, als dass er noch länger widerstehen konnte.

Ja. Ich habe immer recht! Holen wir uns Kraft. Die Menschen hinter der Mauer sind unsere Feinde.

Ein paar seiner Jünger hatten sich von den Feuerstellen erhoben und sich ihm genähert. Sie beobachteten ihn aus sicherem Abstand.

Jetzt hast du wieder zu viel Aufmerksamkeit auf uns gezogen, das ist nicht gut. Beruhige sie!

Ramires schluckte und atmete schwer. Begab sich in eine Sitzposition. Wohin war der Junge verschwunden?

Denk nicht an ihn!, zischte die Stimme in seinem Kopf. Ramires schaffte es, sie zu ignorieren.

„Es ist alles gut. Der Tag der Befreiung rückt näher. Bringt mir etwas von dem knusprigen Wildschwein!", stieß er mühsam in Richtung der Jünger aus. Er wusste, dass ihn der Geschmack von gebratenem Fleisch würgen lassen würde, aber er musste durchhalten.

Verlierer!, begehrte der Dämon auf, doch Ramires drängte ihn mit aller Kraft zurück in die hinterste Ecke seines Kopfes.

Man brachte ihm ein großes Stück Braten. Er tat so, als würde er danach gieren und schlug die Zähne in das Fleisch. Zwar verbrannte er sich die Zunge, aber das machte ihm nichts aus, weil er das innere Feuer des Dämons gewohnt war, das so viel heißer loderte. Mit jedem Bissen versuchte er sich an sein Menschsein zu erinnern, doch es war so anstrengend, dem toten Tierfleisch etwas abzugewinnen. Resignation machte sich in ihm breit. Er hatte keine Chance gegen den Dämon, denn der lebte in ihm drin. Seine Jünger zogen sich zu den Lagerstellen zurück.

Und dann war plötzlich der andere Wandler wieder da. Das Weiß seiner Augen leuchtete ihm entgegen. Dieses Mal schrie Ramires nicht, sondern starrte gebannt zurück.

„Das hast du gut gemacht, wie du die Menschen beruhigt hast", sagte der Unbekannte. Er hatte sich in eine der Pferdedecken gewickelt. Trotzdem zitterte er leicht.

Ramires roch das Blut des sonderbaren Neuankömmlings, hörte das Rauschen in den Adern. Er lauschte dem Lied, verstand seine Sprache. Es war dieselbe, die der Dämon beherrschte. Alt und geheimnisvoll, als hätten die Götter selbst sie erschaffen.

„Ich möchte dir helfen", sagte der Junge erneut. „Deshalb bin ich hier. Du bist die Krähe aus meinem Traum und du wirst mich zum König bringen."

Ramires zuckte zurück und stieß einen Zischlaut aus. Der Dämon hatte ihm einen weiteren Schlag versetzt.

Du bist der König! Du bist der Kaiser, du bist der Herrscher von ganz Favoria! Lass dich nicht von diesem Einfaltspinsel bequatschen.

„Ich habe keine Angst vor dir", sagte der andere. „Wenn du mich so ansiehst und deine Augen dieses purpurne Flackern annehmen, weiß ich, dass das nicht du bist. Das ist das Monster in dir und es will dir wehtun."

Ramires konnte nicht verhindern, dass seine Hand

vorschnellte und den jungen Mann am Hals packte. Er stieß einen Fluch in der alten Sprache aus. Mit aller Kraft drückte er zu, so dass der Junge zu röcheln begann. Im nächsten Augenblick hielten seine Finger den sich windenden Körper einer Schlange umfasst. Trocken und warm glitt ihm der schuppige Leib aus den Händen. Ramires wollte fester zugreifen, da hieb ihm die Schlange ihre Fangzähne in den Daumen und er ließ schreiend los. Ein Licht breitete sich in ihm aus, das die Dunkelheit verschluckte und es schmerzte hundertmal mehr als das Feuer des Dämons.

Olley wand sich davon. Rollte sich ganz klein zusammen und lauschte. Am liebsten hätte er sich in einen Menschen verwandelt und sich mit den Fingern über den Mund gefahren. Ausgespuckt, denn er hatte die Finsternis gekostet, die den jungen Prinzen in seinem Bann hielt. Doch er wagte nicht, sich zu bewegen. Schritte eilten herbei. Er spürte die Vibration in der Erde unter sich. Ramires wälzte sich auf dem Boden, wobei er sich beide Hände vor das Gesicht hielt und vor Schmerzen jaulte wie ein getretener Hund.

„Ist gut, alles ist gut. Was ist passiert?“ Die silberhaarige Frau zog den sich windenden Ramires zu sich heran und schlag ihre Arme tröstend um ihn. Der Krieger, Gerald, wie sie ihn genannt hatte, stand bei ihr. Zu Olleys Entsetzen hielt er ein Schwert in der Hand.

„Ramires, sieh mich an!“ Philippas Stimme war gebieterisch. Immer wieder tätschelte sie seine Wangen. „Du musst zu dir kommen. Was ist passiert?“

Ramires stieß nur undeutliche, schmerzverzerrte Laute aus.

Olley schlängelte sich im Schutz eines Strauches näher heran.

„Wir müssen ihn von dem Monster erlösen.“ Gerald war noch näher an Philippa herangetreten und flüsterte fast. „Vergiss, was die alte Hexe gesagt hat. Wir brauchen keinen Dämon, um Navas zu befreien. Gib mir die Erlaubnis und bei der

Heiligen Madra, ich werde dafür sorgen, dass dieser Dämon ihn nicht mehr quält."

Olley konnte das Zögern in Philippas Miene erkennen. Einen Moment schien sie tatsächlich zu erwägen, den Prinzen umzubringen. Auch der Dämon musste die Gefahr für seinen Wirt erkannt haben, denn auf einmal dehnte sich ein Schatten um Ramires aus. Dunkler Rauch quoll ihm aus dem offenen Mund und umhüllte ihn in fast vollständiger Schwärze.

„Gerald, Hilfe!" Philippa kreischte auf. Gerald hob seine Klinge, schlug zu, traf ins Leere. Ein Schrei durchschnitt die Nacht und Olley sah eine Krähe davonflattern. Er sammelte die letzten Kräfte. In dem Moment, in dem Philippa und Gerald dem Vogel hinterherrannten, verwandelte er sich in einen Adler. Er schraubte sich höher und höher in die Lüfte. Das Mondlicht ließ ihn seine Umgebung klar erkennen. Ein Gefühl von Freiheit und Grenzenlosigkeit erfasste ihn. Seine Schwingen waren viel mächtiger als die der Krähe und so war es ein Leichtes, ihr hinterherzufliegen. Sie war zweifellos zu ihrem nächsten Opfer unterwegs und obwohl Olley keine Ahnung hatte, wie er Ramires von einem weiteren Mord abhalten konnte, zweifelte er nicht daran, dass er es wenigstens versuchen musste.

KAPITEL 22

Esra

Esra trieb in einem Dämmerzustand vor sich hin. Wenn sie schlief, plagten sie Albträume, in denen Männer in weißen Masken über ihr Dorf herfielen, um Fenrir zu töten. Dann schreckte sie schweißgebadet hoch, doch die Realität war mindestens genauso schlimm. Ihr Körper schmerzte. Überall hatten die Folterknechte des Königs ihr Wunden zugefügt, so dass sie gar nicht mehr genau wusste, wo es am meisten wehtat. Der Wunsch, einfach sterben zu dürfen, wurde immer größer. Doch sie hatte kein Wort über Fenrir verloren, dieses Versprechen sich selbst gegenüber hatte sie halten können.

Ein Stöhnen entwich ihrem ausgetrockneten Mund.

„Möchtest du etwas Wasser?"

Esra wollte die Augen öffnen, doch eines ihrer Lider war zugeschwollen. Ihre Zunge fühlte sich taub an. Sie war wie ein nasser Lappen, zu groß für ihren Mund.

„Du bist tapfer", sagte die Frauenstimme, die ihr das Trinken angeboten hatte.

Ich bin dumm, wollte Esra entgegnen, doch herauskam nur ein weiteres Stöhnen. Dann spürte sie eine kühle Hand auf ihrer Wange. Endlich gelang es ihr, wenigstens das eine Auge zu öffnen. Eine hochgewachsene Frau mit honigblondem Haar saß an ihrer Seite.

„Ich konnte ihn überzeugen, dich in Ruhe zu lassen", flüsterte sie. „Jetzt musst du mitmachen, damit es dir bald wieder besser geht. Du bist die zäheste Frau, die ich je gesehen habe und glaube mir, hier in Gemma gibt es eine Menge davon."

Die Unbekannte reichte ihr ein Glas, in dem ein sonderbarer grüner Halm steckte. „Das ist Bambus aus Nebrusk. Man kann daraus hervorragend Trinkröhrchen basteln."

Die junge Frau lächelte. Die Geste war so warm, als ob die Sonne aufgehen würde. Dankbar nahm Esra einen Schluck, hustete, trank erneut. Sie betrachtete die Honigblonde mit einem Auge. Großer Talamud! Das musste das schönste weibliche Wesen auf ganz Favoria sein. Aber was machte sie hier in dieser Grube voller Vipern?

„Ich habe dir eine Salbe auf dein Gesicht geschmiert und dir eine Medizin aus Kriegersglück und Schlafdorn gemacht." Sie deutete auf ein Fläschchen, in dem in einer klaren Flüssigkeit drei blutrote Beeren schwammen. „Diese Folterknechte haben dich ganz schön zugerichtet, aber damit ist jetzt Schluss. Mach einfach, was ich dir sage, und dir wird nichts mehr passieren. Versprochen."

Wer zur Hölle bist du? Wieso machst du das? Und auch wenn du schön wie der Mond und die Sterne bist, warum sollte ich dir Glauben schenken? Esra hatte so viele Fragen. Aber wieder überkam sie die Müdigkeit. Dieses Mal nicht vor Erschöpfung oder weil ein Schlag sie ausgeschaltet hatte, sondern eher wie eine warme, weiche Decke, die sie umfing und ihr selige Träume versprach. Das musste der Beerensaft sein, dachte Esra. Dann war sie auch schon weggedämmert.

Sie träumte, das wusste sie. Fenrir war auf dem Weg zu ihr. Sein Gesicht schimmerte in der Nachmittagssonne. Er stand an Bord seiner Windsbraut, einen Fuß auf der Reling, den Blick kühn geradeaus gerichtet. Mit ihm an Bord waren seine Männer. Hagar, der Mastaffe, der stürmische Siegfried mit seiner Doppelaxt und den baumstammdicken Armen. Torben, der Kämpfer mit den beiden Klingen, Solo, der Schattenwandler. Sie alle folgten ihrem Anführer. Hinter ihm fuhren noch mehr Langschiffe. „Ich komme. Halte durch, meine Bärentöterin. Bald bist du wieder in meinen Armen!", rief Fenrir ihr im Traum zu. Dann legte seine Windsbraut an einem strahlenden Sandstrand an. Im Dschungel lauerte ein weißer Löwe.

„Halt Geliebter, gehe nicht weiter. Dreh um und stich in See!", schrie Esra gegen den aufkommenden Wind an. Fenrir hielt inne und lauschte, als ob er sie hören könnte. „Dreh um!", versuchte es Esra noch einmal. Doch da war der Löwe schon über ihm. Grub seine Krallen in Fenrirs Rücken und ging ihm mit seinen Reißzähnen an die Gurgel. Fenrir stolperte und fiel. Er besaß keinen Säbel aus Dämonenstahl und als Esra das Blut spritzen sah, schrie sie, so laut sie konnte.

Eine warme Hand strich ihre Wange. „Alles ist gut. Du hast nur geträumt."

„Fenrir", keuchte sie. Dann erinnerte sie sich daran, wo sie sich befand, und presste erschrocken die Lippen aufeinander.

„Ich verrate dich nicht", sagte die Frau, die ihr die Medizin gebracht hatte.

Esra zog die Augenbrauen zusammen, als sie ihren furchteinflößendsten Blick aufsetzte. „Warum sollte ich dir glauben?", fragte sie. Ihre Zunge war wieder auf die normale Größe abgeschwollen, aber ihre Kehle war immer noch rau und die Worte ein Flüstern.

„Ich will dir helfen. Du bist eine Amuletträgerin und deshalb glaube ich, dass du wichtig für unser aller Schicksal bist." Die Frau hatte ihre Stimme gesenkt. „Mein Name ist Tysha und ich genieße das Vertrauen des Königs. Das heißt aber nicht, dass ich auf seiner Seite bin."

Esra beäugte die junge Frau missbilligend. „Warum sollte ich dir auch nur ein Wort glauben?", wiederholte sie mühsam. Der Königshof war voll von Speichelleckern, Spionen und Menschen, die den ach so erhabenen König in den Himmel heben wollen. „Lass mich in Ruhe." Sie drehte sich weg, auch wenn ihre Seite schmerzte. Wahrscheinlich hatten sie ihr mehrere Rippen angebrochen.

„Warum sollte ich dich anlügen? Du musst mir gar nichts über dich erzählen. Ich will einfach, dass du wieder auf die Beine kommst. Wäre es nach dem König gegangen, hätten sie dich längst totgeschlagen. In seinen Augen warst du zu stur, um ihm weiterhin von Wert zu sein."

Esra lachte verächtlich. Prompt schoss ein scharfer Schmerz durch ihren Brustkorb. Aus dem Laut wurde ein Keuchen. „Vielleicht hätte er mich auch leben lassen? Immerhin bin ich das Faustpfand für das andere Amulettstück."

Das Schweigen, das ihr entgegenschlug, beunruhigte sie mehr, als sie gedacht hätte, deshalb drehte sie sich äußerst langsam wieder zu Tysha um. Ihr herzförmiges Gesicht war kummervoll verzogen. „Am Ende hätte er euch sowieso umgebracht, alle beide. Und er darf nicht noch stärker werden."

Esra musterte Tysha genauer. Sie hielt sich für einen guten Menschenleser. Lügen konnte sie schnell aufdecken, denn sie bemerkte es, wenn jemand sich verstellte. All das hatte sie gebraucht, um in der Wildnis zu überleben und auch später, als sie mit Fenrir in sein Dorf gekommen war. Diese Frau sprach die Wahrheit. In einer Umgebung, in der alle Masken trugen, war sie womöglich die einzig Aufrichtige. Trotzdem, Esra konnte sich nicht zu hundert Prozent sicher sein. „Wie kommt es, dass er dir vertraut?"

Tysha schlug die Augen nieder. Dann sah sie Esra direkt an. „Ich gebe ihm, was er will. Mehr als das. Glaube mir, wenn es darauf ankommt, kann ich eine Maske aufsetzen, die selbst er nicht durchschaut."

Oder so denkst du. Esra hatte den König gesehen. Die Grausamkeit gefühlt, die hinter der weißen Maske lauerte. Hatte mit dem Löwen gekämpft, der Crystal vom Palast aus gefolgt war. Aber gut, wenn Tysha nicht darauf bestand, etwas von ihr zu erfahren, dann würde sie ihre Hilfe entgegennehmen. Vielleicht bedeutete der Traum ja tatsächlich, dass Hilfe unterwegs war.

„Wenn du nicht auf der Seite des Königs stehst, kannst du

mir verraten, was er plant. Nicht, dass ich irgendetwas daran ändern könnte, aber es interessiert mich. Immerhin ist Crystal meinetwegen losgezogen, um ihm das Amulettstück aus Navas zu besorgen."

„Oh, das wirst du noch früh genug erfahren. Aber bestimmt nicht von mir. Denn ich weiß ja genauso wenig, ob ich dir vertrauen kann, Esra Bärentöter." Tysha lächelte und reichte ihr erneut ein Glas.

„Kein Schlafmittel?", fragte Esra.

„Nein, normales Wasser."

Esra trank, wartete darauf, schläfrig zu werden. Doch nichts geschah. „Du hast mich nicht belogen."

„Nein", antwortete Tysha. „Aber jetzt muss ich gehen, bevor mein Besuch zu auffällig wird." Für einen Augenblick huschte ein Anflug von Bedauern über Tyshas Gesicht. Dann straffte sie sich, nahm das leere Glas und ließ Esra allein zurück.

KAPITEL 23
Fenrir

Die See war ihnen weniger gewogen, als Fenrir es sich erhofft hatte. Vom Trollfjord waren sie planmäßig in Richtung der Zita de Agyes aufgebrochen, doch kurz vor der Küste hatte sie ein Sturm ereilt, der ihre Schiffe vom Kurs abgetrieben und sogar eins versenkt hatte. Zum Glück war keiner der Männer dadurch zu Schaden gekommen. Nur Ragnar und seine Krieger aus Gutjan hatten sich auf die anderen Schiffe aufteilen müssen.

Das, und die Vorbereitung ihrer Abreise, hatten dazu geführt, dass schon fast ein Mondzyklus vergangen war, seit er die Entscheidung getroffen hatte, nach Roberto Atlus zu suchen.

Nun aber stand er im strahlenden Sonnenschein auf dem Deck seiner Windsbraut und blickte dem Dschungel entgegen, in dessen Mitte sich die Ewige Stadt befand. Normalerweise hätten sie die einsetzende Dämmerung oder das Morgengrauen abgewartet, um sich wie eine Schule hungriger Schwarzorcas auf die Bewohner der Küstendörfer zu stürzen, doch heute verweilten sie in guter Sicht zur Küste, um ihre friedlichen Absichten zu demonstrieren.

„Ich bin mir nicht sicher, ob die Nebrusker sich auf Verhandlungen einlassen werden", sagte Eric, sein Stellvertreter, zu ihm.

Fenrir zuckte mit den Achseln. „Wenn wir es nicht versuchen, werden wir es nie herausfinden.“ Er strich sich mit den Fingern über seinen vollen Bart. Bevor sie in See gestochen waren, hatte er sich nochmal rasiert.

„Ich bin gespannt, ob dieser Roberto Atlus nur ein Ammenmärchen ist, oder ob hinter seiner Legende auch ein Fünkchen Wahrheit steckt.“ Knochenbrecher Sören ließ seine Finger knacken.

„Die Waffen lassen wir jedenfalls erstmal ruhen“, sagte Fenrir.

Ein Schatten ragte hinter ihm auf. „Das klingt nicht verlockend, Boss.“

Fenrir grinste. Er musste sich nicht umdrehen, um zu wissen, dass der starke Siegfried an ihn herangetreten war. „Keine Angst. Ich lasse dich und Torben hier zurück, genau wie die meisten anderen Krieger. Wenn ich bis übermorgen früh nicht zurückgekehrt bin, könnt ihr diesen ganzen verdammten Dschungel mitsamt der Nebrusker darin kurz und klein schlagen. Versprochen.“

Als Antwort spürte er das Klopfen einer Pranke auf seiner Schulter.

Fenrir war etwas mulmig, als er und vier seiner Männer in das seichte Wasser vor der Küste sprangen und ein weißes Tuch schwenkend in Richtung Strand wateten.

„Diese Bastarde werden uns aufspießen“, knurrte Solo und ballte seine leeren Fäuste. Normalerweise lag eine Streitaxt darin.

„Wenn wir erstmal nach Gemma segeln, wird die Gefahr wesentlich größer sein“, entgegnete Fenrir knapp. Es gab viele Legenden über Roberto Atlus. Doch keine einzige war so schlimm wie die über den Weißen König.

„Boss, da wartet schon das Empfangskomitee“, sagte Hagar trocken, als sich mehrere Schemen aus den Bäumen lösten und ihnen mit Speeren in den Händen entgegenliefen.

„Robbendung“, zischte Fenrir. Er schwenkte das weiße Stück Tuch noch heftiger. Sie erreichten den Strand. „Frieden! Ich komme zum Reden!“ Das erste Wort wiederholte Fenrir laut in der Sprache der Nebrusker. Es war eines der wenigen, das er neben dem Wort „Angriff“ kannte. Doch die Horde der Krieger rannte weiterhin ungebremst auf sie zu.

„Was machen wir jetzt?“, fragte Blutsventje.

„Wir hoffen, dass sie uns nicht abstechen“, entgegnete Fenrir. Kaum hatte er ausgesprochen, da waren die Nebrusker wie ein Schwarm wilder Bienen über ihnen. Von den Schiffen hallte das Geschrei der übrigen Nordmänner herüber und Fenrir fragte sich, ob sie den Strand wohl noch rechtzeitig erreichen würden, um den Tod seines kleinen Trupps zu verhindern.

Die Nebrusker umkreisten sie, wobei sie heisere Schreie ausstießen und Fenrir bereute bereits seinen blauäugigen Plan, doch noch hatte ihn kein Speer durchbohrt, kein giftiger Pfeil getroffen. „Frieden“, wiederholte er und hielt das Stück Stoff in die Höhe wie die Fahne an der Mastspitze eines sinkenden Schiffs.

Als die Nebrusker merkten, dass Fenrir und seine vier Männer nicht auf einen Raubzug aus waren, verebbte das furchteinflößende Gebrüll langsam.

Ein hochgewachsener Mann, dem Körperbau nach ein Krieger, trat auf ihn zu. Fenrir musste den Kopf heben, um zu ihm aufzusehen. Der Nebrusker sagte etwas in der singsangartigen Sprache des Reiches.

Ohne darauf einzugehen, sah Fenrir dem Mann fest in die Augen. Er würde keine Angst zeigen, so viel stand fest. „Roberto Atlus“, sagte er zu dem Krieger. Fenrir deutete auf seinen Mund. „Sprechen“, fügte er in seiner eigenen nordischen Sprache hinzu.

Sein Gegenüber brach in Gelächter aus.

„Was, bei den blanken Knochen meines Vaters, ist so witzig daran?“, hörte Fenrir Blutsventje knurren. Er fragte sich dasselbe.

Bevor Fenrir weiter darüber nachdenken konnte, bildeten die Nebrusker einen Kreis um ihn und seine Gefährten.

„Gagaje“, sagte derjenige, den Fenrir nach Roberto Atlus gefragt hatte. Zur Bekräftigung seiner Worte tippte er mit der Spitze seines Speers in Fenrirs Rücken.

„Ich denke, er will, dass wir mitkommen“, meinte Solo mit finsterem Gesicht. Es war dem Schattenmann anzusehen, dass ihn die Aussicht, sich in die Hände der Nebrusker zu begeben, nicht behagte.

Fenrir spuckte aus. „Na gut, dann werden wir mal ihre Gastfreundschaft annehmen.“

Die Nebrusker führten sie durch den Dschungel. Fenrir hätte unmöglich einen Weg in dem grünen Dickicht ausmachen können, selbst dann nicht, wenn man ihn nicht im Eiltempo vorwärtsgetrieben hätte. Er hörte Affen kreischen und sah seltsame bunte Blumen zwischen den üppigen Blättern leuchten. Das war Nebrusk, wie er es noch nie gesehen hatte. Ihre Raubzüge hatten sich auf das Plündern der Küstendörfer beschränkt, aber selbst dort hatten sie einen großen Bogen um das Randgebiet der Zita de Agyes gemacht. Zu furchteinflößend war die Legende des Roberto Atlus, der mit seiner Meute wilder Blutkrieger die Dschungelstadt verteidigte.

Fenrir fragte sich gerade, wie seine Männer jemals den Weg zu ihnen finden sollten, wenn der kleine Trupp nicht an den Strand zurückkehrte. Da wurde der Dschungel plötzlich lichter und sie kamen an ein Dorf, das seinem eigenen ähnelte. Eine Frau, die gerade einen Fisch ausnahm, hielt inne und sah auf, neugierige Kinder scharrte sich um die Ankömmlinge wie eine Hundemeute um einen Knochen.

Die Nebrusker redeten schnell, Fenrir verstand kein Wort, nur dass einmal der Name Roberto Atlus fiel, woraufhin erneut Gelächter ertönte.

Wenn dieser Atlus auch nur halb so mächtig war, wie es hieß, dann schien er auf Ehrfurcht nicht viel Wert zu legen.

„Wahrscheinlich gibt es ihn gar nicht“, flüsterte ihm Eric zu, der weiß, wie die Gischt auf hochschäumenden Wellen geworden war.

„Das könnte sein. Und dann tut es mir leid, dich hierhergebracht zu haben“, antwortete Fenrir. Wieder glitten seine Gedanken zu Esra. Was musste sie alles durchgemacht haben, wenn sie tatsächlich in den Verliesen des Königs saß? Und wie, beim großen Talamud, hatte er sich nur einbilden können, sie retten zu können?

Die Nebrusker hatten unterdessen Stricke herangebracht, um den Nordmännern die Hände hinter dem Rücken zu fesseln. Es fiel Fenrir schwer, diese Demütigung über sich ergehen zu lassen, aber er dachte daran, dass er Esra befreien wollte, und gab seinen fluchenden Kameraden, den Befehl sich nicht zu wehren. Rasch wurden sie in ein Haus aus Steinquadern verfrachtet, das etwas abseits lag. Man ließ sie in einem dunklen Raum mit einem kleinen, unerreichbaren Fensterloch zurück. Von draußen hörten sie fröhliche Stimmen, vereinzelt Gelächter und das Klackern von Werkzeugen.

„Verdammter Mist! Wir hätten uns doch besser mit Waffen den Weg zu Atlus erkämpfen sollen“, sagte Fenrir.

„Ach, halb so wild. Immerhin haben sie uns noch nicht verspeist“, meinte Hagar.

„Haha, das sollen sie nur versuchen. Sie werden sich die Zähne an mir ausbeißen“, dröhnte Sventje.

Fenrir seufzte. Sollte das ihr Schicksal sein? Eingesperrt auf den Tod warten? *Nein, sie hätten uns auch gleich umbringen können. Warum warten?* Er war sich nicht sicher, ob er die Antwort darauf wissen wollte.

Es war unmöglich, festzustellen, wie viel Zeit genau vergangen war, als ein Nebrusker das Steinhaus betrat. Durch das Fensterloch in der Wand war nur die Schwärze der Nacht zu erkennen. Im Dorf war es längst ruhiger geworden. Der Mann hielt einen Krug in der einen und eine Fackel in der anderen Hand. Er steckte die Fackel an einen Halter in der Wand, ging zu Fenrir und hielt ihm den Krug entgegen. Fenrir roch misstrauisch daran, doch da seine Hände immer noch gefesselt waren, konnte er nicht allein trinken. Der Nebrusker hielt ihm das Gefäß an die Lippen. Fenrir war so durstig, dass er gierig den Mund öffnete. Eine warme, würzige Flüssigkeit rann ihm die Kehle hinab.

Der Nebrusker ging reiheum und ließ jeden der Nordmänner einige Schlucke zu sich nehmen.

„Ich muss pissen, verdammt nochmal!“, donnerte Blutsventje, als er getrunken hatte.

„Dann wirst du dich wohl mit einer Ecke in der Hütte begnügen müssen“, meinte Solo.

„Und wer zieht mir die Hose runter? Die haben uns mit irgendeinem Lianenzeug gefesselt. Je mehr ich mich dagegen wehre, umso tiefer scheidet es in die Haut.“

Fenrir zog geräuschvoll die Nase hoch. „Es bleibt uns nichts anderes übrig, als abzuwarten“, knurrte er. Wie sehr er das Gefühl hasste, jemandem ausgeliefert zu sein. Doch dann dachte er wieder an Esra. Seine Herzallerliebste war in weitaus schlimmeren Umständen gefangen. Ob sie noch am Leben war? Das musste einfach so sein. Fenrir hatte zumindest nicht gespürt, dass sie gestorben war. Tief in seinem Innersten hielt er seine Liebe für Esra eingeschlossen. Für immer. Sie nährte ihn seit jenem Tag, an dem sie sich begegnet waren. In den Jahren war sie stetig gewachsen. Als er endlich den Mut gefasst hatte, ihr seine Gefühle zu gestehen, und sie diese mit einer nicht geahnten Inbrunst erwidert hatte, war diese Liebe sein allumfassender Anker geworden. Wenn Esra tot wäre, würde er das fühlen, da war er sich ganz sicher. Etwas in ihm würde brechen und dann konnten diese Nebrusker ihn aufspießen oder opfern oder sonst etwas mit ihm anstellen. Aber noch war es nicht so weit. *Für immer dein,* raunte er ihr in Gedanken zu.

Fenrir döste, als die Tür erneut geöffnet wurde.

„Gagaje!“, sagte jemand in der Dunkelheit.

„Was?“, fragte Fenrir verwirrt, bekam aber keine Antwort.

Stattdessen packten ihn links und rechts kräftige Hände und zogen ihn auf die Beine.

„Was ist mit meinen Clanbrüdern hier?", fragte Fenrir mit Blick auf Eric, dessen Schemen er zusammengesunken an der Wand ausmachen konnte.

Wortlos führte man ihn aus dem Haus. Als Fenrir in den Himmel hinaufblickte, sah er tausende von kleinen Lichtern über sich, einen Sternenhimmel, wie er ihn selten erlebt hatte. Außer in der Nacht des Sternenregens, in der Esra angefangen hatte, von dem verfluchten Amulett zu reden. Aus dem Dschungel drangen seltsame Geräusche. Blätter raschelten und ein schauriges Kreischen hallte herüber.

Seine beiden Führer brachten ihn über die Lichtung zu einem Berg, in dem der Eingang einer Höhle klaffte.

„Die Faya ist jetzt bereit mit dir zu sprechen", sagte der Mann, der davor Wache hielt auf Stravoosi.

Fenrir wurde hineingeführt. Ein seltsames, buntes Leuchten umfing ihn. Es kam von Schalen voller Edelsteine, die in der Dunkelheit in allen Farben erstrahlten. Trotz seiner demütigenden Lage bewunderte Fenrir den sanften Schein.

„Sie sind schön, nicht wahr?", sagte eine warme, weiche Stimme in der nordischen Sprache. Fenrir sah auf und erstarrte.

Die Frau, die ihm auf einem Stuhl aus hölzernen Flechten gegenübersaß, war wohl das wundervollste Wesen, dem er mit Ausnahme von Esra je begegnet war.

„Nicht annähernd so schön, wie Ihr", brachte er stammelnd hervor.

Die Frau lächelte, wobei sich Grübchen in ihrer dunkelbraunen Haut bildeten. „Danke, Fenrir Nachtschreck. Das haben wir Götter so an uns, dass wir den Menschen den Kopf verdrehen, und damit fängt das ganze Übel an."

Fenrir schluckte. „Eine Göttin?"

„Ja. Für den Moment. Ich bin Guilliana, die Göttin des Frühlings und ich habe diese Welt geschaffen. Ich weiß, dass du nach deiner Geliebten suchst, dass du sie retten willst. Deshalb spreche ich mit dir durch die Faya, die mir ihren Körper geliehen hat."

Fenrir fiel auf die Knie. In den Geschichten der Ahnen hatte er von Talamud und Gaya gehört, von dem Gottesvater und der Gottesmutter und von der Eisgöttin Skade, die irgendwo in den Tiefen Fryydheims in einem Reich aus Schnee und Eis wohnen sollte.

„Den Rest meiner Familie haben die Menschen vergessen", sagte Guilliana, ganz so, als ob sie seine Gedanken lesen konnte. „Nur die Legende von dem Amulett ist noch da, und meine Schwester Skade, zusammen mit ihrem Weißen König. Mein Vater hat einst den Skar-Inseln ihr Gesicht gegeben und ihr Nordkrieger seid wie er. Rau wie der Wind und stürmisch wie die See, die so lange auf den Felsen einpeitscht, bis sogar die größten Berge fallen." Sie lächelte und ein warmes Gefühl breitete sich in Fenrir aus. Vergessen war der Schmerz seiner gebundenen Hände, doch eines war ihm nicht entfallen.

„Esra", keuchte er. „Ich liebe sie mehr als alles andere auf der Welt. Ich war ein Narr, dass ich sie nicht begleitet habe! Kannst du mir helfen, sie aus den Klauen des Weißen Königs zu befreien?"

Guillianas Lächeln wurde von einem Anflug von Trauer überschattet.

„Ich wünschte, ich könnte es. Dein Herz ist aufrichtig, tapferer Krieger. Ich werde dir etwas geben, das dir helfen kann." Ihre Finger glitten wie ein sanfter Windhauch über das grobe Holz, aus dem der Stuhl der Faya geflochten war. „Komm zu mir Fenrir."

Wie von einer leisen Melodie geleitet, erhob Fenrir sich und sank erneut vor Guilliana auf die Knie. Sie legte ihre Hand auf sein Haupt und helles Licht flutete über ihn hinweg. Die Fesseln lösten sich, ohne, dass Guilliana sie berührte.

„Gib mir deine Hand", flüsterte sie.

Fenrir streckte beide Hände nach vorne und Guilliana strich ihm über die Finger.

„Ich schenke dir die Kraft, mein Instrument zu spielen. Geh

damit in die Verbotene Stadt. Einlass bekommt nur derjenige, der den Friede im Herzen trägt. Die Faya wird dir den Weg weisen und ich werde meinen Geschwistern, Thullia, der Göttin des Windes und Tarquin, dem Gott des Wassers sagen, dass sie deine Reise begünstigen sollen. Was du dort findest, wird dir helfen, deine Frau zu befreien."

Fenrir überkam eine Gänsehaut. *Meine Frau.*

„Das ist sie schon längst. Einzig der Gedanke an dich hat sie überleben lassen. Eure Herzen sind miteinander verwoben. Nichts auf dieser Welt wird dieses Band trennen können. Nur das Eis. Das Eis kann alles zerstören. Aber das ist nicht von dieser Welt."

Guilliana schloss die Augen und Fenrir musterte ihr makelloses Gesicht.

„Der Preis wird hoch sein, wenn du das Instrument spielst. Du musst mir versprechen, dass du das Mädchen zu ihrem Onkel bringst, ansonsten werden du und Esra nicht mehr viel von Favoria und der Welt, die euch umgibt, haben." Guillianas Stimme klang jetzt müde und sie schien sich langsam zu entfernen.

„Das Wolfsmädchen? Diejenige, nach der Esra gesucht hat?"

„Nein." Guillianas Stimme war nur noch ein dünner Hauch.

„Das andere Mädchen. Die gebrochene Seele. Kim. Sie trägt denselben Namen wie er und er wird sich an sie erinnern."

„Warte. Welcher Onkel? Wie heißt er?"

„Robinson. Aber du kennst ihn nur unter dem Namen Atlus."

„Roberto Atlus?", fragte Fenrir, doch Guilliana antwortete ihm nicht mehr. Die Frau auf dem geflochtenen Stuhl machte ihre Augen auf. Sie waren dunkel, nicht honigfarben wie die Guillianas.

„Ihr seid die Faya", sagte Fenrir achtungsvoll und kam doch nicht umhin, sich zu wundern, wo das übernatürliche Strahlen hingekommen war.

„Ja. Ich hatte einen seltsamen Traum." Ihr Blick fiel auf eine hölzerne Harfe, die nun an ihrem Stuhl lehnte. „Oh", sagte sie.

„Die muss für dich sein. Es ist das Musikinstrument, das ich in meinem Traum gesehen habe."

„Danke." Fenrir griff nach der Harfe. Dieses Instrument hatte er noch nie im Leben gespielt. Trotzdem kam es ihm sonderbar vertraut vor. Im nächsten Moment fragte er sich, ob er nicht alles nur geträumt hatte. Wie die Faya. Aber dann wäre da keine Harfe in seinen Händen und sie wären wohl immer noch gefesselt. „Wisst Ihr etwas von einer Verbotenen Stadt? Jemand hat mir gesagt, dass Ihr mir helfen könnt."

„Die Zita de Moertyes", sagte die Faya, schüttelte den Kopf und lachte. „Das ist ein verfluchter Ort. Niemand geht da hin. Du bräuchtest schon die Hilfe der Götter, um es hineinzuschaffen."

Guilliana, Tarquin und Thullia. Fenrir sah auf die Harfe, die Faya folgte seinem Blick.

„Na gut, vielleicht sind die Götter dir gewogen, aber der Weg ist weit und gefährlich. Es könnte dein Leben kosten sowie das deiner Männer. Ich hoffe, du weißt, was du da tust."

Nein, dachte Fenrir. „Ja", sagte er.

„Gut. Segle nordwärts von der Wilden See in die Offene See. Dorthin, wo sich noch kein Mensch je hingewagt hat. Dann in Richtung Gemma, an der Küste von Nebrusk entlang. Wenn die Götter mit dir sind, werden sie dir den Weg zeigen. Die Zita de Moertyes liegt mitten im Dschungel. Nichts verglichen mit unserem bisschen Grün."

Fenrir schluckte.

„Noch etwas", sagte die Faya. „Man hat mir gesagt, dass du hier bist, um nach Kapitän Atlus zu suchen. Eure Wege werden sich kreuzen, aber nicht heute. Ich werde die Dschungelgeister bitten, dass ihr euch nicht erst auf einer anderen Ebene begegnet, sondern hier auf Favoria." Die Faya sah ihn eindringlich an. „Und nimm nur Männer mit, die dich freiwillig begleiten. Wenn du gefunden hast, was du suchst, sind die meisten deiner Weggefährten besser woanders aufgehoben." Zum Abschied reichte die Faya ihm noch einen der leuchtenden Steine.

„Ein Geschenk von mir, damit du immer an die Götter Favorias und ihre Güte denkst."

„Danke", murmelte Fenrir. Er steckte den Stein in seine Hosentasche und verließ die Höhle mit der Harfe in der Hand. Der Gedanke an das, was vor ihm lag wog so schwer auf seinen Schultern wie ein ganzes Langschiff.

KAPITEL 24

Elendil

Eldeníl sah sich staunend um. Bewunderte die alten, hohen Bäume und die knorrigen Wurzeln. Weiches Moos wuchs die Rinde hinauf. Im dichten Blattwerk über ihm wisperte der Wind und manchmal fiel ein goldener Sonnenstrahl dazwischen hindurch. Nie hatten seine Augen etwas so Wunderbares wie diesen Wald erblickt. Es schien richtig zu sein, dass hier eine verborgene Pforte in das Land Navas existierte, denn etwas, das ihn eher an das magische Eisreich seiner Mutter als an die normale Erde Favorias erinnerte, hing in der Luft. Elendíl verließ seinen Bärenkörper und schlüpfte in die Gestalt des Mannes, der er eigentlich war. Leichtfüßig bewegte er sich durch den Wald, blieb von Zeit zu Zeit stehen, um eine Hand an den Stamm eines Baumes zu legen oder die Augen zu schließen und der sanften Stimme des Windes zu lauschen. Doch er musste nur selten witternd die würzige Luft einatmen, um sich zu orientieren. Die Fährte seines Bruders hatte Elendíl lange genug gerochen, um zu wissen, dass dieser schon das Reich Navas erreicht haben musste. *Er kennt die Menschen, zwischen denen er sich bewegt, im Gegensatz zu mir.* Alles, was seine Mutter im beigebracht hatte, kam wieder hoch. Die Menschen waren ein böses Volk geworden, seit der Feuergott Aurel ihre Seelen mit seinem lodernden Zorn vergiftet hatte. Sie hatten Skade hintergangen und sie eingesperrt in ihrem kalten Eispalast, wo sie ihn auf die Welt gebracht hatte und seit so vielen Jahrhunderten auf ihre Befreiung wartete.

Ich hole sie da raus, dachte Elendíl grimmig. Im Gegensatz zu seinem Bruder war er nicht von irgendwelchen Gefühlen fehlgeleitet, sondern würde seine Mission akkurat und ohne zu zögern erfüllen. Er würde seiner Mutter das Mädchen bringen, das das Amulett aktiviert hatte. Mehr als das. Er würde ihr auch die anderen fehlenden Bruchstücke beschaffen. Eines hielt der Weiße König in seinen verräterischen Klauen und das andere war irgendwo in Navas versteckt. Wenn er Glück hatte, würde es seinem Bruder in die Hände fallen und er würde es Skade bringen, dann hätte Elendíl sich einen Teil der Arbeit gespart. *Und was mache ich dann mit meinem Bruder?* Ob Asturiél sich doch noch überzeugen ließ, sich ganz seiner und Skades Seite zu verschreiben? Die Vorstellung gefiel Elendíl mehr, als er es erwartet hätte. Sie wären dann zu zweit und würden mit ihrer Mutter über ein Reich aus Schnee und Eis herrschen. Lang gefallenes Laub raschelte unter seinen Füßen. Es schien, als ob der Wald um ihn so alt war wie die Götter selbst. Bis auf einen Lendenschurz war er nackt, sein gestählter Körper glänzte in der Sonne. Die Bäume um ihn herum standen so still wie die Berge des Eislands. Und dennoch: Etwas fuhr über ihn hinweg, wie unsichtbare Fäden, die an ihm zogen wie Spinnenweben. Gestrickt aus Wind und Wasser. Unsichtbare Wesen, die aus göttlicher Magie gewebt waren. Ein Schauder überkam ihn und er sah sich verwirrt um. Außer ihm war niemand da, oder doch? Er spähte ins Unterholz, doch da war nichts, und weil es nicht infrage kam, Schwäche zu zeigen, verlachte er sich für die Zweifel, die an seinem Unterbewusstsein kratzten.

Skade hatte ihm erklärt, dass der Verwunschene Wald der einzige Weg in die Freien Reiche war, mit Ausnahme jenes Tunnels, den Asturiél nach Gemma benutzte. Alles andere hatte der Dämon kontrolliert, bis zu jenem Tag, als er seinen Posten an der Grenze des Eislands verlassen hatte.

Der Weiße König hatte daraufhin mithilfe von Skades Magie

die Schwarze Mauer hinaufgezogen und die Menschen aus Navas dem Dämon überlassen. Und dann, dann kam Madras Amulett ins Spiel. Es war der Weg, den die Gottesmutter Gaya für die Befreiung ihrer Tochter gesehen hatte. Mit ihren eigenen Tränen hatte sie Madra die Magie geschenkt, den Dämon zu bannen und ihren Kindern die Möglichkeit gegeben, Skade in den Himmelspalast zurückzuschicken. Doch die Menschen hatten versagt.

Elendíl zog die Lippen zurück und entblößte die Zähne. Sein Lachen war voller Verachtung. Die schwachen Menschen würden niemals in der Lage sein, das Amulett zusammenzufügen. Allein, wie einfältig Crystal war, seinem Bruder zu vertrauen! Er schüttelte den Kopf und stellte sich die beiden als Liebende vor. Was Asturiél mit ihr gemacht hatte, wollte er selbst niemals erleben. Wenn dann würde er sich nehmen, was er begehrte und es danach achtlos liegen lassen.

Gedankenverloren ging er weiter. An einem klaren Teich hielt er inne und musterte sein Spiegelbild, wie er es schon oft in einer Eisscheibe gemacht hatte. Seine Haare waren von dem gleichen Weiß wie die seiner Mutter, das Gesicht war nicht ganz so kantig wie das seines Bruders, eher ein bisschen länger, die Lippen voll und die Augen ein strahlendes Blaugrau. Insgesamt war er höher gewachsen als Asturiél. Wenn es darauf ankam, war er wahrscheinlich stärker, obwohl er die breiten Schultern und die Schnelle von Asturiél bezeugt hatte. Elendíl ließ seine Hand in das angenehm warme Wasser gleiten. Es war fast zu warm. Er roch an seinen nassen Fingern. Schwefelgestank, schal und abgestanden, stieg ihm in die Nase. Das Schattenreich musste schon ganz nah sein und jetzt spürte er einen Anflug von Hunger in sich aufsteigen. Es war ausgeschlossen, dass in diesem Wald Nahrung zu finden war.

Er würde weiterlaufen, bis zum Dämonenfelsen und dann musste er einen Weg finden, sich unauffällig in die Nähe des Mädchens zu begeben. Wo immer sie sein mochte. Wenn er witternd die Luft einsog, konnte er Asturiéls Spur ausmachen. Sie würde ihn zu dem Mädchen bringen. Elendíl grinste.

Betrachtete sein makelloses Gesicht im Wasserspiegel und schlüpfte in die Gestalt des Bären zurück. Sein Körper dehnte sich nochmals aus. Er sah eine Schnauze anstelle seiner Nase wachsen, weißes Fell spross aus seiner Haut. Dunkle Augen ersetzten seine blauen Menschenpupillen, sein Lächeln war wie festgefroren. Blitzende, weiße Zähne strahlten ihm entgegen. Jeder einzelne scharf wie ein kleiner Dolch. Er konnte es kaum erwarten, sie in zartes Fleisch zu schlagen, um sich am Geschmack frischer Beute zu laben.

KAPITEL 25

Crystal / Raynold

Niemand hatte etwas von ihrem nächtlichen Ausflug bemerkt und schon in fünf Tagen wollte die Truppe erneut in Richtung Mauer aufbrechen.

„Ich fühle mich heute gar nicht gut. Das muss an diesem Schattenkohl liegen." Crystal hatte sich auf ihrem Lager ausgestreckt. Sie rieb sich über den Bauch und machte ein leidendes Gesicht. Erinnerte sich an die imaginäre Maske, die sie jederzeit aufsetzen konnte, um ihre wahren Gedanken zu verbergen.

Die Truppenführerin zog verächtlich die Nase hoch. „Wir müssen uns noch in den umliegenden Dörfern umhören, ob dort alles seine Ordnung hat. Damit können wir nicht auf dich warten."

„Ich würde euch sowieso nur aufhalten, weil ich mich ständig erleichtern muss." Schon in den Morgenstunden war sie auffällig oft zum Abtritt gegangen.

„Mit Verlaub. Wir sollten sie nicht allein zurücklassen, Kommandantin."

Crystal schloss die Augen und seufzte leidend. Das musste sie nicht einmal spielen, denn es war 311, der Soldat aus Nebrusk, der diesen Einwand vorbrachte.

„Unsinn. Soll sich die Heilerin des Königs um sie kümmern. Oder möchtest du sie zum Scheißen begleiten, 311?"

Auch wenn Crystal die Lider immer noch geschlossen hielt, spürte sie die abfälligen Blicke. Stumm bat sie darum, dass die anderen Soldaten einfach gingen und ihr die Chance lassen würden, noch einmal mit dem König zu sprechen. Ihr Herz schlug schneller, wenn sie an die Nacht am Weiher dachte, in der sie so lange miteinander gesprochen hatten.

„Außerdem brauchen wir jeden Mann und jede Frau. Es sind drei Dörfer in der Nähe, die wir abklappern müssen", hörte sie die Stimme der Kommandantin.

Offenbar kam von Nummer 311 kein Widerspruch mehr, denn die Schritte entfernten sich. Zur Sicherheit blieb Crystal noch etwas liegen.

„Man hat mich zu dir geschickt", sagte eine warme Frauenstimme und Crystal schlug die Augen auf. Sie musste tatsächlich eingenickt sein. Zumindest die Aussage, dass sie sich unwohl fühlte, entsprach zum größten Teil der Wahrheit. Das Gefühl, unter Beobachtung zu stehen, hatte sich in den letzten Tagen verstärkt und das nicht nur von dem nervigen Soldaten aus Nebrusk.

„Hat man dir gesagt, dass ich eine Magenverstimmung habe?"

„Ganz genau. Dieser Schattenkohl. Wenn man den nicht gewohnt ist, macht er sowas mit einem. Aber ich habe ein gutes Heilmittel dagegen. Rupiustee, der bringt dich im Nu wieder auf die Beine." Trisha lächelte verschwörerisch und hielt Crystal einen Krug hin.

Schon der Geruch ließ sie angeekelt die Nase rümpfen. „Das riecht wie Schweinedung!"

„Aber es hilft", beharrte die Heilerin. Hinter ihr stand Kim und grinste. Seit Crystal ihr eine blutige Nase verpasst hatte, bedachte Kim sie bei den Mahlzeiten in der Halle mit noch kälteren Blicken. Jetzt schien sie sich das erste Mal wirklich zu freuen.

„Danke, aber die Magenverstimmung war nur ein Vorwand. Ich muss nochmal mit König Raynold sprechen."

„Trink das am besten trotzdem. Dieser Nebrusker wird von dir heute Abend bestimmt wissen wollen, was ich dir gegeben habe, und dann solltest du in der Lage sein, den Tee zu beschreiben."

Crystal schnaubte verächtlich, nahm aber den Krug entgegen. Obwohl sie sich beim Trinken die Nase zuhielt, schüttelte sie sich heftig, als sie das Zeug hinunterschluckte.

„So ist es gut. Wir begleiten dich jetzt an die frische Luft. Wenn jemand etwas sieht, dann sagen wir, dass wir dich mit auf einen Spaziergang genommen haben." Trisha klang munter. „Raynold wartet bei den Gräbern seiner Eltern. Dort ist sonst niemand, der euch stören könnte."

Bei diesen Worten erfasste Crystal ein seltsames Kribbeln. Heute würde sie Raynold bei Tageslicht treffen und irgendwie freute sie sich auf das Wiedersehen.

Trisha und Kim schritten auf dem Weg durch die Gärten der Burg voran. Ihre beiden Begleiterinnen wirkten trotz des Abstandes, den sie zwischen sich hatten, wie eine Einheit. Wahrscheinlich hatten Hunt und sie ebenfalls diesen Anschein gemacht, damals im Palast. Dabei hatte er sie nur wegen des Amuletts gewollt und sie war so naiv gewesen! Wieder dachte Crystal an Minna, die durch ihre Einfältigkeit gestorben war. Wie sie sich selbst dafür hasste! Und Esra saß nun wahrscheinlich in den dunklen Kerkern des Weißen Königs und ihre einzige Chance auf Rettung war, dass Crystal das Amulett nach Gemma brachte. Ihr rann die Zeit wie Sand zwischen den Fingern davon. Crystal blinzelte die düsteren Gedanken entschlossen fort und konzentrierte sich auf den Weg. Sie schritten an dürren Sträuchern vorbei, an denen kleine, weiße Beeren hingen. Dann kamen sie an die Stelle mit den Weihern, bei der der König von Navas das erste Mal auf sie gewartet hatte.

„Es ist nicht mehr weit. Siehst du die alte Eiche da hinten?

Dort ist auch die Kapelle." Trisha deutete auf einen knorrigen Baum, dessen Krone über ein weißes Gebäude mit einem spitzzulaufenden Dach fiel. „Du musst nur an den Gräbern von Raynolds Eltern vorbeilaufen."

„Ich glaube, sie schafft den Rest des Weges ohne uns. Wir sollten zusehen, dass wir nach den anderen Mauersoldaten Ausschau halten, falls doch jemand früher zurückkommt", sagte Kim und Trisha nickte.

„Geh einfach den Weg weiter, du kannst ihn gar nicht verfehlen."

„Kein Problem. Danke", entgegnete Crystal und lief in Richtung Kapelle. Sie hörte, wie sich die Stimmen ihrer Begleiterinnen entfernten. Dann war sie allein. Nein, nicht allein. Da ist etwas. Ihr Innerstes flüsterte ihr eine Warnung zu. Unruhig sah sie sich um, konnte nur die niedrigen Büsche mit den weißen Beeren erkennen. Wurde sie langsam verrückt? Oder war das nur die Angst vor dem Dämon?

Während Crystal weiterging, dachte sie daran, wie sie Raynolds haariges Gesicht nach seiner Verwandlung berührt hatte. Nein, da war etwas anderes, das sie angespannt lauern ließ. Etwas viel Schlimmeres. Und sie wurde das Gefühl nicht los, dass es sie genau beobachtete. Wie von selbst, begann sie zu laufen. Erst nur langsam, doch als sie eine kauernde Gestalt bei den Gräbern erblickte, sprintete sie los und brachte das letzte Stück in Windeseile hinter sich.

Raynold schreckte auf. Crystal kam auf ihn zugestürmt und blieb völlig außer Atmen stehen. Er unterdrückte den Impuls aufzuspringen und sie in die Arme zu schließen. So zerbrechlich und gehetzt sah sie in diesem Moment aus.

„Hej. Danke, dass du gekommen bist. Trish hat mir gesagt, dass du im Schloss zurückgeblieben bist und dass wir vielleicht noch eine Möglichkeit haben, uns zu unterhalten. Ich freue mich, dass du da bist. Aber du siehst furchtbar aus."

„Es geht schon wieder. Irgendwie hatte ich nur das seltsame Gefühl …“ Crystal sah sich um. Dann schüttelte sie den Kopf. „Es ist nichts. Aber ich wollte auch gerne nochmal mit dir reden.“

Raynold sah sie an und lächelte.

Crystal versuchte, seine freundliche Geste zu erwidern und ihren beschleunigten Puls unter Kontrolle zu bringen. Sie sah in Raynolds dunkle Augen und sie kamen ihr nicht vor wie zwei schwarze Löcher, die direkt in die Seele des Bösen hineinführten. Nein, sie waren sogar warm und mitfühlend. Hatte Hunt sie je mit der gleichen Offenheit angesehen? Die Antwort lautete nein. Raynold löste etwas in ihr aus, das sie so nicht kannte. Eine zarte Schönheit, die ihre ganze Seele erfüllte. Allerdings war der Zeitpunkt denkbar schlecht, um über das nachzudenken, was der junge König in ihr hervorrief. Crystal musste schleunigst einen Weg finden, das Amulettstück an sich zu bringen.

„Hör zu“, sagte sie rasch. Irgendwie hatte sie das Gefühl, dass nur die Wahrheit sie weiterbringen würde. „Ich brauche dieses Amulett. Es geht um Leben und Tod. Eine Frau …“ Sie zögerte, räusperte sich. „Genauer gesagt, eine Freundin von mir, wird sterben, wenn ich es nicht nach Gemma zurückbringe. Es tut mir leid, dich derartig zu überrumpeln, aber mir läuft die Zeit davon.“

Raynold musterte sie mit unleserlicher Miene. „Du meinst, du willst das Amulett zum Weißen König bringen?“, fragte er schließlich.

Crystal nickte.

„Das geht nicht. So leid es mir für deine Freundin tut.“

„Bitte. Ich werde alles in meiner Machtstehende tun, damit der König euch in Ruhe lässt. Damit die Menschen deines Reiches ihr Leben in Frieden weiterführen können.“

„Würdest du dir etwas ansehen?“, fragte Raynold sie nach kurzem Zögern.

„Ja. Natürlich." Vielleicht würde Raynold sich erweichen lassen, wenn sie ihm ebenfalls einen Gefallen tat.

Wie groß waren die Chancen, dass die Göttin ihn ein zweites Mal erhörte? Und zu Crystal sprach, wie sie es zu ihm getan hatte? Raynold drängte die Zweifel zurück. Nein, er musste es einfach versuchen, nachdem sie so weit gekommen waren. Er rang sich ein kleines, aufmunterndes Lächeln ab.

„Es ist nicht weit", sagte er und widerstand erneut dem Impuls, sie zu berühren. „Dort, bei der Kapelle. Komm."

Allein schon die Vorstellung, wieder den Raum zu betreten, in dem Gaya zu ihm gesprochen hatte, ließ ihn schaudern. Er hatte immer noch Albträume von dem Schlachtfeld, auf dem seine Leiche lag. Noch schlimmer war allerdings der Gedanke, dass die Gottesmutter ihn gar nicht erhören würde und er sich vor Crystal lächerlich machte. Mit klopfendem Herzen betrat er das Gebetshaus, Crystal dicht an seiner Seite. Er atmete ihren leicht blumigen Duft ein und fragte sich, warum er all die Kleinigkeiten an ihr so genau wahrnahm.

„Was sollen wir hier?", fragte sie und ein Anflug von Misstrauen überschattete ihr Gesicht.

„Warte es ab. Ich hoffe, es funktioniert."

Raynold trat an die Wand heran. Wie bei seinem ersten Besuch gab der lose Stein inmitten des Amulettsymbols den verborgenen Weg frei und genau wie beim ersten Mal erleuchtete ein helles, unnatürliches Licht die Treppe.

Crystal folgte ihm widerwillig die Stufen hinab und sah sich um. „Das ist irgendwie unheimlich", gestand sie und ihr Gesicht spiegelte ähnliche Gefühle, wie sie Raynold empfand.

„Das stimmt. Würdest du trotzdem kurz die Augen schließen?", fragte er, nachdem sie unten angelangt waren. Er beobachtete, wie Crystal zögerte und schließlich doch seiner Bitte folgte. Alles um ihn herum wurde seltsam still, nur Crystals tiefer Atem war deutlich zu hören.

Raynold schloss ebenfalls seine Lider. *Ich bitte dich, Gaya, komme zurück. Zeig dieser jungen Frau aus Gemma, dass ich ihr das Amulett nicht geben kann. Lass sie es verstehen.* In Gedanken betete er immer weiter, wartete auf Gayas Stimme, auf die Bilder, die ihn das letzte Mal überwältigt hatten, doch nichts geschah. Immer verzweifelter wünschte er sich, dass die Gottesmutter ihm erscheinen würde, doch um ihn herum herrschte völlige Stille.

„Es tut mir leid“, murmelte er schließlich. Resigniert öffnete er die Augen und sah voller Schreck, dass Crystal in die Knie gegangen war und sich die Ohren zuhielt.

Nein! Das konnte nicht wahr sein! Eine Stimme versuchte, zu ihr durchzudringen, doch Crystal wollte nichts hören. Sie presste sich die Hände auf die Ohren. *Nein, ich habe genug von eurem Spiel um das Amulett, ich will eure Ratschläge nicht. Ich werde das dritte Stück einfach dem König bringen und Esra befreien. Ich brauche eure Führung nicht mehr!*

Eine warme Stimme drang direkt in ihren Kopf. „Mein armes Kind, du musstest so viel erdulden und dein Weg ist noch lange nicht zu Ende.“

Crystal sah sich um, doch da war niemand, nur ein helles Licht.

Die Stimme sprach unbeirrt weiter. „Crystal, du bist auserwählt, das Rätsel um das Amulett zu lösen. Du bist ein direkter Nachfahre von Madras Tochter Phi. Führe zu Ende, was sie nicht geschafft haben. Es ist die letzte Chance für die Menschen von Favoria.“

Das Licht verschwamm. Plötzlich befand sie sich auf einer grünen Wiese. Ihr gegenüber stand eine Frau von solch liebreizendem Aussehen, dass Crystal den Blick nicht abwenden konnte. „Wer bist du?“, fragte sie ehrfürchtig.

„Ich bin Gaya. Und das ist mein Reich der ewigen Blüte. Meine Tochter Guilliana hat euren Kontinent Favoria nach dem

Vorbild des Frühlings erschaffen. Doch ihre Geschwister Aurel und Skade haben vieles von dem, was sie sich für euch gewünscht hat, durcheinandergebracht."

Crystal trat zögerlich auf die Göttin zu. Gaya nahm sie bei der Hand. Wärme durchströmte sie.

„So könnte es auf Favoria sein, wenn ihr mir helft, Skade nach Hause zu schicken. Auch wenn sie eine aufmüpfige Tochter ist, so vermisse ich sie doch sehr. Sie gehört nicht in die Welt der Menschen."

„Aber Skade ist nur eine Legende. Die Göttin des Winters, zu deren Ehren wir jedes Jahr ein Fest ausrichten."

„Sieh dich um. Du stehst in meinen heiligen Gärten. Sie sind nur eine Illusion und doch befinden wir uns dort. Durch diesen Raum kann ich dir die Bilder schicken."

Crystal drehte neugierig den Kopf. Ein glitzernder Bach plätscherte in der Nähe. Er wurde gespeist von einem rauschenden Wasserfall. Üppige Blumen rankten an seinem Felsen hinab, Bäume trugen reifes Obst. Alles hier wirkte so echt, so friedlich.

Gaya folgte ihrem Blick. „Skade gibt es wirklich. Sie ist eingesperrt in ihrem Palast aus Schnee und Eis in dem Reich, das sie sich einst auf Favoria erschaffen hat. Dort ist sie schon viel zu lange. Sie hat vergessen, dass sie eigentlich zu uns gehört." Gayas dunkle Augen blickten traurig in die Ferne.

„Aber ihr seid Götter! Ihr könnt alles. Warum holt ihr sie nicht selbst nach Hause, wenn ihr so mächtig seid?", begehrte Crystal auf.

„Weil sie ebenfalls eine Göttin ist und sie sich dazu entschieden hat, auf Favoria zu bleiben. Nur die Menschen können sie heimschicken. Sie hat unsere Macht von sich abgeschirmt und falls sie jemals aus ihrem Eispalast entkommt, droht euch Menschen große Gefahr."

„Aber was soll ich machen? Ich muss Esra befreien, sonst ist sie verloren!"

Gaya lächelte und schüttelte leicht den Kopf. „Jemand anderes ist auf dem Weg zu ihr. Jemand, den die Liebe vorwärtstreibt. Mit etwas Glück und Geschick wird er zu ihr durchdringen. Doch wenn du dem Weißen König das Amulett von Raynold Schwarzflügel gibst, dann sind sowohl Esra als auch du verloren."

„Fenrir", murmelte Crystal. Sie konnte sich gut daran erinnern, wie hingebungsvoll Esra von ihrem Gefährten gesprochen hatte.

„Und du solltest Raynold mit dem Amulett helfen. Er braucht es. Nur zusammen könnt ihr sein Geheimnis lösen. Aber gib auf dich acht, junge Crystal. Auf eurem Weg lauern viele Gefahren und es bedarf allen Mutes, sich ihnen entgegenzustellen."

„Und wie genau sollen wir es lösen? Bitte hilf mir doch, damit wir unsere Aufgabe erfüllen können."

Gaya schien kurz zu überlegen. Sie machte den Mund auf, stockte dann aber.

Crystal sah an ihr vorbei und es war ihr, als ob zwei Augen aus dem satten Grün, das sie umgab, zurückstarrten. Ein brennender Schmerz erfasste ihr Handgelenk. Sie sah ein goldenes Armband daran hängen und hörte ein tiefes Lachen. Schreiend ging sie in die Knie, im nächsten Moment war Gaya bei ihr und umarmte sie. „Das ist nur eine Vision", sprach die Göttin und ihr Gesicht zerschmolz vor Crystals Augen.

„Das ist nur eine Vision. Komm zu dir!", sagte Raynold.

Crystal schlug die Lider auf und sah ihn mit leerem Blick an. „Was war das?", keuchte sie.

Raynold hielt ihre Hand. „Ich weiß, es ist schlimm. Du hast die Zukunft gesehen, oder?"

„Ich habe keine Ahnung. Es war alles so sonderbar." Sie blickte auf seine Hand, die immer noch ihre umschloss.

Für einen kurzen Moment dachte Raynold, dass sie ihre Finger zurückziehen würde, doch dann sah sie ihn mit einer Klarheit an, die nur von einer getroffenen Entscheidung stammen konnte.

„Sie hat gesagt, ich soll dir helfen. Wir müssen das Rätsel um das Amulett gemeinsam lösen, oder Favoria ist verloren. Das waren ihre Worte. Mehr hat sie mir nicht verraten."

Raynold nickte. Erleichterung durchflutete ihn. Gaya war Crystal ebenfalls erschienen. Er dankte der Göttin leise. An Crystal gewandt sagte er: „Danke, dass du mir vertraut hast und mit in die Kapelle gegangen bist. Dafür hast du was gut." Dann fiel ihm noch etwas ein. „Was ist mit deiner Freundin? Ich kann verstehen, dass du ihr helfen willst."

Crystal lächelte. „Also, wenn ich dieser Vision, oder was immer es war, Glauben schenken kann, dann ist Hilfe unterwegs. Und ich bin überzeugt, dass die ihr viel besser gefallen wird, als wenn ich zu ihrer Rettung eile."

Steinlawinen fielen von Raynolds Schultern ab. Rasch half er Crystal auf die Beine. „Freunde?", fragte er.

„Freunde", entgegnete Crystal und Raynold war es, als ob das erste Mal nach einem langen Regen die Sonne durch die Wolken brach.

KAPITEL 26
Crystal

Am nächsten Tag war von Crystals Soldatentrupp immer noch nichts zu sehen. Sie hatte die Nacht allein in der Halle verbracht und ihre Gedanken waren immer wieder zu der Kapelle gewandert. Sie hoffte, dass sie der Erscheinung der Göttin trauen konnte und Esra Unterstützung bekam. Seit sie sich entschlossen hatte, sich der Aufgabe anzunehmen, das Rätsel um das Amulett zu lösen, ging es ihr viel besser. Heute wollten sie nochmal gemeinsam beraten, was zu tun sei. Da kam Trisha auch schon mit einem Eimer Wasser zum Waschen.

„Ah, es ist noch keiner der anderen Mauerwächter zurück“, stellte sie fest. Erleichterung huschte über ihr Gesicht. „Das ist zwar verwunderlich, aber dann bleibt uns etwas mehr Zeit.“

Crystal nickte. Sie mochte die Heilerin aus Stravoos, auch wenn sie nicht verstehen konnte, was sie an der bissigen Kim fand.

„Ich werde dich in mein Heilergemach mitnehmen. Falls jemand kommt, können wir sagen, dass ich dir gerade frische Medizin zubereite“, erklärte Trisha. „Der König hat seinen Wachen befohlen, uns Bescheid zu geben, falls die Soldaten zurückkehren.“

Crystal fragte sich, ob er ihnen auch befohlen hatte, die

Augen offenzuhalten, falls ungebetene Eindringlinge sich Zutritt zu der weitläufigen Burg verschaffen wollen. Sie verkniff sich diese Frage, obwohl sie ihr auf der Seele brannte. Stattdessen nickte sie und wusch sich rasch das Gesicht.

Als sie mit ihrer Morgentoilette fertig war, führte Trisha sie zum Ende der Halle und schob einen Wandteppich mit einem schwarzen doppelköpfigen Adler zur Seite. „Hier geht es lang", erklärte sie und setzte den Weg fort. Sie kamen zu einer steinernen Wendeltreppe, die sowohl nach oben wie auch nach unten führte.

„Oh, in diesem Teil der Burg war ich noch nie. Ich glaube auch, dass ihn keiner der anderen Mauersoldaten je erwähnt hat."

„Naja, König Raynold wird sie nicht explizit auf jeden geheimen Gang hinweisen. Das musst du verstehen. Gerade können wir ihn gut nutzen, weil er schneller als der normale Weg ist und sich keiner deiner Kameraden in der Burg befindet." Die Heilerin zwinkerte ihr verschwörerisch zu.

Sie stiegen die Stufen hinab bis zu einem weiteren, längeren Gang. Jetzt mussten sie sich direkt unter der Halle befinden und Crystal war froh, dass sie sich noch den Kapuzenumhang umgeworfen hatte. Hier war die Luft deutlich kälter als in der Nähe des großen Kamins mit den lodernden Flammen.

„Keine Sorge, mein Raum hat auch eine Feuerstelle und Kim hat hoffentlich für Essen gesorgt."

Crystal folgte der Heilerin schweigend, bis sie schließlich eine Art Gewölbekeller erreichten.

„Da sind wir. Herein in die gute Stube."

Raynold saß am Feuer und sah auf, als Crystal eintrat. Er lächelte ihr zu und erhob sich. „Schön, dass du da bist. Es ist zwar sonderbar, dass die Mauersoldaten noch nicht zurückgekehrt sind, aber vielleicht ist das Schicksal uns gewogen und wir haben genug Zeit, um einen Plan auszuhecken."

Kim, die ebenfalls am Kamin kauerte, warf Crystal nur einen kurzen Blick zu und stocherte dann weiter in der Glut. Auf dem

Tisch neben ihr standen ein paar Schüsseln bereit und die Heilerin trat neugierig heran.

„Oh, Kim, danke für die Honigröllchen. Wie hast du die denn wieder aufgetrieben?“, fragte Trisha.

Kim schenkte ihrer Freundin ein strahlendes Lächeln. „Du kennst doch meine Überzeugungskünste. Falls es länger dauert, hat mir der Küchenjunge auch noch Speck, harte Eier und Brot gegeben. Aber die Honigröllchen sind tatsächlich das Beste von allem.“

Trisha gab Kim einen Kuss auf die Wange und umarmte sie kurz.

Crystal sah fragend zu Raynold, der nur mit den Schultern zuckte. „Trisha hat mir mal erzählt, dass kein männliches Wesen ihr Herz erobern kann. Es sind anscheinend nur Drachen, auf die sie steht.“ Sein Mundwinkel zuckte leicht nach oben und auch Crystal grinste. So war das also.

Kim warf daraufhin ein hartes Ei nach Raynold, das er aber geschickt auffing. „Sei froh, dass ich nicht besser gezielt habe“, sagte sie.

„Immerhin ist Drache ein besserer Kosename als Zimtschneckchen, oder meinst du nicht?“, fragte Trisha und die beiden brachen in schallendes Gelächter aus.

Raynold verstand wohl ebenso wenig, wie Crystal worum es ging, trotzdem genoss sie die heitere Atmosphäre. Raynold hielt ihr das aufgefangene Ei hin, das er unterdessen geschält hatte.

„Möchtest du?“

Crystal nahm es mit einem kleinen Dankeschön entgegen.

Als sie gefrühstückt hatten, wandten sie sich dem eigentlichen Thema zu und sofort war es, als ob eine undefinierbare Schwere das Kommando übernahm.

Raynold legte das Amulett auf den Tisch. „So, das ist das eine Stück.“ Mit angehaltenem Atem lauschte Crystal, als Raynold davon erzählte, wie er, sein Vater, und sein Bruder Ramires es aus dem Dämonenfelsen geborgen hatten. Nun erwähnte Raynold auch das erste Mal, dass er eine Verlobte namens Philippa hatte. Crystal entging nicht, wie niedergeschlagen der junge

Mann wirkte, als er davon berichtete, dass sie und sein Bruder sich nach dem Tod von König Ernesto Schwarzflügel von ihm abgewandt hatten und er nicht wusste, wo die beiden waren.

„Philippa hat bestimmt nichts Gutes im Sinne“, warf Trisha ein. Anscheinend hatte sie Raynolds Verlobte in schlechter Erinnerung. „Allerdings haben sie bis jetzt auch auffallend wenig Schwierigkeiten gemacht.“ Die Heilerin wirkte nachdenklich.

„Meine Späher haben nur das verlassene Lager am Rande des Verwunschenen Waldes gefunden und berichtet, dass die Lavaflüsse um den Dämonenfelsen versickert sind.“ Raynolds Gesicht wirkte nachdenklich. „Und diese Leichen. Ich denke immer noch, dass alle Morde zusammenhängen.“

Crystal wurde auf einmal eiskalt und auch Kim schien sich äußerst unwohl zu fühlen. Ihr Mund war nur noch ein schmaler Strich, ihre Miene wirkte verschlossen. Trisha rieb ihr über den Rücken, das schien Kim zu helfen.

Crystal dachte an Olley. Daran, dass sie gehofft hatte, einen Freund in ihm gefunden zu haben. „Gab es etwa noch andere Morde außer den beiden an der Mauer?“, fragte sie vorsichtig.

Raynold nickte. „Es gab eine Leiche in den Hügelländern hinter der Burg und nun ja, Kim hat noch etwas von einem Schatten erwähnt.“

Trisha schüttelte warnend den Kopf. „Ich glaube nicht, dass es gut ist, sie daran zu erinnern“, mahnte die Heilerin, doch Kim straffte sich.

„Nein, schon gut. Wir wollen alle das Rätsel um dieses verdammte Amulett lösen. Das geht nur, wenn wir ehrlich zueinander sind.“ Wieder erntete Crystal einen stechenden Blick. „Das war auf dem Weg zur Burg Schwarzflügel. Ich war allein unterwegs und etwas ist über mich hinweggeflogen. Es war wie ein Schatten, oder wie ein riesiger Vogel. Ich konnte es nicht genau erkennen.“

Crystal schluckte. Also war es doch Olley!

„Ich weiß, diese Vorgänge sind beängstigend, aber hier in der Burg sind wir sicher.“ Raynold warf ihr einen mitfühlenden Blick zu, der sie wohl beruhigen sollte. Anscheinend glaubte er, dass sie voller Furcht vor dem Wesen war, das diese grausamen Morde verübt hatte.

Crystal schluckte und nickte dankbar. Noch wollte sie nichts von Olley sagen, vor allem, weil sie immer noch einen letzten Zweifel daran hegte, dass er die Morde tatsächlich begangen hatte. Nur, wer könnte es sonst sein? Sie dachte an die Dämonenfratze, die König Raynolds Gesicht im Mondlicht überzog. Aber Raynold war so friedlich gewesen, als das passiert war. Und dann kam ihr wieder der Gedanke, der noch viel schrecklicher war als alles andere. Was, wenn Hunt ihr gefolgt war und gekommen war, um das Amulett an sich zu reißen?

„Habt ihr mal etwas von Menschen gehört, die ihre Gestalt wandeln können?“, fragte Crystal.

Trisha und Kim sahen sie überrascht an, nur Raynold zögerte und räusperte sich schließlich.

„Nun ja, mein Bruder, Ramires, kann das. Nachdem wir beim Dämonenfelsen waren und er sich an einem Stachel des Dämons verletzt hat, konnte er sich auf einmal in eine Krähe verwandeln. Aber es hat ihn viel Kraft gekostet und er hat es in der letzten Zeit, in der er hier war, nicht mehr gemacht. Warum fragst du?“

Nun blieb Crystal nichts anderes übrig, als von Olley zu erzählen. Aber je länger sie darüber sprach, desto unglaublicher erschien es ihr, dass er etwas mit den Morden zu tun gehabt haben sollte. „Eigentlich wirkte er nett und aufrichtig“, schloss sie ihren Bericht.

Kim schnaubte. „Viele Menschen können sich gut verstellen. Wenn du auch nur ein einziges Mal auf den Straßen von Stravoos gelebt hättest, wüsstet du das.“

Crystal verkniff sich die Bemerkung, die ihr auf der Zunge lag. Nirgendwo hatte es mehr Falschspieler gegeben als am Königshof von Gemma, wo sich die Strippenzieher hinter Masken versteckten. „Ich meine ja nur. Er kam mir nicht gefährlich vor! Und falls es dich interessiert“, sie warf dem Kim-Drachen einen langen Blick zu, „ich habe Ahnung von gefährlichen Menschen.“

„Was warst du denn in Gemma, wenn ich fragen darf“, gab

Kim bissig zurück.

Eine Raupe auf dem Weg zur Libelle, wollte Crystal entgegnen, doch die Worte kamen ihr nicht über die Lippen. Es war ihr so lange eingebläut worden, alles, was mit dem Königshof zu tun hatte unter dem Siegel der Verschwiegenheit zu behandeln, dass es ihr schwerfiel, über ihr Leben am Hof zu reden. Vor allem müsste sie sich dann eingestehen, wie grandios sie gescheitert war. „In Gemma gibt es auch etliche sonderbare Menschen", sagte sie stattdessen.

Trisha schenkte ihr einen mitfühlenden Blick, während Raynold schon wieder das Amulett betrachtete.

„Ich habe das erste Stück vor langer Zeit gefunden", gab sich Crystal schließlich einen Ruck. „Und es war zumindest für einen Moment in meinem Besitz."

Die Köpfe der anderen schnellten zu ihr herum. Die geballte Aufmerksamkeit war ihr mehr als unangenehm, aber nun blieb ihr nichts anderes übrig, als ebenfalls die Karten auf den Tisch zu legen. Sie erzählte davon, wie sie das erste Bruchstück bei der Jagd in einem Bach gefunden und dann wieder verloren hatte. Und von der Begegnung mit Esra Monate später in den Bergen, doch sie brachte es nicht über sich, die Zeit als Raupe zu erwähnen oder ihre Liebe zu Hunt. Die Scham darüber saß immer noch zu tief.

„Und diese Nordfrau hat dir einfach das zweite Amulettstück gebracht?", fragte Kim, nachdem Crystal ihre Erzählung beendet hatte. Für einen Moment schien die Neugier ihren Zorn auf Crystal verblassen zu lassen.

„Ja, der König hat Esra bei sich behalten und deshalb bin ich nach Navas gekommen, um das letzte Teil zu holen. Er hat versprochen, sie freizulassen, wenn ich es ihm bringe." Sie betrachtete das sonderbare Objekt, das immer noch zwischen ihnen auf dem Tisch lag. Nun erweckte es in ihr keinen drängenden Wunsch mehr, danach zu greifen.

„Das verdammte Ding brannte wie Feuer, als ich Crystal die ersten Male begegnet bin. Ich musste an mich halten, um es mir nicht vom Arm zu reißen", sagte Raynold.

„Und ich wollte es unbedingt haben. Doch das hat sich zum Glück gelegt."

„Wir müssen überlegen, was wir noch alles wissen", meinte Trisha. „Also, das erste Stück hast du *verloren*." Sie sah Crystal mit hochgezogener Augenbraue an.

„Es war weg, als ich aus meiner Ohnmacht aufgewacht bin. Mittlerweile bin ich mir fast sicher, dass es mir gestohlen wurde."

„Vom Hauptmann der Königsgarde", warf Kim ein, die sich als ausgesprochen scharfsinnig erwies. Ein schadenfreudiges Lächeln huschte über ihr Gesicht, als ob sie sich kurz über Crystals Missgeschick freuen würde. Crystal schluckte ihren aufflammenden Zorn hinunter. Raynold warf Kim einen finsteren Blick zu.

„Wie dem auch sei. Das erste Stück ist verloren", meinte Raynold.

„Wahrscheinlich hat es der Hauptmann der Königsgarde längst zu Skade gebracht", meinte Crystal resigniert.

„Dann steht es eins zu eins zwischen diesen beiden Monstern? Dem Weißen König und der Eisgöttin?", schlussfolgerte Trisha. „Und jeder will das Teil, das wir noch in den Händen halten, um seine Macht zu stärken."

„Skade wird Favoria mit Schnee und Eis überziehen, wenn sie das Amulett zusammensetzen kann und der König wird einen alles vernichtenden Krieg führen." Raynold klang niedergeschlagen. Er hatte Crystal davon erzählt, welche Bilder Gaya ihm geschickt hatte, und sie schauderte bei der Erinnerung daran.

„Noch ist es nicht so weit. Der Hauptmann der Garde ist tot, das heißt, wir haben einen Feind weniger", meinte Kim.

„Nun ja." Crystal räusperte sich. „Da bin ich mir nicht sicher", gab sie schließlich zu.

„Was? Ich dachte, die Nordfrau hat ihn erledigt?" Wieder Kim, die sie mit ihrem Blick aufspießte.

„Seine Leiche wurde nie gefunden." Crystal schluckte. Wenn sie Esra richtig verstanden hatte, war Hunt in seiner Löwenform vom Platz ihres Kampfes geflohen. Esra war ihm nicht gefolgt, weil ihr Falke Jarl sich schwer verletzt hatte. Hunt lebte, Crystal fühlte es. Und er war hinter dem Amulett her. „Hunt, also der Hauptmann der Königswache …, Esra hat gemeint, er wäre ein Valanquar, ein böser Gestaltenwandler. Er konnte sich in einen weißen Löwen verwandeln."

Kim lachte laut auf. „Was haben wir hier? Einen Zoo?"

Raynold verdrehte genervt die Augen.

„Na, ich meine ja nur: Vertreten sind eine Krähe, ein Adler und nun noch ein verdammter Löwe. Hätte mir das jemand vor unserer Abreise erzählt, ich hätte ihm einen Aufenthalt im Sanatorium von Stravoos vorgeschlagen. Und glaube mir, das ist kein Ort, den man freiwillig besucht."

„Es ist die Magie des Amuletts. Sie ist mit dem Fund des ersten Stücks nach Favoria zurückgekehrt. In der Nacht, nachdem Crystal das Schmuckstück gefunden hat, ging es los. Und eigentlich hätte ich kein Amulett gebraucht, um an die alte Magie zu glauben. Diese verfluchte Mauer, sie bindet uns schon so lange auf ihre eigene, grausame Weise." Raynolds Blick traf Crystals und für einen Moment sahen sie sich über den Anhänger hinweg an. Sie meinte, in ihm ihre eigene Trauer gespiegelt zu sehen, aber ebenso einen starken Willen, wenn er auch leise geäußert wurde. Irgendwie erinnerte der junge König sie an Minna, die nach außen hin so stark gewirkt hatte und die so viele Geheimnisse in sich verschlossen hielt. Minna, die ihr gesagt hatte …, ja, was hatte sie ihr gesagt? Das kam Crystal auf einmal unglaublich wichtig vor. *Wenn mir etwas passiert, dann nimm ein Schiff nach Nebrusk und suche nach einem…* „Einem Captain Robinson", murmelte sie.

„Was hast du da gerade gesagt?" Kim war hochgeschossen und packte sie energisch an der Schulter.

„Was?", fragte Crystal und schreckte aus ihren Gedanken hoch.

„Was du da gerade gesagt hast? Du hast einen Namen erwähnt."

„Ja, aber ich glaube, er hat weiter keine Bedeutung, es war

nur …“ Crystal stockte. Nein, Minna hatte gewusst, wovon sie sprach!

„Der Name!“ Kim schrie fast. Raynold und Trisha hatten sich ebenfalls erhoben.

„Irgendwas mit Robinson. Ein Captain Robinson in Nebrusk. Jemand hat mir gesagt, dass ich ihn suchen soll und dass er wüsste, was zu tun ist.“ *Minna, es war Minna, die meinetwegen gestorben ist.* Crystal blinzelte eine Träne weg. Durch einen Schleier sah sie Kim, die so aufgewühlt wirkte, wie Crystal sie noch nie zuvor gesehen hatte.

„Er ist es! Er muss es sein! Bei den Göttern, ich wusste, dass er lebt!“ Kim knetete Trishas Hand, doch das Gesicht der Heilerin blieb ruhig, wie immer. „Es ist mein Onkel, Trish, ich habe dir doch gesagt, dass er lebt!“

Trisha strich Kim eine Haarsträhne aus dem Gesicht. „Es gibt viele Robinsons“, sagte sie vorsichtig.

Mutig von ihr, den Zorn des Drachens zu riskieren, dachte Crystal bei sich.

„Aber nur einer ist in der Lage, sich von Stravoos nach Nebrusk abzusetzen und dort ein neues Leben aufzubauen. Er muss es sein! Das erklärt auch, warum er nie zurückgekehrt ist. Wahrscheinlich halten die Nebrusker ihn dort gefangen, oder so.“ Kim biss auf ihrer Unterlippe herum. „Ich muss zu ihm, ich muss ihn finden.“

Zu Crystals Überraschung lächelte die Heilerin. „Wenn das wirklich alles zusammenhängt, dann werden wir ihn finden, versprochen.“

„Du würdest mit mir mitkommen?“, fragte Kim. Crystal meinte, Hoffnung ebenso wie Angst aus der Frage herauszuhören.

„Natürlich würde ich das, Kimberley Robinson“, erwiderte Trisha und der Drache gab ihr einen euphorischen Kuss auf den Mund.

Raynold räusperte sich und auch Crystal überkam ein kleines Lächeln. Es gab sie, die Liebe, an den unwahrscheinlichsten Orten und zwischen den gegensätzlichsten Menschen. Dann wurde sie wieder schwermütig. Während Trisha und Kim immer noch aufgeregt miteinander tuschelten, wurde ihr bewusst, wie allein sie war. Hunt hatte sie nur benutzt und dank ihm fiel es ihr schwer, Männern zu vertrauen. Ob sie mit einer Frau vielleicht glücklicher sein würde? *Nein,* entschied sie. Aber vielleicht hing das ja auch einfach vom jeweiligen Menschen ab und das Geschlecht spielte keine so große Rolle?

„Dann sollten wir uns jetzt entscheiden, was unsere nächsten Schritte sind", unterbrach Raynold ihre Gedanken.

„Wenn wir zurück hinter die Mauer gehen, werde ich versuchen, einen Weg zu Bruder Janos zu finden. Er schien mehr über das Amulett zu wissen, genauso, wie die Nonne, die mich hierherbegleitet hat", meinte Crystal.

„Sie werden dich nicht einfach gehen lassen", gab Raynold zu bedenken. „Außerdem könnte es ewig dauern, bis wir Informationen zusammengetragen haben."

„Dann gehen Trisha und ich", sagte Kim entschlossen. „Wir werden das Amulettstück sicher zu meinem Onkel bringen. Er wird wissen, was damit zu tun."

Raynold schien die Vorstellung nicht zu gefallen. „Und was, wenn dein Onkel gar nichts von dem Amulett weiß? Bei der Heiligen Madra, wir sind ja nicht mal sicher, dass dieser Robinson überhaupt dein Onkel ist!"

„Er ist es!", beharrte Kim. „Er war einer der besten Kapitäne Favorias und er ist vor Jahren aufgebrochen und nie wieder zurückgekommen." Ihre Stimme überschlug sich vor Aufregung. „Das würde alles erklären. Bestimmt hat er für eine größere Sache gearbeitet, die wir gar nicht verstanden hätten."

„Und vor allem ist da Minna", fiel Crystal in das Gespräch ein. „Sie wusste etwas über das Amulett und sie hat mich vor Hunt gewarnt. Ich wollte nicht hören. Hunt hat sie umgebracht, nur weil sie die Bedeutung des Amuletts kannte." Die Erinnerungen drohten sie erneut zu überwältigen. Rasch sprach sie weiter. „Deshalb gebe ich Kim recht. Jemand von uns muss diesen Captain Robinson suchen."

„Niemand würde zwei Frauen verdächtigen", meinte Trisha.

„Ich weiß nicht." Raynold schien immer noch mit sich zu ringen.

„Dann werde ich die beiden begleiten", sagte Crystal mutig. „Gaya hat in der Vision mit mir gesprochen, sie wird mir helfen, den richtigen Weg zu finden."

Raynold nickte. „Also gut. Ich würde selbst mitkommen, wenn ich mein Reich hinter mir lassen und die Mauer überwinden könnte. Doch ich werde euch zumindest bis dorthin begleiten und unterwegs können wir zusehen, wie wir Crystal von ihrem Trupp trennen."

„Ein Plan mit vielen Eventualitäten, aber besser als nichts", sagte Trisha.

„Besser als nichts", stimmte Raynold zu und so gingen sie auseinander.

Crystal kehrte mit einem Kopf voller wirrer Gedanken nach oben in die Halle zurück und legte sich auf ihr Strohlager. So ganz konnte sie sich noch nicht vorstellen, mit Trisha und Kim nach Nebrusk aufzubrechen, aber Minna hatte genau das von ihr verlangt. Ihre Freundin war für ihre Mission gestorben und es war das Mindeste, was Crystal tun konnte, sie nun selbst zu erfüllen. Außerdem erinnerte sie sich an Gayas Worte. Es gab keinen anderen Weg, als das Geheimnis um das Amulett zu lösen, wenn sie nicht alle sterben wollten.

Crystal schloss die Augen und sah immer noch Raynolds nachdenklichen Gesichtsausdruck vor sich. Irgendwie wollte sie den geheimnisvollen König nicht in seinem Schattenreich zurücklassen. Was, wenn das Amulett ihn schützte? Sie massierte sich die Schläfen und versuchte, ein wenig zu schlafen. Doch immer wieder geisterten Bilder durch ihren Kopf. Minna, tot unter den Winterrosen. Hunt als weißer Löwe. Olleys sanftes Gesicht. Raynolds Dämonenfratze im Mondlicht. Alles wurde dort durcheinandergewirbelt. Dann hörte Crystal etwas, das noch schlimmer war als die seltsamen Bilder. Schreie durchdrangen die Luft und die Mauersoldaten stürmten mit bleichen Gesichtern in die Halle hinein.

KAPITEL 27
Raynold

Raynold saß über seinen Schreibtisch gebeugt an einem Brief, der Kim, Trisha und Crystal freies Geleit in Navas zusicherte, als er Schreie aus der Halle vernahm.

Kurz darauf trat ein Diener ein.

„Mein Herr, die Mauersoldaten sind zurück.“

„Das höre ich“, grummelte Raynold. „Warum machen sie so einen Lärm?“

„Ich weiß es nicht, Eure Majestät. Sie haben irgendwas von einem Bären gesagt.“

Raynold seufzte. Wahrscheinlich hatten die Soldaten sich einen Spaß gemacht und waren in den Wäldern auf die Jagd gegangen. In Navas gab es zahlreiche Braun- und Schwarzbären, die eigentlich harmlos waren, solange man sie nur in Ruhe ließ. „Ich werde selbst nachsehen.“

Der Diener verbeugte sich. Raynold griff nach seinem Schwert und seine Schritte hallten durch die leeren Gänge, bis das Stimmengewirr, das ihm aus der Halle entgegenschlug, alle anderen Geräusche verdrängte.

„Der Bär war groß wie ein Riese, sein Fell weiß wie Schnee!“

„Und diese roten Augen! Einfach schrecklich!“

„Das Vieh hat mich angegriffen! Verflucht, es hat mir fast meinen Arm abgerissen!“

„Ruhe!“ Raynolds Stimme schnitt durch das Gerede in der Halle und es verstummte auf einen Schlag. Er wischte sich über die Stirn, als könnte er so auch die Erinnerung an seinen Albtraum von dem weißen Ungetüm vertreiben. „Was ist passiert?“, fragte er betont ruhig und nickte einem Mauersoldaten zu, der seinen Arm notdürftig verbunden hatte.

„Ein Bär hat uns angegriffen, aber es war kein gewöhnlicher Bär.“

„Was meinst du damit?“

„Es war ein verdammter Riese eines Bären. Doppelt so groß wie ich, zweimal so breit. Er hatte schneeweißes Fell.“

Ein anderer Soldat nickte finster. „Dieses beschissene Land. Wir hätten niemals hierherkommen sollen!“, stieß er aus und blickte Raynold hasserfüllt entgegen.

„Ihr seid Mauersoldaten und jammert wegen eines Bären?“, fragte Kim, die hinter Raynold eintrat. Er atmete tief ein und flehte sie in Gedanken an, die Soldaten nicht weiter zu provozieren.

„Halt's Maul, Schlampe! Ich möchte sowieso mal wissen, was du und deine Freundin hier machen. Ihr seid nicht aus Navas, das höre ich“, fuhr der Mauerwächter aus Nebrusk Kim an, doch die spuckte nur verächtlich vor ihm auf den Boden.

„Kim, lass die Männer bitte berichten, was sie gesehen haben.“ Raynold versuchte, seine Stimme ruhig zu halten, doch innerlich rasten seine Gedanken. Er hatte noch nie von Bären mit weißem Fell gehört. In seinem Traum allerdings hatte er gesehen, wie ein solches Ungetüm sich einen Weg durch sein Königreich bahnte. *Heilige Madra! Bitte lass diesen Albtraum nicht wahr werden!* „Wo habt ihr dieses Tier angetroffen?“

Die Truppenführerin meldete sich zu Wort. Ihr kurzgeschnittenes Haar war verstrubelt, die Narbe auf ihrer Wange gerötet. Sie wirkte erschöpft. „In der Nähe des Dämonenfelsens. Wir wollten uns den Ort näher ansehen. Dort haben wir einen Bauern getroffen, der in einem schrecklichen Zustand war. Er hat uns von dem Monster erzählt, also haben wir uns auf die Suche nach ihm gemacht. In den Wäldern hat es uns angegriffen.“

Raynold schluckte. Sollte es sich etwa um den Mann handeln, den er mit seiner Familie und etwas Saatgut zu dem Dämonenfelsen geschickt hatte? „Ich werde mich darum kümmern", sagte Raynold schließlich.

Die Truppenführerin schnaubte verächtlich. „Wir haben genug von Navas gesehen. Und wir werden von diesem Ungetüm berichten. Es ist mehr als gerechtfertigt, dass es die Mauer gibt und ich bete dafür, dass sie noch viele Jahrhunderte erhalten bleibt." Die Truppenführerin erinnerte Raynold an einen Vulkan, der glühende Lava ausspie. „Und falls Eure Hoheit uns nicht glaubt, fragt diesen Bauern. Eure Heilerin kümmert sich gerade um ihn und wer weiß, vielleicht überlebt er es ja."

„Ja, möglicherweise hat er mehr Glück als Nummer 741, den mussten wir im Wald zurücklassen. Oder das, was von ihm übriggeblieben ist." Der nebrusker Mauerwächter starrte Raynold hasserfüllt an.

„Es tut mir leid für euren Kameraden. Meine Idee war es nicht, diesen Austausch durchzuführen", hielt Raynold dagegen. Langsam erzürnte ihn die Arroganz der Mauerwache. Es gab so vieles, was er ändern musste, ändern wollte. Angefangen mit den Verhältnissen in Dinbrock, über die Suche nach seinem Bruder und die Geheimnisse des Amuletts. Irgendwie musste das alles zusammenhängen, nur wie?

„Wir haben einen fähigen Mann verloren, das bedeutet ..." Der Nebrusker ließ den Satz in der Luft hängen.

„Nein! Wenn ihr auch nur einen Menschen aus Navas anrührt, seid ihr alle des Todes!" Raynolds Hand fuhr zum Griff seines Schwertes. Sofort waren die Schwarzflügelwachen an seiner Seite.

„Lass gut sein", sagte die Truppenführerin. „Sie können wirklich nichts für den Tod von 741. Der Bär hat die ganze Familie des Bauern gerissen. Das ist Ausgleich genug."

Raynold schluckte bei den Worten. Wenn sie die Wahrheit sprach, hatte er jetzt noch ein Problem mehr am Hals.

„Ich werde eure Truppe morgen zur Mauer begleiten. Es ist ein langer, unwegsamer Ritt, wie ihr auf dem Hinweg gesehen habt und ich möchte nicht, dass noch jemand in Gefahr gerät." Er atmete tief ein. „Wir werden ein paar Tage brauchen, aber dann seid ihr wieder zurück. Die Zeit, die ihr hierbleiben wolltet, ist eh zu Ende."

Die Truppenführerin nickte. „Wir werden uns vor dem Aufbruch alle nochmal waschen und stärken. Und ich würde Euch dringend raten, dieses Ungetüm zu jagen, bevor es noch mehr Menschen heimsucht."

„Ich werde einen Wachtrupp aussenden, danke." Er wusste zwar nicht, woher er noch mehr Männer nehmen sollte, aber vielleicht gab es in Darka ein paar junge Burschen, die bereit waren, einen Bären zu jagen. Falls es überhaupt ein Bär war. Raynold fröstelte bei dem Gedanken. Sein Blick schweifte durch die Halle und blieb an Crystal hängen, die zusammengesunken auf ihrem Lager kauerte. Dann sah sie zu ihm auf und kalte Angst stand ihr ins Gesicht geschrieben. So hatte er die entschlossene junge Frau noch nie gesehen. Raynold dachte an den Löwen, an den Valanquar, von dem sie gesprochen hatte. Ein weißer Löwe, ein weißer Bär. Das Amulett. Sie mussten sich beeilen. Ein eiskalter Schauer kroch seinen Rücken hinab.

Während die Soldaten der Mauerwache sich von ihrer Anstrengung erholten, ging Raynold in das Gewölbezimmer, das er Trisha zur Verfügung gestellt hatte. Dort, wo sie heute Morgen zusammen gefrühstückt hatten, lagen nun Verbände und Tiegel voller Medizin. Trisha hatte den Bauern auf einem Steintisch aufgebahrt und versorgte seine Wunden. Die blutigen Kleider lagen in der Ecke auf einem Haufen oder besser gesagt, das, was von ihnen übriggeblieben war. Auf einer anderen Krankenliege hatte sich einer der Mauerwächter ausgestreckt, mit geschlossenen Augen und blutverkrusteten Verbänden.

„Bei der Heiligen Madra, das sieht ja furchtbar aus!" Raynold war neben Trisha getreten und starrte auf die tiefen Kratzer, die den Körper des Bauern übersäten. An seinem Arm prangte bereits eine frisch genähte Narbe, die Trisha gerade mit einer Salbe bestrich.

„Ich habe ihm einen starken Beruhigungstrank gegeben“, meinte Trisha und wischte sich eine blonde Strähne aus der Stirn. „Aber ob er überlebt, kann ich dir nicht sagen. Ich glaube, am meisten hat ihn der Schock über das Erlebte getroffen.“ Sie senkte ihre Stimme. „Seine ganze Familie ..., ich meine, er schreit nach seiner Frau. Es muss furchtbar gewesen sein.“

Raynold schlug betroffen die Augen nieder. Als er wieder hochsah, traf ihn Trishas Blick.

„Die Zeit drängt. Das ist nicht normal, dass ein Bär eine Gruppe schwerbewaffneter Soldaten angreift. Ich kenne mich gut mit Tieren aus, so etwas machen normale Bären nicht.“

„Und was ist, wenn er krank oder verletzt war?“ Raynold dachte an die Tollwut, die manche Hunde befiel.

Trisha schüttelte den Kopf. „Ich habe einmal eine Bärenfamilie in den Bergen beobachtet. Ein solches Tier wäre nicht in der Lage, sich gegen so viele zu wehren. Nicht mal in der äußersten Not.“

„Es war ja auch kein normaler Bär“, sagte der verletzte Mauerwächter keuchend. „Wann glaubt ihr uns das endlich?“

„Wir glauben dir. Ruh dich noch etwas aus. Ich wechsle gleich die Verbände.“ Trisha brachte dem Mann einen Becher des Beruhigungstranks, den er gierig schluckte.

„Schlafröschentee. Habe ich aus Stravoos mitgebracht.“ Sie zwinkerte Raynold zu. Während sie die Kratzwunden des Bauern verband, dämmerte der Soldat langsam weg. „Ich habe ihn mitgebracht, weil ich dachte, dass wir ihn vielleicht für deinen Bruder brauchen.“

Raynold schluckte. „Ja, es wäre schön gewesen, wenn wir Ramires gefunden hätten.“ Er sprach nicht aus, was er dachte. Bald würde Trisha weg sein und ihre Freundin nach Nebrusk begleiten und er würde selbst mit seinem Bruder klarkommen müssen, vorausgesetzt er fand ihn.

Trisha berührte sanft seinen Arm. „Ich weiß, was du denkst. Wenn Kim nicht wäre ...“

„Nein, es ist schon gut. Ihr müsst diesen Robinson suchen und mehr über das Amulett herausfinden. Das ist unsere einzige Chance Favoria zu retten."

„Aber ich lasse dich ungern allein zurück. Vielleicht sollte ich Crystal und Kim losschicken?" Trisha trat mit Salbe und frischen Verbänden an das Lager des Soldaten.

Raynold schüttelte den Kopf und versuchte sich an einem Lächeln. „Damit sich die beiden gegenseitig zerfleischen? Sie würden es nicht mal bis zum Hafen schaffen, ohne zu streiten."

„Ja, da hast du auch wieder recht. Aber was ist mit dir?"

„Ich werde zuerst in Dinbrock nach dem Rechten sehen. Und versuchen, das Reich so gut es geht zu regieren." Bei diesen Worten fühlte er sich miserabel. Er dachte an die stundenlangen Sitzungen, an die Schlangen von Bittstellern, die ihn jeden Tag erreichten. Raynold wollte sich all den Aufgaben, für die er verantwortlich war, sorgsam annehmen und doch war er jedes Mal so hilflos. Er ballte die Faust. Es war an der Zeit, etwas zu ändern! Und anfangen würde er mit Dinbrock. Die Menschen von Navas hatten ein besseres Leben verdient und wenn Trisha, Kim und Crystal es schaffen würden, das Geheimnis um das Amulett zu entschlüsseln, wer weiß? Vielleicht konnte er seinem Volk dann mehr Gerechtigkeit bieten.

„Raynold, du machst es so gut, wie es geht. Wir werden uns beeilen. Das muss einfach klappen."

„Ja", sagte er langsam. „Ich gehe nochmal nach unten und schaue nach unseren Gästen. Danke, dass du dich um die Verwundeten kümmerst."

Trisha lächelte. Raynold schüttelte innerlich den Kopf. Sie hatte ihm einst geraten, Philippa fortzuschicken, und nun hatte sie ebenfalls ein kleines Ungetüm zu zähmen. *Oder eher einen Minidrachen*, dachte er und schmunzelte trotz allem.

In der Nacht standen die Sterne klar am Himmel. Raynold saß bei den Fischweihern und lauschte dem Quaken der Kröten, die sich in der Stille unterhielten. Hinter sich hörte er etwas rascheln.

Er hob den Kopf. Crystal trat aus den Büschen. In ihrem Haar hatte sich ein kleiner Zweig verfangen, aber sie strahlte ihm freudig entgegen. „Ich hatte gehofft, dass du kommen würdest", sagte Raynold und spürte, wie sich eine angenehme Wärme in ihm ausbreitete. „Wie hast du es geschafft, dich davonzuschleichen?"

„Ach, da drinnen herrscht große Aufruhr, außerdem haben Trisha und Kim mir geholfen. Kim hat sich auf meinen Platz gelegt und Trisha hat alle mit ihrer Medizin schläfrig gemacht."

„Sehr gut. Ich wollte mit dir noch über etwas sprechen." Er zögerte, doch dann gab er sich einen Ruck. „Ich habe schon mal von dir geträumt. Es ist länger her und doch habe ich dich erkannt, als du nach Navas gekommen bist." Diese Offenbarung kostete ihn einige Überwindung, aber er war erleichtert, als die Worte seinen Mund verlassen hatten.

„Tatsächlich?" Crystal schluckte merklich.

„Ja. Ich glaube, das hat etwas zu bedeuten." Er nestelte an dem Lederband herum, an dem das Amulett hing. „Du solltest es nehmen. Verberge es gut vor feindlichen Augen und bringe es sicher nach Nebrusk. Wenn du recht hast, werden wir dem Rätsel dort etwas näherkommen und wenn nicht .... Wenn nicht, dann ist eh alles verloren." Er dachte an das Schlachtfeld aus seiner Vision.

„Wäre es nicht sicherer, wenn wir es bei dir in Navas ließen?"

Er schüttelte den Kopf. „Nein. Dieser sonderbare Bär hat mir klar gemacht, dass wir in großer Gefahr sind. Wenn er kommt, möchte ich, dass das Amulett weit weg ist."

„Aber es gehört dir. Es schützt dich."

„Es bedroht mein Volk. Und nur, wenn ihr das Geheimnis darum lüftet, können wir Favoria retten."

„Dann bist du bereit für diesen Kontinent, dein Leben zu riskieren?"

„Jeder gute König wäre das."

„Nein", sagte Crystal und die Entschlossenheit in ihrer Stimme überraschte ihn. „Ich werde das nicht zulassen. Es muss eine andere Lösung geben."

Sie schien wirklich aufgebracht zu sein, denn sie sprach schnell und verhaspelte sich dadurch im Stravoosi, mit dem sie sich verständigten.

„Ich habe lange darüber nachgedacht und sehe keinen anderen Weg. Mitkommen kann ich nicht und es erscheint mir richtig, dass du das Amulett trägst. Du bist eine mutige Frau und kannst dich verteidigen." Er dachte daran, wie sie sich auf Kim gestürzt hatte und schmunzelte.

„Was gibt es da zu lachen?"

„Nichts. Ich habe mich nur erinnert, wie du dem Drachen die Nase blutig geschlagen hast."

Crystal lächelte ebenfalls, doch dann wurde sie wieder ernst. „Es geht trotzdem nicht. Denn ich glaube, dass ich auch verfolgt werde."

Raynold sah sie überrascht an. Crystal zitterte leicht, obwohl die Nacht angenehm lau war.

„Ich glaube, der Hauptmann der Königsgarde von Gemma ist noch am Leben. Ich kenne ihn gut. Besser als ich euch erzählt habe. Wir … wir hatten eine Liebesbeziehung."

Raynold spürte einen kurzen Stich in der Gegend seiner Brust. Im ersten Moment wusste er nicht, was er sagen sollte, sondern starrte nur auf das Amulett, das er noch immer in den Händen hielt.

„Ich weiß, es war ein furchtbarer Fehler, aber er war nett am Anfang. Mehr als das. Für eine kurze Zeit dachte ich wirklich, dass ich für immer mit ihm glücklich sein könnte." Wieder stockte Crystal. „Bis, nun ja, bis ich verstanden habe, dass er nur hinter dem Amulett her war." Crystal betrachte ebenfalls das Schmuckstück. Dann trafen sich ihre Blicke. Crystals dunkle Augen waren voller Trauer. Wieder sah Raynold darin sein eigenes Leid gespiegelt.

Auf einmal wollte er nichts mehr, als dieses nagende Gefühl der Hoffnungslosigkeit loszuwerden.

„Es muss auch etwas Schönes da draußen geben", sagte er. Seine Stimme klang seltsam rau in seinen Ohren. Er dachte an Trisha und Kim, an ihre Liebe zueinander. Sein Puls beschleunigte sich. Crystals Hand war seiner ganz nahe und er verstand. Behutsam öffnete er die Finger, so dass das Amulett im Mondlicht leuchtete. Dann legte er Crystals Hand darauf. Es war, wie wenn ein Zauber durch sie beide hindurchfuhr und eine magische Verbindung zwischen ihnen schloss.

Crystal keuchte auf und auch sein Atem ging schneller. Ihre Herzen begannen im Gleichklang zu schlagen und Raynold konnte nicht anders als sich näher zu ihr hinzubeugen. Ihre Lippen berührten sich wie selbstverständlich und es war Raynold, als wenn die Sterne über ihnen für einen Moment heller leuchteten. Crystal schlang ihre Arme um ihn, fuhr ihm sanft über den Nacken, so dass ihm ein wohliger Schauer über den Rücken fuhr. Er hielt immer noch das Amulett in der Hand, das Lederband lose um seinen Arm geschlungen, und vergrub seine Finger damit in ihren Haaren. Eine ungekannte Leidenschaft erfasste ihn, während sie sich kurz voneinander lösten und Crystal seinen Namen raunte.

„Küss mich nochmal, Raynold", hauchte sie und er war mehr als bereit, ihrem Wunsch zu entsprechen. Da knackte etwas hinter ihnen im Gebüsch. Crystal zuckte zusammen und auch er hielt inne. Sie lauschten dem leisen Rascheln, das sich tiefer in das Unterholz verzog.

„Er ist es gewesen", stieß Crystal aus, ihr Gesicht weiß wie die Mauern der Kapelle im Mondlicht.

Raynold nahm sie fest in die Arme, bereit, sie mit Asyla zu verteidigen, sollte der Störenfried zurückkommen. Er lauschte ihrem Herzschlag und küsste sie auf den Scheitel. „Wir schaffen das. Keine Angst, wir stehen es gemeinsam durch."

„Lass mich nur nicht mehr los."

Raynold drückte sie noch enger an sich. *Ich wünschte, das ginge,* dachte er und wusste, dass er sie schon bald ziehen lassen musste. Er gab ihr noch einen Kuss auf die Wange und schmeckte das Salz ihrer Tränen. „Niemals", sagte er und ihre Lippen trafen sich erneut. Der Kuss war nur flüchtig, Raynold merkte, dass Crystal ebenso angespannt war, wie er.

„Ich sollte nach dem Kerl suchen, der hier herumschnüffelt", sagte er, das Schwert fest in der Hand.

Crystal schüttelte den Kopf. „Er war es und er ist schlau und schnell. Bestimmt ist er längst geflohen."

„Er kann nicht weit sein. Auf allen Mauern stehen Wachen. Niemand kommt hier ungesehen hinaus."

Crystal lachte bitter. „Du weißt nicht, was er alles kann. Eine Mauer hält ihn nicht ab und es wundert mich, dass er uns nicht gleich entzweigerissen hat."

„Ich werde mich jedenfalls nicht vor ihm verstecken. Er soll ruhig kommen. In meinem Land gibt es ganz andere Probleme als den Hauptmann der Königswache, selbst wenn er sich in einen Löwen verwandeln kann!"

Der Zorn, den Raynold auf einmal fühlte, verdrängte alle anderen Gefühle. Er kam sich hilflos vor und das in seiner eigenen Festung. Dazu kam die Angst. Angst um sein Land, seine Leute, seinen Bruder und jetzt auch noch um Crystal. Er betrachtete sie, wie sie dort im Mondlicht stand und die Sehnsucht kehrte langsam in sein Herz zurück.

„Ich begleite dich in die Halle und dann werde ich nachsehen, wer sich hier draußen rumtreibt."

Crystal biss sich auf die Lippen. „Ich würde lieber mitkommen", sagte sie schließlich.

Es war nicht die schnippische Art, mit der Philippa ihm so oft entgegengetreten war, eher eine stille Überzeugung, in der eine große Kraft verborgen lag.

„Schließ mich nicht aus", fügte Crystal leiser hinzu.

„Dann nimm du das Amulett und renn im Notfall. Versprich mir das, denn ich will dich nicht auch noch verlieren."

„Das wirst du nicht." Crystal schloss die Augen und küsste ihn erneut. Für einen Moment wurde Raynold ganz warm, er lehnte sich ihr entgegen. Wenn er nicht aufpasste, würde er in der Berührung zerfließen. Sanft schob er Crystal weg.

„Erschrick dich nicht." Er versuchte zu lächeln, um der Situation den Ernst zu nehmen, aber trotzdem war die Furcht überwältigend, als er das Amulett in Crystals Hand gleiten ließ.

Sie sah ihm tief in die Augen, ohne eine Spur von Angst. „Ich gewöhne mich daran", sagte sie und strich über sein Gesicht, von dem er wusste, dass es nun tierähnliche Züge angenommen hatte.

„Du bist tapfer."

„Vielleicht fürchtet er dich ja so mehr. Das wäre gut für uns. Lass uns gehen."

Gemeinsam durchsuchten sie das gesamte äußere Areal der Burg. Jeden Busch, jeden Winkel. Außer ein paar gewöhnlicher Tiere schreckten sie nichts auf.

„Er ist weg. Ich habe es mir gleich gedacht."

„Dann muss er verdammt schlau sein."

„Das ist er." Crystals Gesicht verdunkelte sich. Sie nahm das Amulett, betrachtete es nochmal und reichte es ihm schließlich zurück. Sie waren in der Nähe des Eingangs zur großen Halle. Raynold wünschte sich nichts mehr, als mit Crystal zu den Weihern zurückzukehren. Doch es war an der Zeit, hineinzugehen.

Crystal schien seine Gedanken zu erraten. „Wir müssen uns jetzt trennen, nicht wahr?"

Er nickte. „Morgen früh brechen wir in Richtung Mauer auf. Vielleicht wäre es besser gewesen, wenn wir …" Er zögerte, verschluckte den Rest des Satzes hastig.

„Wenn wir uns nicht noch nähergekommen wären?", fragte Crystal bedächtig.

„Wir müssen an das denken, was vor uns liegt", stimmte Raynold leise zu.

Crystal sah ihn nachdenklich an, ihre alte Traurigkeit war jetzt zurück. Dann nickte sie knapp, einmal nur, und drehte sich um, ohne ihn noch einmal zu berühren. Und obwohl das völlig unmöglich war, hätte eigentlich ein lautes Knacken zu hören sein müssen, an der Stelle, an der sein Herz entzweibrach.

KAPITEL 28
Hunt

Hunts Gedanken rauschten unkontrolliert durch seinen Kopf. Er ballte die Fäuste, lockerte seine Hände wieder und fuhr sich über das Gesicht. Die Stoppeln seines Dreitagebarts piksten ihm in die Finger. Schließlich hielt er es nicht mehr aus. Er verwandelte sich in seine Löwengestalt und brüllte laut auf. Sollte Crystal diesen Schrei nur hören, vielleicht lenkte er sie von dem dunklen König ab. Mit seinen mächtigen Pranken brach er durch das Unterholz, ließ die Weiher rasch hinter sich zurück. Doch immer noch hatte er ihr Gesicht vor Augen, wie sie sich zum Herrscher von Navas vorbeugte und ihn küsste. Hunt lief schneller. Das Herz hämmerte ihm in der Brust. Wie gerne wäre er über diesen Möchtegernkönig hergefallen und hätte ihn wie ein Lamm gerissen. Wenn nur dieses verfluchte Schwert nicht wäre! Immer hatte er es dabei. Asyla, das Königsschwert. Eine Klinge aus Dämonenstahl, ebenso wie Nachtbringer, der Säbel, den Crystal bei sich trug und mit dem ihn die Nordfrau fast umgebracht hatte. O hätte er seine Zähne nur in das Fleisch des Dämons graben können, denn nichts anderes war dieser schwermütige Bursche. Ein Monster, das ihm Crystal geraubt hatte.

Aber nein, das warst du selbst!, flüsterte eine leisere Stimme in ihm, die er mit einem zornigen Brüllen übertönte. Ob sie sich Raynold schon hingegeben hatte? Diese Gedanken machten ihn fast blind vor Raserei. Er hatte eine Lichtung erreicht, auf der er sich niederlegte und zurück in seine menschliche Form verwandelte. Unter dem vollen Mond sah er an sich herab, Tränen in den Augen. Hatte ihr sein Körper nicht gereicht? Wie oft hatte er sie geliebt und sie hatte sein Begehren voller Leidenschaft erwidert. Doch innerlich wusste er, dass es nicht sein Körper war, an dem die Liebe gescheitert war. Nein, er hatte versucht ihr das goldene Armband umzulegen, um sie zu einer willenlosen Marionette zu machen. Das hatte alles zerstört! Andererseits, wenn es ihm gelungen wäre, dann läge sie jetzt in seinen Armen und nicht bei diesem schmierigen … Ein Mann trat auf die Lichtung und unterbrach seinen inneren Monolog.

Sofort schnellte Hunt in die Höhe. Er trug keine Waffe bei sich, aber der andere kam ebenfalls mit leeren Händen. Die Art, wie er gemächlich auf ihn zuschritt verriet keine drohende Gefahr. Es war ein hochgewachsener Mann mit langem, silberweißem Haar und einem Gesicht, das Hunt auf seltsame Weise vertraut vorkam. Lächelnd trat er näher.

„Wer bist du und was willst du hier?“, fragte Hunt, bereit sich in seine Raubtiergestalt zurückgleiten zu lassen.

Der Fremde hob beschwichtigend die Hände. „Ich habe deinen Schrei gehört und wollte nach dir sehen. Was hat dich so aus der Fassung gebracht?“

„Das geht dich nichts an. Außerdem hast du mir noch nicht gesagt, wer du bist.“

Der andere grinste breit. „Mein Name ist Elendíl. Ich warte schon lange darauf, mit meinem großen Bruder zu sprechen.“

Hunt schluckte. Hatte er richtig verstanden? Das war doch unmöglich, oder? Wieder loderte unkontrollierter Zorn in ihm auf.

„Du lügst!“, rief er und machte drei drohende Schritte auf den Neuankömmling zu. Anstatt Angst zu zeigen, wie Hunt es von den Menschen gewohnt war, lächelte der Fremde nur.

„Warum sollte ich dich anlügen? Sieh mich an. Wir teilen dasselbe Blut."

Hunt betrachtete zweifelnd die Augen, dann die Gesichtszüge und das feine Haar seines Gegenübers. „Aber wie kann das sein?"

„Unsere Mutter war schwanger, als der Weiße König sie in den Palast gesperrt hat. Ich wurde dort geboren und aufgezogen." Elendíls Augen leuchteten in dem unwirklichen Blau, das Hunt von seinen eigenen Löwenaugen kannte. Sie waren ihm vertraut und fremd zugleich.

„Ich wusste nicht, dass ich einen Bruder habe." Hunt trat ungläubig näher an Elendíl heran. Sein jüngerer Bruder überragte ihn um fast einen halben Kopf. „Wie hast du überlebt?"

Elendíl lachte bitter auf. „Niemand wusste, dass es mich gibt. Nicht einmal du solltest es erfahren, dabei wünschte ich mir nichts sehnlicher, als mit dir zu sprechen. Aber Skade verbat es, weil sie Angst hatte, dass der König auch für mich einen Bann um das Schloss legen würde, und dann wäre ich dort tatsächlich verhungert."

Hunt nickte langsam. „Ich verstehe. Du konntest also raus aus dem Palast, im Gegensatz zu ihr."

„Ja. So habe ich überlebt. Es gibt Robben und Fische, selbst im Eismeer. Manchmal habe ich davon geträumt, mich in die Fluten zu stürzen und die weite Welt kennenzulernen, aber dann wäre Mutter allein gewesen."

Hunt atmete tief durch. Seine Gedanken rasten. Er hatte also tatsächlich einen Bruder? Wieso hatte Skade nichts von ihm erzählt? Sie traute ihm nicht. Dabei hatte er ihr das erste Amulettstück besorgt und schaute nun schon seit so langer Zeit dem Weißen König auf die Finger.

Elendíl musterte ihn aufmerksam. „Du darfst ihr keine Schuld geben", sagte er schließlich, ganz so, als hätte er Hunts Gedanken erraten. „Sie ist seit Jahrhunderten in diesem kalten Palast gefangen. Nun haben wir endlich die Möglichkeit, sie zu befreien und gemeinsam ein neues Leben anzufangen." Elendíl reichte ihm die Hand. „Was sagst du, Bruder?"

Hunt zögerte nur kurz, dann griff er zu. Er spürte die Kraft, die durch Elenîls Adern rauschte.

„Also, was hat dich so wütend gemacht?" Elendîl hielt seine Hand immer noch fest.

„Ach, es war wegen des Amuletts. Skade hat mich geschickt, damit ich ihr das dritte Stück bringe, aber es hängt am Arm des Dämonenkönigs." Bei dem Gedanken an Raynold drehte sich Hunt erneut der Magen um.

Elendîl sah ihn abwartend an.

„Er trägt dieses verdammte Schwert bei sich. Asyla, die Königsklinge. Sie ist von oben bis unten aus Dämonenstahl gefertigt. Das kann selbst mir gefährlich werden."

Elendîl lachte. „Wenn es weiter nichts ist. Zusammen werden wir es schon schaffen, uns das Amulett zu holen und dieses Mädchen dazu."

Hunt stockte für einen Moment der Atem. „Welches Mädchen?", presste er hervor.

Elendîls Miene wurde ernst. „Du weißt, welches Mädchen. Diejenige, die die Magie zum Leben erweckt hat. Sie hält sich in der Nähe des Dämonenkönigs auf, habe ich gehört."

Hunt ignorierte die indirekte Frage. „Mir hat Skade nur aufgetragen, das Amulettstück zu holen. Ich wüsste nicht, wieso wir einen Menschen da reinziehen sollten." Crystals Gesicht erschien vor seinem geistigen Auge. „Wenn wir das Amulett erst zusammensetzen, werden Land und Leute unter einer Eisdecke begraben werden, also, wieso sollten wir uns zusätzliche Arbeit machen?"

„Weil Skade es so wünscht. Sie wird wissen, was sie tut."

Hunt erkannte das Aufglimmen von Vorfreude in den Augen seines Bruders. Er begriff, dass er diesen neuen Bekannten mit Vorsicht genießen musste. „Nun gut, was schlägst du vor, wenn du dir so sicher bist?"

Elendîl ließ seine strahlend weißen Zähne aufblitzen. „Der ganze Trupp wird bald in Richtung Mauer aufbrechen. Ich habe bei einem dieser Wächter nachgefragt." Das hämische Grinsen verriet Hunt, dass es kein freundliches Nachhaken gewesen sein konnte. „Wir schlagen zu, wenn sie es am wenigsten erwarten und gehen folgendermaßen vor …“

Hunt lauschte dem Plan seines Bruders und eine eisige Faust packte ihn mit jedem Wort fester.

Teil Drei

„Und du wirst ihn erkennen. Nicht an seinem Äußeren, sondern an dem strahlenden Kern, den er in sich trägt."

(Aus „Die Prinzessin von Mekynaa", Volksmärchen aus Gemma)

KAPITEL 29
Crystal

Crystal hatte in der ganzen letzten Nacht kaum ein Auge zugemacht. Immer wieder hatte sie an den Moment gedacht, in dem Raynold und sie gemeinsam das Amulett berührt hatten. Etwas war da geschehen, das außerhalb ihrer Macht lag. Eine wohlig warme Welle voller Liebe, Hoffnung und Zuversicht war durch sie hindurchgegangen. Und dann dieser Kuss. Raynolds Finger auf ihrer Haut. Die Leidenschaft, mit der er sie angesehen hatte und das brennende Verlangen, das Crystal gespürt hatte. Gefolgt von dem Knacken.

Noch immer erschauderte sie, wenn sie an das Geräusch dachte. Es war Hunt, davon war sie überzeugt. So wie sie ihn schon vorher verdächtigt hatte, ganz in der Nähe zu sein. Hörte das denn niemals auf? Sie fragte sich, warum er Raynold nicht angegriffen hatte. Hunt musste das Amulett an seinem Arm gesehen haben. Sie war nicht naiv genug, um zu glauben, dass er einfach so verschwunden war und nie mehr zurückkehren würde. Vielleicht hatte Raynold recht, und sie sollte das Amulett an sich nehmen. Dann wäre er vorerst in Sicherheit, aber was, wenn das Volk sein Dämonengesicht sah?

Neben ihr regten sich die ersten ihrer Kameraden. Eine Soldatin stöhnte, es hörte sich schmerzverzerrt an.

„Kann ich dir helfen?“, fragte Crystal.

„Mein Bauch, ich brauche die Heilerin nochmal.“

„Ich hole sie.“

Crystal erhob sich, ging durch die spärlich beleuchtete Halle, die den Mauersoldaten als Schlafquartier diente. Sie wünschte sich zurück an den Fischweiher, zu dem mondbeschienenen Gras, das wie mit einem Hauch von Silber überzogen gewesen war. Ein sehnsuchtsvolles Kribbeln in ihrem Unterkörper erinnerte sie daran, welche Wünsche der Kuss in ihr geweckt hatte.

Sie schnappte sich eine der Öllampen und nahm statt des Geheimganges den längeren Weg, der auch in Trishas Gemächer führte. Schon vom unteren Ende der Stufen konnte sie das helle Licht erkennen, das aus dem Gewölbe der Heilerin kam.

„Crystal!“, begrüßte Kim sie und winkte sie herein. „Hier ist schon die Hölle los. Gut, dass du da bist. Kannst du Trisha kurz helfen, damit ich ihr was zum Essen und Trinken besorgen kann? Sie arbeitet schon die ganze Nacht und will einfach keine Pause machen.“

„Ja klar, aber beeil dich bitte, oben warten noch mehr Verwundete.“

Kim nickte. „Hier, nimm Trish das mit. Das ist ein frischer Verband, sie ist gerade beim Wechseln.“

Kim drückte ihr den weißen Stoff in die Hand und jagte die Stufen nach oben.

Trisha war so in ihre Arbeit vertieft, dass sie Crystal erst gar nicht bemerkte. Sie war gerade dabei eine tiefe Wunde zu reinigen und eine sonderbare Paste darauf zu verstreichen. „Verband“, sagte sie, ohne aufzublicken.

Erst als sie den Patienten versorgt hatte, sah sie auf.

„Oh, hallo, Crystal. Was machst du denn hier?“

„Eine Kameradin oben in der Halle hat nach dir verlangt. Ich wollte dir Bescheid sagen, aber wie ich sehe, hast du hier ebenfalls ganz schön viel zu tun.“

Trisha schnaubte. „Das kannst du laut sagen. Die Verletzungen, die dieser angebliche Bär deinen Kameraden zugefügt hat, sind sehr merkwürdig. Viele der Wunden haben sich entzündet, obwohl ich sie unverzüglich behandelt habe."

Crystal sah in die Gesichter der Verletzten. Drei Mauersoldaten lagen schweratmend und mit geschlossenen Augen auf dem Boden. Schweißperlen glänzten auf ihrer Stirn.

„Sie sehen schlimm aus. Wie sollen wir da aufbrechen?"

„Das wollte ich Raynold auch fragen, aber er war nicht in seinem Gemach." Ein vorwurfsvoller Ton schwang in Trishas Stimme mit.

Crystal fühlte, wie ihr die Röte in die Wangen schoss und hoffte, dass die Heilerin es im Fackelschein nicht bemerkte. Trishas blaue Augen musterten sie durchdringend.

„Wir können ihn jetzt fragen. Ich mache das, wenn Kim wieder da ist", bot Crystal an.

„Nicht nötig, da ist der Herr schon selbst." Trishas Blick schweifte an ihr vorbei.

Raynold stand am Fuße der Treppe an die Wand gelehnt, er beobachtete sie. Ihre Blicke trafen sich und seine dunklen Augen hellten sich auf. Etwas in ihr wollte nichts lieber, als sich in seine Arme zu werfen, doch das ging auf keinen Fall. Auch über ihre Gefühle reden, konnte sie in diesem Augenblick nicht. Raynold schien ebenfalls mit sich zu ringen. Er hatte sich von der Wand abgestoßen und stand ruhelos im Raum.

„Hey, mach mal Platz, du Schattenkönig", rief Kim vergnügt und balancierte ein Tablett voller Speisen an Raynold vorbei. „Hier für dich, meine Heldin, damit du dich stärken kannst."

Trisha lächelte kurz und gab Kim einen Kuss auf den Mund. „Danke."

Crystal sah Raynold an, der immer noch zu ihr hinüberblickte. Es würde für sie keine Zukunft geben, das hatte sie gestern begriffen. Die Lage in Navas war schon angespannt genug und doch versetzte es Crystal einen Stich, ihre Gefühle zu unterdrücken. Wie gerne hätte sie den Kuss von gestern wiederholt, nur um zu sehen, ob er tatsächlich so intensiv war, wie sie ihn in Erinnerung hatte.

„Crystal und ich haben gerade darüber geredet, dass wir mit

den Verletzten unmöglich losreiten können. Die Wunden haben sich entzündet."

Raynolds Miene verfinsterte sich schlagartig. „Dann nehmen wir eine Kutsche. Wir müssen diese Männer und Frauen rechtzeitig zurückbringen. Das weißt du."

„Ja, aber es nützt niemandem, wenn sie unterwegs sterben."

„Deshalb die Kutsche. Du und Kim, ihr übernehmt das."

Trisha schien Raynolds Entscheidung nicht zu gefallen. Schnaubend nahm sie ein Stück Käse und begann zu essen, nein, eher zu schlingen. Kein Wunder, es gab hier so viel zu tun! „Ich packe meine Sachen zusammen und helfe den anderen", erklärte Crystal deshalb. „Trisha, denkst du daran, nochmal nach oben zu schauen?"

„Sie ist hier unten genug beschäftigt!", warf Kim ein.

Crystal verdrehte die Augen. In Bezug auf Trisha war dieser Drachen noch schlimmer als eine Tiermutter, die ihr Junges verteidigte. Die Heilerin legte Kim besänftigend die Hand auf die Schulter. „Schon gut. Ich nehme an, die Soldaten oben haben dasselbe Problem. Die Wunden infizieren sich." Sie sah Crystal an. „Kannst du jedem, der klagt, etwas von meinem schmerzstillenden Kräutersud geben und die Schrammen und Kratzer mit der Paste versorgen? Das wäre eine große Hilfe." Eilig schob Trisha sich noch einen Kanten Brot in den Mund.

„Iss du in Ruhe fertig, ich bringe Crystal die Medizin hinauf", sagte Kim.

Raynold lächelte, als er sich neben Crystal auf den Weg nach oben machte. „Wer hätte gedacht, dass Kim so fürsorglich sein kann?"

In Crystal breitete sich eine angenehme Wärme aus. Raynold so nah zu sein, ließ sie wieder an letzte Nacht denken.

Als sie das erste Stück der Wendeltreppe zurückgelegt hatten, fasste Raynold sie am Arm. „Pass auf dich auf. Ich möchte nicht, dass dir etwas zustößt."

Sie war neben ihm stehengeblieben. „Bis wir die Mauer erreichen, haben wir noch ein paar Tage, oder?"

Raynold nickte. „Die Zeit wird viel zu schnell vergehen und

überall sind lauernde Augen. Wenn sie dich mit mir sehen …" Er schüttelte den Kopf. „Bei den Ahnen, sie könnten dich dafür sogar hinrichten lassen."

Raynold sah ernsthaft beunruhigt aus. Sie selbst wusste natürlich auch, welche Strafen Mauerwächtern drohten, die sich mit Menschen aus Navas einließen. „Aber hier ist gerade niemand, oder?"

„Nein", sagte Raynold.

„Gut, dann küss mich noch ein einziges Mal."

Kaum hatte sie ihren Wunsch ausgesprochen, fühlte sie seine Lippen auf den ihren. Leidenschaftlich zog er sie näher zu sich heran und sie erwiderte die Umarmung in nicht gekannter Inbrunst.

Nur widerstrebend löste Crystal sich von ihm. „Hoffentlich finden wir noch ein paar geheime Treppenstufen auf unserem Weg zur Mauer."

Raynold antwortete ihr mit einem kurzen Kuss. Dann mussten sie sich bereitmachen, denn es gab noch viel zu tun.

Trotz aller Bemühungen schafften sie es erst am nächsten Morgen aufzubrechen. Zu schwer waren die Folgen der Verletzungen, die der weiße Bär den Mauerwächtern zugefügt hatte. Drei rangen mit hohem Fieber, einer überlebte die Nacht nicht. Nummer 116, ein mutiger Mann aus Skar, wurde in den frühen Morgenstunden auf einer Wiese hinter der Burg beerdigt. König Raynold führte den kurzen Begräbniszug persönlich an und warf die erste Schaufel Erde auf den Leichnam. Darauf folgte die Truppenführerin.

„116 war ein guter Mann, ein folgsamer Soldat und ein mutiger Kämpfer. Er hat sich als Erstes dem Ungetüm entgegengestellt und dadurch vielleicht unser aller Leben gerettet. Behaltet ihn in würdiger Erinnerung, damit sein Geist weiter unter uns weilen kann."

116. Nicht mal im Tod geben sie einem den Namen zurück. Crystal presste zornig die Lippen aufeinander. Nachdem die Truppenführerin ihre Schaufel voller Erde in die Grube geworfen hatte, waren die verbleibenden Mauerwächter an der Reihe. Crystal trat als eine der Letzten vor. Das, was man von dem Gesicht des Nordmannes noch sah, war blass und eingefallen. *Gute Reise,* sprach Crystal in Gedanken und ließ ebenfalls etwas Erde auf den Toten rieseln. Den Rest würden die Schwarzflügelmänner übernehmen. Die Kutschen standen bereit, ebenso die Pferde und die Männer der Leibgarde, die den König begleiteten. Ihr wurde schwer ums Herz, wenn sie daran dachte, dass sie sich bald von Raynold trennen musste.

Crystal ritt bei den Wagen, die die Verletzten transportierten. Diese Aufgabe hatte sie freiwillig übernommen. Wenn Trisha nicht gebraucht wurde, ritt sie neben Crystal her, während Kim den Platz vorne beim Kutscher bevorzugte.

„Die Pferde sind ihr unheimlich", erklärte Trisha und grinste. „Sie redet die ganze Zeit davon, endlich wieder ein Schiffsdeck unter den Füßen zu haben."

„Ich würde lieber ganz Favoria auf einem Pferderücken überqueren, ehe ich mich auf das Meer begebe, aber bald wird mir keine andere Wahl bleiben."

Trisha nickte. „Es ist schön, dass du dich uns angeschlossen hast. Ohne deine Hilfe hätten wir schon verloren."

Das haben wir wahrscheinlich auch so. Crystal verschwieg ihre trüben Gedanken. Was brachte es auch, die anderen zu entmutigen? Sie kannte ihre Gegner, oder zumindest zwei von ihnen. Hunt und den Weißen König. Sie sah sich unruhig um. Irgendwo hier lauerte der Oberste der Königsgarde ihr bestimmt auf. Doch da war nichts, was sie im Moment tun konnte. Karge Landschaft zog sich weitläufig vor ihren Augen bis zum Horizont. Braune Erde, kleine Dörfer, ein paar Felder. Nichts von großem Wert, und doch öffnete sich das Tor der Mauer ein bis zweimal im Monat. Sie machte sich eine geistige Notiz, Raynold nochmal danach zu fragen.

„Suchst du nach ihm?", unterbrach Trisha ihre Gedanken.

Im ersten Moment hob Crystal irritiert den Kopf. Sie hatte der Heilerin nichts von Hunt erzählt, oder? „Wen meinst du?“, fragte sie deshalb vorsichtig.

„Na, Raynold natürlich. Wen sonst?“

„Oh“, sagte Crystal. *Wann lässt mich diese verdammte Angst endlich los?* „Nein, nicht wirklich. Er hat mir gesagt, dass er mit seiner Leibwache vorausreitet. Ich bin nicht davon ausgegangen, ihn vor heute Abend zu sehen.“

„Aber du magst ihn, oder?“

Crystal spürte wieder die verräterische Röte in ihre Wangen kriechen. „Er ist nett“, sagte sie schlicht.

„Nett? Mehr nicht?“

Crystal drehte sich nochmal zu der Heilerin um, grinste und klopfte ihrem Pferd in die Flanke, sodass es antrabte. Sie zuckte mit den Schultern und ließ die Wagen hinter sich zurück. Sollte Trisha denken, was sie wollte. Aus ihrem Mund würde sie jedenfalls nicht erfahren, wie gerne Crystal Raynold hatte.

KAPITEL 30

Olley

Olley wachte von einem herzzerreißenden Wimmern auf. Er war der Krähe hinterhergeflogen und gemeinsam befanden sie sich hoch oben in den Dunkelbergen. Dort wollte Ramires anscheinend verweilen und Olley hatte ihm eine Decke aus dem Lager am Fuße der Berge besorgt. Eigentlich war er froh, dass Ramires und er etwas Abstand zu den anderen hatten, denn so hatte Olley wieder eine bessere Verbindung zu seiner Menschengestalt gefunden. Das Jammern hörte sich an, als ob ein Kind in der schwärzesten Nacht nach seiner Mutter rief. Er schlängelte sich aus der Felsspalte, in der er genächtigt hatte, aber es war schwer, so verdammt schwer, einen klaren Gedanken zu fassen. Am liebsten wollte er sich wieder zusammenrollen und weiterschlafen. Nichts tun, außer auf Beutezug zu gehen, wenn der Hunger zu groß wurde, einem Tier auflauern und es im Ganzen verschlingen. Als Schlange konnte er tagelang von einer einzigen Mahlzeit leben.

Wieder drangen die Klagelaute an ihn heran.

Die Morgensonne brach durch die Wolkendecke und er konnte den ausgemergelten Körper des Prinzen erkennen. Ramires lag nackt auf der dreckigen Decke, er hatte die Knie eng an den Bauch gezogen.

„Wandler, wo bist du? Lass mich nicht allein!" Ramires' Stimme war trocken und brüchig wie altes Laub, aber sie erreichte Olley, gab ihm genug Kraft, um die Konzentration aufzubringen, sich in einen Menschen zu verwandeln. Tief in sich spürte er das vertraute Kribbeln. Es fühlte sich an, als ob die Schlange ihre Haut abstreifte. Im nächsten Moment stand er als Mensch vor Ramires.

„O der Heiligen Madra sei Dank! Du bist noch da!" Ramires setzte sich unbeholfen auf.

Olley ging in die Knie, strich Ramires über den mageren Rücken. „Schläft er gerade?"

Sein Gegenüber nickte und legte einen Finger auf den Mund. „Er mag das Sonnenlicht nicht", flüsterte er.

Olley sah ihm in die blutunterlaufenen Augen und fragte sich, wie er helfen konnte.

„Wasser", krächzte Ramires, als ob er Olleys Gedanken gelesen hätte. „Ich kann nicht aufstehen."

„Das macht nichts. Ich bin gleich wieder da."

Olley stieg den schmalen Pfad hinab, der zu der Grotte mit dem Trinkwasser führte. Schon seit Tagen hielten sie sich in der Nähe dieser Bergquelle auf. Ramires war dorthin zurückgekehrt, nachdem er einen weiteren Mauerwächter getötet hatte. Olley war nichts anderes übriggeblieben, als stumm zuzusehen, wie der Schatten des Dämons sich über dem armen Mann ausgebreitet und ihn verschlungen hatte. Die Gedanken daran ließen ihn erschaudern, während er vorsichtig die glitschigen Felsen hinabstieg. Dafür schlief der Dämon jetzt seit geraumer Zeit. Doch bald würde er wieder aufwachen und Ramires von Neuem quälen. Olley schauderte. Er stieg das letzte Stück hinunter. Das Wasserbecken lag vor ihm, die Höhlendecke darüber färbten es in einem bedrohlich anmutenden dunklen Ton. Olley atmete auf, als er seine selbstgebauten Utensilien sauber angeordnet auf einem Felsvorsprung fand. Aus den Zweigen eines Baumes hatte er sich einen Korb geflochten, mit dem er Fische fing. Am Rande der Grotte wuchs büschelweise Moos, das er im Wasser tränken und mit dem Korb zu Ramires hochtragen konnte. Er wusch sich rasch das Gesicht, ließ das kalte Wasser über seinen Oberkörper rinnen. Wie gut das tat! Zu seinen Füßen schwammen daumengroße, graue Schatten. Es waren Fische. Man konnte sie fangen und essen, wenn der Hunger zu überwältigend wurde. Er beschloss, später nochmal zurückzukehren, vorher aber wollte er nach Ramires sehen.

Es gefiel Olley nicht, ihn zu lange allein zu lassen. Zu überwältigend war die Angst, dass der Dämon erwachen und alles, was ihm im Weg stand, vernichten würde. Oder, dass Ramires sich aufgab, oder verschwand. Alles war möglich. Olley wusste nur, dass es seine Aufgabe war, auf den Prinzen aufzupassen, denn irgendwann würde der ihn zum König führen und dann würde er vielleicht die nächsten Schritte erkennen. Außerdem tat Ramires ihm schrecklich leid. Olley war selbst ein Ausgestoßener seines Volkes, weil er mit Magie in Berührung gekommen war und wie viel schlimmer musste es sein, seinen Körper mit einem schrecklichen Dämon zu teilen? Eilig trank er noch ein paar Schlucke von dem herrlich kalten Wasser und tauchte die Moosbüschel tief hinein, bis sie vollgesogen waren. Die vertrauten Handgriffe halfen ihm, sich wieder wie ein Mensch zu fühlen. Einer der Fische knibbelte an seinem großen Zeh und schwamm eilig davon als Olley aus dem Wasser stieg.

Hastig lief er den Pfad hinauf. Ramires saß in sich zusammengesunken auf dem Boden, aber immerhin war sein Blick klar. Er zitterte unter der dünnen Decke und Olley verfluchte sich, weil er ihm nur dieses alte Ding aus dem Lager mitgebracht hatte. „Schau mal, ich bringe dir Wasser."

Er hielt seinem Schützling die Moosbüschel an die Lippen und Ramires saugte begierig daran. „Und noch eins." Olley reichte ihm ein frisches Büschel.

„Danke." Die Stimme des Prinzen klang fast menschlich. Olley sammelte Feuerholz, nahm einige Streifen getrocknete Rinde zum Anzünden und schlug die beiden Feuersteine aneinander. Er war froh, dass er sie ebenfalls aus dem Lager entwendet hatte. Bei dieser Gelegenheit hatte er auch mitbekommen, wie aufgebracht Philippa wegen Ramires' Verschwinden war. Wenn der Dämon wieder erwachte, würde auch Ramires' Verlangen zunehmen, zu seiner Herrin zurückzukehren. Und wenn er wieder tötete, dann hatte Olley keine Chance, ihn aufzuhalten.

„Kannst du ein paar Schritte laufen?", fragte er nach einer Weile. „Dein Körper wird sonst völlig schlapp und unbeweglich."

Ramires ließ sich auf sein Lager zurücksinken und starrte in den Himmel. Er schloss die Augen. „Das Licht blendet mich."

„Dann versuch aufzustehen, so dass du nicht direkt in die Sonne schaust."

„Nein, ich kann nicht. Lass mich in Ruhe, ich möchte schlafen."

Seufzend lehnte Olley sich gegen die Felswand. Lorella hatte ihn gedrängt, den König von Navas aufzusuchen und er wollte ihrem Auftrag möglichst schnell nachkommen. Doch er konnte Ramires nicht allein zurücklassen. Ein Blick auf den schlafenden Prinzen genügte, um ihn davon zu überzeugen, dass er etwas zum Essen brauchte. Wieder mal Fisch, beschloss Olley, dann musste er nicht so lange fortbleiben.

Als sie gemeinsam beim Abendessen saßen, starrte Ramires auf die kleinen gebratenen Fische, als wären es Erdkröten oder Kellerasseln.

„Na komm, sie schmecken gar nicht so schlecht. Schau, ich esse sie auch."

Olley schob sich eines der fast schwarz gebrutzelten Stücke in den Mund. Ramires tat es ihm gleich und verzog angeekelt das Gesicht. Immerhin spuckte er das Essen nicht aus.

„Nimm noch einen. Man gewöhnt sich daran." Olley wusste selbst nicht, warum Ramires ihm so wichtig war, fühlte nur, dass der arme junge Mann ohne Hilfe verloren wäre. Trotzdem zog Olley es vor, abends wieder in seine Tierhaut zu schlüpfen. Zu groß war die Angst, dass der Dämon plötzlich erwachte und

Ramires sich über ihn hermachen würde. Olley stocherte in der Glut. Kleine Funken stoben auf.

„Wir sollten zu deinem Bruder gehen. Er wird dir vielleicht helfen können."

Ramires fing an zu weinen. „Ich habe Schreckliches getan. Diese Menschen, ich wollte das nicht."

Olley strich ihm über den Arm. Ramires zuckte bei der Berührung zurück wie ein schreckhaftes Reh. „Du musst ihn bekämpfen. Dich erinnern, wer du bist", flüsterte Olley. „Sonst verlierst du dich in ihm." Er klang schon wie die alte Lorella.

„Mein Bruder, er wird mich umbringen, nach allem, was ich getan habe, oder er sperrt mich wieder in dieses abscheuliche Verließ und dort gibt es kein Entrinnen mehr."

Olley nickte. Er verstand, was Ramires meinte, ohne, dass dieser es aussprechen musste. Hier in der Freiheit der Wildnis hatte er Wege, dem Monstrum, das in ihm wohnte, zu entkommen, auch wenn das Leben Unschuldiger ein viel zu hoher Preis dafür war. In einem Kerker würde sich Ramires nicht so einfach in eine Krähe verwandeln und davonfliegen können, geschweige denn eine andere Möglichkeit haben, den Blutdurst des Dämons zu stillen. „Wir werden etwas finden, das dir hilft. Ich spüre es. Vorher habe ich nie an so etwas wie Magie geglaubt, aber nun habe ich am eigenen Leib erlebt, dass es sie gibt und wie sie wirkt."

„Ich hätte mich nie darauf einlassen dürfen. Die Schwertwenderin, sie ist schuld, dass ich dieses Ungetüm in mir trage."

„Ich hatte den Eindruck, dass sie sich um dich sorgt. Rede mit ihr, vielleicht findet sie einen Weg, dich von deiner Last zu befreien."

Ramires liefen erneut Tränen über die Wangen. „Dann wird er wieder erwachen und jedes Mal ist er stärker als zuvor."

Olleys Innerstes krampfte sich vor Mitleid zusammen. Genau wie er war Ramires in etwas hineingezogen worden, das es so nicht geben sollte. Irgendwie musste man ihm doch helfen können!

„Wieso hat sie dich damals ausgewählt? Sie hätte auch sich selbst nehmen können oder diesen Gerald."

Ramires schüttelte den Kopf. Fuhr sich mit dem Daumen über seine linke Handfläche. Leckte sich nervös über die Lippen. „Ich hatte schon vorher Kontakt zu ihm." Ramires' Stimme klang gepresst. Sie war nur noch ein Flüstern, als wollte er leise reden, um den schlafenden Dämon nicht aufzuwecken. „In seiner Höhle habe ich mir die Hand an einem seiner Stacheln verletzt. Wahrscheinlich hat das eine Art Eintrittspforte geschaffen. Schau her." Ramires streckte ihm die offene Handfläche entgegen und Olley betrachtete die auffällige rote Linie, die sich in ihrer Mitte abzeichnete. So klar hatte der Prinz noch nie mit ihm gesprochen. Olleys Puls beschleunigte sich in Anbetracht der neuen Information.

„Und dann? Was hat dir damals geholfen?"

„Da war etwas", entgegnete Ramires. „Ein Schmuckstück. Eine Art Amulett." Sein Blick schweifte in weite Ferne, so als ob er sich tatsächlich an etwas erinnern würde. „Aber es wurde mir abgenommen. Jemand hat es mir abgenommen."

„Philippa?"

Ramires schüttelte den Kopf. „Nein. Jemand anderes, jemand, der mir noch näherstand."

Olley beobachtete mit wachsender Furcht, wie Ramires' Miene sich von Nachdenklichkeit in Niedergeschlagenheit wandelte. „Raynold", flüsterte der Prinz. „Raynold. Raynold. Raynold hat das Amulett!" Ramires zitterte am ganzen Körper, als er den Namen seines Bruders förmlich aus sich herausschrie.

„Psst, beruhige dich doch!"

Ramires' Augen glühten purpurn auf. Seine Miene verhärtete sich. Wo eben noch tiefe Gefühle zu erkennen gewesen waren, hatte sein Gesicht nun die Struktur eines Granitblocks. „Raynold", zischte eine gehässige Stimme aus seinem Mund. „Raynold und seine Verlobte haben mich zu diesem Monster gemacht."

Ramires hielt sich den Kopf, wippte vor und zurück, die

Lippen schmerzverzerrt. „Sie sind alle gegen mich. Nur du bist für mich da."

Stumm weinte der Prinz in sich hinein, und Olley wusste, dass er mit seinem letzten Satz nicht ihn gemeint hatte. Ramires' innerer Peiniger war erwacht, wahrscheinlich durch die Erinnerung an Raynold. In Windeseile sah Olley sich nach einem Fluchtweg um und wich ein paar Schritte zurück. Ramires' Tränen versiegten. Abgrundtiefer Hass trat an ihre Stelle. „Es ist an der Zeit, mich zu rächen!" Ein schauerliches Lachen entfuhr seiner Kehle.

Olley presste sich an die Felswand. Als der purpurne Blick sich auf ihn heftete, kroch er wie von selbst in die Haut einer Ameise. Ramires schrie verärgert auf und hetzte auf die Stelle zu, auf der Olley gerade eben noch gestanden hatte. Dieser schlüpfte schnell in eine Ritze hinein, so dass ihn der schreckliche Dämon nicht finden konnte. Von seiner Position aus konnte er sehen, wie Ramires sich in eine Krähe verwandelte und schimpfend davonflog. Olley krabbelte heraus, tauschte die Gestalt der Ameise gegen die des Adlers und schwang seine Flügel, um Ramires einzuholen.

Die Krähe flog wie ein Pfeil in die Nacht hinein. Olley hatte Mühe, ihr schwarzes Gefieder in der Dunkelheit ausfindig zu machen. Er lauschte auf das vertraute Flattern und folgte eher den Geräuschen als der schemenhaften Bewegung. Sein Herz pochte in der gefiederten Brust, es kostete ihn alle Konzentration, nicht von der Verfolgung abzulassen. Was wäre, wenn er nochmal einen Mord mitansehen müsste? Gab es einen Weg, den Dämon aufzuhalten? Ramires hatte das Amulett erwähnt, hatte den Namen seines Bruders ausgesprochen. Das war genug gewesen, um das Monstrum in ihm aus seinem tiefen Schlaf zu erwecken. *Na komm, bring uns zur Burg Schwarzflügel, so wie ich es in meinem Traum gesehen habe.* Stattdessen flog die Krähe zum Lager der Rebellen. Zurück zu ihrer Herrin. Olley verstand noch nicht alles, was mit dem Dämon zusammenhing, aber er wusste, um die unbändige Gefahr, die von ihm ausging. Bis jetzt hatte Philippa Ramires einigermaßen im Griff gehabt. Nur wie lange würde es dauern, bis die unsichtbare Reißleine entzweigerissen wurde?

Olley flog höher und höher. Er segelte über den Gipfeln der Dunkelberge dahin, atmete die klare Luft ein. Spürte die Freiheit, die sich in ihm ausbreitete und kämpfte gegen das überwältigende Gefühl an, einfach davonfliegen zu wollen.

KAPITEL 31
Crystal / Raynold

Mein König, gut, dass Ihr da seid. Ein Bote wartet auf Euch."

Etwas im Gesicht des Gastwirts ließ Raynold innerlich zusammenzucken. Sie hatte endlich das kleine Städtchen Astgud erreicht und Raynold wollte die Vorbereitungen für die Ankunft des restlichen Trosses besprechen. Nun aber schien sich der Gastwirt kaum auf die Zubereitung einer Mahlzeit oder die Errichtung des Nachtlagers konzentrieren zu können. „Der Bote hat mich aufgefordert, Euch umgehend zu informieren. Er sagte, er hätte Nachrichten, die keinen Aufschub dulden."

„Danke. Ich werde sofort nach ihm sehen. Wartet er in der Gaststube?"

„Die Gaststube, gewiss, mein König." Der Wirt verbeugte sich tief.

„Bereite du bitte unterdessen eine Mahlzeit vor. Mit meiner Leibwache und den Mauersoldaten sind wir ungefähr zwei Dutzend Mann."

„Sehr wohl, mein König." Der Wirt fuhr sich mit einem Taschentuch über das Gesicht. Dann rief er nach seiner Frau und Raynold machte sich auf den Weg in die Stube. Veland und Adalar fielen wie Schatten hinter ihm ein.

„Wartet am Eingang“, gebot Raynold. Er hasste es, auf Schritt und Tritt verfolgt zu werden, auch wenn es das Los eines Königs war.

Er ging zu dem Mann hinüber, der aufgestanden war und sich nun verbeugte. Der Bote sah übermüdet aus.

„Setz dich,“, sagte Raynold und zog sich auch einen Stuhl heran. Unter seiner staubbedeckten Kutte konnte er das Gesicht von Wendegar Krumigel ausmachen, einem seiner vertrauensvollsten Spione.

„Danke“, entgegnete Krumigel. „Ich bin geritten wie der Wind, um Euch zu warnen.“

„Warnen?“, fragte Raynold. Er dachte an die Geiseln aus Navas, die er für die Mauersoldaten zurückgelassen hatte. Seine Brust schnürte sich zusammen. Ob man ihnen etwas angetan hatte? „Sprich!“, verlangte Raynold ungeduldig.

Krumigel leckte sich über die Lippen. „Man hat wieder zwei Leichen gefunden. Die eine davon keinen Tag alt.“

Raynold fröstelte, obwohl ein Feuer die Stube erhitzte. Er beugte sich näher zu dem Boten vor. „Wo?“

„Hinter der Mauer. Beides waren Männer der Wache, also Soldaten im Dienste des Königs von Gemma. Es heißt, das Heer des Weißen Königs ist unterwegs hierher.“

„Was? Er schickt seine Truppen wegen ein paar Toten aus?“

„Nein“, sagte Krumigel schlicht und senkte seine Stimme. „Er kommt, um in Stravoos und Kayol einzufallen. Mein Mittelsmann Livius Pontas ist sich sicher, dass der Weiße König die Singenden Inseln besetzt hat und im Wüstenreich schon bis Mompeto vorgedrungen ist. Wenn er erstmal den Weg zur Mauer gesichert hat, wird er nach Navas einfallen. So lauten die Gerüchte.“

Raynold versuchte, sich den Schrecken, der ihm in die Glieder fuhr, nicht anmerken zu lassen. Die Gerüchte, die Krumigel einem bestechlichen Kommandanten der Bergtruppe abgerungen hatte, hatten sich meist als wahr erwiesen. Aber es schickte sich für einen Herrscher nicht, Angst zu zeigen, deshalb verschränkte Raynold die Finger ineinander, um seine Hände vom Zittern abzuhalten. „Der Weiße König hat es bis jetzt nie gewagt, auch nur einen Fuß in dieses Land zu setzen. Er fürchtet die Menschen von Navas wegen ihres dämonischen Blutes."

„Pontas sagt, der König sei stärker geworden. Die besten Soldaten schließen sich ihm an. Sie wollen Navas endgültig zu Fall bringen. Der Kommandant hat es für die Zukunft sogar abgelehnt, mir Informationen zu liefern, selbst wenn er dadurch auf den Schattenkohlschnaps verzichten muss."

Raynold nickte langsam. „Verstehe." Er brauchte nur an das verheerende Bild aus seiner Vision zu denken, um zu wissen, dass Krumigel die Wahrheit sprach. „Und dennoch hat er dir Informationen gegeben. Können wir davon ausgehen, dass sie korrekt sind?"

„Ich glaube nicht, dass Pontas mich belogen hat. Er war immer meine zuverlässigste Quelle. Er hat mir außerdem berichtet, dass es in Kayol Widerstand aus der Bevölkerung gibt, genau wie aus Stravoos. Aber es ist nur eine Frage der Zeit, bis der König sein Ziel erreicht hat. Unterdessen treibt ein Ungetüm sein Unwesen. Die Leichen sollen bis zur Unkenntlichkeit verstümmelt gewesen sein. Man hat sie nur daran identifizieren können, dass sie in den Reihen der Soldaten gefehlt haben. Selbst die harten Männer der Bergtruppe schienen beunruhigt zu sein und die fürchten sich sonst vor nichts."

„Werden sie die Menschen aus Navas wieder eintauschen? Wir haben immerhin einige Mauersoldaten verloren."

Sein Gegenüber sog scharf die Luft ein. „Dazu hat Pontas nichts gesagt. Er hat nur davon geredet, dass die Stimmung bis zum Äußersten gespannt ist. Ich kann nur raten, aber wahrscheinlich wird die Wache einen Preis fordern."

Raynold dachte an die Kinder, an die unschuldigen Männer und Frauen, die er in die Hände der Mauersoldaten gegeben hatte. Er ballte die Fäuste. „Ich werde alles daransetzen, sie sicher zurückzubringen."

„Ihr seid ein guter König", sagte Krumigel und senkte sein Haupt.

Nicht halb so gut, wie ich gerne wäre, dachte Raynold verbittert, schluckte seine Gedanken jedoch runter. „Hast du Spuren von den Rebellen gefunden? Irgendwelche Hinweise auf Philippa oder meinen Bruder?"

Krumigel nahm einen tiefen Schluck aus seinem Krug. „Es gibt Gerüchte, dass sie sich am Fuße der Dunkelberge befinden. Ich habe mich mit einem Mann aus Sherewa unterhalten, der von einem fremden Krieger erzählt hat, der dort eine große Menge Vorräte eingekauft hat."

Raynold schluckte. Wer könnte dieser Fremde wohl sein? Ein Gehilfe Philippas? Es würde zu ihr passen, fähige Männer um sich zu scharen. Und wenn die Leichen hinter der Mauer waren … *Heilige Madra, bitte lass es nicht Ramires gewesen sein!* Raynold dachte daran wie sein Bruder sich als Krähe in die Luft geschwungen hatte. „Danke, du hast mir sehr geholfen." Raynold erhob sich abrupt und reichte Krumigel ein Säckchen voller Münzen. „Ruh dich noch etwas aus und reite dann nach Burg Schwarzflügel. Halte deine Augen und Ohren offen. Ich werde zurückkehren."

Der Bote nahm das Geld mit einer leichten Verbeugung an. Raynold wusste, dass er schnellstens mit Trisha sprechen musste. Statt dem Gesicht der Heilerin erschien ihm jedoch Crystals sanftes Antlitz vor seinem geistigen Auge. Kopfschüttelnd machte Raynold sich auf den Weg nach draußen. Er schallt sich innerlich dafür, an etwas anderes, als an sein Volk zu denken.

Sie ritten bis zur frühen Abenddämmerung. Crystal genoss das Gefühl, im Sattel zu sitzen und nichts weiter zu tun, als auf ihren Weg zu achten. Sie dachte an das Stück Land unter den Hufen ihres gescheckten Pferdes und daran, wie es in ihrer Vision ausgesehen hatte, als sie Raynold das erste Mal berührt hatte. Es war ein grünes Paradies gewesen, so wie Gayas Garten, den ihr die Gottesmutter in der Kapelle offenbart hatte. Ihre Gedanken schweiften zu dem Amulett. Um sein Geheimnis zu entschlüsseln, musste sie einen Weg finden, die Truppe zu verlassen. Freiwillig würde man sie nicht gehen lassen. Doch dass es ihr schon einmal gelungen war, sich in den Trupp der Mauersoldaten zu schleichen, ließ sie hoffen. Sie war fest entschlossen, auch für alle weiteren Probleme eine Lösung zu finden.

„Alles in Ordnung mit dir 249? Du reitest schon wieder wie eine junge Göttin, dafür, dass du so krank warst."

Crystal wandte sich um und sah in das sommersprossige Gesicht ihrer Truppenführerin. Ein verkrusteter Kratzer zog sich an ihrer rechten Wange entlang.

„Ja. Die Heilerin des Königs hat mir Rupiustee gegeben. Das Zeug war widerlich, aber hat sofort geholfen. Ein Glück, dass sie da war."

„Die Frau ist eine Verschwendung für ein so finsteres Land wie Navas." Die Stimme der Truppenführerin klang harsch. „Ich frage mich, ob wir sie nicht bei uns einsetzen könnten. Ich kann mir nicht vorstellen, dass sie freiwillig in dieser düsteren Burg hockt. Aber vielleicht finde ich einen Weg, sie dem König abspenstig zu machen." Die Miene der Truppenführerin hellte sich auf, doch Crystal erschauderte. Wenn der Truppenführerin das gelänge, würden Kim und Trisha nicht so leicht aus dem Dienst der Mauerwache entkommen.

Die Truppenführerin verfiel in Schweigen, bis sie die ersten Häuser vor sich aufragen sahen. „Oh, schau, bald haben wir das Kaff erreicht, das sich Astgud nennt."

Ihre Anführerin hatte recht. Über den wenigen Häusern der Siedlung stieg Rauch auf. Crystals Atem ging schneller, weil sie Raynold auf seinem braunen Hengst erblickte. Sein schwarzes Haar flatterte im Wind und die Rüstung glänzte dunkel. Sie war nicht so fein gearbeitet, wie sie es von den Soldaten aus Gemma gewohnt war, aber ehrlich. Das war der richtige Begriff, fand Crystal und eine Woge der Freude durchfloss sie. Doch als sie die zusammengezogenen Brauen und den finsteren Ausdruck auf Raynolds Gesicht bemerkte, war es, als ob die Dunkelberge auf sie einstürzen würden. Etwas war geschehen und es hatte nichts Gutes zu bedeuten, so viel war sicher.

Später beim Abendbrot redete Raynold leise mit Trisha. Crystal musste in den Reihen der Mauerwächter Platz nehmen, doch sie beobachtete Trishas ernste Miene genau. Raynold sah zu ihr hinüber. Seine Blicke waren voller Sorge. Die wenigen Mauerwächter, die zum Essen aufstehen konnten, schwiegen weitgehend. Crystal entging nicht, dass der Nebrusker besonders grimmig schaute. Warum hatte der Bär nicht ihn statt den anderen erwischt? Dann würde er ihr nicht dauernd auf die Finger schauen.

„Wir sollten unseren verwundeten Kameraden bei den Wagen auch etwas bringen", sagte die Truppenführerin.

„Ich mache das." Crystal wischte sich über den Mund, viel Hunger hatte sie trotz des anstrengenden Rittes sowieso nicht. „Keine Eile", ermahnte sie die Truppenführerin. „Nimm nachher die Heilerin und ihre Bedienstete mit und am besten noch einen von uns."

Der Nebrusker erhob sich. „Ich begleite 249 gerne."

Crystal zuckte zusammen. All die Hoffnung, die sie in die kurze Auszeit von ihrer Truppe gesetzt hatte, verpuffte.

„Auch du kannst dich nochmal hinsetzen", sagte die Anführerin zu dem Nebrusker. „Der König isst noch und wir sollten die Form wahren, die besagt, dass er das Mahl beendet."

Lange mussten sie darauf nicht warten. Raynold winkte unwirsch den Hauptgang weg, der aus Schattenkohl mit Kartoffelpüree bestand, dazu gab es eine magere Hühnerkeule. Crystal hatte sich mittlerweile an das Nationalgericht aus Navas gewöhnt, das es in allen Variationen gab, doch Raynold sah den violetten Kohl etwas leidend an. Er redete kurz mit dem Wirt, der ihm persönlich servierte, dieser nickte und nahm den Teller wieder mit. Der Geste nach, entschuldigte sich Raynold bei Trisha und Kim und erhob sich dann. Er schenkte Crystal einen letzten Blick, nickte dann der Truppenführerin der Mauerwache zu und verschwand in Richtung Ausgang. Wie gerne wäre Crystal ihm hinterhergelaufen, hätte alles stehen und liegen lassen, nur um ein paar Worte mit ihm zu wechseln und in seiner Nähe zu sein. So musste sie auf die Erlaubnis zum Aufstehen warten. Als diese endlich erteilt war, nahm sie gemeinsam mit dem nebrusker Mauersoldaten den großen Topf mit Schattenkohleintopf entgegen.

Trisha und Kim eilten ihr mit einer Lampe und der Medizintasche bepackt zur Hilfe, aber sie konnten kaum miteinander reden, weil der andere Soldat neben ihnen herlief. Der verzog angeekelt die Nase, als ihnen der Duft des heißen Essens entgegenströmte.

„So ein verfluchtes Land. Schau dir nur an, was für einen Fraß die zu sich nehmen! Da wundert es mich nicht, dass es solche Riesenbären gibt. Bin ich froh, wenn ich wieder hinter der Mauer bin."

„Sei dankbar, dass es überhaupt etwas zum Essen gibt", spuckte Kim ihm giftig entgegen.

Der Mann aus Nebrusk bleckte die Zähne. „Dich hat niemand gefragt, Drachenfrau!" Vor lauter Ärger blieb er stehen und Crystal nutzte die Gelegenheit, um eine Pause vom Tragen zu erbitten. Der Nebrusker senkte seine Seite ebenfalls zu Boden und warf Kim einen finsteren Blick zu. „Was machst du überhaupt hier bei uns, außer deiner Freundin zu assistieren?"

„Das geht dich gar nichts an", fauchte Kim zurück. Trisha schob sich eilig an ihr vorbei und nahm den Topf anstelle des Nebruskers auf.

„Streitet ihr euch in Ruhe weiter, ich nehme mit Crystal den Topf. Die Verwundeten haben schließlich auch Hunger."

Crystal hörte wie Kim und der Mauerwächter sich weiter Beleidigungen an den Kopf warfen. Unauffällig entfernten sich Trisha und sie ein paar Schritte.

„Das hast du gut eingefädelt", lobte Crystal die Heilerin. „Was bedrückt Raynold so?"

„Es sind zwei weitere Leichen gefunden worden und es heißt, dass der König von Gemma seine Truppen nach Navas schickt." Trisha kam schnell zur Sache und egal, was sich Crystal ausgemalt hatte, es war nicht halb so schlimm gewesen, wie das, was ihr die Heilerin nun berichtete. Einzig ihre Ausbildung, in der sie gelernt hatte, unkontrollierte Reaktionen zu unterdrücken, ließ Crystal Ruhe bewahren. Doch ihre Gedanken rasten. Zwei weitere Leichen und das Heer von Gemma auf dem Weg hierher. Ob der König es persönlich anführte? Dann wäre Esra vermutlich schon tot! Für einen Moment drohten ihr die Beine wegzusacken, so unerträglich war der Gedanke. *Gaya hat gesagt, Hilfe sei zu ihr unterwegs!* Sie warf einen Blick über ihre Schulter und sah, dass Kim mit dem Nebrusker noch weiter zurückgefallen war.

„Das ist schrecklich. Was können wir tun?"

„Du meinst, abgesehen davon, uns um das Amulett zu kümmern?" Trishas blaue Augen glänzten im Schein der Lampe. „Nicht viel, vermute ich. Wir müssen einen Weg finden, von Stravoos nach Nebrusk zu kommen und Kims Onkel zu suchen. Wenn dort wirklich der Schlüssel zu der Lösung liegt, hätten wir gute Chancen, vor allem, weil Kim dabei ist. Aber bis dorthin ist es eine weite Reise und wir müssen es erstmal hinter die Mauer schaffen. Wer weiß, was passiert, wenn Raynold ihnen von den Verlusten berichtet."

„Du meinst, es artet aus?"

Trisha nickte.

„Und ich möchte mal wissen, wieso jemand aus Nebrusk sich für so unwiderstehlich hält", erklang Kims Stimme direkt hinter ihnen.

„Das braucht mir eine Schlampe aus Stravoos gar nicht zu sagen. Du stehst doch auf diese Heilerin, oder?" Der Nebrusker wartete die Antwort nicht ab. „Verstehe ich ja, schöne Kurven, hübsches Lächeln, aber eine Sache kannst du ihr nicht geben. Dafür bräuchte sie halt immer noch einen Mann. Ich kann euch da gerne …"

Weiter kam er nicht, dann hörte Crystal ein gurgelndes Geräusch. Als sie sich umdrehte, lag der Nebrusker auf dem Boden, eine wutschnaubende Kim über sich gebeugt. Mit aller

Kraft drückte sie dem Nebrusker die Kehle ab. Trisha ließ den Henkel des Topfes los und konnte Kim noch rechtzeitig abhalten, ihn zu erwürgen.

Nur mit Mühe, gelang es Crystal den Topf auszubalancieren, allerdings schwappte etwas von dem Eintopf auf ihre Finger. „Verdammt ist das heiß!“, fluchte sie.

„Er ist es nicht wert, dass du dir die Hände schmutzig machst“, hörte sie Trisha sagen. Endlich stand der Topf sicher auf dem Boden und Crystal wandte sich dem Streit zu.

Der Nebrusker fasste sich röchelnd an den Hals. „Wage es noch einmal so etwas Unflätiges zu sagen und nicht mal meine Liebste wird mich davon abhalten, dir einen Denkzettel zu verpassen.“

Crystal grinste, als sich Kim langsam von ihm erhob und der Nebrusker immer noch nach Luft schnappend aufstand. Zum Glück hatten sie den Wagen mit den Verletzten bald erreicht. Der Eintopf war nun etwas abgekühlt. Schweigend hievten sie das Gefäß ins Innere.

Ein schwaches Stöhnen kam aus der Ecke.

„Wir haben etwas zum Essen dabei, einen Moment noch“, sagte Trisha und bat Kim, ihr bei der Essensausgabe zu leuchten. Sie ging zu jedem Patienten und verteilte Schüsseln mit Suppe. Nur in der Ecke, aus der das Geräusch gekommen war, blieb sie länger und kehrte schließlich mit dem vollen Teller zurück. „Ich brauche einen neuen Verband und etwas Salbe“, sagte sie zu Kim, die schon dabei war, die Lampe über die Medizintasche zu halten.

„Mist! Das wird nicht mehr ganz reichen. Ich habe vergessen den Verband aufzufüllen.“

„Ich kann dir noch etwas bringen“, bot Crystal an, die sich im Moment sowieso überflüssig vorkam.

„Danke, das wäre lieb. Ich habe noch welche in der Satteltasche.“

Eilig lief Crystal zurück. Dabei dachte sie kaum an den Schatten, der wahrscheinlich für die Leichen verantwortlich war, sondern eher an Raynold. Wo er wohl gerade war? Als sie ein Knacken hörte, zuckte sie zusammen. Ihre Hand fuhr wie von selbst an den Griff von Nachtbringer, jenem Säbel, der sie schon einmal vor Hunt gerettet hatte. Als sie sich umblickte, flitzte ein kleines Eichhörnchen über den Weg. Sie seufzte. Würde es je wieder einen Tag oder eine Nacht geben, in der sie sich vollkommen sicher fühlte?

Das Wirtshaus war hell erleuchtet, Crystal sah die Truppenführerin im Gespräch mit den restlichen Soldaten. Sie nickte ihr kurz zu.

„249, wo ist 311? Wir wollten gerade noch in die Gaststube, um den Tag zu besprechen, bevor wir schlafen gehen. Die Zimmer sind alle besetzt, darum übernachten wir im Stall."

„Ich gebe 311 Bescheid", entgegnete Crystal schnell. „Er ist noch bei den Verwundeten. Ich wollte der Heilerin nur schnell mehr Verbände holen, die müssten in der Satteltasche sein."

„Gut, dann beeil dich."

Sie entfernte sich von den Stimmen und auf einmal war die Nacht um sie wieder still. Am Eingang zum Stall hielt Crystal nochmal kurz inne und lauschte. Jemand war bei den Tieren, womöglich der Stallbursche. Vorsichtig schob sie die Tür einen Spalt auf und lugte hinein. Innen war es dunkel, nur eine kleine Lampe erhellte den hinteren Teil der Verschläge. Sie sah einen schwarzgekleideten Mann, der eines der Pferde sattelte. Als er sich zu ihr drehte, stockte ihr der Atem. Raynold zäumte seinen braunen Hengst auf. Als er sie sah, ließ er das Geschirr sinken. Sein Blick ruhte auf ihr.

Im ersten Moment war Crystal zu überrascht, um etwas Vernünftiges zu sagen. Ihre Gedanken überschlugen sich. Wollte er etwa wegreiten? Mitten in der Nacht?

Raynold ließ den Sattelgurt los und trat auf sie zu. Sein Gesicht war ein Durcheinander verschiedener Gefühle. Sie erkannte Entschlossenheit, aber auch eine stumme Trauer.

„Es tut mir leid, ich muss weg. Ein Bote war da und hat mir von einem Rebellenlager am Fuße der Dunkelberge berichtet.

Möglicherweise ist dort mein Bruder. Ich muss ihn finden, er ist in großer Gefahr."

„Aber Hunt und der Schatten und all die anderen Bedrohungen …"

Raynold sah sie unverwandt an. „Er ist mein Bruder! Ich kann nicht anders. Ich fürchte mich nicht vor der Dunkelheit."

Rasch schloss sie die letzte Distanz zwischen ihnen. „Willst du ganz allein gehen? Wo ist deine Leibwache?"

„Sie würde mich nur aufhalten." Er griff nach ihren Händen. Streichelte sie sanft.

„Nimm mich mit!" Sie war selbst überrascht davon, mit welcher Inbrunst sie das sagte.

Raynold senkte seinen Blick. „Das geht nicht. Ich möchte dich nicht in Gefahr bringen."

„Ich möchte nicht ohne dich hierbleiben. Bitte."

„Sie würden dich wegen Fahnenflucht hängen, wenn sie herauskriegen, dass du weggelaufen bist. Ich werde nicht zulassen, dass dir etwas passiert." Und doch zog er sie in seine Arme. Ihr Körper schmiegte sich an seinen und sie sog seinen erdigen Duft ein. Für einen Moment schloss sie die Augen, spürte seine warmen Lippen auf ihrem Mund. Wollte sich diesem Kuss hingeben, schob ihn aber sanft zurück.

„Nimm mich mit", flüsterte sie noch einmal. „Wir haben eh einen Weg gesucht, mich von der Truppe zu trennen."

Raynold schien mit sich zu ringen. Schließlich nickte er. „Wir werden zur Maueröffnung wieder am Tor sein. Dann könnte ich dich in einen der Wagen schmuggeln und du könntest dich mit Kim und Trisha hinter der Mauer treffen."

„Und wenn sie dich fragen, was mit mir geschehen ist, sagst du, ich wäre tot. Eine Leiche, wie diese anderen." Crystal zögerte einen Moment. „Das wird dich in noch größere Schwierigkeiten bringen."

Raynolds Mundwinkel zuckte leicht nach oben. „Ein entlaufener Prinz, ein monströser weißer Bär, eine Schattengestalt, die sein Unwesen treibt, da fällt eine Tote mehr gar nicht auf."

„Dann ist es abgemacht?"

Raynold drückte ihre Hand. „Ja."

„Gut. Ich werde Kim und Trisha die Verbände bringen und ihnen Bescheid sagen. Die Truppenführerin spricht gerade noch den Tag in der Gaststube durch, danach wollen sie sich zum Schlafen in den Stall zurückziehen, aber dann sind wir schon lange weg." Prickelnde Vorfreude durchflutete sie. Wenn sie Glück hatte, würde sie doch noch etwas mehr Zeit mit Raynold verbringen können als sie sich erhofft hatte.

Das Warten dauerte Raynold entschieden zu lange. Andrex scharrte mit den Hufen, als wenn sich seine eigene Unruhe auf den Hengst übertrug. Schon bereute er, dass er zugestimmt hatte, Crystal mitzunehmen. Nicht wegen der Verzögerung, oh nein, für sie würde er ein ganzes Leben lang warten. Aber wegen der Gefahr, der er sie aussetzte. Er dachte an Philippa, die so hartnäckig dafür gekämpft hatte, nicht als ein Wesen des körperlich schwächeren Geschlechts wahrgenommen zu werden. Sie hatten oft gestritten, wenn er zur Vorsicht gemahnt hatte. Und im Endeffekt hatte sie recht gehabt. Sie war die eigentliche Löwin gewesen. Er schob die Gedanken an seine Verlobte beiseite und sah sich unruhig im Stall um. Andrex wieherte leise.

„Hej, ist ja gut, mein Junge." Raynold wollte ihm beruhigend den Hals klopfen, doch Andrex wich aus und stieß mit einem Bein gegen den Verschlag.

Wenn der Hengst weiter so einen Lärm machte, brauchten sie gar nicht mehr weg. Entschieden nahm er den Zügel und führte das Pferd zur Stalltür. Er lauschte, bevor er hinaustrat. Dem Pferdeknecht hatte er befohlen, sich nicht blicken zu lassen, ebenso dem Wirt. Aber wer wusste, wann diese lästige Truppenführerin von der Mauerwache aus dem Schankraum kam? In absehbarer Zeit würden sie und ihre Soldaten sich zur Nachtruhe zurückziehen. Bis dahin musste er fort sein. Draußen war noch alles ruhig. Wahrscheinlich war Crystal bei den Wagen und Kim hatte sie wieder überredet, bei der Versorgung der Verwundeten zu helfen.

Er schwang sich in den Sattel und ritt leise die Anhöhe hinauf. Andrex war ein gut trainiertes Pferd, das selbstständig seinen Weg fand, auch wenn die Nacht finster war. Der Hengst hatte sich beruhigt und Raynold lauschte in die Nacht. Bis zu den Wagen war es nicht weit. Sie waren oben auf einem Hügel abgestellt. Er konnte ein kleines Öllicht erkennen, das hinter der Plane hervorschien. Drinnen waren zwei Schatten zu erkennen, die sich über die Verwundeten beugten. Ob das wohl Trisha und Kim waren? Doch er entdeckte keine Spur von Crystal oder dem anderen Soldaten. Raynold schluckte. Zwang sich zur Ruhe. Er zügelte Andrex und horchte wieder auf verdächtige Geräusche.

Ein Vogel schrie auf und flatterte in die Höhe. Raynold riss sein Pferd herum und sah einen großen Schatten davonfliegen. Es war keine Eule oder sonst irgendein Nachtvogel, viel eher sah es aus wie ein Adler. Er drückte seinem Hengst die Fersen in die Flanken und das Tier trabte an. Bis zu der Stelle, an der der Vogel sich erhoben hatte, war es nur ein kurzes Stück und noch im Reiten zog er Asyla, die Königsklinge. Unter einem Baum bewegte sich etwas. Raynold dachte an den Schatten, von dem Kim erzählt hatte, an die Leichen und ohne zu zögern zügelte er sein Pferd und setzte zum Stoß an. Da wandte die Gestalt sich um. Raynold erkannte einen der Mauerwächter, der ihm mit weit aufgerissenen Augen entgegenblickte. Raynold wirbelte die Klinge im letzten Moment herum, doch er hatte schon zu viel Schwung und der schwere Knauf traf den Mann im Gesicht. Das genügte, um den Soldaten bewusstlos zur Seite kippen zu lassen. Jetzt erst sah Raynold, dass sich unter dem ohnmächtigen Mann etwas bewegte.

„Crystal?“, fragte er entsetzt und ließ sich aus dem Sattel gleiten.

Die junge Frau schnellte empor und riss sich ein Stück Stoff aus dem Mund, dann spuckte sie es dem Bewusstlosen ins Gesicht.

„Dieses dreckige Schwein!“ Crystal rang nach Luft. „Er hat

mir aufgelauert!“ Sie verpasste ihm einen saftigen Tritt in die Seite.

Raynold atmete aus. „Ich habe ihn nicht richtig getroffen, aber ich kann gerne nachsetzen!“, sagte er in einem vergeblichen Versuch, seine Wut zu unterdrücken. Als Crystal den Kopf schüttelte, nahm er sanft ihre Hand und drückte sie. Er sah den abschätzigen Blick, mit dem sie den Nebrusker bedachte.

„Nicht nötig. Ich ärgere mich nur über mich selbst, weil ich so unachtsam war. Ich wollte schnell zu dir zurück und Trisha meinte, der da sei schon lange weg. Hätte nicht damit gerechnet, dass er mir auflauert und außerdem …“ Sie zögerte.

Raynold strich ihr über den Arm, suchte ihr Gesicht nach Antworten ab.

„… außerdem war ich abgelenkt. Ich dachte, da wäre ein Adler gewesen.“ Sie schüttelte den Kopf.

„Du hast richtig gesehen. Er war ganz in deiner Nähe. Ohne ihn, wäre ich wahrscheinlich zu spät gekommen.“ Raynolds Hand schloss sich fester um Asylas Griff. Am liebsten wollte er dem Übeltäter doch noch stärker zusetzen, aber Crystal hielt ihn zurück.

„Wir sollten los. Ich habe Kim und Trisha Bescheid gegeben, dass wir uns in irgendeiner Form bei der Toröffnung wiedersehen.“

Raynold lächelte, schüttelte den Kopf und gab ihr einen Kuss auf die Stirn. „Aber erstmal reiten wir in die Nacht.“

Crystal schwang sich hinter ihm in den Sattel und schloss die Arme um seine Taille. Er fühlte, wie sie sich an ihn schmiegte und nichts war schöner, als das Gefühl, sie so nah bei sich zu haben.

Die Nacht war frisch. Nicht so wie die lauen Frühlingsnächte in Gemma, sondern mit einem gewissen Biss aus dem Norden.

Trotzdem war Crystal warm. Sie genoss es, so dicht bei Raynold zu sein und dem gleichmäßigen Rhythmus der trommelnden Hufe unter ihnen zu lauschen. Irgendwie gab er ihr das Gefühl einer langvermissten Geborgenheit. Der Schreck über den Angriff von diesem nebrusker Arschloch saß noch tief. Wie hatte sie so unachtsam sein können? Vor allem die Worte, die er ihr zugezischt hatte, klangen in ihren Ohren nach. „Ich habe dich mit dem Dämonenkönig belauscht und du wirst nirgendwo hingehen!" Und dann hatte sie auch schon einen Knebel im Mund gehabt und er hatte sie so geschickt niedergerungen, dass sie für den Moment quasi wehrlos gewesen war. Sie waren verdammt knapp entkommen! Und wenn Crystal Raynold davon erzählt hätte, dass ihr Kamerad das Gespräch im Stall belauscht hatte, dann hätte er den Mistkerl wahrscheinlich umgebracht und sie hätte einen weiteren Toten auf ihrem Kerbholz gehabt.

Sie schmiegte sich noch ein bisschen enger an Raynold und meinte, einen leichten Gegendruck zu spüren. Sie sehnte sich danach, ihn noch besser kennenzulernen, und zu erfahren, was sich in seinem Innersten verbarg. So es das Schicksal wollte, würde sie noch die Zeit haben, es herauszufinden.

„Danke, dass du mich gerettet hast", flüsterte sie Raynold ins Ohr. Andrex glitt erst in einen langsamen Trab und ging dann ins Schritttempo über.

„Wenn es nach mir ginge, würde ich gerne jeden Tag dein Held sein. Aber eigentlich solltest du Andrex danken und diesem Adler. Andrex war so unruhig, dass ich ihn aus dem Stall bringen musste und der Adler, oder nun ja, was immer es war, es hat mich zu dir geführt." Raynolds Gesicht war ihr zugewandt und sie schaute direkt in seine dunklen Augen.

„Aber den Heldenteil hast du selbst übernommen."

Raynold schwieg. Es schien, als wenn er sich unwohl in seiner Retterrolle fühlte.

„Wie weit liegt das Rebellenlager entfernt?", fragte Crystal, um das Thema zu wechseln.

„Wir werden bestimmt drei Tage unterwegs sein. Unser

erstes Ziel ist der Nolotrien. Das ist der längste Fluss in Navas und wenn wir seinem Lauf folgen, müsste er uns zu meinem Bruder führen." Ein trauriger Glanz überzog Raynolds Gesicht wie ein dunkler Schatten. Kurz nahm er Crystals Hand in seine, dann sah er wieder nach vorne. Der Mond beleuchtete ihren Weg, der sie über leichtes Hügelland führte. „Erzähl mir mehr von ihm", flüsterte Crystal ihm zu.

Raynold seufzte. Er sank erst ein Stück in sich zusammen, aber dann straffte er sich. „Wir sind zusammen aufgewachsen. Unsere Mutter ist früh gestorben, unser Vater hat die Trennung von ihr nie ganz verkraftet, aber wir beide, wir hatten uns." Er hielt inne. „Ramires war immer der draufgängerischere von uns beiden. Wann immer er ein Abenteuer witterte, war er nicht aufzuhalten. Trotz unserer Unterschiede haben wir uns alles erzählt, bis zu jenem verhängnisvollen Tag in der Dämonenhöhle." Ein Schauer ging durch Raynolds Körper.

„Ich habe keine Geschwister, aber wenn ich welche hätte, würde ich ebenfalls um sie kämpfen", flüsterte Crystal ihm bestärkend zu.

„Einen Kampf, den ich schon verloren habe. Trotzdem will ich versuchen, den Schaden einzudämmen. Ramires beizustehen. Ich hätte ihn niemals in diesen Kerker sperren dürfen, aber ich habe keine andere Möglichkeit gesehen. Seit er sich an dem Stachel verletzt hat, ist er anders. Als ob eine fremde Macht über ihn herrscht und jetzt steht es wahrscheinlich noch viel schlimmer um ihn."

Crystal sah an Raynold vorbei, über das weite Land, das sich schemenhaft vor ihnen erstreckte. Sie spähte in den Himmel, wo ein dünner Wolkenschleier sich vor den Mond schob. Zumindest jetzt war kein fliegender Schatten zu sehen und auch kein Bär oder Löwe.

„Was denkst du?", fragte Raynold.

„Ich denke, wir sollten noch einige Meilen hinter uns bringen, bevor der Morgen anbricht."

Sie hörte Raynold vor sich lachen. „Dann hüh! Lauf Andrex!"

Der Hengst gehorchte prompt und verfiel in einen leichten Galopp.

Raynold kannte das Land so gut wie jeden Teil seiner Rüstung. Schon von Kindesbeinen an hatte sein Vater Ramires und ihn mit auf Reisen genommen und später war auch Philippa oft mitgekommen. Gemeinsam hatten sie die größeren Städte von Navas besucht, Sintha im Norden, wo sie am vergessenen See übernachtet hatten, Arensburg, die Stadt aus der Philippa stammte und Dinbrock an der Küste des Eismeeres. Solange sein Vater, Ernesto Schwarzflügel in voller Gesundheit über Navas geherrscht hatte, waren die Probleme nie so schwerwiegend gewesen, wie die, mit denen sich Raynold jetzt rumschlug. Er blickte in den langsam heller werdenden Himmel, ein Streifen Orange mischte sich unter das fahle Grau. Sanft strich er Crystal über das Handgelenk. Sie war hinter ihm im Sattel eingenickt, ihren Körper gegen seinen Rücken gelehnt. Er selbst war auch müde, aber er wollte keinen Moment dieser Nacht verpassen. Er dachte an das erste Mädchen, das er geküsst hatte, die Tochter eines Großgrundbesitzers in Darka, bei dem seine Familie eingeladen gewesen war. Damals war er erst zehn Jahre alt gewesen und noch nicht mit Philippa verlobt. Er fragte sich, wie sein Leben verlaufen wäre, wenn er nicht die Königsbürde auf sich hätte nehmen müssen. Wahrscheinlich hätte er noch viele andere Mädchen geküsst und ein einfaches Leben als Bauer oder Arbeiter im Bergwerk geführt. So aber war er für ein ganzes Reich verantwortlich und dafür, dass es den Bewohnern gut ging. Er trieb Andrex noch ein bisschen mehr an, denn er wollte es heute noch zum großen Fluss schaffen.

„Oh, wo sind wir? Ich bin eingenickt, oder?“ Die Sonne war bereits aufgegangen und Crystal richtete sich im Sattel auf. Sie atmete tief ein und blinzelte. Fast widerwillig löste sie die Arme von Raynolds warmem Körper. Prompt drehte er sich zu ihr um.

„Guten Morgen. Wir sind schon fast am Fluss."

Die Landschaft um sie hatte sich verändert. Aus dem kargen, mondbeschienen Land, war eine üppig bewachsene Grassteppe geworden. Vor ihr ragten sanfte Hügel empor, hinter denen der Nolotrien liegen musste. Der Weg führte in Schlangenlinien leicht empor und gab bald den Blick auf eine steilabfallende Uferböschung frei.

„Wir sind da. An dieser Biegung kenne ich einen Platz, an dem wir gut rasten können." Raynold zügelte Andrex und ließ Crystal zuerst absteigen, bevor er sich selbst aus dem Sattel schwang. „Wir werden ihn tränken müssen."

Crystal nahm die Zügel. „Darf ich das machen?"

„Ja, natürlich. Aber pass auf dich auf, der Pfad ist ziemlich zugewuchert."

„Keine Angst, ich finde ihn schon." Sie nahm Andrex am Zügel und führte ihn hinter sich her, immer dem Geräusch des rauschenden Wassers nach. Das Gras wuchs hier hüfthoch und sie musste sich einen Weg zum Flussufer freikämpfen, doch als sie ihn endlich erreicht hatte, erschauderte sie. Es war der Fluss aus ihrem Traum, der Rote Fluss, nur dass er jetzt glitzerndes, blaues Wasser trug. Fast vergaß sie Andrex an seinem Zügel. Erst als der Hengst daran zog, ließ sie ihn los und trat noch näher ans Ufer heran. Wie eine sich windende Schlange grub das Wasser sich seinen Weg durch die wilde Landschaft und für einen Moment meinte sie wieder, den kupfernen Geschmack auf ihrer Zunge zu schmecken, den sie aus ihrem Traum kannte. Während sie zum Himmel sah, durchschnitt ein Schrei die kühle Morgenluft. Ein Adler drehte hoch über ihr seine Kreise. Andrex trank gierig und ließ sich von dem Vogel nicht stören, aber Crystal sah ihm nach. Er flog in Richtung Osten davon.

„Halt", schrie sie. „Olley? Bist du das? Bitte! Falls ja, zeig dich mir!"

Der Adler zog nochmal einen Kreis und flog dann unbeirrt weiter. Crystals Puls ging schneller und sie wusste nicht so recht warum. Auf einmal wollte sie nichts mehr, als zu Raynold zurückzukehren. Sie hatte direkt Angst, dass ihm etwas passiert sein könnte.

„Andrex, komm", sagte sie und fischte nach dem Zügel. Der Hengst folgte willig. „Gleich darfst du nach Herzenslust grasen, aber erst müssen wir zu Raynold zurück." Wo war der gleich nochmal gewesen? In Panik drehte sie sich um. Suchte nach den niedergetretenen Stellen im Gras und stolperte den Weg zurück.

„Raynold? Raynold!", rief sie. Immer enger zog sich die Schlinge um ihr Herz. Sie brach aus dem hohen Gras hervor. Dort saß er und hatte ein Lager aus Decken errichtet. Obwohl seine Müdigkeit offensichtlich war, lächelte er sie an.

„Alles gut? Wart ihr beim Fluss?"

„Ich kenne den Fluss aus meinem Traum", gestand Crystal. „Nur damals war er rot. An seinem Ende lauert der Dämon und an seinem Ufer …" Sie erschauerte. Dachte daran, wie kostbar ihre Zeit mit Raynold war und dass sie sie nicht durch grundlose Panik zerstören wollte. Hier war alles friedlich. Die Landschaft schön und keine Spur eines weißen Löwen. Nein, es war Zeit, diese lästigen Gedanken loszuwerden!

„Was war an seinem Ufer?" Raynold zog voller Besorgnis die Augenbrauen zusammen.

„Nichts", sagte Crystal entschieden. „Nichts. Es ist alles gut. Andrex hat getrunken und du solltest dich wirklich ausruhen. Ich passe auf und wenn du aufwachst, essen wir etwas."

„Ich kann schon noch ein bisschen aufbleiben …"

„Auf gar keinen Fall. Ich passe auf." Sie fühlte Raynolds Müdigkeit förmlich und sie selbst konnte in diesem Moment sowieso kein Auge zutun. Zu eindrücklich waren die Erinnerungen an ihre Träume, an den Dämon und an Hunt. Und dann noch der Adler hoch über ihr! Ob es Olley war? Und wenn ja, warum war er nicht zu ihr gekommen? Fragen über Fragen, auf die sie keine Antwort hatte und nicht einmal wusste, ob sie überhaupt eine haben wollte.

Raynold hatte sich bereits auf die Decke gelegt, seine langen

Beine entspannt von sich gestreckt. „Ist wirklich alles in Ordnung?“, murmelte er noch einmal.

„Alles gut. Du kannst beruhigt schlafen.“ Crystal unterdrückte das beklemmende Gefühl in ihrer Brust, das etwas nachließ, als sie Raynolds Gesicht im Licht der Morgensonne betrachtete. Er hatte die Augen geschlossen und sah aus wie ein junger Gott. Ein todbringender, dunkler zwar, aber einer, dem sie versuchen wollte, zu vertrauen.

KAPITEL 32
Esra

Du musst nur ein bisschen so tun, als ob du nützlich für ihn wärst. Erzähle ihm etwas über Skar, das er noch nicht weiß."

„Ich habe dir gesagt, dass dieser gruselige, alte Sack von mir nichts erfährt!" Die ihr wohlbekannte Wut kochte in Esra auf und sie musterte Tysha mit zusammengezogenen Brauen.

„Liebes, nur irgendetwas, das nicht weiter wichtig ist. Damit wir zeigen können, dass es besser ist, dich am Leben zu lassen."

Esra seufzte, schwieg aber. Sie verdankte Tyshas Fürsprache ihr Leben! Nur ihretwegen ließen die Folterknechte des Königs sie in Ruhe. Zwar standen Wachen vor ihrer Tür und das Essen war einfach, aber im Vergleich zu den Verliesen fühlte sie sich wie im Paradies. Vor allem heute, da sie sich wieder einmal die Füße im königlichen Garten vertreten durfte. Tysha setzte sich erneut in Bewegung und führte Esra einen verschlungenen Pfad zwischen grünen Hecken entlang. Die Sonne wärmte Esra angenehm die Haut, doch innerlich fühlte sie die Kälte eines tiefen Ozeans in sich aufsteigen. Sie wusste, dass Tysha auf eine Antwort wartete. „Ich kann ihm nicht in sein Maskengesicht schauen und dann noch irgendetwas über die Lippen bekommen", gab Esra schließlich zu. Allein schon, wenn sie an den verlogenen König dachte, stellten sich ihr die Härchen auf den Armen auf.

„Es reicht, wenn ich ihm etwas sage.“ Tysha hielt den Blick auf den Boden gerichtet. Sie sprach sehr leise.

Esra sog die Luft ein. Die anmutige junge Frau tat ihr leid. Sie hatte schon öfters Andeutungen darüber gemacht, wie sie sich das Vertrauen des Königs erschlichen hatte, und es war keine schöne Vorstellung, die sich in Esras Kopf abspielte. Entgegen aller Vernunft hatte Tysha ihr von den Vorhaben des Königs erzählt, zuerst zögerlich und dann immer bereitwilliger. Esra hatte bei ihren Ahnen gelobt, dass sie dieses Wissen niemals weitergeben würde. Und so hatte Tysha berichtet, dass der König eine Armee nach Navas ausgesandt hatte. Esra musterte die schöne Frau aus dem Augenwinkel und schüttelte den Kopf.

„Du könntest ihm sagen, dass er sich beeilen soll, falls er den Seeweg wählt. Es ist kein Problem von Gemma aus bis nach Föhr oder Slaade zu segeln. Dahinter jedoch liegt die Wilde See und sobald die warmen Tage sich zu Ende neigen, gibt es dort tückische Winde. Man kann aber für einen entsprechenden Preis jemanden finden, der einen durch die Gefahrenzonen bringt.“

„Das ist gut zu wissen. Magst du dich noch kurz auf eine Bank setzen? Die hier finde ich besonders schön.“

Ohne eine Antwort abzuwarten, steuerte Tysha die Sitzgelegenheit an und ließ sich darauf nieder. Esra musste zugeben, dass es wirklich ein lauschiger Platz war. Die weißgestrichene Bank stand vor einem üppigen Rosenbusch, dessen rote Blüten sich der Sonne entgegenstreckten. Sie roch an einer der Rosen, die einen betörenden Duft verströmten, dann fuhr sie mit dem Finger die langen Dornen nach. Wie alles in diesem Königreich lauerte hinter der schönen Fassade eine tödliche Gefahr. Auf einmal fand Esra den Platz nicht mehr ganz so schön, setzte sich aber trotzdem neben ihre Begleiterin. Nun befand sich der Rosenbusch hinter ihr und sie sah stattdessen auf eine dichte grüne Hecke.

Tysha legte ihr eine Hand auf das Knie und streichelte es kurz. Die Berührung kam so überraschend, dass Esra unweigerlich zusammenzuckte. So, wie jedes Mal, seit die Verhöre im Kerker begonnen hatten. „Entschuldige, Liebes." Tysha hatte ihre Hand schnell wieder zurückgezogen. „Die Folterknechte haben dir übel mitgespielt, hm?"

Esra wollte gerade antworten, in dem Moment liefen zwei Soldaten vorbei. Der eine trug eine Maske mit gedrehten Widderhörnern und der andere eine feuerrote mit schwarz umrandeten Augen. Beide taten, als ob sie keinerlei Notiz von den Frauen nahmen, aber Esra ahnte, dass sie jeden ihrer Schritte durch die Gärten aufmerksam verfolgt hatten.

„Kein Problem. Denk daran, der König hat die Hoffnung, dass ich dir noch einige Geheimnisse entlocke. Solange wir ihn glauben lassen, dass du für ihn nützlich bist, ist alles gut."

„Was liegt hinter den Hecken", fragte Esra, einerseits, weil es sie wirklich interessierte und anderseits, um von ihren tristen Zukunftsaussichten abzulenken.

„Da ist das Außengelände. Die inneren Gärten sind so angelegt, dass man von dem Lärm nichts mitbekommt, aber wenn du durch das Blattwerk schauen könntest, würdest du die Raupen beim Trainieren sehen. Außerdem liegen dort drüben auch die Quartiere der Libellen und der Elitesoldaten."

„Und Crystal war eine dieser Raupen?"

„Ja. Ich habe sie nur ein einziges Mal getroffen. Das war beim Winterball. Aber Minna hat mir viel von ihr erzählt. Sie hat große Hoffnung in Crystal gesetzt."

Über Tyshas Gesicht huschte ein Schatten.

„Wo ist diese Minna jetzt?"

„Tot. Ermordet. Wahrscheinlich von dem Hauptmann der Königsgarde. Crystals ehemaligem Liebhaber."

„Der Valanquar", murmelte Esra und bereute es schon im nächsten Augenblick. Tysha sah sie fragend an. Dann gab Esra sich einen Ruck. Es war an der Zeit, dass sie der jungen Frau etwas Vertrauen entgegenbrachte.

„Das ist die Bezeichnung für einen bösartigen Wandler. Einen Menschen, der sich in ein Tier verwandeln kann. In diesem Fall einen Löwen. Bei uns auf Skar, da gibt es Legenden über einen

Halbgott, der die Gestalt eines mächtigen Raubtiers beherrscht. Wenn man der Geschichte glaubt, stammt er direkt von der Wintergöttin Skade ab."

Trotz der Morgensonne wirkte Tyshas Gesicht auf einmal sehr blass. Sie schluckte, schien nach den richtigen Worten zu suchen und sie nicht zu finden.

„Was ist? Du glaubst doch nicht, dass dieses Ungeheuer von einer Göttin abstammt, oder?", fragte Esra verblüfft.

„Es ist nicht gut, von ihr zu sprechen. Nicht hier und auch sonst nirgends. Der König jedenfalls war sehr wütend auf Hunt, weil er einfach verschwunden ist. Er hat ihn überall suchen lassen, aber niemand hat auch nur eine Spur gefunden."

„Ich hätte ihn töten sollen. Aber mein Falke war verletzt." Der Gedanke an Jarl stimmte sie traurig und sie fragte sich, ob Sora ihr Versprechen gehalten und gut für ihn gesorgt hatte. Als Tysha nachfragte, erzählte Esra ihr von der Begegnung mit Crystal und dem Kampf mit Hunt und davon, wie der weiße Löwe schwerverletzt davongehumpelt war. Mit etwas Glück war er in den Bergwäldern verendet, aber wenn Esra in sich hineinhorchte, ahnte sie, dass das eher ihrem Wunschdenken als der Wirklichkeit entsprach.

Nachdem sie eine Weile schweigend beisammengesessen waren, zog Tysha sie am Ärmel. „Wir sollten reingehen. Bestimmt waren die Dienerinnen schon da und haben dein Zimmer gerichtet."

Esra warf einen letzten Blick in den blauen Himmel. Seit Tysha sich um sie kümmerte, ging es ihr in der Tat viel besser. Man hatte ihr saubere Kleidung gegeben, eine lächerliche weiße Bluse zwar, aber deutlich angenehmer als die schmutzigen Fetzen, die sie im Kerker getragen hatte. Trotz der guten Behandlung erregte alles einen sonderbaren Ekel in ihr. Lediglich Tyshas Anwesenheit strahlte wie ein helles Licht in der Dunkelheit.

„Ja, lass uns gehen. Nicht, dass du wegen mir Ärger bekommst. Ich bin so froh, wenn ich die Räume verlassen kann."

Tysha zeigte ihr strahlendes Lächeln. Makellose Zähne blitzten hervor und Esra fragte sich erneut, wie ein Mensch mit so viel offensichtlicher Schönheit gesegnet sein konnte. *Es ist auch ein Fluch,* erinnerte sie sich während sie ihr honiggoldenes Haar, den vollen Mund, das herzförmige Gesicht und die hochgewachsene, schlanke Figur mit den vollen Brüsten und dem wohlgeformten Hintern betrachtete. Wahrscheinlich hasste Tysha den König so sehr wie sie selbst und Esra hätte sich lieber eigenhändig die Kehle aufgeschlitzt, als das zu tun, was Tysha mit ihm machte. Sie kannte zwar immer noch nicht das eigentliche Ziel ihrer Beschützerin, aber Esra vermutete, dass es etwas Höherem galt.

Sie protestierte nicht, als Tysha sie zu einem frühen Mittagessen begleitete und sie ermunterte, ein paar Bissen zu sich zu nehmen. Esra zog die Nase kraus. Es gab Fisch, eine seltsame Art davon, doch obwohl sie auf Skar liebend gern alle Arten von Meerestieren verspeist hatte, widerte sie das kunstvoll angerichtete Essen am Hof nur an. Sie zwang sich zu ein paar Gabeln Erbsen und Karotten. Anschließend probierte sie dann von dem glibberigen Zeug, das man ihr vorgesetzt hatte.

„Die sind aus den Fischertümpeln aus Bel Armyy. Richtig guter Fisch kommt aus dem Seidenkanal, der würde dir auch schmecken, aber heute gab es keine frische Lieferung. Zu viele Männer rüsten sich für den Krieg." Tysha strich ihr nochmal bestärkend über den Rücken. „Ich lasse dich jetzt allein. Iss noch ein bisschen und ruh dich aus. Ich möchte, dass du zu Kräften kommst."

Warum?, wollte Esra noch fragen, doch Tysha hatte sich schon abgewandt. So blieb Esra noch etwas länger am Tisch sitzen und pikste lustlos ein paar Erbsen auf. Dann stand sie auf und lief zu dem kleinen Fenster. Es bot nicht viel Ausblick, nur in den Hinterhof des Schlosses, wo eine baufällige Mauer emporragte. An manchen Sonnentagen konnte sie Eidechsen beobachten, wie sie blitzschnell über Felsvorsprünge krabbelten und sich verkrochen, wenn Gefahr drohte. Auch heute sah sie eine der gepunkteten Echsen, doch es schien, als ob sie sich einfach nur sonnen wollte.

Esra dachte wieder an Jarl. Die Erinnerung an ihn versetzte

ihr einen Stich. Hoffentlich ging es ihrem Seelentier gut. *Und dir auch, mein lieber Mann,* dachte sie mit noch mehr Wehmut, als sie Fenrirs Gesicht heraufbeschwor. *Bitte, bleib auf Skar, begib dich meinetwegen nicht in Gefahr.* Sie hätte alles dafür getan, dass ihre Gedanken ihren Liebsten erreichten. So aber war sie nur voller Angst und dunkler Vorahnung und wünschte sich nichts mehr, als ihr Schwert wieder in der Hand zu führen und vor sich einen Weg in die Freiheit zu haben.

KAPITEL 33

Die Mätresse des Königs

Tysha war mit ihren Gedanken bei Esra, als sie ihr eigenes Gemach betrat. Darin war nicht viel mehr als ein breites Bett und ein Kamin sowie ein großes Gemälde an der Wand, das die Szene eines legendären Kampfes zeigte. Ein Jüngling mit goldgelocktem Haar stand mit erhobenem Schwert zwischen dem Gottvater Talamud und seiner Tochter Skade. Die Göttin von Schnee und Eis war sehr menschlich dargestellt und schien hinter dem jungen Mann Schutz zu suchen, während der Gottvater mit seinen Fingern Blitze auf sie herabregnen ließ.

Tysha kannte das Bild in- und auswendig und sie hätte es vielleicht sogar gemocht, wenn sich dahinter nicht ein solches Grauen verborgen hätte. Esra hatte ihr heute viel erzählt, was sie bedächtig einsetzen würde, um den König weiter zufrieden zu stellen. Die Nordfrau war so tapfer gewesen, und es lag wohl an ihrer Standhaftigkeit, dass Tysha Vertrauen in sie setzte. Sie strich sich das Kleid glatt, musterte für einen Moment ihre zarten Finger, dann klingelte sie das weiße Glöckchen, das unter ihrem Bett stand. Wie aus dem Nichts erschien eine Dienerin in der Tür und senkte ihr Haupt.

„Ich brauche ein Bad. Bitte mit etwas Orangenduft."

Die Frau nickte und verschwand. Tysha sah ihr nach. Von allem, was sie am Hofe gesehen hatte, waren die stummen Dienerinnen das Schlimmste. Sie litt mit jeder Frau, die der König vor sich bringen ließ und mit der er die grausame Zeremonie des Zungenabschneidens durchführte. Schweigen. Sie alle sollten kein Wort verlieren über das, was sie sahen, über das, was sie hörten. Als Gegenleistung ließ er sie am Leben. Wahrscheinlich hätte er auch Tysha schon längst verstummen lassen, wenn ihre Zunge ihm nicht immer wieder nützlich gewesen wäre. Nicht nur zu seiner Befriedung, die er oft genug einforderte, nein, auch weil er ihre Eloquenz schätzte und aus irgendeinem Grund ihre Unversehrtheit. Tysha war nicht so naiv zu glauben, dass der König sie liebte, oh nein. Für ihn war sie wie eine Art Trophäe, ein fügsames, duldendes Wesen, das ihm keinen Widerspruch bot. Nicht so, wie die Königin Queste, die stolz war und neben den gemeinsamen Auftritten ein ganz eigenes Leben führte. Wo andere Menschen ein Herz hatten, da saß bei ihr ein Stein. Andererseits war das Leben am Hof sonst auch fast nicht zu ertragen.

Ein Klopfen an der Tür riss sie aus ihren Gedanken. Augenblicke später kamen vier stumme Dienerinnen mit einem dampfenden Wassertrog herein, eine fünfte brachte einen Schwamm und ein Stück Seife. Orangenduft breite sich in dem kleinen Zimmer aus. Tysha wartete, bis die Dienerinnen den Trog abgestellt hatten und sich ihr zuwandten. Mit ihren leeren Blicken halfen sie ihr erst aus den Kleidern und dann in das heiße Wasser. Zwei der Dienerinnen blieben zurück, schrubbten ihr Rücken und Hände und wuschen ihr mit geschickten Fingern die Haare. Minna hatte ihr einmal erzählt, dass Crystal ihre stumme Dienerin mochte. Das war seltsam, denn die meisten Raupen hatten ihrer Erfahrung nach Angst vor den Gescheiterten. Crystal war ebenfalls eine Amulettträgerin gewesen, genau wie Esra. Beide galt es zu schützen, auch wenn das verdammt leicht gesagt, und umso schwerer durchzuführen war. Tysha seufzte. Versuchte, der reinigenden Kraft des Wassers etwas abzugewinnen, aber auch das wurde mehr und mehr zu einer

Herausforderung. Am Hofe brodelte es und sie war es, die das am meisten zu spüren bekam.

„Mhhm", machte eine der Dienerinnen und drückte ihr leicht auf den Kopf.

Folgsam tauchte Tysha mit den Haaren unter, kam wieder hoch und ließ sich ihre rotgoldenen Locken auswringen. Wie oft hatten Menschen sie für ihr makelloses Aussehen bewundert und wie oft hatte sie eben jenes verflucht. Vielleicht wäre das Leben einfacher gewesen mit einem Durchschnittsgesicht, mit offensichtlichen Mängeln. Zu kleinen Brüsten oder zu großen. Kürzeren Beinen, schieferen Zähnen. Einer großen Nase, keiner Nase. Irgendwas, in dem man einen Fehler finden konnte, wenn man nur wollte. Aber nein. Ihr war dieses Aussehen in die Wiege gelegt worden und deshalb hatte die Gefolgschaft des Mondes sie ausgewählt. Genau wie Minna und andere Menschen, die der geheimen Gesellschaft von Nutzen waren. Die wertvollen Informationen waren spärlich gesät. Tysha kannte wenige der anderen, die in der Gefolgschaft waren. Wer zu viel wusste, der konnte zu viel Schaden anrichten, deshalb war das Wissen um das Amulett über ganz Favoria verteilt und der Schlüssel lag darin, dass die richtigen Menschen, die Bruchstücke sammelten und zusammenfügten. Nicht sie, aber vielleicht Esra. Und wenn sie dabei helfen konnte, dann wollte sie alles erdulden. Diesen Beschluss hatte sie schon vor langer Zeit gefasst. Deshalb zögerte Tysha auch nicht, als die Dienerinnen mit einem seidenen Kleid und einer prächtigen Perlenkette zurückkamen. Kurz darauf war sie bereit, in die Schlacht zu ziehen. Das Korsett saß eng, die Haare waren frisiert und man hatte sie dezent geschminkt. Sie nickte dankend und nahm einen Brief entgegen, der ihr auf einem Tablett präsentiert wurde.

Ich erwarte dich in meinen Gemächern.

Tysha verabschiedete die stummen Frauen, die auch Schatten genannt wurden. Wartete, bis die Tür hinter ihr ins Schloss gefallen war. Dann straffte sie sich und trat auf das Bild zu. Sie drückte auf die Stelle, an der das Schwert des Jünglings aufgemalt war. Genau auf den Edelstein am Griff. Ein getarnter Knopf verschwand in der massiven Wand. Es klickte leise. Eine verborgene Tür glitt lautlos auf und gab Steinstufen frei, die in ein höheres Stockwerk führten. Der Mechanismus war so angelegt, dass sich der geheime Durchgang nach einer Weile von selbst wieder schloss. Moderige Luft umfing sie, als sie die enge Treppe hinaufstieg. Wieder dachte sie an Esra, daran, wie tapfer die Nordfrau bei aller Qual gewesen war.

Oben angelangt, drehte sie einen Knauf und eine andere Tür schob sich auf. Der König saß mit seiner weißen Maske an einem Schreibtisch aus massiver Eiche und sah beiläufig auf. Er schrieb einen Satz zu Ende. Dann erhob er sich gemächlich, legte den Kopf leicht schräg.

Tysha schritt ihm lächelnd entgegen und nahm seine ausgestreckten Hände. Sie hauchte ihm einen leichten Kuss gegen die kalte Maske.

„Mein König, Ihr verlangt nach mir."

„Immer!"

„Und hier bin ich und hoffe, Euch zu unterhalten."

Der Griff des Königs war jedes Mal stärker als vermutet, aber Tysha hatte keine Mühe, ihr Unbehagen zu kaschieren. Sie ließ sich von dem König heranziehen, lächelte, als er eine Hand hob, ihre Wange streichelte und ihr die Maske entgegenbeugte, wie um sie zu küssen.

„Du hast dich hübsch gemacht, das ist gut, denn wir werden mit meiner Frau essen."

Tysha nickte ergeben. Von ihr aus könnte die ganze Welt anwesend sein, sie wusste ihre Rolle zu spielen.

Der Saal, in dem sie zusammentrafen, war mehr als festlich geschmückt. Die Lichter von hunderten von Kerzen tauchten ihn in ein warmes Licht, die farbenprächtigen Wandmalereien waren gut ausgeleuchtet. Ein weißes Tischtuch mit sieben blauen Edelsteinen lockte zur festlichen Tafel. Queste saß bereits auf ihrem Thron, zwei ihrer nebrusker Zofen neben sich. Sie machte sich nicht die Mühe, sich zu erheben, sondern hatte die Hände über ihren gewölbten Bauch gefaltet.

„Meine Liebe", begann der König. „Ich habe dir heute deinen Wünschen entsprechend das Mädchen Tysha mitgebracht, damit mein Gesicht nicht das einzige ist, das du bei deiner Mahlzeit ertragen musst."

Queste schnaubte unmerklich. „Du hättest dir wegen mir nicht so viel Mühe machen müssen. Ich habe meine eigenen Dienerinnen, da brauche ich kein dahergelaufenes Straßenflittchen."

Die Worte wuschen über Tysha hinweg, ohne sie in irgendeiner Form zu berühren. Queste, eine Frau aus einer einflussreichen Familie Gemmas, die ihre Wurzeln in Nebrusk hatte, würde niemals kommentarlos zusehen, wenn sich ihr Mann mit einer anderen vergnügte. Dabei war es unerheblich, dass Tysha dabei nur ein austauschbares Spielzeug war.

Der König lachte und es hörte sich an wie ein Reibeisen. „Ich wollte dir keinen Grund zur Eifersucht liefern und es freut mich, dass du es auch nicht so siehst. Tysha, setz dich doch uns gegenüber."

Er zog ihr einen Stuhl zurück und drückte sie sanft, wenn auch bestimmt, hinein. Er selbst nahm neben seiner Frau Platz, die Tysha weiterhin ignorierte. Stattdessen beugte sie sich leicht zu ihrem Mann vor und redete mit ihm.

Es war ungewöhnlich, dass sie zu einer gemeinsamen Mahlzeit mit der Königin geladen worden war. Normalerweise genoss der König ihre Gesellschaft in sehr viel diskreterer Weise. Und auch wenn die Königin sie schon öfter zu sich gerufen hatte, war dies das erste Mal, dass Tysha an einem Tisch mit ihr saß.

Ein Diener schenkte allen einen leichten Weißwein ein. Tysha beobachtete, wie Queste ihr viertelvolles Glas mit Wasser auffüllte. Die Königin tat ihr in diesem Moment unendlich leid. Tysha ahnte, dass Queste ihren Mann ebenso abstoßend fand, wie er für sie war. Aber als Königin war es ihre Pflicht, für Nachkommen zu sorgen, und was ewig lange nicht funktioniert hatte, war nun offensichtlich doch gelungen. Tysha bezweifelte, dass sich Queste einen anderen Bettgespielen für diese Aufgabe gesucht hatte, sondern glaubte viel mehr, dass es mit dem Amulett zusammenhing, das der König an einer Silberkette um den Hals trug. Unauffällig warf sie einen Blick in seine Richtung und als die weiße Maske ihr entgegenstarrte, legte sie den Kopf leicht schief, hob ihr Glas und prostete dem Regentenpaar zu.

Queste lachte ihr glockenhelles, leeres Lachen, in das ihre Dienerinnen einfielen und tat erneut so, als ob Tysha gar nicht existierte. Ihr Mitleid für die Königin verflog wie dahinziehende Wolken an einem Sommertag. Dafür ruhte der Blick des Königs nun unverhohlen auf ihr. Die umrandeten Augen der Maske schienen sie zu durchdringen und das Innerste ihrer Seele erfassen zu wollen. Schnell nahm sie einen Schluck Wein und auch der König trank durch sein groteskes Mundloch.

Der erste Gang wurde aufgetragen. Es gab gefüllte Taubenherzen, eine Spezialität des Reiches. Queste bohrte ihre Gabel sogleich in das dunkle Fleisch, ihre Dienerinnen taten es ihr gleich.

„Meine Frau, auch wenn sie heute nicht besonders gesprächig ist, fordert deine Hilfe ein."

Tysha ließ die Gabel sinken. „Was wünscht Meine Königin?", fragte sie mit geschulter Bescheidenheit.

„Die Zeit der Niederkunft naht und ich dachte, eine Hure wie du …" Sie ließ das Wort einen Augenblick in der Luft hängen, „Kennt sich bestimmt aus und weiß, wo es die besten Hebammen gibt. Ich möchte, dass du mir fünf Frauen an den Hof bringst. Eine davon suche ich mir dann aus. Und sorge dafür, dass sie Milchammen kennt, ich will mir schließlich nicht meine Brüste ruinieren."

Der König lachte sein Reibeisenlachen. Tysha unterdrückte den Schauer, der ihr über den Rücken fuhr.

„Sehr wohl. Ich werde mich umhören. Es ist mir eine Ehre."

Für einen Moment heftete Queste ihre dunklen Augen auf sie. Darin stand eine so große Verachtung, dass sie die Spannweite der sieben Reiche Favorias übertraf. „Kein Wunder, dass mein Mann an dir hängt wie eine Klette. Du würdest sogar noch den Boden unter seinen Schuhen für ihn blanklecken, oder?“

Tysha hielt dem Blick stand, verkniff sich aber eine Antwort. Sie würde noch viel mehr als das tun, um den König zu vernichten.

Dieser legte seiner Frau einen Arm um die Taille. Allerdings nicht liebevoll, sondern so, dass Queste kaum merklich zusammenzuckte. „Meine Liebe, so reden wir doch nicht mit unserem Gast.“ Seine Stimme war gefährlich leise. Queste senkte den Kopf und tupfte sich mit der Serviette den Mund.

„Ich habe gesagt, was ich wollte und bitte dich um Entschuldigung, liebster Gemahl. Ich würde es vorziehen, die restlichen Gänge in meinen Gemächern einzunehmen.“

Der König nickte. Tysha schnürte es die Brust zu. Noch schlimmer, als mit der Königin zusammen zu speisen, war es mit dem König allein zu sein.

„Lass es dir schmecken, meine Liebste und pass gut auf unseren Sohn auf.“ Er legte Queste eine seiner Pranken auf den gewölbten Bauch. Die Art und Weise, in der er das tat, ließ Tysha innerlich erzittern. Die Geste entbehrte jeder Liebe, sondern verdeutlichte höchstens den Besitzanspruch, den der König auf sein Ungeborenes stellte.

Queste schien davon unbeirrt. Mit ausdrucksloser Miene stand sie auf, neigte ihr Haupt und verließ von ihren Dienerinnen flankiert den Raum.

„Endlich ist dieses Miststück weg. Tut mir leid, dass sie dir den Abend verdorben hat.“ Aus der Stimme des Königs war kein Bedauern herauszuhören.

Tysha machte eine wegwerfende Handbewegung.

„Vielleicht sollten wir unser Mahl in meinen privaten Gemächern fortsetzen?“

„Wie Ihr wünscht, mein König.“

„Ja, ich denke, so ist es mir lieber. Dann kannst du mir in Ruhe erzählen, was unsere Gefangene dir alles verraten hat. Du enttäuschst mich doch nicht, oder?“

„Ganz bestimmt nicht. Es gibt viel zu berichten.“ Über die starre Maske schien ein Lächeln zu huschen, was eigentlich nicht möglich war, aber Tysha empfand es so. Der König erhob sich, redete mit einem der Diener. Tysha folgte ihm in einigem Abstand.

Auf dem Weg zu den königlichen Gemächern zählte sie jeden Schritt, nahm jeden Winkel sorgsam wahr. Sie sammelte sich, um sich vorzubereiten, und ging dann in Gedanken nochmal alle Informationen durch, die Esra ihr verraten hatte. *Die Spätsommerstürme auf Skar, dass man einen Mann anheuern kann, der einen über das Meer bringt.* Viel wichtiger erschien ihr allerdings das andere. Das, was Esra von dem Hauptmann der Königsgarde erzählt hatte.

Auf dem dunklen Gang beschwor Tysha Hunts Gesicht herauf. Er war der attraktivste Mann am ganzen Hof gewesen. Mit seinen leuchtenden grünen Augen, dem kräftigen Kiefer und dem wohlgeformten Körper hatte er so manches Herz höherschlagen lassen. Tysha wusste das aus Erzählungen. Und doch hatte ihn keine je interessiert. Bis Crystal kam. Am Abend des Winterfests hatte Tysha den Hauptmann der Garde beobachtet. Hatte gesehen, wie er um Crystal herumgeschlichen war. Und wahrscheinlich hatte er sich in dieser Nacht auch wie ein hungriges Tier auf sie gestürzt. Wenn er sich tatsächlich in einen Löwen verwandeln konnte, war das nur auf Magie zurückzuführen.

Der König nickte seinen zwei Leibwächtern zu. Diese traten sogleich zur Seite. Wie oft hatte Tysha davon geträumt, eigenhändig einen Dolch im kalten Herzen des Königs zu versenken, allerdings war sie ihres Wissens das letzte Mitglied der Gefolgschaft des Mondes am Hof und hatte somit hauptsächlich die Pflicht, die Amuletträger zu unterstützen. Der Zeitpunkt für ein Attentat war noch nicht gekommen. Zu viel stand auf dem Spiel. So folgte sie dem König in den Raum, in dem ein angenehmes Feuer prasselte.

„Ganz schön warm hier“, meinte der König, nahm ihren Arm und führte sie zu einem Tisch, auf dem bereits Wein und eine üppige Käseplatte mit Trauben stand. „Ich dachte, wir sparen uns den Hauptgang und verbringen den Rest des Abends lieber ungestört." Er griff zu der Flasche und Wein ergoss sich wie Blut in Tyshas Kelch. Ihr wurde flau in der Magengegend.

„Diese Hitze ist fast schon unerträglich, was meinst du?"

„Wenn Ihr wollt, dann öffne ich ein Fenster."

Wieder schien der König zu lachen. Sein Brustkorb hob und senkte sich, so als ob er sich innerlich schütteln würde.

„Oh nein", sagte er. „Die Luft bekommt mir nicht gut. Ich hätte lieber, dass du dich ausziehst."

„Sehr gerne", hauchte Tysha. Sie wusste, wie sie den Ekel in ihrem Gesicht kaschieren konnte. Mit geschickten Fingern löste sie die Schnüre. Schwungvoll glitt ihr Kleid zu Boden.

Der König trat hinter sie. Fasste sie bei den Schultern. Seine Maske war ganz nah an ihrem Ohr. „Ich habe eigentlich an mehr gedacht."

Tysha schluckte. Fühlte eine vibrierende Macht von dem Mann ausgehen, der da hinter ihr stand. Und dann streifte etwas Kaltes über ihre Haut. Sie zuckte zusammen, hörte die Seide des engen Korsetts reißen. Sah, wie es auf den schweren Teppich fiel und sie nur in einem zarten Spitzenhöschen bekleidet dort stand. Wieder hörte sie raues Gelächter. „Du dachtest hoffentlich nicht, dass ich dich verletzen würde, oder?"

Ihr bezauberndstes Lächeln aufsetzend, drehte sie sich zu ihm um. „Dann könnte ich Euch ja nicht mehr zu Diensten sein."

Der König strich ihr über den nackten Arm, griff nach ihrer Hand. Immer noch ruhten die schwarzumrandeten Augen seiner Maske auf ihrem Gesicht, glitten zu ihren Brüsten hinunter.

Tysha atmete ruhig, ermahnte sich, dass sie das Spiel des Königs tausendmal mitgemacht hatte und auch die Partie heute wieder siegreich beenden würde.

Wie als ob er ihre Gedanken gehört hätte, strich er über ihre Brustwarze, rieb sie zwischen seinen Fingern und beugte sich schließlich hinunter, um sie in den Mund zu nehmen. Seine Maske glitt über ihre Haut. Mit einer Hand fuhr er nach unten, streifte ihr das letzte schützende Kleidungsstück ab. Sein Atem ging schneller, während Tysha sich in ihrer eigenen Gedankenwelt verlor. Doch dann hielt der König abrupt inne. Schob sie ein Stück weg, um sie besser betrachten zu können. „Du bist wirklich mutig", sagte er. „Du bist eine der wenigen, die weiß, was hinter meiner Maske steckt und die trotzdem nicht zurückweicht. Woher, frage ich mich, kommt diese Loyalität?"

„Aus meiner Liebe zu Gemma, aus meiner Liebe zu Eurer Majestät", sagte Tysha, ohne auch nur einmal zu blinzeln.

„Liebe, ja, gewiss. Liebe zu meiner Macht, Liebe zu meinem Geld. Zu dem Schutz und dem Leben, das ich dir biete. Schenk mir dein Lächeln."

Tysha gehorchte. „Soll ich Euch auch von der Last Eurer Maske befreien?"

Als der König nickte, band sie ihm, ohne zu zittern, die Gesichtsbedeckung ab. Sie fuhr nicht vor den eingefallenen Wangen und dem skelettartig wirkenden Schädel zurück und auch die bräunlichen Zähne brachten sie nicht aus der Fassung. Allerdings hielt sie kurz inne, als sie seine Augen näher betrachtete. Sie waren weniger gelb und wenn sie genau hinsah, erkannte sie, dass die Haut darunter nicht mehr ganz so schlaff hing. Der König sah sie selbstzufrieden an. „Ich werde stärker, mit jedem Tag. Und jeder, der mir treu dient, wird reich belohnt werden. Bevor ich dich mit mir belohne, lass uns essen und trinken."

Tysha lächelte. Streichelte über die eingefallene Wange und hätte sich vor Ekel übergeben können, als sie splitterfasernackt am Tisch Platz nahm. So aber setzte sie das Spiel fort, fütterte ihren Gönner mit Käse und Trauben, trank den süßen Wein und warf lachend den Kopf in den Nacken. Sie schreckte nicht zurück, als der König sie nach dem Essen zum Tanz aufforderte, sondern nahm seine Hand und ließ sich von ihm durch seine Räume führen und drehen, wobei er einer inneren Melodie zu folgen schien. Seine Hände berührten sie nur leicht oberhalb der Hüften. Wie so oft fragte sie sich, woher er tatsächlich kam. Seinem Äußeren nach zu urteilen war er schon über hundert Jahre alt, was man allerdings nur seinem Gesicht ansah. Der Rest seines Körpers war immer noch stattlich. Die Schultern waren breit, der König selbst hochgewachsen, der Torso muskulös. *Aber dieses Gesicht, wie der Tod selbst.* Er küsste ihre Lippen, die sie für ihn einer Muschel gleich leicht öffnete. Dabei drückte sie sich an seinen Körper, spürte die Hitze, die von ihm ausging.

„Meine Perle“, flüsterte er und hob sie auf das Bett.

Tysha kicherte. „Komm her zu mir, mein Geliebter“, säuselte sie. Nichts war leichter als den alten Sack um den Finger zu wickeln.

Bevor er zu ihr aufs Bett kam, hob er eine hölzerne Schatulle von seinem Nachttisch.

„Hast du ein Geschenk für mich?“, neckte Tysha.

„Vielleicht. Aber erst möchte ich wissen, was du heute erfahren hast.“

„Wollen wir uns nicht lieber mit etwas anderem beschäftigen?“, fragte Tysha und strich ihm lockend über den Schritt. „Wie ich merke, erfüllt Euch die gleiche Sehnsucht, wie mich.“

„Damit darfst du gerne weitermachen, aber erzähl mir dabei von der Nordfrau.“

„Ihr zieht sie mir vor?“ Tysha zog ein übertrieben beleidigtes Gesicht. Sie wusste, dass sie einen sehr dünnen Grad entlangbalancierte, aber wenn sie es richtig anstellte, würde der König ihr mehr von den Vorgängen in Gemma erzählen. Deshalb zögerte sie nicht, sondern löste seinen Gürtel und schob eine Hand in seine Hose, während sie sich die geeigneten Worte zurechtlegte.

„Die Nordfrau hat mir von den Tücken der Wilden See berichtet. Dass es Spätsommerstürme gibt, die eine Reise in den Norden zu einem schwierigen Unterfangen machen.“

„Ah, ein bisschen fester. Ja, gut so.“

Tysha sah in das Gesicht des Königs, der immer noch vor ihr stand und nun seine Finger in ihren Haaren vergrub. „Das weiß ich schon, mein Goldlöckchen“, keuchte er. „Noch etwas mehr.“

Tysha sammelte sich. „Euer Hauptmann. Die Nordfrau sagt, sie hätte mit ihm gekämpft, ihn schwer verletzt. Und, dass er sich …, nun ja, dass er sich in einen Löwen verwandelt hat. In einen großen, weißen Löwen.“

Der König löste den Griff aus ihrem Haar und sah ihr direkt in die Augen. „Und? Denkst du, sie spricht die Wahrheit?"

„Sie hat es zumindest glaubhaft dargestellt. Ich weiß nicht, ob sich Menschen tatsächlich in Tiere verwandeln können, aber Hunt ist seit geraumer Zeit verschwunden."

„Es ist der Dämonenstahl." Der König klang nachdenklich. „Der einzig wahre Grund, warum wir mit Navas Handel betreiben. Auch wenn er noch so schwer zu fertigen ist, es ist unser einziger Schutz gegen sie und ihresgleichen."

„Mein König?" Tysha ließ die Hand, die eben noch das königliche Gemächt gestreichelt hatte, sinken und blickte ihn erwartungsvoll an.

„Nicht so wichtig, meine Liebe. Aber deine Informationen waren hilfreich und bedürfen einer Belohnung." Sein Grinsen erinnerte Tysha an die Reißzähne eines Raubtieres, aber sie zwang sich zu einem Lächeln.

„Hier, das möchte ich dir für heute leihen."

Etwas in der Stimme des Königs gefiel ihr nicht, während er den Deckel der Holzschatulle öffnete und ein filigranes Goldarmband daraus hervorzog. „Meine Männer haben auch nach Hunt gesucht, aber nur das hier gefunden. Seltsam, oder?"

Tysha versuchte die unbegründete Furcht, die sie überkam, zu unterdrücken. „Es sieht sehr schön aus. Vielleicht war es ein Erbstück dieser entlaufenen Raupe."

„Möglich. Wie dem auch sei, ich dachte, dir steht es am besten. Gib mir dein Handgelenk."

Tysha zögerte. Alles in ihr sträubte sich dagegen. Dabei war es doch nur ein dämliches Schmuckstück.

Die Augen des Königs wurden größer. Er zog die Brauen in seinem monströsen Gesicht verwundert nach oben. „Du weigerst dich?"

„Nein. Mein König, natürlich nicht. Ich dachte nur so ein wertvolles Geschenk, das steht mir nicht zu, als Eure Mätresse."

„Hahahaha!" Sein Lachen wehte über sie hinweg wie ein Donnergrummeln. Er packte ihren Arm und legte ihr das goldene Band um. Ein nie gekannter Schmerz durchfuhr sie. Es war, als ob eine eisige Welle all ihre Gedanken, Wünsche, Ziele, Hoffnungen und Gefühle mit einem Ruck davonwusch und nur noch eine leere Hülle zurückließ.

„Seltsam. Du siehst so anders aus!" Die Zähne des Königs ragten ihr wie spitze Messer entgegen und doch konnte sie ihn nur wie versteinert ansehen und seiner Befehle harren. „Leg dich hin", befahl er.

Tysha gehorchte. Das Brennen an ihrem Arm ließ langsam nach. Es kam ihr vor, als wäre sie seltsam weit von ihrem eigenen Innersten entfernt. Sie ließ es zu, dass der König in sie eindrang, folgte seinen Anweisungen wie eine Marionette, fühlte nicht einmal Erleichterung, als er sich endlich in ihr verströmte und schweißgebadet auf ihr liegen blieb. Sie suchte immer noch nach dem Zugang zu ihrem Selbst, der ihr sonst weit offenstand, aber sie fühlte nur eine eisige Leere. Der König hob seinen Kopf und sah sie an.

„Du wirst nicht mehr verhüten, denn dein Körper gehört mir und ich werde das Reich mit vielen Nachkommen stärken."

„Natürlich, mein Gebieter. Euch zu dienen, ist meine einzige Erfüllung." Ihre Stimme klang selbst für sie hohl und doch waren das keine Lügen. Natürlich wollte sie dem König dienen, zu nichts anderem war sie doch hier. Und wenn er von ihr verlangte, seine Kinder auszutragen, dann wäre das eine Ehre.

„Das ist gut." Der König lachte, es klang sehr zufrieden. Was immer Tysha vorher über ihn gedacht hatte, war so verblasst, dass sie es kaum wiederfand. Sie schloss die Augen und meinte aus der Ferne einen eisigen Wind heulen zu hören.

KAPITEL 34

Esra

Esra wachte auf. Um sie herum war es stockfinster. Sie erhob sich von ihrem Bett. Sie war nur mit einem dünnen Nachthemd bekleidet und schlich barfuß zur Tür und öffnete sie. Dort, wo sonst Wachen standen, war niemand. Ein ungewöhnlich kalter Wind pfiff durch die Gänge des Schlosses, erfasste ihr Kleid, riss daran. Die Fackeln, die den Gang erleuchteten, erloschen.

„Tysha?", rief Esra in das leere Gemäuer. Niemand antwortete ihr, nur der Wind heulte weiter. Unnachgiebig, laut und fordernd. Sie lauschte.

Sie ist bei ihm, sie braucht dich!

„Wer ist da?", fragte Esra in die Dunkelheit.

Folge den Stufen, nach oben, immer weiter nach oben.

Esra fröstelte. Es war genau wie in ihrer Vision von dem Wolfsmädchen. Sie wusste, dass sie träumte, doch gleichzeitig spürte sie, dass es kein Traum war, sondern etwas Mächtigeres.

Ein runder Mond kämpfte sich durch den grauschwarzen Himmel, spendete spärliches Licht, das durch die Fenster fiel. Esra tastete sich weiter voran, so wie die Stimme es ihr aufgetragen hatte. Als Gefangene kannte sie sich im Schloss nicht aus. Trotzdem spürte sie, dass sie hier richtig war.

Aus einem Zimmer drangen Geräusche. Das gedämpfte

Stöhnen eines Mannes. Esra schob die angelehnte Tür auf. Sie fragte sich, wo all die Wachen waren, aber scheinbar waren sie in ihrem Traum nicht von Bedeutung. Vorsichtig lugte sie in den Raum hinein. Ein Kaminfeuer prasselte und spendete Licht. Der König stand vor seinem Bett und hielt die Hüften einer Frau. Esra zwang sich dazu, hinzusehen, auch wenn sie am liebsten weggerannt wäre. Sie sah nur den Hinterkopf des Königs, das lange blondgraue Haar, aber sie erkannte, dass er keine Maske trug.

„Ich werde dir viele Kinder machen", keuchte der König abgehakt. „Und gemeinsam werden wir über sie und ihresgleichen triumphieren!" Zu Esras Entsetzen hörte sie Tysha ihre Zustimmung seufzen.

Das ist nur ein Traum!, erinnerte sich Esra und pirschte näher heran. *Normalerweise wäre das Zimmer bewacht!* Sie hatte sich nur allzu gut vorstellen können, wie Tysha das Vertrauen des Königs gewann, doch sie nun beim Geschlechtsakt mit ihm zu sehen, war etwas anderes. Vorsichtig trat Esra näher heran. Etwas an dem Bild stimmte nicht, wegen irgendeiner Sache war sie hierhergeschickt worden.

Sieh an ihr Handgelenk. Das ist mein Armband! Die herrische Stimme in ihrem Kopf kreischte fast. Erneut fuhr ein eisiger Lufthauch durch den Raum.

„Wer ist da?", fragte Esra erneut, doch die Stimme schwieg. An Tyshas Handgelenk entdeckte sie ein goldenes Bändchen, seltsam anmutig, aber doch auf sonderbare Weise abstoßend. Der König erreichte zitternd und stöhnend seinen Höhepunkt. Seine Hände gruben sich tief in Tyshas Hüften wie die Pranken einer Raubkatze. Erschöpft ließ er sich auf seine Mätresse fallen und flüsterte etwas in ihr Ohr. Esra dachte an Hunt, den Valanquar. Wie ähnlich der König ihm war .... Als ob er ihre Gedanken gehört hätte, hob er seinen Kopf und drehte sich zu ihr um. Esra erstarrte. Ein skelettartiger Kopf mit eingesunkenen Augen und spitzen Wangenknochen sah sie direkt an. Ein fieses Grinsen legte eine Reihe messerscharfer, gelber Zähne frei, die Esra zurückweichen ließen.

Und dich hole ich mir auch! Der König sprach die Worte nicht laut aus, nur seine Lippen bewegten sich. Esra warf einen Blick in Tyshas Gesicht, in dem sie absolute Erfüllung zu erkennen glaubte. Ein Ausdruck, der nicht zu einer berechnenden Kurtisane passte. Der König richtete sich auf, wobei sein tropfendes Glied zwischen Tyshas Schenkeln rausrutschte. Er stand nun wieder aufrecht vor dem Bett und drehte sich ganz zu Esra um. Da schrie sie laut auf.

„Tysha! Tysha! Bitte hilf mir!"

„Pssst. Ich bin da. Ruhig, du hast nur geträumt."

Die helle Morgensonne sandte ihre Strahlen durch Esras Fenster. Esras Körper war schweißgebadet, als sie die Augen aufschlug und in Tyshas besorgtes Gesicht blickte. Schweratmend setzte sie sich auf.

„Alles in Ordnung? Ich habe dich schreien gehört." Tysha strich ihr beruhigend über die Wange, doch Esra schlug ihre Finger weg. Sie starrte auf die Handgelenke der anderen Frau, suchte nach dem goldenen Armband, doch da war nichts. *Meine Güte, ich werde noch verrückt.*

„Komm, ich habe dir einen Tee gemacht. Trink."

Esra war immer noch zu verwirrt, um einen klaren Gedanken zu fassen. Sie versuchte, sich an den Traum zu erinnern. Nippte an dem dampfenden Getränk. Sammelte sich. Tysha sah sie erwartungsvoll an.

„Ich habe von dir geträumt. Und von ihm."

Tysha zog ihre Augenbrauen hoch, das Gesicht wie immer makellos. Sie wirkte so, als ob sie bei glasklarem Verstand war. *Anders als in meinem Traum.*

„Der König", begann Esra. „Er gibt dir seine Informationen nicht umsonst, nehme ich an."

Tysha lächelte, schüttelte ihren Kopf und zuckte mit den Schultern. „Alles hat seinen Preis. Mach dir darum keine Gedanken. Er mag ein Widerling sein, aber ich bin genau da, wo ich sein muss. Ich will dir helfen."

„Der Preis ist zu hoch. Ich habe es in meinem Traum gesehen. Es war genau wie damals, als mir die Götter eine Vision von dem Wolfsmädchen, also von Crystal geschickt haben."

„Nein, nein. Es geht schon. Ich mache das inzwischen so lange und jetzt habe ich das erste Mal das Gefühl, dass ich wirklich etwas Gutes bewirken kann, in dem ich dir helfe, am Leben zu bleiben. Das ist alles wert."

Esra biss sich auf die Zunge. Sie war davon überzeugt, dass ihr Traum etwas zu bedeuten hatte. Nur was?

„Hast du ein goldenes Armband?", fragte sie und beobachtete, wie Tysha nachdenklich die Lippen spitzte und nach etwas zu suchen schien, das ihr abhandengekommen war.

„Ein goldenes Armband?", fragte sie nachdenklich. „Nein, nicht, dass ich wüsste." Geistesabwesend strich sie sich über ihr rechtes Handgelenk.

Esra folgte der Bewegung mit ihrem Blick. Auch Tysha besah sich die Stelle jetzt genauer. Ein feiner roter Streifen hatte sich dort gebildet. Tysha sog die Luft ein. „Was ist das?"

„Ich weiß es nicht. Hat er gestern Nacht mit dir geschlafen?"

Wieder schien Tysha verwirrt zu sein.

„Bestimmt", gab sie schließlich zu. „Aber ich erinnere mich nicht. Das ist seltsam. Heute Morgen bin ich in meinem Bett aufgewacht und ich dachte einfach, dass ich zu viel Wein getrunken hätte. Aber so viel war es gar nicht."

„Nimmst du etwas zur Verhütung?", fragte Esra weiter. Sie dachte voller Wehmut an den Beerensaft, den sie auf Skar so oft getrunken hatte, um nicht von Fenrir schwanger zu werden.

„Immer. Obwohl …, seltsam. Vielleicht habe ich es heute vergessen. Normalerweise ist es das Erste, was ich in der Früh mache. Ich habe mir von einer weisen Frau aus Bel Armyy einen Trank anfertigen lassen. Ich werde gleich nachsehen. Dann kann ich dir auch dein Frühstück bringen. Du musst essen."

Esra sah Tysha nach, ließ sich in ihr Kissen zurücksinken. Das alles musste irgendwie mit dem Amulettstück zu tun haben, das der König sich unter den Nagel gerissen hatte. Sie erschauderte, als sie an sein Gesicht ohne Maske dachte und tiefes Mitleid für

Tysha überkam sie. Als diese einige Zeit später zu ihr zurückkehrte und ihr eine einfache, aber sättigende Mahlzeit aus Käse, Eiern und Brot brachte, wirkte sie aufgeräumter.

„Alles in Ordnung", sagte sie. „Ich habe den Trank zwar heute noch nicht genommen, aber es jetzt nachgeholt. Das reicht immer noch. Das mit dem Armband ist trotzdem seltsam. Ich kann mich nicht daran erinnern, aber irgendwie schmerzt mein Handgelenk."

Esra sah verlegen zu Boden, dann hob sie ihren Blick. „Hör zu, Tysha. Keine Frau sollte das, was du machst, zwangsweise tun. Der König ist eine Bestie, ich habe sein Gesicht gesehen."

Tyshas Augen wurden groß. „Du hast sein Gesicht gesehen?", wiederholte sie ungläubig.

Esra nickte. „Er sieht aus wie der Tod höchstpersönlich. Und nicht wie eine nette Version davon."

„Dann muss doch etwas Wahres an deinem Traum sein. Und du meinst, er kam dir gefährlich vor?"

„Er wollte dir Kinder machen, um gegen sie und ihresgleichen zu triumphieren. Ich weiß nicht, wen er damit gemeint hat."

Tysha zögerte, gab sich dann aber einen Ruck. „Die Eiskönigin. Skade. Der Legende nach, sind die beiden erbitterte Rivalen. Unter anderem hat der erste König von Gemma damals die Schwarze Mauer errichten lassen. Zum Schutz vor einem Dämon, aber auch, um die Eiskönigin fernzuhalten. Ihr Schloss soll irgendwo in den weißen Weiten Fryddheins liegen."

Esra ließ sich die Worte durch den Kopf gehen. Alles, was Tysha ihr erzählte, klang furchtbar unheimlich und irgendwie auch unglaublich. Allerdings hatte Esra mit eigenen Augen den Valanquar gesehen und die Kraft des Amulettes gespürt. Sie fröstelte.

„Die Welt ändert sich", fuhr Tysha fort. „Etwas ist erwacht und du hast ein Stück dieser uralten Macht getragen. In Form des Amuletts."

„Ich wollte es nur dem Wolfsmädchen geben."

„Ja, sie hat die Magie freigesetzt. Also muss sie das erste

Stück gefunden haben. Doch dann hat sie es wieder verloren. Daraus schließe ich, dass wenn der König nicht schon zwei Teile besitzt, eines davon in andere Hände gefallen ist."

„Du meinst in die der Eisgöttin?" Esra stockte der Atem. Sie erinnerte sich genau an den kalten Wind aus ihrem Traum.

„Möglich wäre es. Und hier komme ich ins Spiel. Meine Aufgabe ist es, euch auf den Weg vorzubereiten, den ihr gehen müsst. Bitte, nimm von dem Brot."

Esra schüttelte den Kopf. „Ich kriege keinen Bissen runter und außerdem macht es mich wütend, wenn du so redest."

„Inwiefern?"

„Als ob du nicht dazugehörst. Als ob du nur eine Mittelfrau bist, die sich hier für mich aufopfert und die dann zurückbleibt. Lass uns einen Plan fassen, wie wir gemeinsam hier wegkommen. Ich drehe durch an diesem Gespensterhof."

Die Worte waren schneller draußen, als beabsichtigt. Eigentlich hatte sie nicht mal überlegt, was sie da sagte, sondern einfach ihr Herz sprechen lassen.

„Du bist eine mutige Skar-Kriegerin, das habe ich schon immer gewusst. Ich für meinen Teil, kämpfe nur mit den Waffen meiner Schönheit. Meine Hände sind nicht stark genug, ein Schwert zu halten, aber an Mut mangelt es mir trotzdem nicht."

„Das weiß ich doch, darum bitte ich dich …"

Tysha legte einen Finger auf ihre Lippen. „Psst. Wir können nicht aus dem Palast entkommen. Vergrabe den Gedanken ganz tief in dir. Trotzdem gebe ich die Hoffnung nicht auf, dass du eines Tages hier rauskommst. Und bis dahin möchte ich dir so viele Informationen wie möglich geben. Damit du, falls du jemals wieder freikommst, für Favoria kämpfen kannst. Nicht für deine Skar-Inseln allein, oh nein. Für unseren ganzen Kontinent. Auf dass er irgendwann bessere Tage sieht." Eine Träne glitzerte in Tyshas Augen und dieses Mal war es Esra, die sie streichelte.

„Du bist noch viel tapferer als ich, wenn du dich mit diesem Monster anlegst", sagte sie.

Tysha lächelte. „In der Dunkelheit sehen alle Monster gleich aus. Merk dir das."

Nur manche sind grausamer und tödlicher als andere. Esra behielt ihre Gedanken für sich. Sie war froh, dass Tysha bei ihr war. Dass sie jemanden an diesem ganzen verfluchten Hof hatte, dem sie einigermaßen vertrauen konnte. Was auch immer das am Ende bringen würde.

KAPITEL 35
Fenrir

Ein kalter Wind blies Fenrir ins Gesicht. Bis jetzt war ihre Seereise seltsam glatt verlaufen, aber nun türmten sich über ihnen Wolken auf und es kam ihm vor, als ob der drohende Sturm sie mit aller Kraft davon abhalten wollte, das Festland zu erreichen. Der klare Nachmittagshimmel hatte sich in eine drückende, grauschwarze Decke verwandelt. Ein erster Regentropfen fiel ihm ins Gesicht, dann ein zweiter. Sie zerplatzten auf dem Holz der Windsbraut.

„Das ist Torheit! Ich habe es von Anfang an gesagt! Die Götter haben sich gegen uns verschworen, dieses Land ist verflucht!" Hagar, ihr Mastaffe, war vom Ausguck hinabgeklettert, die anderen Männer waren dabei, das Segel zu raffen.

„Die Toten wollen nicht, dass wir ihre Ruhe stören", grummelte der starke Siegfried seine Zustimmung.

„Das sind nicht die Toten, die hier so einen Tanz machen." Solos Gesicht war angespannt, die Kiefer zusammengepresst, der Mund eine dünne Linie. Der Mann der Schatten wirkte selbst wie ein Geist. Seine Augen waren zu groß, seine Wangenknochen traten wie Äste unter der Haut hervor.

„Was meinst du, ist es dann?", fragte Fenrir leise.

„Etwas anderes. In der Art so, wie die Götter, die uns hierhergeführt haben, nur abgrundtief böse." Solo sah genauso finster aus, wie der sich zusammenbrauende Sturm.

Fenrir erschauderte. Sein Blick fiel auf die Harfe. Hatte Guilliana nicht gesagt, dass sie ihm helfen würde? Vielleicht war jetzt der richtige Zeitpunkt gekommen, auch wenn er lieber sein Schiff auf Kurs gehalten hätte.

„Übernimm mal", sagte er zu Eric, der wie immer an seiner Seite stand.

Kommentarlos zog sein Freund noch mal sein rotes Stirnband zurecht und griff nach dem Steuerruder. Fenrir widmete sich dem Instrument. Legte es in seinen Schoß. Er schloss die Augen, konzentrierte sich. Während seine Finger über die goldenen Saiten glitten, dachte er an Esra und an Guilliana. An das Ziel, das er erreichen musste.

Ein Windstoß riss heftig an der Harfe und Fenrir fiel fast auf die Knie. Keinen einzigen Ton hatte er dem Instrument entlockt und nun konnte er gerade noch verhindern, dass es über das Deck geschleudert wurde. Erneut fuhr ein Windstoß über ihn hinweg, trieb den Regen vor sich her und brachte das Meer dazu, sich in kleinen Wellen zu kräuseln. Die Luft wurde kälter.

„Verdammt!", stieß Fenrir aus. Er hielt Guillianas Geschenk fest an sich gedrückt. Gegen den Wind kämpfte er sich einen Weg in das Schiffsinnere vor, wo er die Harfe sicher in einer Truhe verstaute. Er kniete sich auf die Planken und umfasste den Holzring, den er für Esra geschnitzt hatte.

Bitte, Gottestochter, wenn du willst, dass ich meiner Liebsten helfe, dann lass uns diesen Sturm überleben.

Für einen Moment lauschte er, ob er in seinem Innersten eine Antwort vernahm, aber alles, was er hörte, war das Klatschen der Wellen gegen die Schiffswand und das unablässige Heulen des Windes. Es klang furchterregend, wie eine kreischende Frauenstimme. Fenrir erhob sich und küsste den Ring. „Wenn ich hier sterbe, meine Liebste, soll meine Seele dich in der Anderswelt wiederfinden. Ich liebe dich." Er schloss erneut die Augen und sah Esra vor sich. Ihr Lächeln und ihre Liebe schenkten ihm die

Kraft, sich dem, was da auf sie zurollte, entgegenzustellen. „Ich komme zu dir, Geliebte. So oder so!“

Als er an Deck trat, musste er seine Augen zukneifen, so sehr hatte der Wind aufgefrischt. Das Schiff schaukelte unter den aufkommenden Wellen. Eric stand immer noch treu am Ruder, seine langen Haare wehten wie ein Schleier hinter ihm.

„Was für ein Lüftchen!“, rief er aus. „Aber es scheint, dass das Schlimmste noch vor uns liegt.“

Das wiederum hätte er Fenrir nicht sagen müssen. Beherzt griff er ebenfalls nach dem Ruder. Vielleicht konnten sie gemeinsam den Sturm durchsegeln. Der Himmel war jetzt kohlschwarz und am Horizont zuckten die ersten grellen Blitze. Ob er sie alle in den Tod führte? Fenrir dachte an die Zita de Moertyes, die Stadt der Toten. War es nicht gut möglich, dass sie aus lauter gestrandeten Seefahrern wie ihm bestand, deren Schiffe an der Küste zerschellt waren? *Ich werde leben und wenn es das Letzte ist, was ich tue!* Noch konnte er die Schiffe ausmachen, die mit ihm gesegelt waren. Immer, wenn ein Blitz den Himmel erleuchtete, erschienen die Langschiffe der anderen Clanführer wie gespenstische Wracks in der rauen, graublauen See, nur um Atemzüge später wieder in der Dunkelheit zu versinken. Er sah Bendrik Eisenfausts *Blutmarie,* Sören Knochenbrechers *Schädelsammler, Talamuds Zorn* und die *Wellenbrecher* mit Blutsventje und seinen Kriegern aus Triede. Sie alle waren mit ihm in die Ungewissheit aufgebrochen, auch wenn er ihnen erneut die Wahl gelassen hatte. Auf ein paar Worte der Faya, der sonderbaren Stammesseherin, hin hatten die Nebrusker Fenrir und seine Mannen wieder zum Strand geführt. Das allein war Wunder genug gewesen, um die anderen Seefahrer davon zu überzeugen, ihm zu folgen. Niemand von ihnen fürchtete die Stadt der Toten, aber das aufkommende Wetter verhieß beileibe nichts Gutes.

„Wie weit sind wir noch von der Küste entfernt?“, fragte Fenrir Hagar.

Der zuckte mit den Schultern. „Schwer zu sagen. Ich hätte

geschätzt, dass wir noch ein, vielleicht zwei Tage brauchen, aber dieser Wind treibt uns direkt auf die Klippen zu. Jetzt können wir von Glück reden, wenn wir nicht daran zerschellen." Hagar schrie die letzten Worte fast, um den tosenden Sturm zu übertönen.

„Wenn die Götter uns gewogen sind, dann werden sie uns leben lassen. Ich gebe das Ruder frei. Haltet euch fest, so gut es geht, das Gewitter hat uns eingeholt!"

Fenrir und Eric ließen das Ruder los, sogleich begann das Schiff sich einen eigenen Weg über die aufpeitschende See zu suchen. Der Rumpf seiner schönen *Windsbraut* hob und senkte sich mit den mannshohen Wellen. Das Unwetter war direkt über ihnen und Fenrir verlor die Orientierung. Das Einzige, was zählte, war, den Sturm zu überleben. Der Himmel riss auf, ein Blitz fuhr direkt in den Mast eines Nachbarschiffs hinein. Mit einem markdurchdringenden Knall ging das Holz in Flammen auf.

„O großer Talamud, steh uns bei, auf dass wir deine Skar-Inseln noch lange verteidigen können!" Es war Erics Stimme, die dieses Gebet himmelwärts rief, doch Fenrir fühlte mit einer seltsamen Gewissheit, dass der Gottesvater ihnen in diesem Augenblick nicht gewogen war.

„Guilliana! Hilf uns!", schrie Fenrir dem Sturm entgegen. Er strauchelte, fiel auf die Planken. Sein Kopf verfehlte die schwere Ankerkette um Haaresbreite. Die Harfe, er musste zur Harfe! Schwer atmend kämpfte er sich wieder auf die Knie, sein Kopf drehte sich. Neben ihm hing Siegfried an der Reling. Selbst ihm gelang es nur mit äußerster Kraftanstrengung, sich festzuhalten. Inzwischen fiel der Regen wie ein dichter, grauer Vorhang, der sich Augenblicke später in Hagel verwandelte. Fenrirs Schuhe glitten auf dem rutschigen Schiffsboden aus. Schon war er wieder auf den Planken. Griff blindlings nach einem Tau und zog sich daran hoch. *Die Harfe,* erinnerte er sich. Mehr rutschend als laufend, mehr kriechend als aufrecht, robbte er zum Eingang in den Schiffsbauch vor. Er drehte sich noch einmal um und sah, wie Eric über Bord geschleudert wurde. Fenrir brüllte seinen Namen, kämpfte sich schwankend auf die Füße. Eine monströse Welle warf das Schiff in die Höhe. Wie ein scheuendes Ross bäumte es sich auf, verharrte in der Luft und klatschte dann ächzend auf die unnachgiebige Meeresoberfläche. Fenrir wurde zurückgeschleudert, sein Kopf schlug gegen eine Ruderbank. Er verlor kurz die Orientierung, aber als er wieder zu sich kam, sah er die Truhe durch die geöffnete Tür seiner Kajüte. Mit letzter Kraft zog er sich zum Eingang und schlang seine Arme um das Holz. Er krallte sich daran fest, als er begriff, dass sein Schiff verloren war. Die Tränen über den bevorstehenden Untergang der *Windsbraut* mischten sich mit dem Meereswasser, das erbarmungslos in die Kajüte geschwemmt wurde und in seine Kleider sickerte. Sie waren alle verloren, dachte er noch, bevor die Schwärze ihn vollständig ummantelte.

Das Erste, was er hörte, war das Krächzen einer Möwe. Sein Kopf dröhnte und er konnte keinen klaren Gedanken fassen. Jedes einzelne Glied schmerzte, sein Hals war trocken und rau. Er musste husten und die Qualen, die jede Bewegung verursachte, drohten ihn zurück in die Ohnmacht zu stürzen. Fenrir kämpfte dagegen an. Er öffnete mühsam seine Augen. Grelles Sonnenlicht blendete ihn. Unter allergrößter Kraftanstrengung rollte er seinen Körper zur Seite. Er wog bestimmt so viel, wie der dicke Stamm einer ausgewachsenen Eiche. Mit einem lauten Stöhnen erbrach Fenrir sich. Ein Schwall salziges Wasser und bittere Galle kam aus seinem Mund und er konnte das Meer darin schmecken. Seine Grausamkeit, aber auch seine Schönheit. Großer Talamud, er lebte!

Erschöpft ließ er sich wieder auf den Rücken rollen und blinzelte in den strahlendblauen Himmel. Er erinnerte sich an den Sturm, diese finstere Ausgeburt der Unterwelt und er wollte am liebsten im warmen Sand unter sich versinken. Dennoch zwang er sich, die Augen offenzuhalten, lag einige Zeit ganz still und lauschte den Schreien der Seevögel, die ganz in der Nähe sein mussten. Warum waren es so viele? Auf Skar nannte man sie auch die Todesboten, weil sie sich auf das Aas stürzten. Fenrir erschauderte, als einer der weißen Vögel direkt über seinem Kopf kreiste und dann einen empörten Schrei ausstieß. Er überlegte, wie viel Zeit seit dem Unglück vergangen war. Fenrir wusste es nicht, konnte es auch nicht am Stand der Sonne erahnen. War es nur ein kurzer Augenblick oder ein Tag? Er erinnerte sich, wie der Sturm über die *Windsbraut* gekommen war. Wie das Wasser in hohen Wellen über die Reling geschwappt war, wie Eric … beim Großen Talamud, Eric! Eric war über Bord gegangen! Wo waren seine Männer? Seine Freunde? Der Gedanke an die Besatzung zwang ihn, Kraft zu sammeln, um sich aufzusetzen. Wenn er hier liegenblieb, würde er sterben, so viel stand fest.

Stöhnend stemmte er seinen Oberkörper in die Höhe. In seinem Kopf schwappte es, wie die Wellen im Meer. Ihm war schwindelig und das linke Bein schmerzte. Er fuhr sich über das Gesicht. Im ersten Moment verschwamm die fremde Umgebung vor seinen Augen. Halbblind tastete er nach seinem Bein. Etwas lag darauf. Eine Truhe aus Holz. Es musste die Truhe mit der Harfe drinnen sein! Augenblicklich schöpfte er wieder etwas Hoffnung, atmete durch, blinzelte, um endlich wieder klar sehen zu können. Langsam schärfte sich sein Blick. Er befand sich auf einem weißen Sandstrand, einige Schritte vom Meer entfernt. Etwas, das im ersten Moment wie ein großer, dunkler Stein aussah, fiel ihm auf. Langsam drehte er den Kopf. Überall lagen solche seltsamen Haufen verstreut. Dann erkannte Fenrir, dass es sich nicht um Steine handelte, sondern um Kleiderberge. Die Kleider der Nordmänner! Beim Großen Talamud, nein!

Ein zorniger Schrei entwich seiner Kehle. Er packte die Truhe, die auf seinem Bein lag, und hievte sie zur Seite. Stemmte sich mit aller Kraft auf die Füße. Das verletzte Bein war wabbelig wie eine Schlange, doch Fenrir biss die Zähne zusammen. Erneut überkam ihn ein heftiger Schwindel, doch der Gedanke an seine Männer, zwang ihn dazu, dagegen anzukämpfen. Fenrir stolperte, fiel auf die Knie. Er erkannte Erics rotes Stirnband. Der Körper seines Freundes lag so unerträglich still. *Nein, bitte nicht Eric!* Auf allen vieren kroch er zu seinem geliebten Blutsbruder. Dem treuesten Freund, den man sich vorstellen konnte. Dieser lag bäuchlings im Sand, am Hinterkopf trug er eine Platzwunde. Erics helle Haaren waren dunkel gefärbt, das rote Stirnband klebte an dem geronnenen Blut fest. Behutsam rollte Fenrir Eric auf den Rücken, tastete nach seinem Puls.

„Eric. Ich bin's, Fenrir. Sag, dass du noch lebst, alter Krieger. Bitte!" Erics Augen blickten starr in den Himmel. Der Glanz des Lebens war aus ihnen gewichen. *Großer Talamud, nein!* Fenrir schloss die Arme um seinen besten Freund, küsste ihn wieder und wieder auf die Stirn.

„Es tut mir so leid. Vergib mir, denn ich werde mir nie verzeihen, dass ich dich hierhergeführt habe."

Heiße Tränen sammelten sich in seinen Augen. Er zog die Nase hoch, wischte sich über das Gesicht. Fasste noch einmal nach der Hand des Freundes und noch mehr Tränen flossen ihm über die Wangen. Sie legten sich wie ein weicher Schleier über seinen Blick, wurden zu viele, als dass er sie zurückhalten konnte. Hemmungslos weinend saß Fenrir über Eric gebeugt, als ihn eine große Hand an der Schulter packte.

„Fenrir Nachtschreck, du lebst!" Blutsventje stand über ihn gebeugt. Auch er hatte glänzende Augen. „Es tut mir so leid." Sventje reichte Fenrir einen Trinkschlauch, aus dem dieser trotz allem Kummer in tiefen Zügen trank, bis er hustend davon ablassen musste.

„Langsam, langsam", mahnte Sventje und nahm ihm den Schlauch ab.

Die Frage, wo Sventje Trinkwasser herhatte, erschien ihm neben dem kummervollen Anblick von Erics Leichnam allerdings zu unwichtig, als dass er sofort nachfragte. Stattdessen griff er nach Erics klammer Hand, auch Sventje sank auf die Knie und küsste Eric die Stirn. Sventje kramte etwas aus einem Beutel hervor, der an seinem Gürtel hing und steckte Eric eine Münze zwischen die starren Finger. „Für die Überfahrt in die Unterwelt." An Fenrir gewandt sagte er: „Die Münzen werden langsam knapp, aber wenigstens brauche ich keine für dich!" Blutsventje klopfte ihm auf den Rücken. Sein breites Grinsen war zurückgekehrt.

„Unser Schiff ist an der Küste auf die Klippen aufgelaufen und gesunken, aber die meisten meiner Männer sind heil geblieben und drei Fässer mit Trinkwasser sind unversehrt mit uns an Land gespült worden."

„Talamud sei Dank!" Fenrir ließ sich mit einem wehmütigen Blick zu Eric von Sventje auf die Beine helfen. Er sah an sich hinab, weil er etwas suchte, das er dem Toten mitgeben konnte. Dabei stellte Fenrir fest, dass er noch nicht mal mehr Stiefel trug, geschweige denn sonst etwas Brauchbares. Seine Kleider hingen in Fetzen, nur die Truhe mit der Harfe hatte überlebt und Esras Ring. Er riss sich das Lederband vom Hals und legte den Holzring in Erics andere Hand.

„Er ist das Wertvollste, was ich besitze. Esra würde auch wollen, dass du ihn bekommst." Er fragte sich, ob Erics Geist über sie wachen würde oder ob er Groll gegen Fenrir hegte, weil er ihn in den Tod geführt hatte. *Nein, er wäre mir überallhin gefolgt. Und das Gleiche hätte ich für ihn getan.*

Blutsventje stützte ihn, als sie langsam aufbrachen. Die unberührte, wilde Landschaft war ganz anders als ihre Inseln daheim. Fenrirs Zuhause, der Ort, an den viele seiner Kameraden dank ihm nie wieder zurückkehren würden, war hart. Schroffe Felsen ragten vor den Skar-Inseln in die Höhe, der Boden war schwer zu bewirtschaften, das Land karg. Hier dagegen erhoben sich Hügel, die vom satten Grün sich biegender Palmen und Pflanzen überzogen waren. Der undurchdringbar wirkende Dschungel erstreckte sich hinter ihnen. Davor lagen mehrere Buchten, die vom warmen weißen Sand umspült, ein trügerisches Bild des Friedens boten. Fenrir spuckte verächtlich aus. Selbst das türkisfarbene Meer war so glatt und schön, dass man der See das Grauen, das über sie gekommen war, niemals zugetraut hätte. „Lass uns sehen, ob die Männer der anderen Schiffe mehr Glück hatten", murmelte er und hoffte von ganzem Herzen, dass wenigstens einige ihrer Kameraden überlebt hatten.

Sie fanden Knochenbrecher Sören neben seinem ersten Maat am Strand in einer der Buchten liegend. Die Möwen hatten ihnen bereits die Augen ausgepikt. Der stämmige Anführer des Slaade-Clans wirkte im Tod seltsam geschrumpft.

„Bei den Göttern, wir müssen sie bestatten, Fenrir." Entgegen seinem sonst so dröhnenden Auftreten wirkte Blutsventje bedrückt.

Es könnten genauso gut wir sein, die da von den Seevögeln zerpflückt werden. Neben ihnen stöhnte etwas. Fenrir sprang zu dem Mann hin, bereute seine überstürzte Bewegung jedoch, als ein stechender Schmerz in sein Bein fuhr. Fluchend biss er die Zähne zusammen und ging in die Hocke. Es war einer von Sörens Kriegern. „Sventje! Hier, der lebt!"

Fenrir war noch zu schwach, um dem Gestrandeten aufzuhelfen, aber Sventje packte beherzt zu. Sie rollten ihn in eine Seitenlage und der junge Mann hustete. Seine halbe Nase war abgerissen, das Gesicht mit Blut und Sand verklebt.

„Das ist Sörens Spross", flüsterte Sventje. „Sein eigener Sohn."

Fenrir starrte in die Ruine, die das Antlitz von Finnis Slaade darstellte.

„Sohn, kannst du uns hören?" Sventje rüttelte an Finnis Schulter. „Das sieht nicht gut aus", sagte er an Fenrir gewandt. Er ließ Finnis zurücksinken, doch dann ging ein heftiges Husten durch den schmalen Burschen und Sventje setzte ihn wieder auf.

„Der Oktopus. Vater hat ihm einen Arm abgeschlagen. Ich hab's genau gesehen." Die Stimme des Jungen war nur ein Krächzen, trotzdem hatte Fenrir jedes Wort verstanden.

„Er halluziniert", sagte Sventje. „Lass ihn uns von hier wegbringen und sehen, was wir für ihn tun können."

Gemeinsam schleiften sie den Jungen zu den restlichen Überlebenden.

„Mit ihm sind wir fünfzehn. Neun von meinem Schiff und sechs andere", stellte Sventje grimmig fest.

„Wir müssen weitersuchen", beharrte Fenrir. Außer Eric hatte er noch niemanden von seinen Schiffsgenossen gefunden. Wenn auch nur einer ein Fünkchen Leben wie Finnis in sich trug, wäre das jede Anstrengung wert.

Blutsventjes Männer, die allesamt am unbeschadetsten davongekommen waren, hatten den Strand längst in die andere Richtung durchkämmt.

„Dort hinten war nichts mehr. Scheint, als ob die Strömung unsere kläglichen Überreste hauptsächlich hier angespült hat."

„Ich muss weitersuchen. Das bin ich meinen Männern schuldig." Fenrir wollte sich nicht geschlagen geben. Hagar, Torben, Solo und Siegfried, sie hätten dasselbe für ihn getan und er war derjenige, der sie mit dieser unglücklichen Suche ins Verderben geschickt hatte. Schon wollte er wieder aufstehen, doch Schwindel überkam ihn und Blutsventje legte ihm schwer die Hand auf die Schulter.

„Nun mal ruhig, mein Junge. Wir wissen alle, dass du ein großer Kapitän bist, aber auch du brauchst mal eine Pause. Leg dich dort hin, da ist es schattig. Meine Männer haben unsere Wasserfässer hergerollt und ein paar Früchte aus dem verdammten Grün zusammengetragen." Blutsventje kratzte sich am Kinn, als würde er überlegen. „Ich werde nochmal losgehen und suchen. Und morgen, wenn wir alle bei Kräften sind, dann übergeben wir unsere Krieger der See."

Fenrir nickte und auch von den anderen Männern erklang zustimmendes Gemurmel. Bevor er sich in den Schatten legte, sah er sich nochmal um. Allein von seinem Platz aus konnte er zwölf Männer zählen, die nicht mehr nach Skar zurückkehren würden, einer davon Eric. Das Leben auf den Skar-Inseln bot wenig Platz für Schmerz, aber gerade fühlte er ihn so stark, dass er dachte, er würde nie wieder glücklich werden. Die Männer waren ihm gefolgt, hatten ihm vertraut und nun waren sie tot.

Würde er sich das jemals verzeihen können? Die Zeit würde es weisen, wie so vieles. In diesem Moment fühlte er sich nicht wie Fenrir Nachtschreck, sondern klein, wie Fenrir Hosenschiss, der sich am liebsten unter Esras Bärenfell verkrochen hätte. Aber Esra war nicht da. Sie war irgendwo hunderte Meilen weit weg und so musste er allein mit seiner Schuld zurechtkommen.

KAPITEL 36

Trisha

Trisha erwachte aus einem unruhigen Schlaf. Noch bevor sie die Augen öffnete, tastete sie nach dem vertrauten Körper von Kim. Instinktiv hatte sie wohl schon im Halbschlaf gewusst, dass sie ihre Liebste nicht dort finden würde, wo sie seit der Wachablösung gesessen hatte.

„Kim?“, fragte sie leise. Niemand antwortete ihr. Das erste Grau des Morgens spendete spärliches Licht. Von ihrem Lagerfeuer war nur noch ein letzter Rest Glut übrig. Insgeheim verfluchte sie Raynold, der einfach abgehauen war, noch dazu mit Crystal, einer der Mauerwachen. Trisha wusste nicht mit Bestimmtheit, was für ein Verhältnis die beiden hatten. Aber wenn sie Raynolds Blicke richtig gedeutet hatte, dann lag ihm viel an der Frau aus Gemma. Crystal selbst konnte sie nicht gut einschätzen, doch Trisha war überzeugt, dass mehr in ihr steckte, als sie nach außen hin zeigte.

Crystals Truppenführerin jedenfalls war außer sich gewesen, als sie herausfand, dass sowohl der junge König als auch Soldatin 249 verschwunden war. Die Truppe hatte noch einen langen Tag das Gelände nach ihr abgesucht und nur den elenden nebrusker Mauersoldaten gefunden, der dann allerdings vorgab, sich an nichts mehr erinnern zu können. Er hatte sich eine schwere Kopfverletzung zugezogen und einen Knöchel verstaucht, so dass er jetzt mit den anderen Verletzten im Wagen fahren musste. Am nächsten Morgen hatte die Truppenführerin fluchend angeordnet, in Richtung Mauer aufzubrechen. Der Zug bewegte sich quälend langsam durch das öde Land. Statt Raynold führte nun sein narbengezeichneter Leibwächter Veland die Karawane an. Trisha hatte versucht, ein paar Worte mit ihm zu wechseln, aber sobald sie auf Raynolds Verschwinden gekommen war, war der Mann in stures Schweigen verfallen.

„Kim?“, rief sie erneut, dieses Mal etwas lauter.

„Deine kleine Hure ist nicht hier“, sagte eine gehässige Stimme im nebrusker Dialekt.

„Leg dich wieder schlafen, Abschaum.“ Trisha war es leid, ständig mit dem gehässigen Mauerwächter zu diskutieren. Trisha pflegte ihn, so gut es ging. Doch für sie war er wie ein beißender Hund, der einfach nicht schlauer wurde.

„Ich bin fertig mit Schlafen. Dachte, ich schau mal, was ihr beide so treibt, nur, damit ich nicht vor Langeweile umkomme.“

„Das wäre kein großer Verlust“, sagte Kim, die dicht gefolgt von Jack, hinter dem Wagen hervortrat. Der Mischlingsrüde stieß ein tiefes Knurren in Richtung des Nebruskers aus, was Kim sichtlich erfreute. „Das Angebot, eines meiner Messer zu küssen, steht immer noch“, sagte sie an den Soldaten gewandt.

Der Mauerwächter verzog sein Gesicht zu einem hässlichen Grinsen. „Man würde dich hängen, kleine Stravoos-Schlampe und deine Freundin gleich mit. Sie schauen euch beiden eh schon sehr genau auf die Finger, da würde ich nicht unnötig Lärm machen.“ Er leckte sich über die Lippen. „Ich hingegen, ein treuer Soldat der Freien Reiche, wenn ich eine von euch angehe, wird das wohl niemanden scheren.“

Kim holte aus und trat ihm so schnell gegen das Schienbein, dass Trisha sie nicht zurückhalten konnte.

„Fick dich!“, zischte Kim, während der Mauerwächter mit schmerzverzerrtem Gesicht sein Bein hielt.

„Mach dir an dem nicht die Hände schmutzig“, sagte Trisha ruhig, aber sie konnte das dunkle Feuer in den Augen ihrer Gefährtin lodern sehen. „Wir sollten dafür sorgen, dass er bald wieder mit den anderen reiten oder laufen kann, dann müssen wir uns nicht mehr mit ihm belasten." Etwas lauter sagte sie: „Und jetzt haben wir noch zu tun, also störe unsere Arbeit nicht."

Es war die gleiche Routine wie jeden Morgen. Sie sahen nach den Verletzten, von denen es zweien deutlich besser ging, verabreichten Medizin, wechselten Verbände, teilten Essen aus. Eine der Verwundeten kämpfte immer noch mit hohem Fieber. Trisha runzelte die Stirn, als sie sich neben der jungen Frau aus Kayol niederließ.

„Ich verstehe das nicht. Wieso heilen bei ihr die Wunden nicht wie bei den anderen?", sagte sie an Kim gewandt.

„Es ist das verdammte Kayoler Blut. Dort haben doch alle einen Pakt mit dem Dämon geschlossen, das zahlt sich nun mal nicht aus!"

Kim verdrehte bei den Worten des Nebruskers erneut die Augen, hielt sich aber zu Trishas Erleichterung zurück. „Ich weiß es nicht. Vielleicht hat es sie einfach schlimmer erwischt?", schlug Kim vor.

„Kannst du mir einen Wassereimer und ein paar frische Tücher von draußen holen? Ich werde versuchen, das Fieber auf eine andere Weise zu senken."

Kim erhob sich, zögerte aber, bevor sie aus dem Wagen stieg. „Da kommt die Truppenführerin", sagte sie.

„Ich komme schon allein mit ihr klar. Geh ruhig." Trisha beugte sich wieder über die schweratmende Frau. Sie hatte an beiden Armen tiefe Kratzer, die aber schon wieder verheilten. Das Problem war die Wunde am Bauch. Sie schloss sich nicht richtig, so dass sie immer noch eiterte. Trisha seufzte. So sehr sie sich auch bemühte, allen konnte sie das Leben nicht retten.

„Heilerin?" Die Truppenführerin steckte ihren sommersprossigen Kopf durch die Plane. „Kann ich dich kurz sprechen?"

„Ja. Ich komme."

Die Frau aus Kayol stöhnte und redete wirr.

„Sie halluziniert“, erklärte Trisha.

„Die Fotze soll ihr Maul halten. Ich will in Ruhe frühstücken!“

„311! Nimm dich zusammen! So spricht man nicht über einen Kameraden. Das werde ich deinem Regimentsleiter melden.“

Der Nebrusker schaute nur finster und verkniff sich den Kommentar, der ihm wohl auf der Zunge lag.

„Gehen wir raus. Hier drinnen stinkt es ja wie in einem Siechenhaus“, sagte die Truppenführerin und stieg aus dem Wagen.

Trisha nickte, ließ die Plane aber geöffnet, damit die Verwundeten etwas frische Luft bekamen. Kim hatte sich schon auf den Weg zum Brunnen gemacht und ihr Jack dagelassen. Der schwarze Hund leckte ihr über die Hand, während sie vor dem Wagen stehenblieb.

„Was gibt`s?“, fragte Trisha.

„Ich möchte dich etwas fragen.“ Die Truppenführerin sah ihr fest in die Augen, schien darin etwas zu suchen. „Du bist doch nicht wirklich freiwillig in diesem gottverdammten Land, oder?“

Trisha bemühte sich um eine ausdruckslose Mimik. „Was spielt das für eine Rolle?“

„Ich will dir ein Angebot machen. Du hast uns gute Dienste geleistet.“

Trisha blieb still, wartete ab.

„Komm mit uns hinter die Mauer. Nach allem, was sich dieser Dämonenkönig geleistet hat und was in seinem Land passiert ist, wird er mir diesen kleinen Gefallen kaum abschlagen können.“ Sie runzelte die Stirn. „Und was deine Bezahlung angeht, da können wir verhandeln. Wir brauchen dringend fähige Heiler.“

Trisha seufzte. Sie sprach nicht aus, was sie dachte. Nämlich, dass Navas noch ärmer war, und dass ihre Hilfe dort wahrscheinlich nötiger war.

Die Truppenführerin schien eine Antwort zu erwarten, doch Trisha hielt sich weiterhin zurück. Sie wollte sehen, mit was die andere noch aufwartete.

„Ich will ehrlich sein", fuhr diese schließlich fort. „Uns steht nichts Gutes bevor. Männer und Frauen werden sterben. Hier, genau wie jenseits der Mauer. Im Namen meiner Vorgesetzten weise ich dich auf deine Pflicht zur Solidarität mit den Freien Reichen hin." Wie beiläufig ruhten die Finger der Truppenführerin auf ihrem Schwertknauf. „Wir werden dir helfen, unbeschadet hinter die Mauer zu kommen."

Im Namen meiner Vorgesetzten? Solidarität mit den Freien Reichen? Langsam sickerte die Bedeutung der Worte in Trishas Bewusstsein hinein. Das war eine glatte Drohung. Wenn sie das Angebot annahm, würde sie sich den Soldaten verpflichten müssen. Doch was passierte, wenn sie ablehnte? Sie wusste es nicht. „Wie lange habe ich Bedenkzeit?", fragte sie stattdessen.

„Nicht lange. Überleg es dir gut. Bald werden wir die Mauer erreichen. Davor will ich eine Antwort." Die Truppenführerin wandte sich zum Gehen, hielt dann aber nochmal inne.

„Was deine *Freundin* angeht, die kann mitkommen. Was immer ihre Taten vorher waren, sie werden im Dienst der Macherwache vergessen sein."

Trisha antwortete nicht, sah der Truppenführerin nur stumm hinterher. Irgendwie mussten sie sicher hinter die Mauer kommen, aber wenn sie sich als Heilerin verpflichtete, würde sie kaum eine Gelegenheit zur Flucht haben. *Keiner entkommt der Mauerwache.* Sie wusste um das Niemandsland vor der Mauer. Dort gab es keine Möglichkeit, sich zu verstecken und in der Nacht waren die Lager bewacht. Wer flüchten wollte, der wurde exekutiert, das hatte Crystal ihnen glaubhaft geschildert.

„Und das hat sie zu dir gesagt?", fragte Kim. Es war einer dieser kostbaren Momente, den sie ausschließlich zu zweit teilten. Die Arbeit des Tages war getan. Die beiden genesenen Mauerwächter waren wieder so weit stabil, dass sie selbstständig reiten konnten. Trisha und Kim saßen am Feuer und brieten sich ein Kaninchen, von denen es im Grasland reichlich gab.

„Ja. Es wäre eine Gelegenheit, zumindest unbeschadet und

ohne viel Aufmerksamkeit hinter die Mauer zu kommen. Aber von dort aus, wüsste ich nicht weiter. Ich kenne Wege über die Berge, aber an das Niemandsland grenzt nur das Meer."

Kims Augen nahmen einen verträumten Ausdruck an. „Das große, weite Meer. Wenn wir ein Schiff hätten, dann könnte ich uns direkt nach Nebrusk bringen. Ich wette, das würde ich schaffen." Dann wieder huschte ein Schatten über ihr Antlitz. „Obwohl, wer weiß. Es ist ehrlich gesagt lange her, dass ich überhaupt auf einem Boot war, geschweige denn auf unbekanntem, offenem Meer." Kim nahm einen tiefen Schluck von dem Gerstensaft, den sie in Navas üblicherweise zum Essen servierten. Trisha legte ihr eine Hand auf das Bein. Sie wusste, dass Kim noch mit ihrer Vergangenheit kämpfte, ein Prozess, der kürzer oder länger dauern konnte, und bei manchen Menschen niemals abgeschlossen war.

„Wir werden ihn finden, deinen Onkel. Und so das Glück auf unserer Seite ist, wirst du wieder auf das Meer hinausfahren."

Kim lächelte. Sie streichelte Jacks Kopf, der auf ihrem Schoß ruhte. „Ich hoffe es. Aber nur, wenn du mitkommst. Stell dir vor, wir könnten ganz Favoria bereisen. Du könntest Kräuter sammeln und all das verstreute Wissen über Heilkunst zusammentragen. Wir könnten die unterschiedlichsten Menschen kennenlernen und die verschiedenen Arten zu leben."

„Aber erst muss es wieder Frieden geben in Favoria." Bis dahin allerdings, war es noch ein weiter Weg, wenn es überhaupt einen gab. Trisha teilte diese Befürchtung nicht mit Kim, die von der Sehnsucht nach dem offenen Meer noch ganz berauscht schien.

„Was meinst du, meine Liebe, möchtest du zuerst ruhen?"

Kim nickte. „Aber halte mir die Hand, damit ich dich mit auf die Reise in meine Träume nehmen kann."

Trisha kicherte. „Ich muss doch hier …" Weiter kam sie nicht, denn ein erstickter Schrei drang aus dem Wagen mit den letzten beiden Verletzten.

„Scheiße, was war das?" Trisha sprang auf die Beine. Sie schnappte sich die Öllampe, die am Eingang des Wagens hing, doch etwas Hartes stolperte ihr entgegen. Im Fallen erkannte sie das Gesicht des nebrusker Mauerwächters, dann wurde es dunkel, weil die Lampe ausging.

„Hej, pass doch auf!“, rief Trisha und rappelte sich wieder auf die Beine.

„Ich wollte dich gerade rufen. Komm schnell. Die Bauchwunde meiner Kameradin ist wieder aufgerissen. Die Frau hat sich plötzlich im Schlaf bewegt!“

Obwohl sie daran ihre Zweifel hatte, stürmte Trisha in den Wagen, dicht gefolgt von Kim, die sich die umgestoßene Lampe schnappte und ans Feuer zurückkehrte. Im Wageninneren meinte sie einen scharfen Schnapsgestank zu riechen.

Der nebrusker Mauerwächter mit dem verstauchten Knöchel stand ungeschickt auf der Trittstufe und spähte zu ihr hinein. „Ich brauche Licht!“, rief Trisha energisch. Da humpelte der Mann langsam zur Seite. Kim quetschte sich an ihm vorbei, doch plötzlich strauchelte sie. Jack bellte, Kim fluchte, der Mauerwächter ebenfalls. Dann ging die Plane in Flammen auf und für einen Moment wurde der reglose Körper der Soldatin aus Kayol erleuchtet. Aus der Wunde an ihrem Bauch sickerte frisches Blut. Im Schein der Flammen glänzte es tiefschwarz. Die Augen der Frau starrten ausdruckslos ins Leere. Instinktiv wusste Trisha, dass jede Hilfe zu spät kam.

„Trish! Komm raus!“ Kim riss sie weg von dem schrecklichen Anblick. Gemeinsam stolperten sie ins Freie. „Was ist mit der Mauerwächterin?“, fragte Kim.

„Tot.“

„Oh mein Gott! Das ist schrecklich!“, rief Kim entsetzt aus. Trisha warf einen raschen Blick zurück in Richtung des brennenden Wagens. Funken stoben in die Höhe, schon loderte die Plane lichterloh.

Der nebrusker Mauerwächter rief um Hilfe und humpelte den Hügel hinab in Richtung des Bauernhofes, in dem die Soldaten lagerten, doch Trisha erkannte, dass der Wagen verloren war.

„Wieso brennt er so schnell?“, sprach Kim ihre eigene Frage

aus und starrte ungläubig in die Flammen. Vor ihnen krachte es ächzend, wie ein sterbendes Tier, fiel der Wagen in sich zusammen.

Trisha war in Gedanken immer noch bei der toten Soldatin. Für einen Moment hatte sie die Wunde gesehen. Sie war nicht einfach so wieder aufgegangen. Dann fiel ihr der Schnapsgeruch ein.

„Der Nebrusker ist aber ganz schön schnell abgehauen“, brummte Kim. „Und das trotz seines Knöchels.“

„Wir hätten ihn nie mit der Frau aus Kayol allein lassen dürfen“, murmelte Trisha nachdenklich.

„Ja. Es war seltsam. Mir war, als hätte er Blut an den Händen gehabt. Und er hat mir eindeutig im Laufen ein Bein gestellt, sodass mir die Öllampe runtergefallen ist.“

„Wir müssen auf ihn aufpassen. Ein Mann wie er, schreckt vor nichts zurück.“

„Mach dir keine Sorgen. Er hat mich noch nicht richtig kennengelernt.“ Kim grinste. Ihre schwarzen Haare fielen ihr in die Stirn. „Auf den Straßen von Stravoos bin ich schlimmeren Halunken begegnet.“

„Ich weiß nicht, Kim. Wahrscheinlich dreht er es so hin, als ob wir den Wagen in Brand gesteckt haben.“

„Soll er. Die Aussagen stehen zwei gegen einen.“

„Ja, aber er ist ein Soldat des Weißen Königs.“

„Der König ist weit weg“, sagte Kim.

„Es heißt, seine Truppen sind auf dem Vormarsch.“

„Mit denen werden wir auch noch fertig“, begehrte Kim auf, aber Trisha erkannte erste Zweifel in den Augen ihrer Gefährtin.

Auch ihr eigener Mut sank. Und dann kam endlich die Truppenführerin mit ein paar Soldaten und Raynolds Leibwächtern angerannt. Ihre aufgeregten Rufe schallten herauf. Sie schleppten Löscheimer herbei. Der erste Schwall Wasser traf den skelettierten Wagen. „Was ist mit …?“, fragte die Truppenführerin keuchend.

Trisha schüttelte traurig den Kopf. „Sie war schon vorher tot.“

Die Truppenführerin warf ihr einen langen, durchbohrenden Blick zu. Trisha hielt ihm Stand. Sie wusste, was sie gesehen hatte, erkannte aber gleichzeitig, dass die Offizierin ihr nicht glauben würde. Trisha hatte eine weitere Soldatin des Königs verloren und damit hatte die Truppenführerin noch mehr gegen sie in der Hand. Die Schlinge zog sich immer enger zusammen.

KAPITEL 37
Crystal / Raynold

In drei Tagen müssen wir am Tor sein, davor sollten wir das Lager erreichen, von dem mir der Bote erzählt hat.* Das hatte Raynold ihr immer wieder gesagt, aber es fiel ihr schwer, sich das vorzustellen. Eigentlich gelang es ihr kaum, überhaupt an etwas anderes zu denken als den jeweiligen Moment. Sie ritten beständig am Ufer des Nolotrien entlang, jenem Strom, von dem sie sicher war, dass es der Rote Fluss aus ihrem Traum war. Der Fluss, an dessen Ende der Dämon lauerte. Raynold hatte ihr aufmerksam zugehört, als sie ihm das erste Mal davon berichtete. Zuerst hatte er versucht, sie zu beruhigen. Ihr gesagt, dass der Nolotrien sich in das offene Meer ergoss, ihr versprochen, dass sein Bruder ihr nie etwas zuleide tun würde, doch dann hatte er damit aufgehört.

Sie lehnte sich ein bisschen näher an ihn heran. Suchte das vertraute Gefühl der Geborgenheit. Vergeblich. Raynold war mit jeder Meile schweigsamer geworden. Es kam ihr so vor, als ob das ganze Königreich auf seinen Schultern lastete. Ein dämonisches Königreich, dem er irgendwie versuchte, Herr zu werden. Sie hatte nicht mal den Mut, ihn darauf anzusprechen, denn sie fühlte es ja selbst. Diese wachsende Beklommenheit, die nagende Ahnung, dass ihnen das Grauen unmittelbar im Nacken saß. Hinter jedem Baum fürchtete sie, einen Löwen hervorspringen zu sehen. Einen weißen Löwen mit scharfen Krallen und tödlichen Zähnen. Eine Bestie, die keine Gnade kannte. Außerdem glaubte sie, ständig beobachtete zu werden. War es der Adler, also Olley, der irgendwo dort oben kreiste und nach seinem nächsten Opfer Ausschau hielt? *Nein, nicht er. Er kann es nicht gewesen sein.* Aber was war es dann? Die Toten aus ihrem Traum, die sie mit ihren stummen, anklagenden Blicken verfolgt hatten? Sie wusste es nicht. Auch kam es ihr so vor, als ob es mit jeder verstreichenden Meile dunkler und kälter wurden.

Als die Sonne sich langsam dem Horizont entgegenstrebte, zügelte Raynold den Hengst. Crystal schwang sich als erstes aus dem Sattel, Raynold folgte ihr. Unter seinen Augen zeichneten sich dunkle Ringe ab. Am liebsten hätte sie ihm die ewige Schlaflosigkeit wie Straßenstaub aus dem Gesicht gewischt.

„Hier ist ein guter Platz zum Rasten." Er streckte ihr seine Hand entgegen. Sie nahm sie zögerlich. „Bei Gaya, deine Finger sind ja eiskalt! Warum sagst du nichts? Ich habe noch eine Ersatzdecke dabei."

„Es geht schon." Crystal zuckte mit den Schultern, als sei es nicht weiter wichtig, dabei drang ihr die Kälte schon bis in die Knochen.

„Komm, lass uns Holz sammeln. In dem Wäldchen gibt es genug davon." Er deutete auf eine spärliche Baumgruppe, die sich schwarz gegen das ersterbende Sonnenlicht abzeichnete. Die dürren Zweige kamen Crystal wie in die Höhe gereckte Arme mit langen Krallen vor. Sie schloss die Augen, um sich auf ihr Innerstes zu konzentrieren und die bedrückende Landschaft auszusperren. Gab aber nach wenigen Atemzügen auf und öffnete sie wieder. „Nimm meine Hand." Raynold betrachtete sie sorgenvoll.

Crystal wollte protestieren. Schließlich war sie schon lange nicht mehr das naive Mädchen aus dem Kloster. Allerdings kam es ihr nicht vor, als ob Raynold sich über sie lustig machte, deshalb ergriff sie seine Hand. Sie war warm und stark. Das Gefühl, ihn an ihrer Seite zu haben, beruhigte sie etwas.

Raynold gebot Andrex ihnen zu folgen und sie sammelten Zweige für ein Lagerfeuer, die sie in Andrex' Satteltaschen legten. Heute hatten sie keine Pause gemacht, um etwas zu jagen, und so würden sie mit den letzten Vorräten des Wirtes vorliebnehmen müssen. Raynold folgte ihrem Blick.

„Morgen werden wir ein Bergdorf erreichen. Dort gibt es bestimmt etwas zu Essen für uns."

Crystal antwortete nicht. Sie spürte deutlich, wie angespannt Raynold war. Von dem Bergdorf aus würden sie direkt zum Rebellenlager kommen. Bestimmt fürchtete er insgeheim das Zusammentreffen mit seinem Bruder. Nach allem, was er Crystal über Ramires erzählt hatte, konnte sie das gut verstehen. Sie war froh, als sie das kleine Waldstückchen hinter sich ließen und Raynold sie zu einer Senke führte.

„Der Platz hier ist ideal für ein Lager, wenn man das Gras ein bisschen plattdrückt. Dort, wo wir das Feuer machen, reiße ich es einfach raus." Als er sich niederkniete, um sich an die Arbeit zu machen, bückte sie sich ebenfalls und half mit. Bald hatten sie eine geeignete Feuerstelle geschaffen. Als die Flammen prasselten und sie sich ein paar Streifen harten Schinken und den letzten Rest Brot geteilt hatten, erhob sich Raynold. Er holte das große Schafsfell von Andrex' Rücken und breitete es aus. „Leg dich ruhig hin. Du bist bestimmt erschöpft."

Crystal schüttelte den Kopf. „Nein, schlaf du zuerst. Ich sehe doch, wie müde du bist."

Raynold winkte ab. Sein Blick war in die Ferne gerichtet, er schien mit den Gedanken weit weg zu sein. Das Amulett glänzte im Mondschein, seine Finger ruhten auf dem Schmuckstück.

„Erzähl mir, was dich bedrückt." Crystals Stimme war kaum lauter als ein Flüstern, aber es schien Raynold trotzdem zu erreichen. Mit einem Ruck wendete er den Kopf zu ihr herum. Seine dunklen Augen glänzten wie zwei schwarze Opale. Sein Blick wurde weich.

„Es tut mir leid. Ich weiß nicht, was mit mir los ist. Aber du trägst schon so viel, da möchte ich dir nicht noch mehr auflasten."

Sie glaubte ihm, dass das der Grund für sein Schweigen war, und trotzdem verhärtete sich ihre Miene. Zu lange schon meinten andere zu wissen, was für sie das Beste war, ohne, sie überhaupt zu fragen.

„Ich bin nicht dafür mitgekommen, dass du mich von deinen Problemen ausschließt, sondern, um dir bei der Lösung zu helfen. Aber dafür musst du mit mir sprechen."

Raynold schien mit sich zu ringen. „Du hast ja recht", sagte er schließlich. „Alles, was mich früher bedrückte, habe ich mit meinem Bruder geteilt und später auch mit Philippa. Beide habe ich verloren, besser gesagt, etwas in mir hat schreckliche Angst davor, Ramires nie wiederzusehen und gleichzeitig fürchte ich mich auch davor, ihn zu finden, weil er sich verändert hat."

„Und bei Philippa ist die Angst nicht so groß?" Crystal konnte die Frage nicht zurückhalten und als sie ausgesprochen war, hielt sie den Atem an. Sie wusste nicht, ob sie tatsächlich eine Antwort darauf haben wollte.

Raynold sah schweigend in die zuckenden Flammen. Schließlich hob er den Kopf. „Nein. Ich habe Angst, dass ihr etwas zustößt, und ich müsste lügen, wenn ich dir sagen würde, dass sie mir gleichgültig ist, aber Ramires ist mir wichtiger. Er ist mein kleiner Bruder." Er schwieg wieder. Fast schon glaubte sie, dass er gar nichts mehr sagen würde, doch dann redete er weiter. „Seitdem wir den Fluss entlangreiten, verfolgt mich ein Traum. Er ist so schrecklich, dass ich mich kaum mehr traue, nachts die Augen zuzumachen."

„Was passiert darin?", fragte sie vorsichtig.

„Ramires wird aufgefressen. Von einem Monster, das sich in ihm eingenistet hat. Und das Schlimmste ist, dass er es gar nicht merkt. Das Ungetüm beraubt ihn Stück für Stück seiner Seele, bis nichts mehr davon übrig ist."

Crystal lief ein Schauder über den Rücken. „Und deshalb reitest du wie ein Besessener, schläfst und isst kaum noch, damit du ihn vor der Toröffnung findest?“ Sie nahm seine Hand und diesmal waren seine Finger es, die sich kühl anfühlten.

„Ja. Der Traum, er ist eine Aufforderung, ein Hilfeschrei. Ich muss ihn finden, bevor sich das Tor das nächste Mal öffnet. Stell dir vor, was geschieht, wenn jemand anderes ihn vor mir erreicht.“

„Du denkst, dass er für die Morde verantwortlich ist?“

„Ich weiß es nicht. Aber wenn tatsächlich so etwas wie der Dämon in ihm wohnt, dann würde er vor nichts zurückschrecken.“ Raynold presste die Lippen zusammen. „Ich habe einfach furchtbare Angst um ihn. Wenn er gesehen wird, wenn die Mauerwächter erfahren, dass ein Prinz von Navas für die Morde verantwortlich ist, dann werden sie in unser Reich einmarschieren und es dem Erdboden gleichmachen. Es gibt so wenig, was ich dagegen tun kann.“

Nun war es an Crystal zu schweigen. Sie erinnerte sich zu gut an die Soldaten im Palast von Gemma mit ihren grotesken Masken. Wenn sie tatsächlich an der Mauer aufmarschieren würden, was hatte Navas ihnen dann schon entgegenzusetzen? Der Weiße König hatte seine Elitekrieger und er hatte die Libellen. Seine ganz persönliche tödliche Armee, die jeden Widerstand im Keim ersticken konnte. Navas hatte nichts. Eine kleine Truppe treuer Soldaten, die ihrem König auch in den Tod folgen würden, aber die nicht gut genug ausgebildet waren, um gegen die Kämpfer Gemmas zu bestehen. Was blieb, war tatsächlich der Dämon. Wahrscheinlich hatten Philippa und Ramires so gedacht, doch nun begannen die Dinge außer Kontrolle zu geraten.

„Als Ramires noch bei dir war, gab es da etwas, das ihm geholfen hat, bei sich zu bleiben?“

Raynold nickte. „Das Amulett. Es schien, als ob er damit ruhiger war. Und Trisha. Sie konnte mit ihm reden, an ihn herankommen. Allerdings ist das jetzt schon eine Weile her und ich weiß nicht, wie sich die Dinge mittlerweile entwickelt haben.“

„Wenn du ihn findest, kannst du ihm nicht einfach das Amulett geben, dafür ist es viel zu wertvoll.“

„Das weiß ich doch. Möglicherweise kann ich ihn mit mir auf die Burg nehmen. Das Amulett geht mit euch. Vielleicht kann Trisha mir ein paar Ratschläge geben, wie ich meinem Bruder helfen kann."

Crystal schwieg. Die Vorstellung, Raynold allein mit seinem Kummer zurückzulassen, schmerzte sie. Wenn sie ehrlich zu sich war, konnte sie sich gar nicht ausmalen, überhaupt von ihm getrennt zu werden. So in sich gekehrt, wie er manchmal wirkte, war er doch ehrlich, feinfühlig und großmütig. Sie betrachtete ihn im Feuerschein. Sein seidiges, schwarzes Haar, die dunklen Augen, die hohen Wangenknochen und das kräftige Kinn. Seine Haut war blass wie der Mond über ihnen. Wenn er das Amulett nun fallen lassen würde, dann würde eine Dämonenfratze sein Gesicht ersetzen.

„Zeig es mir nochmal", bat sie.

Er zog die Augenbrauen nach oben und lächelte. „Du meinst, das Böse in mir?"

„Unsinn. Nur die Verwandlung."

Er griff nach dem Amulett, seine Finger lang und schlank wie die eines Musikers. Das lederne Band löste sich und er ließ den Anhänger in ihren Schoß gleiten. Sogleich veränderten sich seine Konturen. Eine Tierschnauze wuchs anstelle seiner Nase, Fell überzog die glatte Haut und Raynolds Augen waren gelbe Schlitze, die sie bösartig anfunkelten. Am schlimmsten jedoch waren seine Zähne.

Es ist nur eine Illusion, erinnerte sich Crystal. Sobald sie ihre Hand ausstreckte, fühlte sie einen Menschen und nicht Fell. Sie griff nach dem Amulett und legte Raynold die andere Hand auf die Wange. Sogleich verschwand auch die schreckliche Fratze wieder.

„Es reicht, wenn ich das Amulett halte und dich dann berühre", rief sie freudig. Sie ließ ihre Finger auf seiner Wange verharren.

Dann berühr mich und lass mich nie wieder los! Er hielt die Augen geschlossen, genoss den wertvollen Moment, in dem ihre Hand auf seiner Wange verweilte. Lehnte sich sacht in die Berührung. Etwas in ihm sehnte sich danach, Crystal in die Arme zu schließen, sie zu spüren, sie zu lieben. Seine Lider schnappten auf. Er hatte sich schon wieder auf einen Pfad gewagt, den er nicht einschlagen durfte, nicht, wenn so viel auf dem Spiel stand. Und doch wünschte er sich das mehr als alles andere. Ihre dunklen Augen ruhten immer noch auf seinem Gesicht, sie hatte den Mund zu einem leichten Lächeln geformt.

„Wenn ich die Hand jetzt wegnehme, kehrt dein anderes Aussehen zurück." Ihre Finger lösten sich.

Von der Verwandlung merkte Raynold nichts, aber die Stelle, an der Crystal ihn eben noch berührt hatte, kribbelte angenehm. Sie beugte sich zu ihm vor und band ihm das Amulett wieder sorgsam um den Arm. Raynold wurde bewusst, dass dies ihr letzter gemeinsamer Abend war. Danach würden sie in das kleine Bergdorf Sherewa kommen, das sich an den Fuß der Dunkelberge schmiegte, ganz in der Nähe der Mauer. *Und dann?* Was würde sie im Rebellenlager erwarten? Würde er endlich Ramires finden, bevor er zur Toröffnung eilen musste? Würde Crystal gemeinsam mit Trisha und Kim einen Weg nach Nebrusk finden?

„Du denkst schon wieder nach. Hast du immer noch Angst, dass dein Bruder sich so stark verändert hat?"

Er nickte. „Das auch", sagte er. Wenn er jetzt nicht ehrlich mit ihr war, dann würde er es niemals schaffen. Er räusperte sich, sah erst zu Boden und dann in ihre großen, braunen Augen. Darin spiegelte sich das Licht der Sterne.

„Noch mehr Angst habe ich allerdings davor, dich gehen zu lassen." Sein Herz hämmerte, als er die Worte aussprach und doch hatte er das Gefühl, dass es richtig war, zu sagen, was er dachte. „Ich kann dich nicht ziehen lassen, ohne dass du weißt, was ich für dich empfinde. Seit diesem Kuss …, nein, eigentlich schon viel früher. Seit der ersten Berührung begehre ich dich wie nichts anderes auf der Welt." Die Stille, die auf seine Worte folgte, war so allumfassend wie der Nachthimmel über ihnen.

Dann platzte aus Crystal ein Lachen hervor. Sie stupste Raynold an der Schulter. „Das fällt dir jetzt am letzten Abend ein, den wir zusammen haben? Wie oft habe ich davon geträumt, ganz nah bei dir zu sein, dich als ein Teil von mir zu fühlen, aber du hast dich immer zurückgehalten. Warum?" Ihre Frage war eher spielerisch als böse gemeint gestellt. Echte Neugier schwang darin mit.

„Du hast selbst gesehen, was ich bin. Etwas Seltsames lauert in mir und ich möchte das nicht an dich weitergeben." Es war nur die halbe Wahrheit, die Raynold da aussprach. Der andere Teil war, dass er sein Herz unwiederbringlich an Crystal verlieren würde, wenn er ihr noch näherkam.

„In Ordnung, Raynold Schwarzflügel. Glaubst du wirklich, wenn ich Angst davor hätte, wäre ich mit dir mitgekommen? Und ich will auch ehrlich zu dir sein: Als ich mich in Navas eingeschlichen habe, wollte ich nur das Amulett. Ich wollte es, um die Frau zu retten, die mir in der äußersten Not geholfen hat. Doch das Amulett ist nur ein kleiner Teil eines weit größeren Rätsels. Es ist möglich und sogar wahrscheinlich, dass wir alle sterben, wenn wir versuchen, es lösen." Sie stockte, sah ihm tief in die Augen. „Wie dem auch sei, dann sollten wir das bisschen Zeit, das uns bleibt, auch mit etwas Schönem füllen. Und deshalb: Küss mich nochmal."

Er zog sie sanft zu sich her, ihre Lippen trafen sich, öffneten sich wie von selbst und eine ungekannte Leidenschaft entflammte in seiner Brust. Es war nicht wie der erste Kuss im Burggarten, nein. Das hier glich einem Feuerwerk zu Ehren der wenigen Zeit, die sie noch miteinander hatten. Es war, als ob ein anderer Raynold Crystal das Reiterhemd abstreifte und sich von ihrem Zauber hinreißen ließ. Ein anderer Raynold, der seine Pflichten in Anbetracht dieser Schönheit vergaß. Der nur die junge Frau vor sich erst vorsichtig, dann immer leidenschaftlicher küsste und doch war es gleichzeitig so, als ob er endlich vollständig zum Leben erwacht war und er selbst sein durfte.

Crystal streifte ihm ebenfalls das Hemd ab, strich über seine Brust, vergrub ihre Finger in seinem Haar, während sie sich näher an ihn schmiegte. Dieses Mal wurden sie nicht gestört. Hier, geschützt vom hohen Gras der Senke, war nichts über ihnen außer dem Sternenhimmel. Crystal zog ihn zu sich heran, sie waren beide völlig nackt, nur das Amulett trug er noch um den Arm.

Da war er, der Raynold, den sie so lange begehrt hatte. Seine Haut schimmerte wie der Mond und spannte über seinem muskulösen Körper. Allerdings war es etwas anderes als sein Aussehen, das sie auf unerklärliche Weise zu ihm hinzog. Etwas viel Tieferes. Sie konnte es nicht ganz verstehen, aber wenn sie jetzt in sein Gesicht, in seine Augen sah, dann war es wie der Spiegel zu ihrer eigenen Seele. Sie zog ihn zu sich heran, küsste ihn noch einmal inniger, hungriger. Das tiefe Bedürfnis, sich in ihm zu verlieren, raubte ihr die Sinne. Sie sog seinen Duft ein, der sie an den Wald ihrer Heimat erinnerte, an die Erkenntnis, dass es etwas Größeres gab, für das es sich zu leben lohnte. Ein leises Stöhnen entfuhr ihr, während Raynolds Händen sie sanft auf den Rücken rollten und seine Lippen über ihren Körper wanderten. Seine Berührungen ließen sie spüren, dass es für ihn nichts Wichtigeres und Schöneres gab als diesen einen kostbaren Moment. Dass die Zeit sich wirklich in Bedeutungslosigkeit auflösen konnte, dass ein einziger Augenblick genug wäre, um ein ganzes Leben auszufüllen.

Ihr Körper bebte unter seinen Fingerspitzen, bewegte sich wie von einem unaufhaltsamen Strudel näher und näher auf ihn zu. Wieder trafen sich ihre Lippen, umkreisten sich ihre Zungen. Raynold hielt sie ganz fest, seine Umarmung ein schützender Wall gegen all die Gefahr, in der sie sich befanden. Er hielt inne und sah ihr tief in die Augen. Offenbarte das Tor zu seiner Seele und dann hielt Crystal es nicht mehr länger aus: Sie wollte diesen Mann, selbst wenn sie sich dafür an die dunkle Magie von Navas band.

„Ich will dich in mir spüren. Ganz und gar." Ihre Worte trugen das Verlangen, dieses unglaubliche Verlangen, das in ihr entflammt war, in die Welt hinaus.

Raynolds Atem ging schneller, strich ihr warm über die Haut. Seine Hände hielten sie fest und geborgen. Wie von selbst öffneten sich ihre Schenkel, Crystal erkannte in Raynolds Blick dasselbe Begehren. Ihre Finger umfassten seinen Nacken, gruben sich in seine Haare. Als er endlich in sie eindrang, stöhnte sie auf.

Er küsste sie tief und leidenschaftlich. Sein Herzschlag mischte sich mit dem Rhythmus ihres eigenen Herzens. Für einen Augenblick glaubte sie sogar, dass ihr Blut mit exakt derselben Geschwindigkeit durch ihre Körper rauschte, dass es nichts gab, was sie je wieder voneinander trennen könnte, so intensiv war das Gefühl der Verbundenheit. Raynolds Bewegungen sandten Schauer des Verlangens durch ihren Körper. Crystal wurde weggespült von einer Woge aus Leidenschaft und Begehren. Voller Inbrunst umschlang sie Raynolds Körper, wollte ihn noch näher bei sich haben. Biss sich auf die Unterlippe, um nicht laut aufzuschreien, ihr keuchender Atem mischte sich mit seinem. Immer schneller ging er, immer tiefer schien Raynold vorzudringen, bis sie schließlich nicht mehr wusste, wo er aufhörte, und sie anfing. Sie waren eins, Mann und Frau. Sie gehörte zu ihm und er zu ihr und nichts anderes war von Bedeutung. Dieses Bewusstsein sickerte mit solch einer Macht in sie hinein, dass es alle anderen Stimmen verdrängte. Falls sie jemals an etwas gezweifelt hatte, lösten sich diese Zweifel gerade mit ihr auf. Sie schloss die Augen, um ihre Freudentränen zu verbergen, um die letzten Momente vor der Explosion noch intensiver zu spüren. Raynold war wie ein unaufhaltsamer Sturm, der sie mit sich hinfort riss. Crystal krallte die Finger in seinen Rücken, nur noch kurz würde sie die Spannung ertragen können. Er nahm sie sanft in seine starken Arme, rollte sie nach oben, so dass er unter ihr lag. Er hielt kurz inne, küsste sie lange und tief.

„Ich bin für immer dein“, flüsterte er heiser und dann begann sie sich auf ihm zu bewegen. Erst langsam und dann schneller und schneller, bis es schließlich nichts mehr gab, das sie halten konnte. Sie verschmolzen in einem nicht enden wollenden Höhepunkt, ihr Körper wurde immer und immer wieder von Wellen der Leidenschaft geschüttelt, nur Raynolds Hände hielten sie fest und für eine Zeitlang war es ihr, als ob bereits Frieden in Favoria herrschte. In ihrem Herzen zumindest, das spürte sie sicher, da war der Friede bereits angekommen.

Das war er also. Jener Moment, von dem er nie geglaubt hätte, dass es ihn gab. Den er vielleicht aus den Liedern der Barden kannte, aber nicht für möglich gehalten hatte. Crystal lag auf der Seite, neben ihm. Im flackernden, rotgoldenen Widerschein des Lagerfeuers. Ihr langes Haar war verschwitzt, ihre Wangen rosig und ihr Mund zu einem wohligen Lächeln geschwungen, mit dem sie ihn bedachte. Er konnte nicht genug davon bekommen, ihre Wange zu streicheln, jede Linie ihres Gesichts nachzumalen und ihre Haut unter seinen Fingern zu spüren. Etwas in ihm war unwiederbringlich verloren gegangen, das war tatsächlich so, aber dafür hatte er eine ganz neue Welt betreten dürfen. Eine Welt voller Liebe und Sehnsucht, für die es sich zu kämpfen lohnte.

„Ich liebe dich“, flüsterte er und sie erwiderte seine Worte mit einem Kuss. Er hielt sie ganz nah bei sich, lauschte dem Klopfen ihres Herzens, dem Geräusch ihres nun wieder gleichmäßigen Atems.

„Ich will bei dir bleiben, Raynold. Ich will nicht wieder hinter die Mauer. Egal, wie viele Gefahren hier in Navas lauern, ein Leben ohne dich ist schlimmer als alles andere.“

Er lächelte traurig. Seufzte. Küsste ihre Stirn. „Ich weiß, mir geht es genauso. Ich möchte dich nicht da rausschicken. Wahrscheinlich habe ich mich deshalb so zurückgezogen, weil ich fürchtete, dass ich dich sonst nie wieder gehen lassen kann.“

„Bereust du, dass du mit mir geschlafen hast?“ Ihr Lächeln verriet, dass sie die Frage nicht ernst meinte.

„Niemals. Ich hätte mein Leben für diese Nacht mit dir gegeben!“

„Hmmm. Ich frage mich, ob du das auch so meinst. Beweis es mir nochmal.“

Obwohl er eigentlich müde sein sollte, vergaß er bei dieser eindeutigen Aufforderung alles andere. Fühlte, wie das Feuer in ihm erneut aufloderte und wie bereit er war, alles dafür zu geben, die Frau an seiner Seite glücklich zu machen.

Raynold konnte im Nachhinein nicht sagen, wie viel Zeit vergangen war, denn er verlor jegliches Gefühl dafür. Sie liebten sich, lernten den Körper des anderen vorsichtig kennen, redeten, lachten und als der Morgen graute, als am Himmel die Sterne verblassten und sich ein zartrosa Streifen zwischen den Wolken zeigte, als Crystal mit ihrem Kopf auf seiner Brust eingedöst war, da schloss auch er die Augen. Erlaubte sich diesen friedlichen Moment mit ihr.

Als er aber in den Schlaf hinüberglitt, meinte er weit weg die Schreie seines Bruders zu hören. Er schaffte es nicht, sich davon loszureißen und die Augen wieder zu öffnen, sondern glitt tiefer und immer tiefer einem schrecklichen Abgrund entgegen.

KAPITEL 38

Olley / Ramires

Im Lager von Philippas kleiner Armee an Widerstandskämpfern brach der Tag an. Hoch am Himmel mischte sich blasses Rosa mit einem tieferen Rot im Südosten. Olley saß versteckt in der Spitze eines Baumes und beobachtete, wie die Rebellen langsam erwachten. Die nervöse Unruhe, die von ihnen ausging, war bis in die Krone aus Laubblättern spürbar. Einzig Ramires lag teilnahmslos, aber mit offenen Augen auf einer Pferdedecke. Philippa hatte ihm wieder diese lächerlichen Ketten angelegt, als ob er sich nicht einfach in eine Krähe verwandeln und seine Fesseln hinter sich lassen könnte. Aber offenbar wollte er das gerade nicht.

Olley verlagerte sein Gewicht und betrachtete neugierig den Baum, zwischen dessen Ästen er saß. So einen hatte er zuhause in Kayol noch nie gesehen. Der Stamm war fast schwarz und seine herzförmigen Blätter hatten die Farbe geronnenen Blutes. Eigentlich war der Baum abstoßend, wie ein dunkles Gespenst, aber immerhin bot er ihm die Möglichkeit, in seiner Menschengestalt zu bleiben.

Olley ließ seinen Blick erneut über den Platz schweifen. Philippa stand dicht bei Gerald, die beiden hatten immer viel miteinander zu bereden, im Moment sah es aber eher so aus, als ob sie stritten. Er konnte nicht hören, was sie sagten, aber Philippa wirkte aufgebracht, schlug immer wieder mit der Faust in ihre Hand. Von einem der Lagerfeuer erhob sich eine Frau mit zotteligen, langen Haaren und brachte Ramires einen Holzspieß, an dem ein Stück Fleisch hing. In einiger Entfernung blieb sie stehen.

„Heiliger Dämon, nimmst du unsere Gabe an?“ Sie sprach so laut, dass Olley sie in seinem Versteck verstand.

Ramires rührte sich nicht, blickte nur stumm himmelwärts. Die Frau legte den Spieß mit einem unbeholfenen Knicks ab und entfernte sich.

Olley fragte sich, was wohl in dem Prinzen vorgehen mochte. Natürlich hatte Ramires letztendlich auf den Ruf seiner Herrin gehört und war ins Lager zurückgekehrt, allerdings nicht ohne einen weiteren Mord zu begehen. Dieses Mal war es kein Mauerwächter gewesen, sondern ein alter Wanderer, der in einem verlassenen Tal sein Lager aufgeschlagen hatte.

An diesem Morgen war Olley in seiner Adlerform direkt hinter der Krähe geflogen. Doch plötzlich ging der schwarze Vogel mit einem gellenden Schrei senkrecht in den Sturzflug, Olley so gut es ging hinterher. Sobald die Krähe den Boden berührte, zerfloss sie zu einem Schatten, der immer weiterwuchs, bis die gesamte Landschaft vor Olleys Adleraugen in tiefes Schwarz getränkt war. Der Wanderer blieb einfach stehen und ließ sich von der Dunkelheit verschlingen. Nach einer Weile zog der riesige Schatten sich wieder zurück. Auf dem Boden neben blanken Knochen des Wanderers hatte eine kleine Krähe mit glühend roten Augen gesessen und zufrieden gekrächzt.

Olley erschauderte bei der Erinnerung. Mit so einer Präzession und Schnelligkeit hatte der Dämon vorher noch nie getötet. Auf diesen Schock hin, hatte Olley in Adlerform das Land abgesucht und war von allen Menschen ausgerechnet auf Crystal gestoßen. Sie war mit jemandem unterwegs, der Ramires von Weitem sehr ähnlich sah, wahrscheinlich war es der König von Navas. Olley hätte gerne mit ihr gesprochen, traute sich jedoch nicht, ihr das Geheimnis seiner Wandlerfähigkeiten anzuvertrauen.

Er spähte angespannt auf die Vorgänge im Lager hinab. Gerade sah es so aus, als ob Philippa zu Ramires gehen wollte, doch Gerald hielt sie an der Schulter fest. Drehte sie zu sich her, redete auf sie ein. Philippa löste den Dämonenstachel aus ihrem Gürtel und schwenkte ihn wie eine Trophäe über ihrem Kopf. Dann riss sie sich von Gerald los.

„Kommt alle zusammen, wir werden unseren Dämon heute das erste Mal einsetzen. Die Soldaten des Weißen Königs werden erzittern. Auf nach Dinbrock, dort fangen wir an."

Es folgten grölende Jubelrufe. Olley war klar, dass die versammelten Krieger endlich kämpfen wollten. Aber Dinbrock? Wo war das nochmal und warum ausgerechnet dort?

Ramires lag auf der Seite. Er starrte Philippa zornig an. Nicht, dass er in der Lage gewesen wäre, sich ihr zu widersetzen. Aber die Art, wie sie den Stachel des Dämons einer Gebieterin über Leben und Tod gleich in der Luft schwenkte, erzürnte ihn. Um sich davon abzulenken, richtete er seinen Blick auf das stinkende Stück Fleisch, das man ihm gebracht hatte. Leblos hing es an einem Holzspieß. Puh, das würde er nicht anrühren. Nein, er war satt, und was noch wichtiger war, der Hunger des Ungetüms war gestillt. Wie es schien, hatte Philippa etwas mit ihm vor. Dieser Gedanke brachte ihn dazu, sie doch wieder ins Visier zu nehmen. Er erschrak fast, weil sie schon so nah bei ihm stand, dass er ihre Fußspitzen sehen konnte. Die schweren, schwarzen Reiterstiefel, mit den glänzenden Ketten dran. Oh, wie gerne würde er seine Zähne darin vergraben. Sie beißen und ihr Blut schmecken.

„Hey, du fletscht ja die Zähne wie ein Wachhund. Reiß dich mal zusammen! Du darfst bald von der Leine." Philippas Stimme erklang voll freudiger Erwartung. Sie rüttelte an den Ketten und bedeutete ihm, aufzustehen.

Ramires gehorchte mit wackeligen Beinen. Verfluchte sie, lauschte darauf, ob das Monster in ihm erwacht war. Aber er vernahm nur einen leichten Kopfschmerz und wann hatte er den dieser Tage nicht? Ramires sah sich um, hielt Ausschau nach dem Jungen. Erspähte ihn hoch in der Krone eines Serwada-Baumes, jenen Bäumen, von denen man sich erzählte, dass sie in sich die Seelen der gefallenen Soldaten Navas trugen, die nach der großen Schlacht gegen den Dämon die Flucht nicht mehr geschafft hatten. Ramires seufzte. Früher hätte er niemals an solche Ammenmärchen geglaubt, aber seit der Dämon in ihm hauste, war er sich in Bezug auf die alten Legenden nicht mehr so sicher. Ramires konnte nichts gegen die dunkle Kraft ausrichten, die ihn langsam von innen verschlang. Nur der Junge konnte ihm noch helfen, er, und das Amulett. Ramires erschauderte. Er durfte nicht wieder an Madras Amulett denken. Das Risiko war zu groß, dass der Dämon davon erwachte. Tränen stiegen ihm in die Augen. Dann würde er ihn wieder zwingen, zu töten, wie diesen armen, unschuldigen Wanderer.

„Philippa, es ist keine gute Idee, ihn in irgendwelche Pläne mit einzubeziehen. Er reagiert überhaupt nicht. Steht nur da und starrt dich gierig an. Und jetzt sieht es so aus, als ob er gleich losheult."

Es war der Krieger, der da mit der Schwertwenderin sprach. Gerald. Derjenige, der seinen Schwanz in sie versenkte, wenn sie glaubten, ungestört zu sein. Dabei war sie Raynolds Braut! Wutschnaubend funkelte Ramires die beiden an. Der Hass in ihm wuchs und gleichzeitig nahm der Druck in seinem Kopf zu. *Nein, beruhige dich. Bitte nicht!* Ein leises Pfeifen aus dem dunkelroten Laub des Baumes holte ihn wieder zurück in die Realität. Zum Glück stritten Philippa und Gerald immer noch und schienen nichts bemerkt zu haben.

„Wir marschieren los, keine Widerrede! Sieh dir die Männer an, sie fordern das Blut der Königssoldaten."

„Und dieses Vieh giert nach deinem Tod. Wir sollten uns Raynold anschließen. Ramires ist sein Bruder und er wird am ehesten wissen, was zu tun ist." Geralds Stimme war nur noch ein beschwörendes Flüstern, wahrscheinlich ahnte er nicht, wie gut Ramires Ohren mittlerweile waren.

„Raynold, Raynold, ich höre immer nur Raynold! Glaub mir, er macht den ganzen Tag nichts anderes als zu grübeln. Nur das Handeln wird uns zum Sieg führen. Und jetzt los." Sie sah Ramires an. Ihre Blicke trafen sich. Philippa war zu allem entschlossen. „Oder widersetzt du dich mir?"

Ramires kämpfte gegen den Impuls an, Philippa an die Kehle zu gehen, doch diese hob drohend ihr Schwert Graufels. Deshalb senkte er in hilfloser Wut seinen Blick. „Nein, Herrin.".

„Gut. Es ist an der Zeit, dass deine Jünger dich in deiner ganzen Herrlichkeit erleben. Enttäusche mich nicht, sonst …" Sie richtete die Schwertspitze auf das Mal in seiner Handfläche.

Ramires nickte. Der Dämon schlief noch, das war gut. Vielleicht hatte er eine Weile Ruhe vor ihm.

Der Marsch machte Ramires zu schaffen. Wenn das Ungetüm in ihm still war, hatte er kaum noch Kraft, zu gehen, so aufgebraucht waren seine Reserven. Philippa wollte ihn auf ein Pferd setzen, aber die Tiere scheuten vor ihm. Sie bäumten sich auf, als ob sie ahnten, welch unnatürliche Kraft sich in dem ausgemergelten Körper verbarg. Schließlich hatte Philippa es aufgegeben und befohlen, dass man eine Sänfte aus Holz baute, die von vier kräftigen Männern getragen wurde. Nun saß er auf der Trage, hatte aber Mühe, aufrecht zu sitzen. Einzig die Gewissheit, dass der Junge als Adler hinter ihm herflog, ließ ihn darum kämpfen, Haltung zu bewahren. *O heilige Madra steh mir bei. Bitte, befreie mich von diesem Monster!* Wieder kamen ihm die Tränen. Dieses Mal hielt er sie nicht zurück.

Der Zug bewegte sich langsam in Richtung Norden. Am Nolotrien, dem größten Fluss von Navas, gab es mehrere Möglichkeiten einer Überfahrt, die letzte davon in einem kleinen

Dorf, dessen Namen Olley nicht kannte. Er hatte es bei einer seiner Erkundungstouren ausfindig gemacht und er vermutete, dass das Philippas Ziel war. Olley hatte den mächtigen Strom auf seinen Adlerschwingen überquert. Danach hatte er festgestellt, dass vom anderen Ufer aus ein Weg in die Dunkelberge führte. War das die Straße nach Dinbrock? Wollte Philippa dort mit ihrem Aufstand beginnen? Schon allein die Vorstellung, den Dämon zielgerichtet in einem Kampf einzusetzen, erweckte Übelkeit in ihm. Das würde den Prinzen endgültig zerstören!

Die Tränen, die Ramires auf seiner Trage vergossen hatte, mussten längst getrocknet sein. Schwach, wie er war, hatte er sich schließlich doch ausgestreckt und mit weit geöffneten Augen in den Himmel gestarrt. Olley hatte nicht das Gefühl, dass er etwas sah, aber immerhin wusste er vielleicht, dass hoch über ihm ein Adler seinen Weg begleitete.

Philippa und ihr wilder Haufen waren kein allzu erschreckender Anblick. Auch, wenn Gerald immer darauf geachtet hatte, dass die Rebellen mit den Schwertern übten und sie so scharf wie möglich hielten, waren sie den Mauerwächtern in jeder Hinsicht unterlegen. Das würde sich allerdings schnell ändern, wenn sich der Dämon auf die Soldaten stürzte. Der Weg führte die Gruppe am Rande der Berge entlang ins Landesinnere hinein. Sie durchquerten ein Waldstück, tauchten nacheinander darin ein. Aus der Luft konnte Olley gut erkennen, wo die Truppe wieder herauskommen würde, deshalb steuerte er eine hohe Tanne am Ende des Forsts an und ließ sich darin nieder. Kurz lenkte ihn der Anblick eines fetten Kaninchens tief unter ihm auf der Wiese ab. Der Adler legte seinen Kopf schief, während das Beutetier völlig ahnungslos durch das tiefe Gras hoppelte. Alles in ihm schrie danach, den kleinen Nager zu jagen, ihn zu töten und das saftige Fleisch in Stücken vom Körper zu reißen. *Ich bin Olley. Olley aus Kayol. Ich bin ein Ziegenhirte, meine Schwestern sind …* Er stockte. Was passierte da gerade? Er wollte sich ihre Namen in Erinnerung rufen und auf einmal war eine gellende Leere in seinem Kopf. *Mein Name ist Olley, ich bin ein Ziegenhirte aus Kayol. Meine Schwestern sind …,*

sind tot! Ein markerschütternder Schrei entfuhr seiner Kehle, die Adlerform löste sich auf und er stürzte durch die dichten Zweige des Tannenbaums. Äste schrammten an seinen Armen, peitschten auf seine Hände, mit denen er verzweifelt nach einem Halt suchte. Er stieß sich den Kopf, fühlte den Schmerz nicht, weil der Schmerz in seinem Herzen alles andere verdrängte. *Meine Schwestern!* Er landete mit einem dumpfen Schlag auf dem Boden, wo ihn zwei Fremde überrascht ansahen.

„Au." Olley rieb sich den Kopf, blinzelte gegen den Schwindel an, schmeckte Blut in seinem Mund.

„Wen haben wir denn da?" Ein hochgewachsener Mann mit langen weißen Haaren und eisblauen Augen trat näher heran und musterte ihn neugierig. „Fallen dieser Tage die Menschen schon vom Himmel?"

„Dem Aussehen nach kommt er aus Kayol. Seltsam, was macht jemand von dort hinter der Mauer?", sagte der andere Mann. Er war nicht ganz so groß wie der Weißhaarige, dafür schien er kräftiger gebaut zu sein. Seine Augen waren grün und er hatte langes blondes Haar.

Olley versuchte fieberhaft, Zeit zu gewinnen. Diese zwei Kerle waren ihm gar nicht geheuer. Doch ihm tat noch alles weh vom Aufprall.

„Au", sagte er deshalb erneut.

Der Weißhaarige packte ihn grob am Arm. „Mein Bruder hat dich etwas gefragt, also antworte!"

„Ich war auf der Jagd. Gibt fette Kaninchen dort auf der Wiese."

„Du gehst so jagen? Halbnackt? Wo sind deine Waffen?"

„Meine Waffen sind meine Hände." Verdammt, warum dröhnte sein Kopf so schrecklich? Zumindest ließ der Schwindel jetzt nach. Olley musste schnell wieder seine Sinne zusammenbringen, um sich dann in ein kleineres Tier verwandeln zu können. Auf keinen Fall durfte er an seine Schwestern denken! Stattdessen musterte er die beiden Männer aufmerksam. Sie hatten etwas an sich, das ihm Angst einjagte. Was machten sie hier? Und wie lange würde es dauern, bis Philippa und Gerald an diesem Ende des Waldes angelangt waren? Olleys Gedanken rasten.

Der Griff des Weißhaarigen schloss sich immer noch fest um sein Handgelenk. „Nun? Hat es dir die Sprache verschlagen? Sag uns, wer du wirklich bist!“

Olley nahm alle Konzentration zusammen. Er rollte sich in Gedanken zu einer Schlange. Spürte das vertraute Kribbeln. Der Mann schrie vor Wut auf, als Olley zwischen seinen Fingern hindurch rutschte. Doch der Kerl war schnell! Er fasste erneut nach Olley, der ihm reflexartig die Schlangenzähne in die Haut bohrte.

„Oh verdammt! Asturiél halt den Wandler fest!“

Die Ameise, dachte Olley und ließ sich in seine Lieblingsform gleiten. Schnell vergrub er sich unter den Tannennadeln, verschmolz mit dem Waldboden.

„Er ist weg“, sagte der blonde Mann, den der andere Asturíel genannt hatte. „Du meine Güte, das habe ich in all den Jahren bei der Königsgarde kein einziges Mal erlebt. Es scheint sich vieles zu ändern.“

„Er kann nicht fort sein. Bestimmt kreucht er noch irgendwo in der Nähe rum.“

„Eine Schlange würde ich sehen. Es beunruhigt mich, dass die alte Magie mit solcher Stärke hervorbricht.“

Olley zwang sich dazu, unter einem Blatt stehenzubleiben und zu lauschen.

„… die Menschen aus Navas sind damals vor dem Dämon geflüchtet. Es heißt, dass Talamud selbst in der letzten Schlacht, kurz bevor unsere Mutter in den Eispalast gebannt wurde, den Himmel durchbrach. Dabei sind einige Tröpfchen der göttlichen Magie auf die Menschen herabgeregnet und die haben sie schlummernd von Generation zu Generation weitergegeben.“

„Warst du dabei, als Siguríel Skade in den Palast gebracht hat?“, fragte der Weißhaarige hasserfüllt.

„Nein. Ich war zu klein, ein Junge noch. Skade hat mir erst später erklärt, was geschehen ist.“

Olleys Kopf schwirrte. So viele Namen. So mächtige Namen.

Skade, die legendäre Göttin von Schnee und Eis, die angeblich in einem Palast in Fryydhein lebte. Talamud, der Gottvater, der sie den Erzählungen nach aus dem Himmelsreich verbannt hatte. Die anderen Namen hatte Olley dagegen noch nie gehört.

„Wir werden sie befreien, Bruder! Dann bricht ein neues Zeitalter an. Aber mir ist nicht wohl, wenn hier irgendwo ein Wandler herumstreunt. Der könnte uns Ärger machen." Es war der Weißhaarige, der sprach.

„Komm raus, Junge aus Kayol", rief er lauter. Wahrscheinlich dachte er, Olley sei in seiner Schlangenform tiefer ins Unterholz geflohen. „Ich weiß, dass du noch hier bist. Wir wollen dir etwas zeigen!"

„Er wird nicht rauskommen. Die Menschen sind nicht alle so einfältig, wie Skade es dir weisgemacht hat."

„Unsinn. Man muss nur die richtigen Methoden anwenden." Der Weißhaarige machte einen Schritt in Richtung der grünen Wiese, die hinter dem Waldrand lag. Fast wäre er dabei auf Olley getreten. Schnell floh dieser unter einen losen Stein, spähte dann aber wieder hervor.

„Schau her, Wandler. Wir sind vom gleichen Blut. Komm raus und ich zeig dir ein paar Tricks. Du kannst dich uns anschließen!" Die nackten Füße des Weißhaarigen standen direkt vor Olleys Versteck. Einen Moment später begann seine Haut zu schimmern, wurde fast durchsichtig. Ein grelles Licht blendete Olley und dann standen riesige, weiße Tatzen auf dem Waldboden. Er wagte sich ein paar Trippelschritte unter dem Stein hervor. War das etwa ein Bär? Ein gewaltiger, schneeweißer Bär? Olleys Mut sank. Es hatte nichts Gutes zu bedeuten, dass da so ein Ungetüm mitten im Wald lauerte. Er hoffte, dass Ramires weit wegbleiben würde.

Ramires Kopf explodierte. Mit einem Aufschrei erwachte das Monster in ihm, blendete alle seine Sinne. Ramires konnte weder sehen noch etwas anderes als die wutverzerrte Stimme in seinem

Inneren hören. Sie kreischte. Schrill vor Zorn. Und jedes Wort sank bis in die tiefste Faser seines Körpers ein. *Rache, Rache, Rache!*

Was war da los? Er wusste es nicht, fühlte nur, wie sich eine ungeahnte Kraft in ihm breitmachte. Tödlicher als der gierige Schatten und um ein Vielfaches mächtiger.

Schwächling, steh auf! Ich brauche deinen Körper.

Ramires kam nicht dazu, zu antworten, er tat nur, was der Dämon verlangte. Mit voller Wucht riss er seine Ketten auseinander, sprang von der Trage, auf der er eben noch halbtot gelegen hatte. Die Menschen um ihn herum schrien in Panik. Er hörte dumpf die Worte der Schwertwenderin, doch selbst die vermochten ihn nicht zurückzuhalten. Etwas, das viel stärker war, als ihre Macht riss ihn aus der Lethargie.

Weiter. Lauf. Wir müssen dem alten Ruf folgen. Ich habe ihn ganz deutlich vernommen! Die Stimme des Dämons peitschte ihn voran.

Ramires wusste nicht, wovon das Ungetüm sprach, aber so klar hatte er sich noch nie geäußert. Es schien, als ob der Dämon plötzlich um ein Vielfaches kräftiger geworden war. Fast zu stark für Ramires' schwindenden Körper. Alle Glieder schmerzten, aber er musste gehorchen, weil … *Weil der Dämon mich sonst endgültig von innen her auffressen würde. Er würde es nicht dulden, dass ich mich sträube und mich so lange peinigen, bis ich gehorche.*

Das schallende Lachen, das aus seinem Mund drang, war Antwort genug.

Wir müssen schneller sein, schneller, ich habe die Fährte, es ist diejenige, die ich bewachen sollte!

Ramires rannte. Durch das Unterholz hindurch, tiefer in den Wald hinein.

Weiter, weiter, sie ist ganz nah, ich kann sie fühlen!

Ein wilder Schrei brach aus Ramires heraus. Er ließ die Bäume erzittern und es kam ihm vor, als ob er fünfmal so groß und so stark wie ein normaler Mensch wäre.

Ich werde dich in deine Schranken weisen!

„Ich werde dich zurück in dein Eisland treiben!" Ramires wusste gar nicht, was er da brüllte, wusste nur, dass er dem

Dämon gehorchen musste. Selbst, wenn es ihn umbrachte. Für einen Moment dachte Ramires daran, dass er gar keine Waffe in seiner Hand hielt, nicht mal den Dämonenstachel, mit dem er sich in der Not in eine Krähe verwandeln konnte. Dann aber rutschten seine Gedanken wieder weg.

Ich bin unsere Waffe, du wirst sehen, ich bin mächtiger als alles andere und auch mächtiger als …

Ramires brach auf eine Lichtung hervor und sah sich einem riesigen, weißen Bären gegenüber.

„Der König! Das ist der König", schrie ein blonder Mann und deutete auf ihn. „Er hat das Amulett! Schnappen wir ihn uns!" Lichtblitze explodierten und aus dem Mann wurde ein weißer Löwe, der mit großen Sätzen auf ihn zusprang.

Der Dämon in seinem Kopf schrie auf. Dieses Mal verschmolz er ganz mit Ramires, der Dämon war Ramires und von dem Menschen blieb innerlich nichts mehr übrig. Der Dämon redete in einer alten Sprache und er wusste, dass die beiden Tiere ihm gegenüber jedes Wort verstanden.

„Haltet ein, im Namen des großen Talamuds schicke ich euch zurück in eure Grenzen. Zurück in das ewige Land aus Schnee und Eis. Verräterische Gottestochter, höre meine Worte in deinem Palast!"

Der Bär und der Löwe hielten inne, sahen sich an. Sie fletschten ihre scharfen Zähne, doch der Dämon hatte keine Angst.

„Zurück!", zischte er, „im Namen Talamuds, geht dorthin zurück, wo ihr hergekommen seid. Dreckige Bastarde! Halblinge! Ich rieche euer stinkendes Menschenblut."

Der Bär brüllte, machte einen Schritt auf ihn zu. Es war ihm klar, dass der Jungspund zuerst angreifen würde. Das musste der zweite Balg sein, den Skade gezeugt hatte. Auch der Dämon stieß einen tiefen grollenden Laut aus und es klang wie das ewige Feuer im Herzen der Erde, aus dem er vor so langer gerufen worden war. *Lächerlich, ihr seid so lächerlich.*

Der Bär machte einen Satz auf ihn zu.

Olley schrie auf. Eben noch die kleine Ameise, stand er nun wieder auf seinen Menschenbeinen. Er hatte keine Ahnung, was hier vor sich ging, aber er sah, wie sich der riesige, weiße Bär auf Ramires stürzte.

„Ramires, nein! Lauf weg!" Olleys Herz hämmerte laut und als er begriff, dass Ramires nicht zurückweichen konnte, nutzte er all seine Kraft, um sich in die größte und gefährlichste Form zu werfen, mit der er aufwarten konnte. Die eines Braunbären. Er hatte diese Verwandlung kaum geübt und im ersten Moment wusste er nichts mit der unbändigen Kraft anzufangen, die sich in seinem Körper ausbreitete, dann aber schoss er auf den weißen Bären zu. Dieser war größer als er, hatte mehr Masse, aber Olley hatte das Überraschungsmoment und schaffte es, den Bären von Ramires wegzustoßen. *Lauf!*, wollte Olley rufen, aber nur ein tiefes Brüllen drang aus seiner Kehle.

Bevor sich der weiße Bär auf ihn warf, sah Olley noch, wie Ramires sich auf den weißen Löwen stürzte. Das Ungeheuer in ihm schien stärker denn je zu sein. Schon ein Schlag reichte aus, um den Löwen, straucheln zu lassen.

Wandler! Jetzt habe ich dich!

Olley riss den Kopf herum und sah in die eisblauen Augen seines Gegners.

Bevor ich dich töte, zeig mir deine Magie!

Olley fletschte die Zähne. Der weiße Bär hatte ihn mit den Tatzen am Kopf gepackt und schien direkt in seine Seele hineinzuschauen. Ungeschickt traf Olleys Pranke die Schulter seines Widersachers.

Du glaubst doch nicht, dass du eine Chance gegen mich hast!

Die beiden Bären waren wie in einem Ringkampf miteinander verkeilt. Olleys starke Bärenbeine zitterten vor Anstrengung, fieberhaft versuchte er, seine Gedanken zu ordnen. Aber da waren nur diese unnatürlichen blauen Augen, die ihn anstarrten. *Wie kann es sein, dass ich seine Stimme so klar verstehe?*

Der weiße Bär brüllte auf. Olley sah scharfe Zähne aufblitzen, wandte sich in der klammernden Umarmung, bevor er den Biss spürte.

Schluss mit den Spielchen. Warum kannst du dich in mehrere Tiere verwandeln? Der weiße Bär setzte mit einem Schlag nach, der Olley zu Boden gehen ließ.

Ramires, dachte er noch benommen. Wo war der Prinz?

„Na komm schon, ich darf dich nicht töten, das ist ein Befehl meines Meisters. Aber ich kann dich zurückschicken! Gibst du auf?" Der weiße Löwe lag unter ihm, Blut tropfte aus seiner Schnauze, seine Augen rollten nach hinten. Der Dämon wusste, dass der Löwe unglaubliche Schmerzen litt. Qualen, die einen normalen Menschen längst getötet hätten. „Ich werde dir mein Zeichen setzen, damit du dich an mich erinnerst."

Der Dämon riss seinen Mund auf, rammte die geborgten Zähne in den Hals des Löwen. *Ein Kuss aus der Unterwelt.* Er legte allen Schrecken, alle Gräuel, den ganzen Stoff, aus dem die Albträume der mickrigen Menschen gemacht waren, in den Biss hinein. Der Löwe brüllte laut. Schrie vor Schmerz, bäumte sich unter ihm auf, doch die Arme des Dämons waren wie aus Stahl gemacht. Sie gaben nicht nach. Als der Löwenkörper schwächer wurde, löste er den Biss mit einem triumphierenden Grinsen.

„Hahaha! Hast du eingesehen, dass du keine Chance gegen mich hast? Dann sag deiner Herrin, dass sie ihre Haustiere in Zukunft daheimlassen soll."

Der blonde Krieger, der nun vor ihm lag, sah erbärmlich aus. Er fasste sich an den Hals, aus dem dickflüssiges Blut über seine Finger lief.

Der Dämon leckte sich die Lippen. Wenn er könnte, würde er dieses Elend in Stücke reißen. Aber sein Erschaffer hatte es verboten. Ob das auch für den Jungspund galt? Er wusste es nicht, überlegte.

In der Ferne vernahm er menschliche Stimmen, aber die

interessierten ihn nicht. Nein, er wollte sehen, ob er den Bären töten konnte.

Olleys menschlicher Körper war wie eingefroren. Es kam ihm vor, als ob sein Blut nicht mehr zirkulieren würde, sondern einfach stillstand. Sein Puls fiel ab und sein Herz versuchte verzweifelt, den Kreislauf wieder in Gang zu bringen. Es schlug so wild, dass Olley Angst hatte, es würde gleich explodieren.

Es tut weh, oder? Verrat mir dein Geheimnis und ich lasse dich gehen.

Die eisblauen Augen durchbohrten ihn. Sandten einen Kälteschauer nach dem anderen durch seinen Körper. Wenn er jetzt starb, konnte er Ramires nicht mehr helfen.

„Ich kann mich in fünf Tiere verwandeln", brachte er keuchend hervor und fühlte im selben Moment eine Welle der Erleichterung. Sein Blut floss wieder. „Schlange, Ameise, Löwe, Adler und der Bär. Ich weiß nicht, wie das möglich ist."

Zeig mir den Adler!

Olley konzentrierte sich. Sein eigenes Leben hing davon ab und wahrscheinlich auch das Leben des Prinzen. Vielleicht konnte er den Bären sogar täuschen und einfach wegfliegen.

Im Hintergrund hörte er aufgebrachte Rufe. Offenbar hatten Philippa und Gerald die Lichtung erreicht. Wenn er Glück hatte, konnte er dem Monster entkommen. *Keine Tricks.* Der weiße Bär grollte.

Olley überlegte kurz, als Ameise zu verschwinden, entschied sich dann aber dagegen. Er wollte Ramires helfen und kämpfen. Schon glitt er in die Adlerform, auch wenn ihn das Verwandeln anstrengte. Der Bär ließ ihn los, als Olley ihn mit seinem Schnabel ins Auge pikte. Vom Boden aus flatterte er nach oben, sah wie Ramires auf den Bären zutorkelte. Er war blutüberströmt und seine Augen leuchteten in einem tiefen Violett. Hinter ihm rannte Philippa her, Gerald hielt sie zurück. *Geh nicht zu dem Bären,* dachte Olley noch, wollte sich höher nach oben schrauben, doch seine Schwingen gaben nach! Der weiße Bär hatte ihn zu schwer verletzt und nun kreiselte er Richtung Boden zurück. Ein angsterfüllter Adlerschrei entwich seiner Kehle. Er musste sich in eine Ameise verwandeln, sobald er den Boden berührte! So gut es ging, bremste er den Sturz ab, wollte sich in die kleinste aller Tierformen gleiten lassen, doch da packte ihn eine Hand am Gefieder. Alle Kraft, alle Konzentration verließen ihn, als er in die eisblauen Augen blickte.

„Gib mir deine Magie!", rief der weißhaarige Krieger. Offenbar hatte er sich in seine Menschengestalt zurückverwandelt.

Olley spürte die Woge aus klirrender Kälte, die seinen Körper lähmte, aber auch etwas anderes. Eisige Finger krochen in sein Innerstes vor, tasteten unter dem Federkleid nach etwas, zogen, sogen an seiner Seele. Olley schrie auf. Ein ungeheuerlicher Schmerz raste durch seine Glieder.

„Lass los!", befahl die eisige Stimme des Mannes. Er redete in der alten Sprache der Götter, die Olley in jenem Moment verstand. Er hörte ein Reißen. Etwas wurde aus ihm herausgezogen. Ein Teil seiner Selbst wurde ihm weggenommen, aber er konnte dem Krieger nichts entgegenhalten. Das Federkleid löste sich auf, weg war die Vogelgestalt. Hustend und nach Luft ringend krümmte Olley sich auf dem Boden, brachte nicht mal einen Schrei hervor. Es war, als wenn er tausend grauenvolle Tode sterben würde. Die Eisfinger zogen sich zurück und ließen ihn wie eine leere Hülle liegen.

Hilfe, rief er in Gedanken, zum Sprechen fehlte ihm die Kraft.

Der Dämon leckte sich die Lippen. Vor ihm stand der weißhaarige Krieger. In Menschengestalt war er ihm noch lieber. Er beugte sich über einen anderen Menschen. Vielleicht würde der Dämon den später auch noch verspeisen, falls er das Götterblut nicht anrühren durfte.

Lass den Jungen in Ruhe!

„Du begehrst gegen mich auf? Dein Körper gehört jetzt mir, also halt dein jämmerliches Maul!“

Bleib stehen!

Sehr zum Unmut des Dämons verlangsamten sich seine Schritte. „Hör auf, dich gegen mich zu wehren. Wir gehören zusammen und vereint können wir ganz Favoria beherrschen. Das wolltest du doch?“

Das wolltest du. Lass den Jungen in Ruhe, geh weg von ihm!

Der Dämon stieß ein Brüllen aus, das den Rest der erbärmlichen Menschenstimme verstummen ließ. Der weißhaarige Krieger wandte sich zu ihm um. Doch sein Blick glitt an ihm vorbei. Seine Augen waren auf den anderen Krieger gerichtet, jenem, dem der Dämon befohlen hatte, ins Eisland zurückzukehren. *Bruderliebe,* dachte der Dämon verächtlich. Geschöpfe seiner Art kannten so etwas nicht, deshalb empfand er nur Hohn für den ängstlichen Ausdruck, der sich auf dem Gesicht des Weißhaarigen ausbreitete.

„Na. Das ist noch gar nichts. Gleich werde ich dich das Fürchten lehren, Halbling!“ Der Dämon zischte seine Worte und grinste breit. *Oh bitte, Meister, lass mich wenigstens diesen hier fressen.* Er leckte sich erneut die Lippen, fuhr mit der Zunge genüsslich seine Zähne entlang. Fast hatte er den Mann erreicht, als Sterne vor ihm explodierten. Ein großer Adler flog über seinen Kopf hinweg, streifte ihn mit den Krallen. Für einen Moment kam er ins Straucheln, verfluchte den schwachen Körper seines Wirts.

Er sah dem Adler nach. Er war viel größer als derjenige, der sie auf der Reise immer wieder begleitet hatte. Und er hatte weiße Federn. *Eine Ausgeburt von Skade, eindeutig!*

Der Adler schnappte sich seinen Bruder und zog ihn mit sich in die Höhe.

„Auf in euer Eisland. Geht, und kommt ja nicht wieder! Ich verbanne euch in eure Grenzen!“, schrie der Dämon ihnen in der alten Sprache hinterher. Dann merkte er doch, wie erschöpft er war.

Der Junge. Das Fleisch des Jungen wird mir guttun. Schon

begannen seine Finger zu schwarzem Rauch zu zerfließen. Ein Schatten breitete sich um ihn aus.

„Nein!" Der Mensch, in dem er wohnte, sträubte sich, bäumte sich auf.

„Halt jetzt dein Maul! Das ist für uns beide gut!" Mit aller Macht drängte er die Stimme zurück, doch sie wehrte sich standhaft. Der Dämon konnte keinen Schritt mehr vorwärtslaufen.

„Lass Olley in Ruhe! Ich verbiete es dir!"

„Oh, dein kläglicher Rest Mut wird deinen Freund nicht retten. Ich werde dafür sorgen, dass du seinen Geschmack niemals vergisst!"

„Du rührst ihn nicht an. Eher bringe ich uns beide um!"

Der Dämon kreischte auf, als er auf einmal seinen Kopf wie unter Zwang gegen einen mächtigen Baumstamm schlug. Sein eigenes Blut rann ihm in die Augen.

„Lass Olley in Ruhe. Ich befehle es dir." Wieder schlug der Kopf seines Menschen gegen den Stamm. Dumpf hörte er die Stimme der Schwertwenderin, die seinen Namen rief und zu ihm hineilte.

Verdammt nochmal, sei doch vernünftig. Du und ich, ich und du. Nur wir beide. Was ist da schon ein Menschenjunge?

Der Dämon merkte, wie er die Stimme verlor und langsam wieder in eine dunkle Ecke zurückgedrängt wurde. Wie der Mensch, jener Prinz aus Navas stärker wurde.

Nein, stoß mich nicht weg. Du brauchst mich und ich brauche dich. Aber gut, wenn es dein Wunsch ist, werden wir den Jungen am Leben lassen. Ich bin gar nicht so ein Ungetüm, wie du denkst! Dieser schreckliche menschliche Körper verlor rasch seine Kraft. Er musste seinen Wirt dazu bringen, etwas zu essen, sonst würde er einen neuen Körper finden müssen, oder … *Oder zurück in die bedeutungslose Schwärze gleiten!* Diese Vorstellung war zu viel für den Dämon. Also wandte er sich ab. Weg von dem Jungen. Spürte, wie erschöpft der Prinz war, und nutzte die Erleichterung, die von ihm ausging, aus. Sie brauchten ein neues Ziel, ein gemeinsames!

„Da! Die ist schuld an deinem Elend! Die werden wir uns

jetzt schnappen!“ Schrilles Gelächter entfuhr ihm, als er endlich der weißhaarigen Schlampe gegenüberstand, die ihn so lange drangsaliert hatte. „Na, Püppchen? Möchtest du gerne einen Kuss?“

Ihr Gefährte drängte sich vor sie, bereit, sie bis zum Tod zu verteidigen. Der Dämon lachte. „Und der ist ja auch noch da!“

„Geh hinter mich, Gerald, ich habe immer das Schwert!“, sagte die Schwertwenderin, doch Gerald sprang nach vorne. Der Dämon zerfloss zu Rauch, sodass Gerald ihn nicht treffen konnte.

„Dich hebe ich mir für später auf“, sagte der Dämon und wickelte einen seiner tödlichen Rauchfäden um Geralds Hals. Es würde lustig sein, wenn er dabei zusah, wie seine Geliebte starb.

„Schluss jetzt, Ramires! Lass ihn runter und sei vernünftig.“

Die Frau hatte Mut, das musste man ihr lassen. Einen kurzen Moment zögerte der Dämon. Erinnerte sich an die Macht, die das Schwert über ihn besessen hatte, bis …, ja, bis sein wahrer Herr nach ihm gerufen hatte. Talamud, sein Erschaffer hatte ihn einst aus der Finsternis geformt und ihm damals aufgetragen, sich um die Eisgöttin zu kümmern. Der Dämon schleuderte Gerald von sich und machte einen Schritt auf seine Peinigerin zu.

Sie stand ihm mit dem verfluchten Schwert gegenüber, hielt den Griff mit beiden Händen, doch er hatte das weiße Blut gekostet und sich an seinen alten Meister erinnert. Die Frau war für ihn nicht länger von Bedeutung.

Er trat auf sie zu. Roch die Angst, die langsam unter ihrer ledernen Rüstung emporkroch. Witterte, kostete den Moment aus.

„Ich warne dich, Ramires. Einen Schritt noch und ich steche zu!“

„Von Ramires ist nicht mehr viel übrig!“, zischte der Dämon. Rauch fuhr aus seinen Fingerspitzen, breitete sich aus. Berührte den Hals der Frau.

Die Frau stürzte sich mit einem verzweifelten Satz auf ihn. „Nein! Du Bastard! Fahr zurück in deinen Felsen!“

Sobald die Klinge die Haut seines Wirtes berührte, zog sich der Rauch in die Fingerspitzen zurück und der Dämon schrie gellend auf. Schmerz, entsetzlicher, allumfassender Schmerz durchfuhr den schwachen Körper. *Wehre dich, gemeinsam können wir die Klinge brechen!*

Der Mund der Frau öffnete und schloss sich geräuschlos. Sie stach zu, trieb das Schwert tief in Ramires Bauch. Der glühende Schmerz riss ihn fast entzwei, doch er fasste die Klinge mit den Händen und ließ nicht los. *Zerbrich es, ich gebe dir Kraft!* Das Schwert barst entzwei und die Macht war gebrochen. Der Dämon überwältigte den vom Schmerz geschwächten Geist seines Wirtes und verwandelte sich in schwarzen Rauch.

Keuchend rappelte Gerald sich wieder auf, humpelte auf sie zu. „Gerald. Lauf weg! Such Raynold!", stieß die Frau aus. „Er ist außer Kontrolle geraten!"

Der Mann reagierte nicht, doch der Dämon hatte keine Zeit, sich um ihn zu kümmern. Zu groß war sein Hunger, zu übermächtig der Hass auf die Frau. Er stürzte sich auf sie, ummantelte sie mit seiner Finsternis. *Halt,* schrie der Prinz, doch der Dämon verbrannte seine Stimme zu Asche. Seine ehemalige Peinigerin schrie und schrie, während ihr Hauptmann wie ein Wilder auf den schwarzen Schatten einhieb.

„Hahaha! Ich bin nur Schall und Rauch, aber meine Zähne, die können beißen, reißen, töten!" Schon benetzte der süßliche Geschmack menschlichen Blutes seine Zunge. Mit seinen spitzen Zähnen riss er das Fleisch vom Körper der wehrlosen Frau. Genoss das Gefühl der Kraft, die ihm das Menschenblut gab. Auch der Körper seines Trägers wurde dadurch wieder gestärkt. Der Dämon griff nach dem Stachel, der am Gürtel der Frau hing und rammte ihn seinem menschlichen Wirt in die Hand. *Flieg davon!,* befahl er ihm und der Prinz erwachte und schwang sich hoch in die Lüfte.

KAPITEL 39

Raynold / Crystal

„Halt dich fest und zieh deinen Kopf ein! Das Gelände wird unwegsam." Er spürte Crystals festen Griff um seine Taille und ihren Körper so dicht bei sich zu wissen, gab ihm die Kraft, Andrex anzutreiben.

Sie waren gerade auf dem Weg in das Bergdorf gewesen, als sie einen Schrei vernommen hatten. Beide waren sich einig gewesen, dass er genauso klang wie der Schrei des Adlers in jener Nacht, als der nebrusker Mauerwächter Crystal angegriffen hatte. Raynold hatte seinen Hengst sofort tiefer in den Wald getrieben, dem Adlerschrei entgegen. Als er später auch noch Kampfgeräusche hörte, gab es für ihn kein Halten mehr. Irgendetwas ging dort vor sich und sein Gefühl sagte ihm, dass es mit seinem Bruder zu tun hatte. Vielleicht würde er ihn endlich finden! Außerdem klang es danach, dass jemand in gewaltigen Schwierigkeiten steckte.

„Alles in Ordnung bei dir?", schrie er über das Hufgetrappel.

„Ja!", rief Crystal zurück.

Andrex lief so schnell es ihm im Wald möglich war. Sie erreichten den Hauptweg, auf dem ihnen einige abgerissene Gestalten entgegenrannten.

Raynold zügelte sein Pferd und stellte sich den Fliehenden entgegen. „Hej, was ist da los? Wovor lauft ihr davon?"

„Das Ungetüm! Es ist außer Kontrolle geraten. Kehrt um! Und reitet so schnell ihr könnt von hier weg!" Schon hetzte der Mann weiter. Natürlich, Raynold trug seinen Helm, deshalb erkannte ihn niemand. Er musste sich selbst ein Bild von der Lage machen. Als er sich umdrehte und in das entschlossene Gesicht von Crystal blickte, wusste er, dass sie genauso dachte.

„Wir sollten unsere Schwerter ziehen. Nur für den Fall, dass wir auf einen weißen Löwen treffen", sagte sie trocken.

„Du denkst, Hunt ist hier?"

Crystal nickte. „Was für ein Ungetüm sollte der Mann denn sonst meinen?"

Raynold sah sie nur an, verkniff sich aber die Antwort. Sie wog zu schwer auf seinem Herzen. Er glaubte nicht daran, dass ein Löwe das größte Problem war. „Los!", befahl er Andrex und sie preschten weiter.

Immer mehr Fliehende strömten ihnen entgegen. Alles, was sie tun mussten, war in die Richtung zu reiten, aus der die Männer und Frauen kamen. Waren das womöglich die Rebellen aus Philippas kleiner Truppe? Das ungute Gefühl in seiner Magengegend verstärkte sich. Endlich erreichten sie eine Lichtung. Andrex machte einen Satz nach vorne. Beide, sowohl Raynold als auch Crystal, hatten ihre Schwerter gezogen. Doch der Kampf war bereits beendet.

Ein einzelner Mann hockte über ein Bündel gebeugt und am anderen Ende der Lichtung lag eine zusammengerollte Gestalt reglos im Gras. Von dem Ungeheuer war keine Spur zu sehen.

Crystal schwang sich von Andrex' Rücken und Raynold folgte ihr. Er nahm den Helm ab.

„Was ist hier los?", fragte er den Mann. Dieser wandte sich um. Das Gesicht kam ihm vage bekannt vor.

„Mein König!" Der Mann stolperte ihm vor die Füße, seine Augen gerötet, die Wangen tränennass. „Den Ahnen sei Dank, Ihr seid da. Es tut mir so leid."

„Gerald von Arensburg, richtig?"

Der Mann nickte. „Ich habe ihr gesagt, dass es Wahnsinn ist, dass sie ihn nicht für immer kontrollieren kann …"

Jetzt war Raynolds Magen ein eisiger Knoten. „Wo ist Ramires? Wo ist Philippa?“

Gerald von Arensburg entkam ein Schluchzer. „Mein König, ich wollte sie beschützen.“

„Was ist das?“ Raynold trat auf das Bündel zu, das nur ein paar Schritt weit entfernt lag. Ihm schwante nichts Gutes, als er das zerbrochene Schwert daneben erkannte. *Graufels, Philippas Klinge.*

„Bitte, mein König, schaut nicht hin. Erinnert Euch an sie wie sie vorher war.“

Die Warnung kam zu spät. Wahrscheinlich hätte Raynold sich eh nicht davon abhalten lassen, einen Blick auf den Leichnam zu werfen. Er sog scharf die Luft ein. Am Rande nahm er wahr, dass Crystal hinter ihn trat, ihre Hand tröstend auf seine Schulter legte. Für einen Moment überkam ihn heftiger Schwindel und er musste die Übelkeit niederringen, die in ihm aufstieg.

Philippas Mund war zu einem grauenhaften Schrei verzerrt, in dem all der Schmerz dieser Welt gefangen zu sein schien. Außer dem Kopf war von ihrem Körper nur noch ein undefinierbarer Fleischhaufen übriggeblieben, der nur allzu große Ähnlichkeit mit den anderen Leichen hatte.

„Bei der Heiligen Madra“, flüsterte Raynold. „Ich hätte dich niemals gehen lassen dürfen.“ Auf dem Waldboden hatte sich eine Blutlache ausgebreitet. Ihr Tod konnte noch nicht lange her sein.

Raynold schloss die Augen. Hätte er das verhindern können, wenn er schneller gewesen wäre? Vielleicht. Er ballte die Fäuste. Stand auf.

„Wo ist Ramires?“, fragte er Philippas Gefährten.

Gerald sah erst zu Boden, dann hob er seinen Kopf und blickte Raynold direkt in die Augen. In ihnen stand noch mehr Schmerz, als Raynold ihn empfand und in diesem Augenblick wurde ihm klar, dass Gerald Philippa geliebt hatte. „Er ist weggeflogen.“ Die Worte kamen flüsternd. „Es tut mir so leid.“

Raynold dachte an die Krähe, in die sich sein Bruder schon verwandelt hatte, als Ernesto Schwarzflügel noch lebte.

„Ramires, Ramires, bitte komm her. Ich möchte dir helfen!", rief Raynold dem Himmel entgegen. Seine Stimme versagte, als er sich ausmalte, was passiert sein musste. „Er hat sie alle getötet, nicht wahr? Diese ganzen Männer von der Mauerwache und letztendlich auch Philippa, oder?"

Gerald nickte. Er stand jetzt aufrecht vor dem König und streckte ihm den Knauf seines Schwertes entgegen. „Bitte, tötet mich. Ich habe mich gegen mein Volk, gegen meinen König gewendet und ich habe mich in Eure Verlobte verliebt. Es steht mir nicht zu, am Leben zu sein."

Raynold betrachtete erst das Schwert und dann Gerald. Langsam schüttelte er den Kopf. „Es ist schon zu viel Blut vergossen worden. Ich möchte wissen, was hier passiert ist und dann werde ich über dein Schicksal entscheiden."

Gerald nickte langsam.

Vom Ende der Lichtung hörte Raynold Crystal rufen. Er hatte in dem Schrecken gar nicht bemerkt, dass sie die Wiese überquert hatte. Rasch griff er nach den beiden Teilen von Philippas Schwert und lief zu ihr.

„Er lebt, er lebt! Schnell, ich brauche Hilfe!" Crystal beugte sich über Olley und drehte ihn vorsichtig auf den Rücken. *Natürlich, von ihm kam der Ruf, den wir gehört haben!*

Jetzt war allerdings keine Zeit, darüber nachzudenken. Olleys Atmen ging schwer, seine Stirn war schweißgebadet. Crystal fühlte seinen Puls, der schwach, aber stetig ging. Olley schien heftige Schmerzen zu leiden, obwohl sie auf den ersten Blick nur ein paar oberflächliche Kratzer entdeckte.

„Olley, ich bin's, Crystal. Kannst du mich hören?"

Der Junge aus Kayol zeigte keine Reaktion, dafür beugte sich Raynold nun über sie.

„Du kennst ihn?", fragte er.

„Ja. Das ist der Junge aus Kayol. Der, der sich in einen Adler verwandelt hat, als ich ihn bei dem toten Kutscher gesehen habe.

Aber ich glaube nicht, dass er für den Mord an Philippa verantwortlich war."

Raynold zog die Brauen zusammen. „Nein, das denke ich auch nicht. Los, wir müssen sehen, dass wir ihn zum Sprechen bringen. Vielleicht kann er uns sagen, was hier vorgefallen ist."

Crystal bezweifelte, dass Olley so schnell wieder reden würde, war aber dankbar, dass Raynold ein Fell von Andrex' Sattel holte und ihn darin einwickelte. Es war jenes Fell, das Raynold in der letzten Nacht für sie beide ausgebreitet hatte. Ihre Blicke trafen sich. Für einen Moment hatte Crystal Angst vor dem, was sie in Raynolds Augen finden würde, immerhin war ihm seine Verlobte genommen worden.

„Es tut mir so leid, das mit ihr", begann sie, doch Raynold schüttelte den Kopf.

„Psst. Sie war immer ein Hitzkopf und ich glaube, ihre letzten Tage waren trotz allem schön für sie." Er deutete mit dem Kopf in Richtung des Mannes, der wieder über Philippas Überreste gebeugt saß und von heftigen Weinkrämpfen geschüttelt wurde.

„Du denkst …" Sie zögerte, den Satz zu vollenden.

„Ich weiß es", sagte Raynold und lächelte traurig. „Und das ist auch gut so. Sie und ich, wir wurden einander von unseren Eltern versprochen, aber was zwischen uns war, das war eher Geschwisterliebe." Er zögerte. „Trotzdem wünschte ich, dass es nicht so geendet hätte. Sie hätte es verdient, alt und glücklich zu werden."

Crystal sah, dass er schluckte. Sie nahm ihn in die Arme. „Du kannst nichts dafür", flüsterte sie ihm zu.

Er seufzte. „Ich weiß nicht. Wenn ich ein besserer König gewesen wäre, wenn ich Ramires hätte helfen können, dann wäre es vielleicht anders ausgegangen."

„Wir haben nicht alles in der Hand, was uns widerfährt, wir können nur entscheiden, was wir daraus machen." Es war ein Spruch, den Sora Crystal mitgegeben hatte und in diesem Moment wurde ihr seine volle Bedeutung bewusst.

Ein Stöhnen ließ sie herumfahren.

Olley biss im Dämmerschlaf die Zähne aufeinander.

„Bei der großen Gaya, er muss enorme Schmerzen haben. Wenn Trisha nur hier wäre.“ Crystal beugte sich zu Olley runter, drückte seine Hand.

„Ich habe Klaiberkraut dabei. Trisha hat es mir zubereitet, bevor wir aufgebrochen sind. Warte bei ihm, ich hole es.“ Raynold eilte davon.

Raynold vermied es, auf dem Weg zu Andrex in Philippas Richtung zu sehen. Sie mussten sie umgehend verbrennen. Ihre Knochen würde er dann an einem anderen Ort begraben. Ihr Tod erfüllte ihn mit tiefem Schmerz, doch die Sorgen um Ramires wogen noch schwerer. Er wollte ihn schnellstmöglich finden, und dazu musste er wissen, was hier vorgefallen war. Gerald trat an ihn heran.

„Mein König. Darf ich Euch behilflich sein? Sagt mir, was ich tun soll. Euer Wunsch ist mir Befehl.“

Raynold überlegte kurz. „Du kennst das kleine Bergdorf Sherewa?“

Gerald nickte.

„Übermorgen ist die Toröffnung. Such die Truppenführerin der Mauerwache und richte ihr aus, dass sie noch einen Tag mit dem Austausch warten sollen. Ich werde das reich belohnen. Sag ihr, dass ich den Mörder ihrer Männer gefunden habe und bring mir die Heilerin Trisha und ihre Gehilfin Kim nach Sherewa.“ Er griff in das Ledersäckchen an seinem Gürtel, holte einen faustgroßen Stein heraus. Darin befand sich das Erz, aus dem man den Dämonenstahl herstellte, den die Freien Reiche so heiß begehrten. „Gib der Truppenführerin das als ersten Dank für ihre Hilfe. Wir treffen uns morgen Abend in dem Bergdorf.“

Gerald zögerte. „Was wird mit Philippas Leichnam passieren?“

„Ich kümmere mich darum. Keine Sorge. Aber es wäre gut, wenn du mir Hilfe aus Sherewa schickst, damit wir ihre Überreste und den Verletzten ins Dorf bringen können. Wir brauchen starke Männer, wenn es geht Pferde, ansonsten Tragen."

Gerald verbeugte sich und zog sich zurück.

Raynold lief zu seinem Hengst und holte die Klaiberkrautmedizin aus der Satteltasche. Er nahm seinen Umhang mit. Auf dem Rückweg breitete er ihn über Philippas Körper aus.

„Mach es gut, Philippa Löwenherz. Ich schwöre dir beim Leben unserer Ahnen, dass ich alles dafür tun werde, Navas von der Tyrannei zu befreien." Er zog einen kleinen Dolch, den er immer am Gürtel trug und schnitt sich damit in die Innenseite seiner linken Hand. Er krümmte seine Finger und ließ ein paar der Blutstropfen auf die zugedeckte Philippa fallen. Er hatte sie nicht geliebt. Nicht so, wie sie es verdient gehabt hätte, aber sie war für ihn wie Familie gewesen und er schwor sich, ihr mutiges Herz nicht zu verraten. Dann ging er zu Crystal, die ihn schon erwartete.

KAPITEL 40
Kimberley

Der Unbekannte kam am Vorabend der Maueröffnung auf sie zu. Kim war gerade dabei, Jack mit einem Knochen zu necken, als er vor ihr stehenblieb.

„Sei gegrüßt. Mein Name ist Gerald von Arensburg und ich bin auf der Suche nach der Frau, die hier das Kommando hat."

Kim erhob sich langsam. Musterte den Unbekannten. Er hatte schulterlanges, braunes Haar, gerötete Augen und einen muskulösen Körper. Es schien, als ob er wüsste, wie er das Schwert, das an seinem Gürtel hing, führen musste. „Wieso willst du das wissen?", fragte sie, ihre Stimme kalt wie Eis. Im Laufe der Jahre hatte sie gelernt, dass es besser war, nicht zu freundlich zu Fremden zu sein.

„Ich komme im Auftrag des Königs."

„König Raynold?"

Der Mann nickte.

„Hast du ihn gesehen?"

„Ja. Und er hat mich hierhergeschickt, um mit der Truppenführerin zu sprechen."

„Warte. Ich bringe dich hin." Sie ließ Jacks Knochen los, worauf der Hund freudig damit davonsprang. „Trish, bist du da?"

Ihre Freundin, die in einem angrenzenden Wäldchen Stöcke

für das abendliche Feuer sammelte, rief ihr zu, dass sie gleich kommen würde.

„Ist das die Heilerin Trisha?“

Kim runzelte die Stirn. „Ja, genau.“

„Dann bist du Kim“, fuhr Gerald fort.

Kim schwieg. Sie hatte es nicht gerne, wenn jemand zu viel von ihr wusste.

Da erschien Trishas blonder Kopf zwischen den Bäumen. Sie hielt etwas Feuerholz im Arm. Ihr Gesichtsausdruck verfinsterte sich, als sie Gerald sah.

„Dieser Mann sucht die Truppenführerin. Behauptet, dass Raynold ihn schickt.“ Kim beeilte sich, Trisha die Äste abzunehmen.

„Und dein Name ist?“, fragte Trisha den Fremden.

Gerald wiederholte seinen Namen.

„Warum schickt Raynold dich zur Truppenführerin?“, fragte Trisha weiter.

„Er hat beschlossen, die Maueröffnung um einen Tag zu verschieben. Die Nachricht soll ich der Mauerwächterin überbringen. Außerdem will er, dass ihr zu ihm kommt.“

Trisha atmete schwer aus. Kim erkannte an ihrem finsteren Blick, dass ihr diese Aufforderung nicht gefiel, und sie pflichtete ihr insgeheim bei. Sie hatten beide genug Ärger durch Raynolds plötzliches Verschwinden gehabt. Die Laune der Truppenführerin hatte sich nach dem Verlust einer weiteren Soldatin von schlecht zu unterirdisch verwandelt. Sie hatte es nicht so ausgesprochen, aber insgeheim gab sie wohl ihnen die Schuld daran, dass die Mauerwächterin aus Kayol gestorben war. Kim knirschte vor unterdrückter Wut mit den Zähnen.

„Was will Raynold von uns?“, fragte Trisha schließlich.

„Er hat einen Verwundeten bei sich. Einen Jungen aus Kayol, wie es aussieht. Außerdem möchte er etwas mit dir, also wahrscheinlich mit euch, besprechen. Bitte kommt mit.“

„Wir können nicht einfach so weg. Die Truppenführerin lässt uns kaum aus den Augen und wenn wir gehen, riskieren wir das Leben der ausgetauschten Menschen aus Navas.“

Gerald schien dieser Gedanke ernsthaft zu beunruhigen. „Lasst mich mit ihr reden. Vielleicht hört sie mir zu."

„Gut. Wie du meinst. Ihr Lager ist dort hinten." Kim deutete auf ein Zelt, das in Sichtweite aufgebaut war.

„Halt, warte", fiel Trisha ein. „Was ist mit Raynold? Unter welchen Umständen habt ihr euch getroffen?"

„Es gab einen Kampf", begann Gerald, brach dann aber ab und schien sich sammeln zu müssen.

„Ja …?", bohrte Kim nach.

„Philippa, sie ist dabei gestorben."

„Raynolds grauenhafte Verlobte?" Die Worte rutschten Kim schneller heraus, als sie darüber nachdenken konnte.

Gerald sah auf einmal sehr wütend aus. Trisha legte ihr beruhigend eine Hand auf die Schulter. „Philippa von Arensburg?", fragte sie in einem sanfteren Ton.

Gerald nickte. Er wischte sich über das Gesicht. „Sie war meine Cousine."

„Das tut mir leid", sagte Trisha und es klang aufrichtig. Kim verstand nicht, wie sie immer die passenden Worte und die richtige Stimmlage fand. „Und dabei ist der Junge aus Kayol verletzt worden?", fragte Trisha weiter.

„Ja. Wahrscheinlich. Ich habe es nicht genau gesehen, alles ging so schnell. Da war ein großer weißer Bär, und dann nur ein Adler. Aber ich habe mich fast ausschließlich auf Philippa konzentriert. Auf sie und auf das Monster." Er biss die Zähne zusammen. „Diesen verfluchten Dämon."

Trisha bohrte die Finger in Kims Schulter. Kim ließ ihre Freundin gewähren. Seit jener Nacht im Feld hatte sie selbst begonnen, Dämonen zu fürchten.

„Das war Ramires! Raynold muss ihn gefunden haben und die Dinge sind außer Kontrolle geraten. So war es doch, nicht wahr?" Trisha flüsterte nur und doch horchte Kim auf. Ihre Freundin hatte ihr von König Raynolds Bruder erzählt, davon, dass er aus dem Kerker ausgebrochen war. Sowohl Raynold als auch Trisha hatten am Ende vermutet, dass Ramires der Schatten über dem Feld gewesen war. Kim unterdrückte nur mit Mühe ein Schaudern, als der kalte Schweiß ihr den Rücken hinabrann.

Die Nennung von Ramires Namen brachte Gerald endgültig aus der Fassung. Er ließ sich erschöpft neben die Feuerstelle plumpsen und rieb sich über das Gesicht. Seine rotunterlaufenen Augen richteten sich wieder auf Trisha. „Dann kennst du dieses Scheusal?“

„Ramires?“

Gerald zog nur verächtlich die Nase hoch und ballte die Hand zur Faust.

„Als ich ihn kennengelernt habe, hatte er sich laut seinem Bruder bereits verändert“, erzählte Trisha gefasst. „Etwas Bösartiges ging von ihm aus, aber ich hatte den Eindruck, dass Raynold seinen Bruder im Griff hatte.“

Kim schluckte. Trisha hatte ihr erzählt, dass Ramires versucht hatte, sie zu vergewaltigen und zu opfern, und dass Raynold seinen Bruder im letzten Moment davon abgehalten hatte. *Von wegen nicht gefährlich. Wenn mir jemand so gekommen wäre, hätte ich ihm die Eier abgeschnitten.* Und das würde sie mit Ramires auch tun, wenn er Trisha nochmal zu nahe kam. Doch dann dachte Kim wieder an den Schatten und ihre Entschlossenheit schmolz wie Butter in einer heißen Pfanne.

Gerald hatte unterdessen wieder das Wort ergriffen. Er erzählte irgendetwas von einem alten Ritual, von einer Hexe, und davon, dass sie den Geist des Dämons tatsächlich in Ramires Körper gebannt hatten.

„Was?!“ Trisha schrie fast auf und fügte dann leiser hinzu: „Ihr habt was genau getan?“ Auf ihrem Gesicht spiegelte sich tiefe Besorgnis.

„Es war Philippas Idee. Bei den Ahnen, ich habe sie angefleht, es nicht zu machen, aber sie war stur wie ein Esel. Sie war besessen davon, Navas auf diese Art vom Fluch der Mauer zu befreien.“ Gerald schüttelte den Kopf. „Wenn ich nur überzeugender gewesen wäre! Aber nein, sie wollte nicht hören, auch nicht, als Ramires immer gefährlicher wurde.“ Er warf erst

Trisha und dann Kim einen Blick zu. „Sie dachte bis zum Ende, dass sie den Dämon in ihm kontrollieren könnte."

Trisha nickte. „Das kann ich mir vorstellen. Ich habe noch nie eine so hartnäckige Frau gesehen." Sie sah zu Kim und zwinkerte ihr zu. „Naja, sagen wir, fast nie."

Kim kratzte sich verlegen hinterm Ohr. Sie liebte Trisha wirklich noch mehr als ein gutes Glücksspiel, noch mehr als Daniels Kneipe, noch mehr als alles andere auf der Welt. Und obwohl sie verstand, dass sie alle bis zum Hals in der Scheiße steckten, hätte sie den Platz an ihrer Seite gegen keine Schätze Favorias eingetauscht. Trisha griff nach ihrer Hand und drückte sie. Wie immer waren ihre Finger warm, wohingegen Kim zu kalten Händen neigte. Die beiden Frauen tauschten eine kurze Umarmung, während Gerald in seinen eigenen düsteren Gedanken zu versinken schien.

„Egal. Ich weiß mittlerweile, was für eine Schnapsidee das alles war", sagte er nach einer Weile. „Und bei den Ahnen, ich habe dafür gezahlt. Nun will ich König Raynold helfen. Das wäre auch in Philippas Sinn gewesen."

Trisha zog eine Augenbraue hoch und musterte Gerald.

„So hat sie es in ihrem letzten Atemzug gesagt. >Geh zu Raynold<. Nun, hier bin ich. Und jetzt werde ich dafür sorgen, dass ihr zwei mit mir kommen könnt."

Kim zuckte mit den Schultern. „Viel Glück. Aber halte dich mit Informationen an die Truppenführerin zurück. Sie ist auf der Seite des anderen Königs."

Trisha nickte, doch Gerald winkte ab. „Keine Sorge. Von mir erfährt sie nichts. Nur das Nötigste und ich hoffe, das reicht ihr. Bis später."

Als Gerald verschwunden war, zündeten sie endlich das Feuer an. Die Verletzten waren heute schon versorgt. In einem nahegelegenen Dorf hatten sie ein Huhn als Dankeschön für die Versorgung eines Kleinkindes erhalten. Trisha hatte es zerlegt, Kim briet das Fleisch über dem Feuer.

„Ich bin mal gespannt, ob dieser Gerald bei der Schreckschraube etwas erreicht", sagte Kim.

Trisha stocherte in den Flammen. „Ja. Meinem Gefühl nach, werden wir Raynold bald wiedersehen."

Kim kicherte. So schrecklich das Ganze war, so sehr war sie doch gespannt, was der finstere König jetzt mit Crystal angestellt hatte.

Trisha sah sie fragend an.

Kim schüttelte den Kopf und hielt sich eine Hand vor den Mund. „Ich weiß, unsere Lage ist wirklich nicht lustig, aber ich hätte Raynold nie so viel Feuer zugetraut. Dass er mit einer Frau durchbrennt! Noch dazu mit so einer Kratzbürste."

Jetzt lächelte auch Trisha. „Oh, ich kann mir vorstellen, dass sie der Wind ist, der seine Leidenschaft entfacht. Ich weiß, er wirkt auf den ersten Blick nicht so, aber ich glaube, es steckt viel mehr in ihm, als er zeigt."

„Ja, ich habe noch nie einen Finsterling mit so einem weichen Herzen gesehen."

Beide machten sich über ihr Hühnchen her, zogen das krossgebratene Fleisch vom Spieß und leckten sich die Finger. Schließlich war es Trisha, die wieder zu sprechen begann.

„Trotzdem hätte er nicht einfach abhauen dürfen. Es ist viel zu gefährlich da draußen", sagte sie nachdenklich. „Und stelle dir vor, ihm wäre etwas passiert und das Land hätte keinen König mehr."

„Vielleicht hat er sich schon an die Arbeit gemacht und Nachkommen gezeugt."

Trisha kniff sie leicht in den Arm, aber ihre Augen leuchteten amüsiert. „Wenn Gerald nicht gleich zurückkommen könnte, würde ich jetzt auch mit dir unter unserer Decke verschwinden."

Kim küsste sie. Es war ihr egal, ob Gerald das sehen würde, oder nicht. Sie dachte an den alten Gabbalon, der ihr für ein Kind halb Stravoos zu Füßen gelegt hätte. Sie war so unendlich froh, seinen Klauen entkommen zu sein. Hier gehörte sie hin, mit Trisha an ihrer Seite. Als sie ihre Gefährtin näher zu sich hinzog, ihre Zunge schmeckte, hätte sie sich am liebsten auflösen wollen. Sie verloren sich wohl ein bisschen in der Zeit und auch ineinander, denn erst ein Räuspern ließ sie wieder hochschrecken.

Gerald stand über ihnen, sein Gesicht müde. „Tut mir leid, wenn ich euch gestört habe."

Kim funkelte ihn an. Sie wusste, dass ihr Blick scharf, wie ein Dolch sein konnte, aber nicht mal das brachte Gerald aus der Fassung. Dieser Mann war tatsächlich am Ende seiner Kräfte.

„Wir reiten morgen beim ersten Tageslicht. Die Truppenführerin lässt euch gehen. Ein Geschenk von König Raynold hat sie überzeugt." Er atmete schwer aus. „Ich zeige euch den Weg nach Sherewa. Allerdings verlangt sie von dir noch eine Antwort, und zwar jetzt gleich."

Trisha sah Kim an. Kim nickte. Sie drückte Trisha noch einmal die Hand. „Wir finden einen Weg. Ich schwöre es dir", flüsterte sie ihr zu. Dann sah sie ihrer Liebsten nach, als die den Umhang enger um ihren Körper schlang und langsam auf das Zelt der Truppenführerin zuschritt. Das Pärchen war darin übereingekommen, ihr Glück bei der Mauerwache zu versuchen. Zu groß war die Angst vor möglichen Konsequenzen, falls sie sich sträubten. Hinter der Mauer, so hofften sie, würden sie Crystal heimlich in Empfang nehmen können. Dann würde Trisha Kim nach Stravoos schicken, um Medizin zu holen und Crystal würde in einem der Wagen als blinder Passagier mitfahren. Die beiden konnten eine Überfahrt organisieren und Trisha nachholen. Soweit die Theorie. In Gedanken stellte sich Kim ein Floß vor, mit dem sie über das nachtschwarze Wasser davonsegeln würden. Hin zu ihrem Onkel Peet, der anscheinend irgendwas mit dem seltsamen Amulett zu tun hatte.

„Ist es in Ordnung, wenn ich mich hier zu euch ans Feuer lege?" Kim schreckte aus ihrer Traumwelt hoch, als sie Geralds Stimme vernahm. Sie hatte den jungen Mann schon fast wieder vergessen.

„Von mir aus. Aber bilde dir bloß nicht ein, dass du zu uns unter die Decke kriechen kannst. Ich schlafe mit einem Messer in der Hand."

Gerald gähnte nur und streckte sich aus. „Glaube mir, die Sorte von Frau kenne ich und es gab nur eine einzige, die mich interessiert hat."

Oh oh, dachte Kim. *Und ich habe sie Raynolds grauenhafte Verlobte genannt …* So etwas wie Mitleid machte sich in Kim breit. „Es tut mir leid für dich." Doch Gerald schlief schon. Sein unruhiges Schnarchen klang wie der Vorbote zu etwas noch Schlimmerem als dem Schrecken des Dämons.

KAPITEL 41

Ramires

„Du hast sie getötet. Du hast sie einfach getötet!" Ramires kniete im Gras, der Dämonenstachel neben sich und die Stimme seines Peinigers laut im Kopf.

Nein, du hast sie getötet. Habe ich Hände, mit denen ich sie greifen kann? Zähne, mit denen ich sie beißen kann? Eine Zunge, mit der ich ihr süßes Blut schmecke? Das ist alles mit deinem Körper passiert und du solltest mir wirklich dankbar sein, dass wir diesen Fluch von einer Frau los sind!

„Sei endlich still!" Unter Tränen schlug Ramires sich gegen den Kopf, um das Monster in ihm zum Schweigen zu bringen.

Du kannst mich nicht vertreiben. Wenn du dich schlägst, tust du nur dir selbst weh!

„Aaahh!" Mit einem verzweifelten Schrei krallte Ramires sich mit den Fingernägeln in seine Wangen, kratzte immer weiter, bis ihm Blut über die Haut rann.

Hör auf, dich zu geißeln. Wir sind satt, wir sind zufrieden. Bei meinem Meister, ich habe noch nicht mal den Jungen angerührt.

Ramires heulte auf. Er krümmte sich zusammen und warf sich auf das feuchte Gras. Durchpflügte die Erde, bis seine Fingerkuppen bluteten. „Ich hasse mich, ich hasse mich, ich hasse mich!" Der Fluss rauschte in seinen Ohren, der mächtige Nolotrien. Dort sollte er sich hineinwerfen und ertrinken. Und wenn er das schaffte, dann wäre der Dämon in ihm hoffentlich auch erledigt.

Denk nicht mal dran. Ich teile deinen Körper mit dir. Du und deine Freunde habt mich heraufbeschworen, damit ich euch helfe, Navas zu befreien. Und das werde ich. Denn ich habe mich nun wieder an meine alte Aufgabe erinnert.

Ramires krümmte sich bei dem Gedanken an den weißen Löwen und den Bären noch mehr zusammen. Was waren das für Monster aus einer anderen Welt gewesen? Und welche uralte Kraft hatten sie in dem Dämon erweckt?

Das war erst der Anfang. Glaube mir, du wirst noch ganz andere Wunder erleben, wenn wir uns zur Grenze des Eislandes begeben. Aber erst müssen wir deinen Körper stärken. Ich will ja nicht, dass du gleich erfrierst.

„Eher ertränke ich mich im Nolotrien, als dass ich noch jemanden töte“, schrie Ramires auf.

Zur Antwort vernahm er nur ein leises, heimtückisches Lachen in seinem Kopf. *Du glaubst doch nicht, dass ich das zulasse?*

Ramires war so erschöpft, dass er mit dem Gesicht auf der Erde liegen blieb. Sein Körper nackt, wie am Tag seiner Geburt. Krampfhaft hielt er den Stachel des Dämons umklammert. Er hätte bereitwillig den verbleibenden Rest seines Lebens gegen den Tod des Monsters in sich eingetauscht. *Der Nolotrien,* dachte er erneut, bevor er in eine traumlose Schwärze glitt.

KAPITEL 42

Hunt

Wie lange sie geflogen waren, wusste Hunt nicht. Ahnte nur, dass sein Bruder demselben übermächtigen Befehl folgte, den er ebenfalls vernommen hatte. *Zurück, geht zurück in euer Eisland!* Nun waren sie fast dort. Elendíl hatte ihn am Rande der Grenze im Verwunschenen Wald abgelegt und seine oberflächlichen Schürfwunden versorgt. Der Dämon hatte ihm verdammt schwer zugesetzt. Doch zum Glück hatten die Schmerzen ihn hauptsächlich auf mentaler Ebene getroffen, bis auf die Wunde am Hals, in die er seine Zähne vergraben hatte. Das allerdings hatte Hunt gänzlich zusammenbrechen lassen. Das ganze Grauen der Unterwelt, aller Albträume, aller seelischer Qualen war über ihn hinweggeschwemmt und hatte gedroht, ihn mit sich zu reißen. Nun aber waren sie wieder in der Nähe des Eislandes und der Schrecken war abgeebbt.

„Es ist wie verflucht", hörte er Elendíl neben sich schimpfen. „Als ob ich mit aller Macht in das Eisland zurückgezogen werde."

Hunt nickte matt. In seinem ganzen langen Leben war ihm noch nie eine so starke Macht begegnet, wie die des dunklen Herrschers von Navas. Wenn Crystal sich tatsächlich mit diesem

Monster eingelassen hatte, war sie in noch größerer Gefahr als unter seiner Pranke. Er lachte bitter. Sah an seinem geschwächten Körper hinab. Elendíl hatte ein Rehkitz gerissen und schleifte den Kadaver heran.

„Wenn ich ein Adler bin, dann geht es. Dann ist der Drang, nach Hause zu gehen, schwächer", sagte er.

„Das liegt daran, dass du die Magie eines Menschen gestohlen hast. Wenn du nun in dem Vogelkörper bist, dann hören deine Sinne nicht so sehr auf die alten Stimmen."

„Einleuchtend." Elendíl nahm seinen Dolch, schnitt ein Stück aus dem Hals des Kitzes heraus und biss in das rohe Fleisch.

Hunt wandte den Blick ab. Die braunen Rehaugen des toten Jungtieres erinnerten ihn an Crystal und Hoffnungslosigkeit übermannte ihn. Würde sie ebenfalls enden, wie ein gerissenes Tier? Er war nicht mehr wütend auf sie, sondern einfach traurig. Nie hätte er sie in dieses makabre Spiel hineinziehen dürfen. *Und jetzt? Jetzt hat sie sich ein noch größeres Ungetüm aufgeladen.* Er fragte sich, wo Crystal gewesen war, als der König auf die Lichtung gestürmt war. Er hätte sie sehen müssen, wittern müssen. In seinem Kopf ging er die Szene nochmal genau durch. Und dann setzte er sich vor Verblüffung auf.

„Es war nicht der König!", rief er seinem Bruder zu. „Das war sein Bruder."

„Hä?!" Elendíl grunzte. Er hielt die Keule des Kitzes in der Hand und vergrub seine Zähne darin. „Wovon redest du?"

„Der König. König Raynold. Er hat einen jüngeren Bruder mit demselben schwarzen Haar und ähnlichen Gesichtszügen. Ich habe Raynold nur von der Ferne gesehen in jener Nacht, als er Crystal geküsst hat. Er war es nicht, der uns angegriffen hat. Raynold war kräftiger, nicht so ausgezehrt."

Elendíl nickte. „Das macht Sinn. Deshalb haben wir auch weder das Amulett noch deine kleine Freundin gesehen. Mutter wird uns umbringen, wenn wir mit leeren Händen zurückkehren."

Hunt kratzte sich am Kopf. Skade wollte unbedingt das

Amulett. Er kannte die Legende der letzten Schlacht um Navas nur aus Erzählungen. Talamud hatte Skade umbringen wollen und sein Vater hatte die Göttin gerettet, nur um sie kurze Zeit später selbst zu verraten. Hätte es den geheimen Tunnel von Gemma nach Fryydhein nicht gegeben, dann hätte Hunt Skade wohl nie wiedergesehen. So aber hatte er über all die Jahrhunderte stets Kontakt mit ihr gehalten und die ganze Zeit über hatte sie ihm verschwiegen, dass er einen Bruder hatte. Einzig und allein, um Elendíl zu schützen. Wenn sein Vater davon erfahren hätte … Hunt schüttelte den Kopf. Wusste auch nicht genau, was der Weiße König dann unternommen hätte. In Gedanken ging er wieder zu jenem Tag zurück, als der grauenhafte Dämon endlich die Grenze des Eislandes verlassen hatte. Kurz darauf, durch die Gerüchte seiner Spione angetrieben, hatte sein Vater mit Skades Magie die Schwarze Mauer errichtet und dort war der Dämon dann auch gebannt worden. Mithilfe jenes Amuletteils, das sich jetzt in den Händen von Raynold befand.

„Ja, und wir beide stehen da wie die größten Versager", stimmte Hunt zu. Ein kleiner Teil in ihm war dankbar, dass ihr Plan nicht aufgegangen war. Hätten sie Crystal tatsächlich geschnappt, welches Schicksal hätte sie dann erwartet? Er sah zu dem blutigen Überbleibsel von Elendíls Beute. Ekel überkam ihn. Sein ganzes langes Leben hatte er darauf hingearbeitet, seine Mutter zu befreien. Allein die Begegnung mit Crystal hatte ihn ins Schwanken gebracht. Dabei konnte er dafür keine logische Erklärung finden. Frauen hatte es für ihn immer wie Sand am Meer gegeben, doch sie war etwas Besonderes. Sie hatte ihm einen Weg gezeigt, mehr zu empfinden als nur Hass, Rache oder Verachtung. Er straffte seinen Körper. „Wir müssen zurück zu Skade. So schmählich das für uns sein mag. Wir werden im Palast besprechen, wie wir weiter vorgehen."

„Nein!"

Das Wort traf ihn wie ein Schwerthieb. Sein Bruder blickte ihm entschlossen entgegen.

„Ich gehe nicht mit leeren Händen zurück. Dann werde ich Mutter wenigstens das Mädchen bringen. So wie sie es von mir verlangt hat. Wenn der König von Navas sie aufrichtig liebt, dann wird er nicht zögern und ihr hinterhereilen. In der Gestalt des Adlers kann ich es schaffen."

„Wir gehen zu Skade zurück, habe ich gesagt. Ich bin der Ältere und lebe schon eine Weile länger unter den Menschen. Lass Crystal in Ruhe, wir brauchen sie nicht."

Ein diabolisches Funkeln trat in Elendíls Augen. „Du hängst immer noch an der kleinen Schlampe. Sag mir, Bruder, was hast du bei ihr gefunden, dass du dich so für sie einsetzt?"

„Sie ist nur ein einfaches Mädchen, das ich in meine Angelegenheiten gezogen habe. Wirklich. Für Skade ist sie lediglich ein Appetithappen und das hat Crystal nicht verdient."

„Du änderst deine Meinung, wie ein Fähnlein im Wind. Wusstest du, dass Skade mir den Auftrag gegeben hat, das Mädchen zu ihr zu bringen? Sie ahnte wohl, dass du zu weich dafür bist."

Hunt richtete sich auf. Weil er durch die Bissverletzung etwas Blut verloren hatte, überkam ihn ein leichter Schwindel, aber er würde nicht vor seinem Bruder kauern. Drohend ballte er die Faust.

Elendíl legte den Kopf schief. „Du willst dich mit mir anlegen? Keine gute Idee in deinem Zustand, Bruder."

Hunts Blut brodelte. Er warf einen letzten Blick auf das ausdruckslose Antlitz des Rehkitzes. Nein, er durfte Crystal nicht so enden lassen, das hatte er jetzt verstanden. Mit einem Satz stürzte er sich auf seinen Bruder. Noch im Sprung verwandelte er sich in seine Löwengestalt. Fühlte, dass ihm die Magie des Verwunschenen Waldes viel von seiner Kraft zurückgegeben hatte. Hart prallte er gegen einen pelzigen Bauch. Eine Bärenpranke wischte ihm übers Gesicht. In seinem Mund breitete sich ein kupferner Geschmack aus, was ihn nur noch lauter brüllen ließ. Wenn er Elendíl unter seiner Kontrolle behalten wollte, dann musste er diesen Kampf gewinnen. Er nahm seine ganze Kraft zusammen und bohrte seine Zähne in die Schulter des Bären. Das weiße Fell verfärbte sich rot, der Bär taumelte.

Lass sie in Ruhe! Den Befehl sandte Hunt mit seinen Gedanken aus, wohl wissend, dass Elendíl ihn verstehen würde.

Niemals. Und wenn du nicht auf meiner Seite bist, wirst du enden wie sie!

Ein scharfer Schmerz zuckte durch seinen Körper, als der Bär ihn in ein Ohr biss. Doch Hunt hielt seine Kiefer fest geschlossen. Ließ nicht von der pelzigen Schulter seines Bruders ab. Widersetzte sich den Pranken, die ihn wegschoben, auch wenn er merkte, wie seine Kräfte nachließen. *Ergib dich und wir finden eine Lösung. Ich will nur, dass du sie nicht zu Skade bringst. Verstanden?!*

Ich habe verstanden, aber du leider nicht. Dein kleiner Bruder ist mittlerweile stärker als du und wie es scheint auch klüger. Mit einem Ruck riss sich der Bär von ihm los, Blut schoss aus der Wunde an seiner Schulter und ergoss sich über Hunts Löwenkopf. Im nächsten Moment erhob sich vor seinen Augen ein großer weißer Adler in die Luft.

Du vergisst, dass ich mich nun auch in einen Vogel verwandeln kann.

„Nein!", schrie Hunt. Er durfte nicht zulassen, dass Elendíl davonflog und Crystal womöglich in seine Krallen bekam. Hektisch sah er sich um, fand auf die Schnelle nur Elendíls Dolch, der neben dem Rehkadaver im Gras lag. Hunt griff danach, zielte und schleuderte den Dolch dem davonfliegenden Adler hinterher. Für einen Moment hielt er die Luft an, sah, wie die Klinge herumwirbelte und sich schließlich im weißen Federkleid vergrub.

Ein markerschütternder Schrei zerschnitt die Stille des Verwunschenen Waldes und der riesige Vogel trudelte in Richtung Boden. Er hatte seinen Bruder tatsächlich getroffen! Verdammt, was, wenn Elendíl jetzt sterben würde? Der Gedanke riss Hunt vorwärts. Mit übermenschlicher Schnelle rannte er an die Stelle, wo der Adler aufkommen würde, streckte die Arme nach oben, um den Sturz zu bremsen. Schon berührte das weiche Federkleid seine Hände, die Wucht des Aufpralls warf ihn auf den Waldboden und er brauchte einen Moment, um wieder Luft zu holen. Die Klinge hatte Elendíl unter dem rechten Flügel getroffen. Der Adler löste sich auf und im nächsten Augenblick tauchte das schmerzverzerrte Gesicht Elendíls über ihm auf.

„Du Bastard! Hättest deinen eigenen Bruder für eine erbärmliche Menschenfrau getötet!“

Die Gewissensbisse, die Hunt kurz gespürt hatte, lösten sich in Luft auf. Stattdessen erkannte er den unverhohlenen Hass in den eisblauen Augen seines Bruders. Keuchend zog Elendíl sich den Dolch unter der Achsel raus und im nächsten Moment ragte ein weißer Pelzhaufen über Hunt auf. Der Bär ging mit gebleckten Zähnen auf ihn los. Hunt wollte in die kraftvolle Gestalt des Löwen schlüpfen, doch der Bär war schon über ihm. Drückte ihn zu Boden. Wurde in rascher Folge wieder zu Elendíl, der ihn mit kalten Augen ansah. Langsam hob der weißblonde Halbgott den Dolch vom Waldboden auf und versenkte die Klinge in Hunts Bauch. Der Schmerz fraß sich durch seinen menschlichen Körper. Er wollte schreien, bekam keinen Laut heraus. Der Schock pumpte durch seine Venen. Ein zufriedenes Grinsen huschten über Elendíls Lippen. Er beugte sich so weit zu Hunt vor, dass nur noch ein Blatt zwischen ihre Gesichter passte.

„Na, wie fühlt es sich an, wenn der eigene Bruder ein Messer in dich hineinjagt?“

Hunt versuchte zu sprechen, aber nur gurgelnde Laute verließen seinen Mund. Eine alles vernichtende Kälte machte sich in ihm breit und er hatte Mühe bei Sinnen zu bleiben.

„Ich werde Crystal von dir grüßen!“, raunte sein kleiner Bruder ihm zu.

„Lass sie in Ruhe“, würgte Hunt unter Qualen hervor. „Oder du wirst es bereuen!“ Elendíl riss seinen Dolch nach oben. Der Schmerz war allüberwältigend. Hunt taumelte in eine tiefe Finsternis, einzig ein kleines Licht tanzte ihm wie aus weiter Ferne entgegen. Nur zu gerne ließ er sich von dem schwarzen Strudel mitreißen. Er wusste, dass er verloren hatte. Vor ihm breitete sich das Licht weiter aus, umfing ihn bereits mit wärmenden Strahlen.

„Halt!", befahl eine Stimme hinter ihm, von dort wo er hergekommen war. Hunt drehte sich nicht um. Aber kalte Finger griffen nach ihm, nach seinem Innersten. „Deine Magie. Gib sie mir." Etwas zerrte, riss, rupfte. Ließ Hunt sich zusammenkrümmen. Er hielt seinen Blick auf das Licht gerichtet, das verdammte Licht. Nichts anderes war mehr wichtig, als es zu erreichen, doch es wurde kleiner, während ihn das eisige Etwas zurückzog.

„Gib mir deine Magie und du bist frei. Deine Löwengestalt, na los!"

Niemals! Er war zu schwach, um zu sprechen oder gar zu rufen. Sein Heiligstes, sein Innerstes wollte er zusammenhalten, bevor er Favoria für immer verließ, doch die gierigen Finger tasteten sich weiter vor. *Ah, und ich dachte, ich kenne Schmerz. Wie dumm von mir.* Auch wenn es ihm so vorkam, als ob sein Körper vor lauter Kälte wie Eis zerspringen würde, gab er nicht nach. Langsam, so unendlich langsam, bewegte er sich wieder auf das Licht zu, streckte die Arme danach aus. In seinen Gedanken sah er Crystal, wie sie ihn anlächelte. Sie würde niemals erfahren, dass er für sie gestorben war, aber er schätzte, das war nur gerecht. Er würde es wieder machen.

Es tut mir so leid, dass ich dich ins Verderben gezogen habe, dass ich dich nicht schützen konnte. Er schloss das Bild von ihr fest in seinem Herzen ein. Die Liebe zu ihr, nur die reine Liebe, die würde er mit in die Ewigkeit nehmen. Das Licht um ihn wärmte ihn jetzt, aber er merkte, dass er die eisigen Pranken nur loswerden konnte, wenn er ihnen nachgab. Vor sich sah er das Löwenjunge, das er einst aus Schnee geformt hatte, und den liebenden Blick seiner Mutter. Das war Jahrhunderte her, in einer Zeit, bevor sein Vater sie betrogen hatte. *Er hat uns alle zu Monstern gemacht. Bitte, oh Götter, helft mir, damit Elendíl nicht in seine Fußstapfen tritt.*

Aus dem Licht erklang die Musik einer Harfe und er konnte Stimmen hören, die ihn an seine Kindertage erinnerten, daran wie Skade ihm vorgesungen hatte.

„Komm zu uns, junger Löwe, dein Wunsch sei dir gewährt!", riefen die Stimmen ihm zu. Die Musik wurde lauter, hüllte ihn ein, ebenso wie das Licht. Er verstand, dass er gehen musste, und er folgte dem Ruf. Das Löwenjunge ließ er los, nicht aber den Löwen in ihm. Als sich sein Körper in der Ewigkeit auflöste, blieben am Himmel sieben Sterne in Form eines Löwen zurück. In der Ferne heulte ein Wolf.

Teil Vier

Und so ging es dahin, das verhassteste Wesen unter allen, der Mörder seines eigenen Blutes
Blind vor Zorn ließ er den Leichnam des Bruders zurück. Das Rot der tödlichen Wunde färbte die Bachläufe und sammelte sich im Nolotrien.
Ein Wolf trank aus dem vergessenen See und wusste, dass ein Mädchen in großer Gefahr war.
Doch noch etwas anderes regte sich unter den trockenen Blättern.
Geschöpfe, geschaffen aus Luft und Wasser erhoben sich, geweckt durch den grausamen Brudermord, aus einem langen Schlaf.

KAPITEL 43

Crystal / Raynold

Crystal lief zu der kleinen Kapelle zurück, in der die Dorfbewohner ihnen eine Lagerstätte errichtet hatten. Sherewa war eine Ansammlung schiefergedeckter Holzhäuser inmitten grüner Wiesen, geteilt von einem Bachlauf.

Hier lebten einfache Leute, die sich um Vieh und Ernte kümmerten und ihre wenigen Habseligkeiten großzügig teilten. Crystal sah zu Raynold rüber, der zwischen ein paar Bauern stand und sich mit ihnen unterhielt. In seiner alten Reiterkleidung, den hohen Stiefeln und dem dunklen Mantel gefiel er ihr am besten und wenn sie darüber nachdachte, was sich unter seiner Kleidung befand, errötete sie. Als er sie sah, lächelte er und hob die Hand. Er sagte noch etwas in die Runde und lief dann auf sie zu. Ihre Wangen glühten, als er ihr vor aller Augen einen Kuss auf die Schläfe gab.

„Meinst du, es ist so gut, wenn wir uns so offensichtlich zeigen?", fragte sie vorsichtig.

„Jeder soll wissen, dass du die Frau an meiner Seite bist. Das werde ich auch den alten Herren in meinem Rat klarmachen."

„Was ist, wenn dein Volk etwas gegen mich hat?"

„Dann bin ich die Königsaufgabe los und wir machen uns ein einfaches Leben", entgegnete er, doch Crystal wusste, dass er das niemals gekonnt hätte. Sein Volk bedeutete ihm alles, und dass er seine Liebe zu ihr so offen zeigte, verriet ihr ein weiteres Mal, dass er es wirklich ernst mit ihr meinte.

„Wo willst du überhaupt hin?“

Crystal streckte ihm den Krug entgegen, den sie gerade am Brunnen aufgefüllt hatte. „Zu Olley. Ich möchte nach ihm sehen und ihm frisches Wasser bringen.“

„Ich habe einen Heiler aus den Bergen zu ihm geschickt. Nur für den Fall, dass Trisha nicht kommen kann oder länger braucht.“

Crystal lächelte Raynold nochmal zu und lief dann weiter in Richtung Kapelle. Sie fühlte die Blicke der Bewohner auf sich ruhen und fragte sich, was in ihren Köpfen vorging. Sie war eine Fremde in Navas und sie fürchtete, dass Raynold sich mit seiner offenen Zuneigung zu ihr nicht nur Sympathien einhandelte. Die Kapelle war neben dem Brunnen der einzige Steinbau im Dorf. Sie dachte mit Schaudern an ihre Ankunft, bei der man die Asche von Philippa in eine unterirdische Kammer gebracht hatte. Raynold hatte darauf bestanden, ihren Leichnam sofort zu verbrennen. Bevor er wie die anderen in unzählige weiße Würmer zerfiel. Das Schauspiel war schrecklich gewesen und Raynold hatte seiner Verlobten mit starrer Miene die letzte Ehre erwiesen.

Ächzend schwang die schwere Holztür auf, die ins Innere der Kapelle führte. In dem heiligen Gebäude brannten Kerzen, der Duft von Weihrauch und Bienenwachs stieg ihr in die Nase.

Ein hagerer Mann trat ihr entgegen. „Bitte, euer junger Kamerad redet wirres Zeug. Ich wollte gerade Seine Majestät rufen, vielleicht kannst du währenddessen nach dem Patienten sehen?“ Der alte Greis richtete seine wässrigen blauen Augen auf sie, Crystal nickte. Für sie war es ein gutes Zeichen, dass Olley überhaupt sprach. Nochmal durchatmend betrat sie seine Kammer, die hinter dem Gebetsraum lag. Olley ruhte unter einer weißen Bettdecke. Er hatte die Augen geschlossen, auf seiner Stirn glänzten Schweißperlen. Trotzdem wurde sein Körper immer wieder von Krämpfen geschüttelt und sein

Gesicht nahm dabei jedes Mal einen schmerzverzerrten Ausdruck an.

Ohne zu zögern, stellte Crystal den Wasserkrug ab und setzte sich auf einen Stuhl, der neben Olleys Bett stand. Sie nahm seine klamme Hand und erinnerte sich dabei mit Schaudern an ihre eigenen Verletzungen, die sie im Kampf mit Hunt davongetragen hatte. Damals hatte Esra ihr eine Raupe in den Mund geschoben und sie hatte sich wieder gefangen.

„Olley, ich bin's Crystal. Erinnerst du dich an mich? Ich wünschte, ich hätte etwas, womit ich dir helfen kann. Magst du etwas Wasser trinken?"

Erneut wurde Olley vom Schüttelfrost gebeutelt. „Ah, ah, der König, muss zum König … Wo ist die Krähe?"

„Du träumst. Alles ist gut. Du bist in Sicherheit und der König ist auch hier." *Falls es König Raynold ist, den du meinst,* fügte sie in Gedanken hinzu. Doch Olley schien sie nicht zu hören. Er zuckte weiterhin im Schlaf. Fragte nach der Krähe. Crystal hielt ihm einfach nur die Hand. Wartete. Anscheinend hatte der Heiler ihm etwas Medizin gegeben, denn ein leeres Glas mit dem Rest einer milchigen Flüssigkeit stand neben dem Bett. Sie nahm es hoch und roch daran. Ein Hauch vom Duft der Silberblume zog ihr in die Nase. Das war ein starkes Beruhigungsmittel, das in Gemma in den höheren Lagen um das Kloster gewachsen war. Schwester Tamara hatte es manchmal mit der Milch von Grauschurschafen gemischt und den jüngeren Mädchen gegeben, wenn sie nicht einschlafen konnten. Aber nur in ganz kleinen Mengen. Sorgsam stellte sie das Glas zurück. Betrachtete Olley. „Was haben die Angreifer mit dir gemacht? Und warum bist du damals einfach weggeflogen?"

Olley gab ihr keine Antwort, dafür trat Raynold mit dem Heiler ein.

„Mein König, er hat nach Euch verlangt und er trägt das Mal."

Crystal zuckte unmerklich zusammen. Was meinte der alte Heiler? Sie stand auf und trat an das Kopfende des Bettes, um Raynold Platz zu machen.

„Von was für einem Mal redet er?“, fragte sie leise, während Raynold mit ernster Miene Olley betrachtete.

Raynold deutete auf Olleys Hals. Dort waren drei hellere Punkte zu sehen, die wie ein langgezogenes Dreieck aussahen.

„Es ist eine alte Legende“, meinte Raynold. „Man sagt, die Menschen mit göttlicher Magie im Blut, erkennt man an dem Dreieck. Es steht wohl für eine Art Musikinstrument.“

„Guillianas Harfe“, sagte der Heiler ehrfürchtig.

„Was auch immer. Kannst du mich hören?“ Raynold legte ihm vorsichtig eine Hand auf die Brust.

Crystal räusperte sich kurz, woraufhin Raynold fragend aufsah. Ihr Blick ging zu dem Amulett, das an Raynolds Handgelenk hing. Sie konnte nichts sagen, weil der Heiler da war und sie beschlossen hatten, das Schmuckstück geheim zu halten. Zum Glück verstand Raynold sie auch so. „Du solltest dir eine Pause gönnen“, sagte er an den alten Mann gewandt. „Wir werden bei dem Patienten wachen.“

Mit deutlicher Erleichterung verbeugte sich der Heiler und versprach, bald wiederzukommen.

„Wo soll ich es ihm auflegen?“, fragte Raynold, kaum, dass der Alte den Raum verlassen hatte.

„Probiere es doch direkt am Herzen.“ Crystal schob das Leinenhemd nach oben und legte Olleys ausgezehrte Brust frei. Sie hob und senkte sich zu schnell. Raynold löste das Amulett und drückte es Olley direkt auf die Haut.

Angespannt beobachtete Crystal, wie sich Olleys Puls normalisierte, wie seine Atmung ruhiger wurde. Dann schlug er die Augen auf und sah direkt in Raynolds Gesicht. Er zuckte kurz zusammen, als wenn ihn der Anblick des Königs erschrecken würde. Dann blinzelte er und fing sich wieder. „Du bist der König von Navas. Ich kenne dich nur aus meinem Traum. Du siehst deinem Bruder sehr ähnlich.“

Raynold nickte, sein Gesicht eine steinerne Maske. Olley schloss seine Augen.

„Du machst ihm Angst“, flüsterte Crystal.

„Dann rede du mit ihm. Frag ihn, ob er weiß, wo Ramires ist."

„Olley?" Crystal strich sanft über die Wange des Jungen. Sie wusste nicht, weshalb ihr so viel an ihm lag, vermutete aber, dass es etwas mit der Freundlichkeit zu tun hatte, mit der er ihr begegnet war. Endlich schlug er die Lider auf. Betrachtete sie.

„Crystal?"

„Ja."

„Ah. Was machst du denn hier?"

„Dasselbe könnte ich dich auch fragen."

„Ich musste nach dem Prinzen sehen, muss ihn zum König bringen."

„Wo ist mein Bruder?" Die Anspannung in Raynolds Stimme war klar zu erkennen.

Olley drehte sich langsam zu Raynold. „Ramires ist tot. Zumindest fast. Bald hat der Dämon gewonnen und es ist nichts mehr von ihm übrig. Ihr müsst euch beeilen."

„Wo ist er?", fragte Raynold rasch und griff nach Crystals Hand.

„Ich weiß es nicht. Er ist weggeflogen. Das Einzige, was ich sehe, wenn ich die Augen schließe, ist ein roter Fluss."

„Der Nolotrien", fiel Crystal ein. „Ramires muss irgendwo dort sein."

„Der Nolotrien ist nicht rot", widersprach Raynold.

„Glaube mir, er ist dort. Der Traum, mein Albtraum, der Rote Fluss, es ist der Nolotrien."

„Das könnte sein. Einen anderen Fluss gibt es doch nicht in der Nähe. Zumindest keinen so großen", bestätigte Olley. Raynold ließ Crystals Hand los und nahm stattdessen das Amulett. Olleys Atmung beschleunigte sich.

„Lass es noch ein bisschen bei ihm", bat Crystal. Raynold fuhr sich durch die Haare. „Na gut. Setz dich zu ihm und halte es mit ihm in der Hand. Ich habe Angst, dass er sonst mit dem Ding verschwindet. Immerhin ist er ein Wandler."

„Ich bin hier, um Euch zu helfen. Nur aus diesem einen

Grund. Aber das Amulett, es ist stark. Es könnte Eurem Bruder ebenfalls helfen."

„Du hast recht. Es hat ihm schon einmal geholfen. Aber dazu müssen wir ihn finden. Der Nolotrien zieht sich durch das ganze Land", sagte Raynold.

Hinter dem Wasserfall lauert der Dämon. „Gibt es eine Stelle, an der der Fluss sehr breit ist und nach unten strömt?", fragte Crystal.

„Ja. Die liegt sogar ziemlich in der Nähe. Als Kinder haben wir den Wasserfall dort Höllenfall genannt."

Obwohl sie innerlich erschauderte, nickte sie. „Dort müssen wir hin."

Raynold zog die Brauen nach oben. „Du möchtest mit?"

„Ja. Ich gehe lieber mit dir durch das finsterste Tal, als mein Leben einsam im Sonnenschein zu fristen."

Sanft schob Raynold ihr die langen Haare zurück und küsste sie in den Nacken.

Olley sah sie an und lächelte schwach. „Ich möchte auch mitkommen", sagte er matt, aber bestimmt.

„Gut. Du scheinst dich aufrecht um meinen Bruder zu sorgen. Allerdings können wir nicht zu lange warten. Falls Trisha und Kim bis zum Mittag noch nicht hier sind, brechen Crystal und ich alleine auf. Ohne die Heilerin als Begleitung kann ich dich nicht mitnehmen"

„Dann hoffen wir, dass sie rechtzeitig kommen", schloss Crystal und drückte Olleys Hand.

An seinem Puls und der ruhigeren Atmung merkte sie, dass es ihm besser ging. Welch seltsame Kraft doch in dem Amulett steckte. Was, bei den Göttern, hatte sie nur mit dem Fund des ersten Stücks ausgelöst?

Als Trisha und Kim kurz darauf im Dorf eintrafen, war die Wiedersehensfreude deutlich gedämpft. Die beiden Frauen sahen abgekämpft aus und Raynold verübelte ihnen ihren unverhohlenen Gram nicht.

„Es tut mir leid, dass ich so überstürzt aufgebrochen bin und euch zurückgelassen habe“, sagte er, nicht nur um die Stimmung zu lockern, sondern auch, weil es der Wahrheit entsprach.

Kim musterte ihn finster. Wie immer folgte sie Trisha wie ein Schatten auf dem Fuß.

„Du sagtest, du hast einen Verletzten? Hast du Ramires gefunden?“ Trotz der spürbaren Anspannung war Trisha sofort wieder in die Rolle der Heilerin geschlüpft, wofür Raynold sie aufrichtig schätzte.

„Einen Verwundeten, ja. Einen Mauerwächter aus Kayol. Der Wandler, von dem uns Crystal erzählt hat.“

Trisha hob eine Augenbraue. „Und dein Bruder?“

„Ramires ist weg, aber mit etwas Glück noch in der Nähe. Ich werde ihn suchen müssen.“

„Einen Scheiß wirst du!“ Kims Augen sprühten Funken und sie packte Raynold mit überraschend festem Griff am Arm. „Morgen ist die Toröffnung. Die Truppenführerin erwartet dich. Trisha hat eh schon einen Haufen Ärger bekommen, weil du alles in Eigenregie machst, deshalb wirst du jetzt deinen königlichen Hintern schwingen und dafür sorgen, dass wir geordnet hinter die Mauer kommen.“

„Wie redest du mit Seiner Majestät?“, fragte Trisha, doch ein verräterisches Lächeln umspielte ihre Lippen.

Raynold gab sich geschlagen. „Ich bin wohl ein ziemlicher Idiot, was?“, fragte er, woraufhin Trisha und Kim beide nickten.

„Wenn du weißt, wo Ramires ist, dann gehen wir ihn gemeinsam suchen. Und anschließend reiten wir schnellstmöglich zum Tor.“ Trishas Worte waren mit so großer Gewissheit ausgesprochen, dass Raynold wusste, dass Widerspruch zwecklos war. Deshalb nickte er schließlich.

„Aber erst solltest du noch nach Olley sehen, so heißt der junge Mann.“

Auf dem Weg zu dem Krankenzimmer fiel Gerald in ihre Schritte ein. Der Krieger sah aus, als ob er seit Tagen nicht geschlafen hätte.

„Ich werde ihre Asche zurück nach Arensburg bringen lassen. Wenn du möchtest, kannst du den Zug begleiten", sagte Raynold, noch bevor Gerald nach Philippa fragte. Er erkannte den Schmerz in Geralds Gesicht und wusste, dass es für seinen Verlust keinen Trost gab.

Doch Gerald schüttelte den Kopf. „Sie hätte gewollt, dass ich an Eurer Seite kämpfe, Majestät."

Eine Welle der Erleichterung durchflutete Raynold, als er ihm die Hand entgegenstreckte. Er brauchte Männer, die sich mit ihm gegen das Unheil stellten, das ihnen allen bevorstand. „Gut. Ich werde keinen fähigen Kämpfer wegschicken. Dann werden wir zusammen ihr Erbe ehren." Gerald erwiderte den Handschlag.

„Für Navas", entgegnete er.

„Für Navas", sagte Raynold.

„Ich hätte mir seinen Zustand schlimmer vorgestellt." Trisha prüfte alle wichtigen Lebenszeichen.

„Es ist das Amulett. Es hat ihm Kraft gegeben", meinte Crystal. Sie hatte bis jetzt bei Olley Wache gehalten und Raynold legte ihr sanft den Arm auf die Schulter.

„Wir werden bald aufbrechen. Trisha und Kim wollen mit. Gerald wird an der Mauer die Stellung halten und einen Wagen vorbereiten, in dem wir dich auf die andere Seite bringen. Wenn ihr recht habt …", er hielt inne und schaute Olley an, „… dann ist Ramires ganz in der Nähe. Den Höllenfall können wir noch vor Einbruch der Dunkelheit erreichen, wenn wir uns beeilen."

„Wir werden eine Mahlzeit brauchen", meinte Kim.

„Gerald besorgt ein paar Vorräte, wir essen unterwegs", erklärte Raynold. „Meinst du wirklich, dass du es bis zum Nolotrien schaffst?", fragte Crystal den Patienten.

Olley nickte entschlossen. Raynold nahm das als Zeichen, wie wichtig es ihm war, Ramires zu finden. Er legte den Kopf schief, versuchte einzuschätzen, ob von dem Wandler nicht doch eine Gefahr ausging. Olley erwiderte seinen Blick mit der gleichen Offenheit, die er bei Crystal vorgefunden hatte.

„Kannst du überhaupt reiten? Da, wo du herkommst, gibt es keine Pferde, oder?" Kim war wie zu allen anderen die Freundlichkeit in Person, obwohl sie selbst ausschließlich hinter Trisha im Sattel saß. Doch der Junge aus Kayol schien ihr den ruppigen Ton nicht übelzunehmen. Er schüttelte den Kopf. „Ich kann in anderer Form reisen."

„Du meinst als Adler?", fragte Crystal.

Zu Raynolds Überraschung schüttelte er den Kopf.

„Ich fürchte, nein. Diese Gabe habe ich auf der Lichtung verloren." Olley sah sich flüchtig um, doch außer ihrer kleinen Gruppe war niemand mehr im Zimmer. „Der weißhaarige Krieger hat sie mir gestohlen. Er und sein Bruder, ich habe mich erschreckt und mich dadurch verraten …"

Raynold sah Tränen in Olleys dunklen Augen glitzern. Bevor sie seine Wange hinabrollten, wischte der Junge sie weg und zog die Nase hoch. „Egal", sagte er. „Wir müssen Ramires finden."

„Wieso liegt dir so viel an meinem Bruder?", wollte Raynold wissen.

„In gewisser Weise ist er wie ich. Ein Ausgestoßener, ein Wandler. Jemand, den andere für böse halten. Aber Ramires selbst, er ist nicht böse. Es ist der schreckliche Dämon, der sich in ihm festgesetzt hat."

Müde rieb Raynold sich über das Gesicht. Er sprach nicht aus, was ihm durch den Kopf ging, nämlich, dass Ramires trotz allem empfänglich für den Geist des Ungetüms gewesen war. Er sah Trisha an und sie dachte wohl dasselbe, denn sie erwiderte seinen Blick mit der gleichen Skepsis, die er fühlte. Sie beide waren die Einzigen gewesen, die in der Winternacht in den Kellergewölben von Burg Schwarzflügel den Blutrausch seines Bruders bezeugt hatten. Um ein Haar wäre Trisha dabei getötet worden, wenn Raynold sie nicht im letzten Moment gerettet hätte.

„Nun gut, wie kommst du dann mit, wenn nicht auf einem Pferd oder mit Flügeln?“, fragte die Heilerin.

„Eine Ameise. Ich kann mich in dieses kleine Tier verwandeln und mich bei jemandem von euch auf die Schulter setzen. Der weiße Krieger hat mir nur die Adlergestalt abgenommen, alles andere hielt er wohl für zu minderwertig.“

„In was kannst du dich denn noch verwandeln?“, fragte Kim neugierig.

„Außer in die Ameise noch in eine Schlange, einen Bären und einen Berglöwen.“

„Wenn Olley als Ameise reisen will, dann sollte er bei uns mitreiten. So kann er noch etwas Kraft tanken“, meinte Crystal zu Raynold und überreichte ihm das Amulett. Fast zärtlich band sie es um sein Handgelenk und ihre Nähe versetzte ihn wieder in die wunderschöne Nacht zurück, die sie beide im hohen Gras geteilt hatten. Lächelnd sah er ihr in die Augen und gab ihr einen zärtlichen Kuss auf die Stirn.

„Wuhu!“, kreischte Kim theatralisch und klatschte in die Hände. „Ich habe fünf Gulden gewonnen, meine Süße!“, sagte sie und klopfte Trisha auf die Schulter.

Crystal warf der Drachenfrau einen irritierten Blick zu, lächelte dann aber und zog Raynolds Gesicht näher zu sich, um ihm einen richtigen Kuss zu geben.

„Was ihr könnt, können wir schon lange“, sagte sie mit einem Grinsen zu Kim, die ebenfalls lachte.

„Und wenn wir deinen Bruder gefunden haben, dann was? Glaubst du, er wird sich uns einfach so anschließen? Nach allem, was ich gehört habe, hat er Philippa umgebracht. Wahrscheinlich fürchtet er deine Rache“, mahnte Trisha und unterbrach damit die ausgelassene Stimmung.

„Olley sagt, das Amulett könnte ihm helfen“, warf Crystal ein. „Er meint, dass es den Dämon in Schach hält.“

„Haha, Ramires hat mich fast getötet, obwohl er das Amulett trug.“

„Trisha hat recht. Wir müssen dafür sorgen, dass er keinen Schaden mehr anrichten kann“, entschied Raynold.

„Wir müssen ihn finden und darauf hoffen, dass er auf mich hört. Wenn der Dämon schläft, kann ich ihn gut erreichen", sagte Olley.

„Und wenn nicht? Dann sind wir wohl alle geliefert. Also ich habe keine Lust, als einer der Knochenhaufen zu enden, von denen ihr mir erzählt habt", meinte Kim.

„Wenn es gefährlich wird, dann lauft ihr weg. Hin zum Tor. Ich stelle mich ihm in den Weg. Wenn Madra den Dämon mit diesem Amulettstück schon einmal gebannt hat, dann wird es mir auch gelingen." Raynold sah Crystal in die Augen, während er die Worte sprach. In ihrem Blick las er Angst, aber gleichzeitig auch eine unheimliche Stärke. Sie nickte ihm zu und damit war die Sache beschlossen.

Kurze Zeit später machten sie sich auf den Weg. Trisha hatte ihre Medizintasche mitgebracht und alle mit kräftigenden Kräutern versorgt, außerdem hatten die Dorfbewohner ihnen Brot, Äpfel und etwas Käse zusammengetragen. Olley saß als Ameise auf ihrer Schulter, sicher von einer Mantelfalte umschlungen. Immer wieder sah Crystal nach, ob er noch da war. Sprechen konnte er mit ihr nicht, sie aber redete leise mit ihm, während sie Raynold auf dem Pferd umschlungen hielt.

„Es tut mir leid, dass ich so ablehnend war, damals als wir uns bei der Mauerwache kennengelernt haben. Als du als Adler weggeflogen bist, dachte ich im ersten Moment, dass du den Kutscher ermordet hast, dabei war es Ramires, oder? Und du bist ihm schon damals hinterhergeflogen."

Trotz seines Schweigens spürte sie, dass Olley ihre Worte verstand. Sie schmiegte ihre Wange an Raynolds Umhang und umschloss seine Hüfte fester. Wenn sie es tatsächlich schaffen würden, das Amulett zusammenzusetzen und Favoria von Skades Fluch zu befreien, dann wollte sie ihre Tage mit diesem Mann verbringen. Raynold drehte sich zu ihr um, den Mund zu einem sanften Lächeln geschwungen, als wenn er ihre Gedanken gehört hätte.

„Wir werden deinen Bruder finden, dann wird alles gut“, sagte Crystal zu ihm.

Raynold nickte, aber sie erkannte seine stummen Zweifel.

„Ich werde mit Kim und Trisha nach Nebrusk gehen und herausfinden, wie wir Skade von Favoria wegbekommen. Und wenn wir Glück haben, dann schafft es Esra, sich aus den Fängen des Weißen Königs zu befreien.“

„Kannst du mit dem Bogen umgehen, den du dir aus Sherewa mitgenommen hast?“ Raynolds abrupter Themenwechsel ließ Crystal klar spüren, dass es ihn zu sehr schmerzte, jetzt schon an die Trennung zu denken.

Da sie im Moment keinen anderen Weg sah, um ihn aufzuheitern, kniff sie ihn in die Seite. „Und ob ich damit umgehen kann. Im Kloster, dort, wo ich aufgewachsen bin, war ich die Beste im Bogenschießen.“

„He, du kitzelst mich! Na warte, auf Burg Schwarzflügel gibt es Zielscheiben und Langbögen in der Waffenkammer. Ich bin gespannt, wie du dich damit schlagen wirst, wenn du eines Tages zu mir zurückkehrst.“

„Die sind mir gar nicht aufgefallen, als wir da waren.“

„Glaube mir, wir haben vieles vor der Mauerwache geheim gehalten. Aber irgendwann werde ich dir jede noch so kleine Kammer zeigen.“

„Und was machen wir in den ganzen Kammern?“ Sie presste sich noch enger an ihn.

„Ich nehme dich dort mit auf einen Ritt durch die Nacht!“, sagte er und drückte Andrex die Fersen in die Flanke, worauf der Hengst lostrabte.

„Festhalten, Olley“, rief Crystal noch.

Sie hörte den verfluchten Fluss, ehe sie ihn sah. *Bei der Heiligen Madra, hoffentlich geht das gut!* Sie kannte die Legende von Madra nur von Raynolds Erzählungen. Er hatte ihr geschildert, wie sie dem grausamen Dämon mit dem Amulett entgegengetreten war und ihn in einem Felsen verschlossen hatte. Dort war es gewesen, wo Raynold seinen Teil des Amuletts gefunden hatte, kurz nachdem sie das erste Stück aus dem Fluss gezogen hatte. Ihr Kopf schwirrte von all den alten Geschichten. Die Ameise krabbelte an ihr Ohr, die kleinen Beinchen kitzelten sie.

„Raynold, kannst du anhalten? Ich glaube, unser Passagier möchte uns etwas sagen."

Raynold zügelte Andrex, hinter ihm kam auch Trishas Pferd zum Stehen.

„Wir sind gleich da, oder? Ich höre den Wasserfall", sagte die Heilerin.

„Ja, aber Olley will uns, glaube ich, noch etwas sagen." Crystal schwang sich vom Pferderücken und ließ Olley auf ihren Finger krabbeln. Behutsam setzte sie ihn auf der Erde ab, wo er sich zurück in einen Menschen verwandelte.

„Faszinierend", sagte Kim. „Aber ich fürchte, du bist nackt."

„Ein Nachteil des Wandelns. Zum Glück hat mir Crystal Kleider mitgenommen."

Rasch holte Crystal Hose und Hemd für ihn raus und reichte sie ihm.

„Danke. Ich denke, es ist besser, wenn Ramires mich sehen kann."

Crystal wurde ganz anders zumute, wenn sie daran dachte, sich dem Fluss zu nähern. *An seinem Ende lauert der Dämon.* Würden Raynold und Olley stark genug sein, um ihm Einhalt zu gebieten? Nervös glitten ihre Finger über den Bogen. Er war einfach, aber pragmatisch geschnitzt, lag überraschend gut in der Hand. Das gab ihr etwas Sicherheit. Das und Raynold, der sie zur Seite nahm.

„Hör zu", sagte er. „Ich weiß nicht, in welchem Zustand wir meinen Bruder finden. Aber wenn er dich bedroht, dann werde ich nicht zögern, ihn zu töten. Ich passe darauf auf, dass Ramires dir nichts antut, verstanden?"

„Ja." Ihre Kehle schnürte sich bei dem Gedanken an den Dämon zu. Sie wusste nicht, vor was sie so große Angst hatte, merkte nur, dass ihre Hand leicht zitterte. Sie hatte Raynolds Dämonengesicht berührt und sie liebte ihn von ganzem Herzen. Nie hatte sie gedacht, dass so ein Gefühl nach der Enttäuschung mit Hunt noch einmal möglich gewesen wäre, und doch stand sie hier mit weichen Knien und wünschte sich nichts anderes, als diesen Mann bei sich zu haben. Zärtlich strich sie ihm eine Haarsträhne aus dem Gesicht.

Die anderen waren damit beschäftigt, sich auf den Weg zu machen, doch Raynold hielt sie zu ihrer Überraschung zurück.

Er ergriff ihre Hand fest und sah ihr in die Augen. „Ich weiß, es ist ein denkbar schlechter Zeitpunkt, wir kennen uns noch nicht lange und dennoch war ich mir einer Sache noch nie so sicher. Unsere Wege werden sich bald trennen, und nur der Himmel weiß, ob wir das alles überleben. Deshalb möchte ich dich jetzt fragen, ob du meine Frau werden willst, wenn wir wieder vereint sind." Immer noch ihre Hand haltend, sank er vor ihr auf die Knie.

Crystal stockte. „Raynold, du kannst doch nicht, ich meine, wir stehen hier mitten im Chaos und …" Tausend Gründe, warum genau jetzt ein schlechter Zeitpunkt war, schossen ihr durch den Kopf und doch war nur eine einzige Antwort möglich. „Ja", sagte sie schließlich. Eine Freudenträne trat ihr ins Auge. „Ja, verdammt. Wenn wir das alles überleben, will ich deine Frau werden!"

Schon schloss Raynold sie in die Arme, hob sie einfach so in die Höhe und drehte sich überschwänglich mit ihr. Dann setzte er sie ab. „Ich habe leider keinen Ring, aber ich werde dir einen anfertigen. Extra für dich. Das ist dir bestimmt lieber als unser gruseliger Blutritus."

„Das macht nichts. Dafür haben wir noch Zeit…" Doch dann hielt sie inne. Wie viel Zeit hatten sie tatsächlich? Und würden sie beide überleben? Raynold hatte ihr von dem Brauch aus Navas erzählt, bei dem Mann und Frau bei der Verlobung zum Zeichen ihrer ewigen Verbundenheit ihr Blut tauschten. Was, wenn es einer von ihnen nicht schaffte? Irgendwie wollte sie trotz der drängenden Zeit, etwas von Raynold mitnehmen. Ein

Zeichen, dass sie zusammengehörten. „Wenn du es ernst mit mir meinst, dann möchte ich, dass wir das Ritual deines Landes ebenfalls vollziehen."

Raynold hob eine Augenbraue. „Bist du dir sicher?"

„Ganz sicher." Sie zögerte einen Moment. „Hast du das mit Philippa ..."

„Nein. Wir waren zu jung, als wir verlobt wurden."

„Dann machen wir das jetzt. Bevor wir zum Fluss gehen. Zeig mir, wie es geht."

„Es ist ein heiliger Brauch. Normalerweise spricht eine Priesterin aus Madras Orden den Segen und Mann und Frau bekommen dabei auch ein gleiches Tattoo."

„Das können wir nachholen."

„Dann willst du es wirklich?" Er sah ihr in die Augen und sie nickte.

Raynold zog den Dolch, den er an seinem Gürtel trug. „Ich verspreche dir, dass ich dir alles gebe. Mein Herz, mein Leben, meine Liebe. Alles, was du willst. Es gehört dir.", sagte Raynold ohne Umschweife und schnitt sich in die linke Handfläche.

Crystal nahm ihm seinen Dolch aus der Hand und tat es ihm gleich. Es war nur ein kurzer, scharfer Schmerz. „Ich will für immer die deine sein und gemeinsam mit dir das Leben bestreiten."

Sie legten ihre Handflächen aneinander, sahen sich über die Fingerspitzen hinweg an. Ein Kribbeln ging durch Crystals Hand und es fühlte sich richtig an. Diese Verbundenheit, diese Zugehörigkeit, dieses gemeinsam mehr zu sein. Raynold küsste sie und sie spürte, dass ihre Herzen nun auf ewig miteinander verwoben waren.

„Ich liebe dich, Crystal."

„Und ich liebe dich", flüsterte sie. Wie gerne hätte sie in diesem Moment mehr von ihm gehabt. Das Verlangen nach ihm war überwältigend, aber sie wusste, dass es warten musste, bis sie das Rätsel um das Amulett gelöst hatten.

Raynold drückte noch einmal ihre Hand. „Mein Herz gehört

für immer dir und alles, was sich zwischen uns stellt, werde ich dem Erdboden gleichmachen. Glaub mir das."

„Kommt ihr endlich, ihr Liebestäubchen? Wegen euch musste ich den ganzen Weg zurückgehen!"

„Wer hätte das gedacht? Der kleine Drachen", sagte Raynold mit einem Zwinkern.

„Halt die Klappe", schnaubte Kim. „Wir warten auf euch und ihr hattet nun weiß der Geier genug Zeit zu zweit."

„Wir sind schon unterwegs." Raynold hielt immer noch Crystals Hand. Langsam setzten sie sich in Bewegung.

„Macht mal ein bisschen schneller! Immerhin hat diese Kröte von Truppenführerin Jack bei sich behalten. Ich möchte so schnell wie möglich wieder bei ihm sein."

Crystal und Raynold folgten Kim, die sie den Pfad hinab zu den anderen führte. Eine letzte Biegung noch und dann drückte Crystal Raynolds Hand. Der Nolotrien lag direkt vor ihnen. Sie schluckte trocken.

Da war der Fluss, den er seit Kindheitstagen kannte. Er rauschte hier so reißend vorbei, wie das Blut in seinen Adern, seit Crystal ihm versprochen hatte, dass sie ihn heiraten würde. Er hatte ihr diese Frage genau jetzt gestellt, weil er sicher war, dass eine entbehrungsreiche Zeit vor ihnen lag. Die Zukunft war so ungewiss und bis Crystal nach Navas zurückkehrte, würde viel Wasser den Nolotrien hinabfließen. Außerdem ahnte er, dass er diese Gewissheit brauchen würde, wenn er Ramires gegenübertrat. Falls er bei dem Versuch, ihm Einhalt zu gebieten, sterben würde, dann mit dem Gedanken, gesegnet zu sein, weil er die Liebe erfahren durfte. Er holte tief Luft. Tätschelte Andrex, der neben ihm ging, den Hals.

„Mein Junge, du wartest hier." Dann sah er jeden seiner Begleiter der Reihe nach an. „Kim, Trisha, ihr bleibt bei meinem Pferd und Crystal du auch. Ich möchte nicht riskieren, dass euch etwas passiert."

Kim war die Erste, die nickte. Raynold erinnerte sich daran, wie sie von dem Schatten erzählt hatte, der über sie hinweggeflogen war. Er verstand sehr gut, dass sie ihm dieses Mal nicht widersprach.

„Pfeif, wenn wir kommen sollen oder du Hilfe brauchst", sagte Trisha. Lediglich Crystal wirkte unglücklich. Er sah sie flehentlich an. „Bitte bleib hier. Du bist das Wichtigste für mich."

„Lalalala, können wir das Gesülze nicht einfach überspringen?"

„Nein", beantwortete Raynold Kims verächtliche Frage knapp. „Ich komme bald zurück", versprach er Crystal und drückte die Hände seiner Geliebten. Vorsichtig, weil dort der blutige Schnitt war. Dann löste er sich von ihr und lief die Böschung hinunter, auf dem Weg, der ihn zum Höllenfall bringen würde. Durch das hohe Gras konnte man den Wasserfall nur erahnen, doch Raynold wusste, welches Bild ihn erwarten würde. Ein breiter Fluss, dessen Lauf über gefährliche Felsen hinwegführte und der sich in reißender Geschwindigkeit auf den Höllenfall zubewegte. Olley war ihm dicht auf den Fersen.

Sie pirschten durch das hohe Ufergras. Ganz langsam, um kein Geräusch zu machen und auch, weil Olley noch sehr schwach war. Neben ihnen rauschte der Fluss so laut, dass Raynold das leise Schluchzen fast nicht bemerkt hätte. Doch Olley hielt ihn am Ärmel fest und legte den Zeigefinger auf die Lippen.

„Ich ertrage es nicht mehr", murmelte eine zittrige Stimme ganz in der Nähe. „Immer sehe ich ihr Gesicht vor mir und all das Blut … Wir kannten uns seit Kindheitstagen!"

Eine kurze Stille folgte, dann ein Schniefen. „Nein, nein, du kannst das nicht verstehen. Du bist ein Monstrum, das keine Gefühle kennt. Aber ich, ich bin nur ein Mann, der seinem Land dienen wollte!"

Raynolds Magen zog sich zusammen. Das war Ramires' Stimme und es klang, als ob er sich mit sich selbst unterhalten würde. Der Monolog hörte sich an wie ein Glasglockenspiel, hell und so zerbrechlich. Raynold schluckte und sah Olley an, der mit den Achseln zuckte.

„Sieht aus, als wäre der Dämon wach", flüsterte er. „Das ist schlecht."

„Nein! Ich werde nicht mit dir regieren, denn du bist das Verderben." Ramires wurde lauter und dann ertönte ein Schrei, der Raynold zu seinem Schwert greifen und die Böschung hinabstürzen ließ.

„Halt", rief Olley hinter ihm her, doch Raynold hörte nicht auf ihn. Er musste wissen, was dort vor sich ging, musste seinem Bruder helfen.

„Ramires, Ramires! Ich bin da, halte durch!" Er brach durch das Dickicht, rannte den Weg zum Ufer hinab und sah gerade noch, wie sein Bruder sich in die reißenden Fluten warf.

„Nein!", schrie Raynold, riss sich Umhang und Stiefel vom Leib, warf Asyla ins Gras und tauchte in das eiskalte Wasser, um ihn zu retten. Das Tosen des nahen Wasserfalls verschluckte alle anderen Geräusche, während er zu Ramires schwamm.

„Habt ihr diesen Schrei gehört? Da ist etwas passiert. Ich muss ihm hinterher!" Crystal sah erst Trisha, dann Kim an.

Die Heilerin zuckte mit den Schultern. „Wir werden dich nicht aufhalten, wenn die Liebe dich ruft", sagte sie. Kim streckte ihr eines ihrer Messer entgegen.

„Nur für den Notfall. Behandle es gut, aber wenn du damit werfen musst, verliere ich lieber das Messer als dich."

„Danke", sagte Crystal und steckte es ein, obwohl sie auch ihren Säbel Nachtbringer bei sich hatte. „Ich bin gleich zurück."

Sie hetzte die Böschung hinab, in die Richtung, in der Raynold verschwunden und aus der der verzweifelte Schrei gekommen war. Die Kräuter, mit denen Trisha sie versorgt hatte, zeigten nun ihre volle Wirkung. Ihr Geist war klar und ihr Körper stark, sie konnte den Anblick des Nolotrien ertragen. Der reißende Strom wand sich vor ihr durch die Landschaft. In der

Ferne hörte sie das bedrohliche Tosen des Höllenfalls. Olley stand hilflos am Ufer. Er winkte mit beiden Armen. Wahrscheinlich schrie er irgendwas, aber seine Worte wurden vom Rauschen verschluckt. Und dann sah sie ihn, ihren Raynold, wie er seinen Bruder aus den Fluten zog, Stück um Stück in Richtung Ufer. Schon war sie bei Olley, der nur Augen für die beiden Brüder hatte.

„Das Amulett, gib ihm das Amulett!", schrie er Raynold zu.

„Er ist zu weit weg, um dich zu verstehen. Aber schau, er schafft es auch so!", rief Crystal erleichtert. Doch schon im nächsten Moment kam Ramires zu Bewusstsein und versuchte Ramires zu entkommen.

„Das Amulett!", rief Olley verzweifelt und deutete auf sein Handgelenk.

Ramires gelang es, sich loszureißen. Raynold streckte ihm die Hand entgegen, doch der junge Prinz schüttelte nur heftig den Kopf. Crystal verfolge hilflos, wie Raynold ihn erneut packen wollte, doch Ramires tauchte unter und ließ sich vom Strom hinfortziehen.

Olley zog sich die Stiefel aus. „Ich helfe Raynold, er muss Ramires das Amulett geben."

„Aber …"

Doch Olley war schon im Wasser, bevor Crystal protestieren konnte. Er hielt sich an einem herabhängenden Ast fest und bewegte sich nur vorsichtig vom Ufer weg. *Er kann nicht schwimmen!* Die Erkenntnis traf Crystal wie ein Hammerschlag, während sie beobachtete, wie Raynold sich durch die Fluten kämpfte und seinen Bruder langsam einholte. Er zog ihn hoch, doch die beiden waren dem Wasserfall gefährlich nahegekommen. Es schien, als ob Raynold wieder die Oberhand gewinnen würde, doch da tauchte Ramires ihn plötzlich unter. Crystal sah, wie Raynold in den Fluten versank und zögerte nicht länger.

Sie streifte ihre Schuhe ab und warf ihre Waffen ins Gras. Mit einem Satz war sie im Fluss. Die Kälte biss sie in die Haut, das Wasser zog an ihr. Doch Crystal kämpfte sich Zug um Zug durch die eisigen Fluten. Und es war nicht wie in ihrem Traum! Nein, sie war lebendig und kräftig. Ihre Muskeln gehorchten ihr und entschlossen näherte sie sich den beiden Brüdern. Ramires schrie gegen das Monster in ihm an und krümmte sich, wie unter Schmerzen. Und jetzt tauchte endlich auch Raynold aus den Fluten auf, keuchend und hustend, während sein Bruder langsam zurückwich. „Ich hab dich, halt dich fest!", schrie Crystal ihrem Geliebten über das Tosen entgegen. Sie bekam ihn am Wams zu fassen, ihre Finger krallten sich in den nassen Stoff.

Raynold zog sich an ihr hoch, seine Augen ungläubig geweitet. „Du solltest doch zurückbleiben", keuchte er, aber ein Lächeln der Erleichterung umspielte seinen Mund. „Verdammt, ist das kalt. Wo ist Ramires?"

Crystal sah sich um, die Strömung trieb sie immer dichter zum Wasserfall. Kurz hatte sie den jungen Prinzen aus den Augen verloren. „Dort vorne! Und da ist auch Olley!" Der Junge aus Kayol musste ans Ufer zurückgekehrt sein, denn er hatte sich ein Seil um seine Taille gebunden und schob sich an einem umgestürzten Baumstamm entlang in den Fluss.

„Er wird deinen Bruder da rausziehen, sieh nur!"

Ramires trieb auf den Wasserfall zu, Olley streckte ihm die Arme entgegen.

„Er braucht das Amulett", sagte Crystal mit vor Kälte klappernden Zähnen.

Raynold nickte. Er gab ihr einen eiligen Kuss, dann schwammen sie gemeinsam Richtung Ufer zurück.

Olley hatte Ramires bereits erreicht und zog den leblosen Körper aus dem Wasser.

„Er hat ihn!", stieß Raynold aus. Das Ufer kam immer näher, endlich spürte Crystal Grund unter ihren Füßen. Erschöpft zog sie sich auf die Böschung. Raynold kniete sich sofort neben seinen Bruder und presste ihm das Amulett in die Hand.

„Wach auf, Ramires. Ich bin's, Raynold. Bitte, mach die Augen auf."

„Wir brauchen die Decken." Crystal stemmte sich in die Höhe. „Ich hole sie und sage Kim und Trisha Bescheid. Sie können uns beim Tragen helfen."

Sie ließ die drei Männer ungern zurück, aber die Dämmerung war bereits eingebrochen und mit ihr kam die Kälte. Die Kleidung klebte ihr am Körper und sie wusste, dass sie alle trockene Gewänder und die Decken benötigten. Und Trisha mit ihrer Medizintasche. Kurz nachdem Crystal losgelaufen war, erreichte sie die Stelle, an der sie ihre Schuhe ausgezogen und ihre Waffen abgelegt hatte. Sie nahm Säbel und Messer auf, streifte sich die Schuhe über und rannte weiter. Die Böschung hinauf und den Weg entlang.

Fast hatte sie den Platz erreicht, an dem sie Kim und Trisha zurückgelassen hatte, als sich ein Schatten über sie senkte. Der Dämon! Ramires war wieder entkommen, dachte sie noch, als sich plötzlich scharfe Krallen um ihre Schultern schlossen. Die Wucht des Aufpralls warf sie nach vorne, doch etwas zog sie sofort wieder in die Höhe. Crystal schrie vor Schmerz laut auf. Trat ins Leere, der Boden blieb unter ihr zurück. Nachtbringer fiel ihr aus der Hand. Instinktiv stach sie mit dem Messer, das Kim ihr mitgegeben hatte, nach dem Angreifer. Sie wollte sich aus seinem Griff herauswinden und sah über sich einen riesigen, weißen Adler, dessen eisblaue Augen sie wie harte Murmeln anstarrten. Crystal holte aus und fuhr dem Adler mit der Klinge über den Fang. Er schrie gellend auf. Kurz lockerte sich der Griff, aber sie hing immer noch in seinen scharfen Krallen fest. Und ein Blick nach unten zeigte ihr, dass sie schon ein ganzes Stück über dem sicheren Boden schwebte.

„Hilfe, zu Hilfe!", schrie sie, so laut sie konnte, und stocherte verzweifelt mit dem Dolch in die Luft. Immer höher stieg der Adler mit ihr. Sie sah unter sich Kim und Trisha heranstürmen, die ebenfalls wild ihren Namen riefen. Schon flogen sie über dem Fluss, da surrte ein Pfeil an ihrem Ohr vorbei. Wahrscheinlich hatte Kim sich ihren Bogen geschnappt. Ein zweiter Pfeil verfehlte sie knapp, gefolgt von einem empörten Adlerschrei. Und dann löste sich plötzlich der Griff. Crystal stürzte dem Höllenfall entgegen. Schrie gellend auf. Meinte noch Raynolds entsetzte Rufe zu hören, dann verschluckte das Wasser sie und riss sie mit sich in die Tiefe.

KAPITEL 44

Kimberley

„Das verdammte Ungetüm hat sie einfach fallenlassen! Komm schnell!" Kim hasste das Reiten, aber noch mehr hasste sie es, wenn einem der ihren Leid zugefügt wurde und sie schätzte, Crystal war jetzt eine der ihren. Ohne weiter darüber nachzudenken, schwang sie sich auf Andrex' Rücken und trieb ihn die Uferböschung hinab, dorthin, wo sich der Fluss in den Höllenfall ergoss. Ihr zweiter Pfeil hatte den Adler getroffen und im nächsten Moment war Crystal in die Tiefe gestürzt.

„Schneller, alter Gaul!" Kim hatte den Bogen als ihre einzige Chance gesehen, doch dabei hatte sie einen fatalen Fehler gemacht und nicht darüber nachgedacht, was passieren würde, wenn sie den Adler aus Zufall tatsächlich traf. Sie war keine gute Bogenschützin, aber es gab mal eine Zeit, in der sie Fische mit einem Speer gejagt und Vögel mit Schleudern erlegt hatte, um etwas zum Essen heimzubringen. Auch mit der Steinschleuder von Trisha hatte sie sich nicht so schlecht angestellt und die Übung zahlte sich jetzt aus. Oder auch nicht …

„Sie ist in den Höllenfall gestürzt!", hörte sie Trisha ein ganzes Stück hinter sich rufen.

Kim trieb den Hengst am Ufer entlang. Sie sah zwei Paar

Schuhe liegen, Andrex preschte darüber hinweg. Nun wusste sie auch, weshalb das Tier sich so beeilte. Vor ihr rannte Raynold durch das hohe Gras.

„Ho, Andrex, halt!“ Kim konnte das Pferd gerade noch bremsen, doch ehe sie sich versah, lag sie auf dem Boden. Raynold hatte sie aus dem Sattel gezogen und war selbst aufgesprungen.

„Tut mir leid!“ Er hielt im Galopp auf den Wasserfall zu.

Kim zeigte seinem Rücken eine obszöne Geste, aber sie ärgerte sich nicht wirklich über sein Verhalten, denn sie wusste, dass er echte Gefühle für das Mädchen aus Gemma hegte.

Verdammt! Und sie hatte die beiden in ihrem letzten Moment unterbrochen. Kim sah Raynold nach, hinter sich hörte sie Hufgetrappel.

„Ich wusste gar nicht, dass du so gut reiten kannst.“ Trisha stieg vom Rücken ihres eigenen Pferdes, ihr Gesicht voller unausgesprochener Sorgen.

„Raynold hat sich Andrex geschnappt und ist hinter Crystal her.“

Trisha sah skeptisch auf den breiten Wasserfall, der sich steil in ein Wasserbecken weit unter ihnen ergoss. „Verflucht“, murmelte sie. „Das kann kein Mensch überleben.“

Kim nickte. Selbst wenn Crystal den Fall überstehen würde, warteten dort in der Tiefe tückische Felsen, die ihr mit Sicherheit die Knochen brechen würden. „Sie war gar nicht so verkehrt, weißt du?“ Kim wischte sich eine Träne aus den Augen. Trisha nahm sie in die Arme.

„Armer Rays“, sagte sie. „Ich glaube, er hat sie wirklich geliebt.“

„Ja, wir sollten nach ihm sehen, nicht, dass er irgendeine Dummheit macht.“

Der Weg war eigentlich zu unwegsam für ein Pferd, das zwei Reiter tragen sollte, deshalb banden sie das Tier an einen Baumstamm. Trisha schlang sich ihre Heilertasche um und sie begannen den steilen Pfad hinabzusteigen.

Trisha lief voraus und gab dadurch ein zügiges Tempo vor.

Dabei starrte sie stur auf ihren Weg, doch Kims Blick wanderte immer wieder zum Wasserfall. Es kam ihr furchtbar ungerecht vor, dass Crystal hier ihr junges Leben gelassen hatte.

„Dieser Scheißfall, wir hätten sie nicht gehen lassen dürfen. Raynold wusste, was er sagte, als er sie gebeten hat …“ Weiter kam sie nicht, denn vor ihren Augen schwang sich ein Adler in die Höhe. Dasselbe weiße, monströse Ding, das ihr vorhin schon das Blut in den Adern hatte gefrieren lassen. „Heilige Scheiße! Trisha, schau!“ Sie zerrte ihre Freundin am Hemd.

„Was …? Ach du liebe Güte!“

Kim griff nach Crystals Bogen. „Jetzt werde ich diesem Bastard zeigen, was eine Harke ist!“

„Warte.“ Trisha legte ihr die Hand auf die Schulter. „Ich glaube, er trägt Crystal in den Krallen. Wenn du ihn jetzt abschießt, dann wird sie sterben.“

Kim blinzelte. Fast hätte sie in ihrer Rage denselben Fehler ein zweites Mal gemacht. Trisha hatte recht. Unter dem mächtigen Vogelkörper hing eine kleine leblose Gestalt. Crystals nasses Haar wehte im Wind, Arme und Beine baumelten schlaff herab.

Der Adler trug sie rasch hinfort und der Moment, in dem Kim ihn hätte treffen können, war so schnell vorübergezogen, wie ein treibender Ast auf dem Nolotrien.

„Es könnte sein, dass sie noch lebt. Lass uns Raynold suchen“, meinte Trisha.

Sie mussten nicht mehr weit gehen, denn Raynold kam ihnen entgegengeritten. Sein Gesicht war totenbleich. Kim wandte den Blick ab.

„Ich glaube, sie hat noch gelebt“, hörte sie Trisha sagen, ihre gute Trisha, die jedem Trost spenden wollte.

Raynolds eisiges Schweigen ließ Kim verlegen ihre schmutzigen Stiefelspitzen anstarren.

Als sie es schließlich doch wagte, den jungen König anzusehen, war jeglicher Sanftmut aus seinem Gesicht gewichen. Stattdessen war darin eine eiserne Entschlossenheit erwacht. Er öffnete und schloss die linke Hand.

„Ich werde sie finden und dann werde ich das Biest, das ihr das angetan hat, töten. Das schwöre ich."

Kim glaubte ihm. Und das wollte etwas heißen.

KAPITEL 45

Fenrir

Ein Dunst von Verwesung lag in der feuchtwarmen Luft. Inmitten des endlosen Grüns des Dschungels war Fenrir jeder einzelne, stinkende Atemzug zuwider.

Es war Tage her, seit sie jenen unheilvollen Strand verlassen hatten, an dem so viele der tapferen Skar-Männer ihre letzte Ruhestätte gefunden hatten. Die See hatte keine der seinen mehr freigegeben, aber immerhin hatte er dafür gesorgt, den Toten am Strand eine einigermaßen würdige Bestattung zu geben. Blutsventje hatte eine Bucht gefunden, eher eine vom Meer unterspülte Höhle, und dorthin hatten sie ihre Toten gebracht. Zusammen konnten sie nun die lange Reise in die Tiefen der Unterwasserwelt antreten und Fenrir hoffte, dass Eric dort auf ihn warten würde. Sein Bein schmerzte immer noch, aber er hatte einen Stock gefunden, auf dem er sich abstützen konnte. Dann war etwas passiert, das ihm ein kleines bisschen der verlorenen Hoffnung zurückbrachte. Solo war am zweiten Tag aus dem Dschungel hinausspaziert, splitterfasernackt, dafür aber anscheinend bei bester Gesundheit. Er hatte keine Erklärung über seinen Verbleib abgegeben und Fenrir würde den Mann der Schatten auch nicht drängen, etwas darüber zu sagen. Er war einfach froh, dass Solo wieder da war. Auch jetzt lief er neben Fenrir her und seine Anwesenheit schenkte ihm Mut trotz der verzweifelten Lage, in der sie sich befanden.

Er wischte sich über die Stirn, wo sich schon wieder dicke Schweißperlen gebildet hatten. „Dieses dreimal verfluchte Grün gefällt mir ganz und gar nicht." Fenrirs Stimme war ausgetrocknet. Die wenigen unbeschadeten Trinkwasserfässer hatten ihren Durst nicht lange gestillt und jetzt mussten sie mit ihren Vorräten sparsam umgehen.

„Dieser Gestank! Riecht wie der Leichnam meiner Großmutter nach zwei Tagen in der Sonne." Sventje war genauso mürrisch, wie Fenrir sich fühlte.

„Du solltest an diesem Ort nicht noch von den Toten reden", ermahnte ihn Solo. „Sie sind hier, ganz in der Nähe. Und sie belauschen uns. Ihr merkt selbst, dass hier alles nach Verwesung riecht."

„Ja, und ihr Anführer bist du, schwarzer Mann", grummelte einer von Sventjes Männern und musterte Solo abfällig.

Fenrir wusste, dass viele dem Schattenmann nicht trauten. Er sah wie ein Skelett aus, jetzt mehr denn je. Doch Solo hatte Fenrir nie enttäuscht, im Gegenteil. Er hatte immer ein untrügerisches Gespür für Gefahr gehabt und sie aus vielen brenzligen Situationen herausgeholt. Aber Fenrir verstand auch die anderen. Solo hielt Guillianas Harfe wie ein Säugling an seine Brust gedrückt. Aus einem Stück Segel hatte er sich einen schlechtsitzenden Lendenschurz gewickelt. Außerdem hatte er allen von einer eisigen Frauenstimme erzählt, die den Wellen befohlen hätte, sie in Stücke zu reißen.

Fenrir seufzte. „In diesem Dschungel sieht alles gleich aus. Nur der Gestank nimmt zu. Vielleicht ist das ein gutes Zeichen."

„Was machen wir, wenn wir die Stadt der Toten nicht finden? Sollen wir uns dann ewig von Kriechtieren und lapprigen Pilzen ernähren?" Das war Robbin, ein Mann aus Smootch, der da seine Stimme erhob.

Zustimmendes Gemurmel machte sich breit. Auch Fenrir spürte seinen Magen grummeln. Es war seltsam. Im Urwald war es bis auf das Surren unzähliger Insekten seit geraumer Zeit unnatürlich still.

Das einzig Essbare, das sie fanden, waren Spinnen, Kröten und dicke weiße Würmer, die wie Maden den Boden durchzogen. Und diese schlabberigen Baumpilze, die zwar offensichtlich nicht giftig waren, aber auch nicht wirklich schmeckten. Fenrir würgte bei dem Gedanken an die wenige Nahrung, die der Dschungel ihnen bot.

„Für heute Abend haben wir noch etwas Pökelfleisch. Das sind die letzten Reste. Ansonsten bleiben die Spinnen und die anderen Insekten. Wer jetzt nochmal jammert, der verzichtet auf seine Ration." Blutsventje sah grimmig in die Runde. Seine Autorität ließ die Männer schweigen.

Nur Solo räusperte sich. „Ich bin dafür, dass wir jetzt gleich etwas essen. Irgendwas liegt vor uns und es wäre besser, wenn wir uns dafür stärken würden."

Die Männer sahen Fenrir an. Der nickte schließlich. Er verschwieg, was er dachte, nämlich, dass Solo die Gabe hatte, Unheil vorauszusehen. „Sventje, bist du auch dafür? Immerhin stammt das Fleisch von deinem Schiff."

„Na hör mal. Ich sage doch zu einem Essen niemals nein." Der hochgewachsene Mann legte Fenrir seine massige Pranke auf die Schulter. „Aber wenn wir das hier überstehen, dann will ich drei Tage auf Fenrir Nachtschrecks Kosten feiern."

Fenrir lächelte. „Darauf gebe ich dir gerne mein Wort."

Stumm teilten sie die Pökelfleischstreifen. Fenrir fiel auf, wie Finnis Slaade, Knochenbrecher Sörens Sohn, ihm dunkle Blicke zuwarf. Der Junge hatte entgegen aller Wahrscheinlichkeit überlebt. Der Nasenstummel würde ihm als Zeichen des schrecklichen Sturms ein Leben lang bleiben.

Blutsventje klopfte Finnis auf die Schulter. „Das ist was zum Erzählen, falls wir alt und gebrechlich werden sollten", sagte er und hob seinen Wasserschlauch wie zum Trinkgruß.

Finnis' Gesicht hellte sich etwas auf, aber Fenrir machte sich keine Illusionen. Der Junge würde ihn wahrscheinlich bis in alle Ewigkeit hassen, weil er seinen Vater in den Tod geführt hatte. Fenrir biss ein Stück von dem trockenen Fleischstreifen ab. Der unglaubliche Gestank machte es ihm schwer, zu schlucken.

„Vielleicht sollten wir es nochmal mit der Harfe probieren", murmelte er so leise, dass nur Solo ihn hören konnte. Doch der schüttelte den Kopf.

„Hier ist alles tot, aber ich schätze, unser Ziel ist ganz in der Nähe."

Fenrir schwieg. Er kannte die Geschichte von Solo, der als kleiner Junge auf dem Fischerboot seines Vaters ins Meer gefallen war. Alle hatten ihn für tot gehalten, bis er zwei Tage später am Strand angespült wurde. Er betrachtete Solos hageres Gesicht, die Art, wie er die Nase hochhielt und zu wittern schien. Fenrir selbst war damals noch ein Junge gewesen, aber wie alle anderen hatte er mit der Familie auf ein Wunder gehofft, das letztendlich eingetreten war, als Solo zehn Tage nach seinem Unfall die Augen aufmachte.

„Glaubst du, es gibt sie wirklich, diese Stadt?" Fenrir sprach leise, obwohl sie beide abseits der anderen saßen.

Solo sah ihn mit seinen dunklen, stechenden Augen an. „Glauben? Ich muss nicht glauben, Fenrir. Ich fühle es. Hier ist etwas sehr Altes verborgen und ich bin nicht sicher, ob wir es freisetzen sollten. Göttin hin oder her."

Fenrir schluckte. Er dachte an Esra. Daran, wie weit er schon gegangen war. „Ich kann jetzt nicht mehr umkehren."

Solo grinste. „Ich fürchte, da hast du recht. Aber denk an meine Worte. Der Sturm war noch nichts gegen das, was uns dort erwartet."

Der Sturm war noch nichts gegen das, was uns dort erwartet. Immer wieder gingen ihm Solos Worte durch den Kopf, während er die hohe Felswand empor sah. Sie hatten endlich einen Weg aus der grünen Hölle hinausgefunden. Vor ihnen ragte ein fast schwarzer Berg in den sternenbedeckten Nachthimmel empor. Wo es vorher unerträglich heiß gewesen war, streifte Fenrir nun ein kühler Lufthauch, der ihn erzittern ließ.

Blutsventje musterte das dunkle Felsmassiv vor ihnen skeptisch. Sein Gesicht war blass wie ein Schädelknochen. „Bei den Titten meiner Mama, das ist ein unguter Ort“, grummelte er.

Die anderen Männer pflichteten ihm mit düsteren Mienen stumm bei, nur Solo sprang vor dem Gestein herum, berührte hier eine Stelle und legte dort ein Ohr gegen die Felswand.

„Sprechen die Steine mit dir, Schattenjunge?“, knurrte Sventje, doch Solo gab keine Antwort.

„Es ist verschlossen“, sagte er stattdessen. „Ein Ort, an dem die Toten ruhen.“

„Das wissen wir selbst. Vielleicht ist es an der Zeit, dieses sonderbare Instrument zu spielen. Wer hat es dir nochmal gegeben? Eine Tochter Talamuds?“ Sventje beäugte die anmutige Harfe, die Solo an einen verwitterten Baumstumpf gelehnt hatte. „Oder wir versuchen es auf die harte Tour.“ Sventje wandte sich wieder der Felswand zu und schlug mit seinen mächtigen Fäusten dagegen. „Hört ihr mich, ihr Geister? Wir haben eine lange Reise hinter uns und erbitten Einlass, also zeigt uns den Weg in eure gottverdammte Stadt!“

Die Stille, die sie zur Antwort bekamen, war alldurchdringend.

„Gib mir die Harfe. Ich versuche es.“ Fenrir streckte seine Hände nach dem Instrument aus, aber wie schon auf dem Schiff, konnte er ihr keinen Ton entlocken. „Die Götter verlachen mich“, presste er hervor.

„Nein, nein. Dies ist einfach noch nicht der Ort, um Guillianas Harfe zu spielen. Wir müssen in die Stadt hineingelangen.“ Solo nahm ihm das heilige Instrument ab, hielt es hoch und betrachtete es im Mondlicht. „Diese eingravierten Zeichen … Ich bin mir sicher, dass sie eine Bedeutung haben.“

Fenrir sah sich wieder in der Höhle der Faya vor Guilliana knien. Was hatte die Gottestochter noch gesagt? *Das Tor wird sich nur öffnen für den, der in Frieden kommt.* „Guilliana“, flüsterte er. War das der Preis, von dem sie gesprochen hatte? Das Schwert niederzulegen und mit Esra in Frieden zu leben, wenn er sie befreit hatte?

„Sventje, bei den Göttern. Ich übergebe dir die Verantwortung für meinen Clan auf Skar. Du hast mein Wort darauf."

„Bist du verrückt geworden? Wir kämpfen, um zu siegen. Das sind unsere Worte."

„Das waren sie. Nun aber will ich den Weg des Friedens gehen." So zumindest deutete er die Worte der Göttin. „Keine Kriege mehr, keine Raubzüge. Ich hole meine Frau und fahre mit ihr nach Hause."

Den Männern gefiel es gar nicht, was er da von sich gab, selbst Solo schüttelte den Kopf. „Kann sein, dass du da was falsch verstanden hast, großer Fenrir Nachtschreck", knurrte der Schattenmann.

„Nein, ich bin mir sicher. Bleibt zurück, ich werde allein vortreten."

Trotz der frischen Nachtluft war Fenrir von Liebe und Wärme erfüllt, als er an die Felswand trat. „Ola sla damas Son Favoria." *Für den Frieden in Favoria.* All seine Gedanken waren bei dem Gespräch mit Guilliana und gleichzeitig bei Esra. Er schloss die Augen, hielt die Harfe vor die Brust gepresst und fühlte, wie der Fels unter seiner Hand nachgab. Steine bröckelten, fielen um ihn auf den Boden. „Für den Frieden in Favoria, für den Frieden in euren Seelen." Vor sich sah er das Land, wie es einst gewesen sein musste: reich, grenzenlos und friedlich. Er spürte die Geister der ersten Menschen, ihre Reinheit, ihre Liebe zur Natur, die große Verbundenheit mit allem. Ein weiteres Grollen ging durch den Berg. Es war, als ob ihm hunderte von fernen Stimmen entgegenwisperten.

Dies ist unser Reich, unsere letzte heilige Ruhestätte.

Was willst du hier, dass du uns störst?

Bleib fern, Lebender. Bei den Toten ist kein Platz für dich.

Eine Stimme drang besonders dicht an ihn heran. *Skar, ich rieche meine Inseln. Was willst du hier?* Fenrir öffnete die Augen. Vor ihm flackerte das Abbild eines Skar-Kriegers auf. Hochgewachsen, mit langen, zu Zöpfen geflochtenen Haaren. Um seinen Hals zog sich eine Spur aus verkrustetem Blut. Fenrir blinzelte. Wo er eben noch vor dem Felsmassiv gestanden hatte, erstreckte sich jetzt eine Höhle vor ihm. Sie führte in eine unterirdische Stadt aus Stein, deren Gänge bis in die Unendlichkeit zu reichen schienen.

„Das ist das Reich der Toten und du gehörst nicht hier her." Der Skar-Krieger machte einen Satz auf ihn zu. Mitten in der Bewegung wurden Haut, Muskeln und Sehnen zu einem blanken Skelett. Seine Knochenfinger griffen nach Fenrir, sanken in seine Brust und umfassten sein Herz. Eiskalter Schmerz durchzuckte ihn.

Störe unsere Ruhe nicht, Fenrir Nachtschreck. Der Schädel grinste ihm entgegen. Hohle Augenhöhlen musterten ihn, während Fenrir nach Atem rang. Sein ganzer Körper krümmte sich zusammen, aber er hielt noch immer die Harfe, die heilige Harfe, und mit den Gedanken an Guilliana ließ er seine Finger über die Saiten gleiten. *Eine Frühlingswelt,* dachte er und obwohl er selbst die Klänge nicht hören konnte, lockerte sich der Griff um sein Herz. Die Knochenhände zogen sich zurück und der Krieger stand wieder als Mann aus Fleisch und Blut vor ihm. Fenrir fühlte den Geist der anderen Toten, die Ruhelosigkeit, den Zorn auf das Unrecht, das sie erlitten hatten.

Dem Skar-Krieger traten rote Tränen in die Augen, die Wunde an seinem Hals begann zu bluten. Auch die anderen Toten nahmen nun Formen an. Wie aus einem dichten Nebel heraus, setzten sich ihre Körper zusammen und Fenrir war umringt von Männern aus Skar, Gemma, Stravoos, Nebrusk, Kayol und auch aus Navas, dem Reich der Schatten.

Das ist das Werk des weißen Schlächters mit seiner Eiskönigin. Durch ihren Krieg wurde der Dämon herbeigerufen, raunte eine andere Stimme.

Je länger Fenrir spielte, umso mehr Gestalten kamen hervor. Erstochen, erschlagen, verbrannt, enthauptet, gefoltert. Die Wunden, die sie trugen, waren deutlich zu sehen, sie alle aber erinnerten sich an Guillianas Lied. Die Harfe, deren Klänge sie gelauscht hatten, bevor die Verheerung über sie gekommen war. Fenrir trug sie wie ein Schutzschild vor sich, während er die dunklen Gänge entlanglief und weiterspielte. Aus allen Ecken und Enden sammelten sich die Toten und bald schon fand er sich in einem steinernen Hohlraum wieder. Dort stellte er sich in die Mitte und während ihm der kalte Hauch der Verstorbenen um Arme und Beine streifte, dachte er an Esra. Seine Esra, für die er noch viel mehr getan hätte, als sich in diese Hölle zu begeben.

„Euch wurde großes Unrecht zugefügt, und noch mehr Unrecht wird über eure Nachfahren kommen, wenn wir dem Weißen König keinen Einhalt gebieten. Kommt mit mir, kommt mit mir nach Gemma und reißt die Mauern seines Schlosses ein, auf dass es in Favoria wieder so sein kann, wie damals!" Fenrir sprach die Worte nicht einfach aus. Auf wundersame Weise gelang es ihm, sie als Lied anzustimmen. Die Harfenklänge trugen sie bis in den letzten Winkel der Zita des Moertyes.

„Der Weiße König hat uns alle verraten. Wir werden dir helfen, Fenrir Nachtschreck, aber nur, wenn du hilfst, Favoria von der Wurzel allen Übels zu befreien." Es war der Skar-Krieger, der da zu ihm sprach, klar und deutlich. „Siguriél hatte eine Frau. Eine Göttin. Sie hat ihm die Macht verliehen, das Land zu unterwerfen, selbst, wenn es damals nicht ihre Absicht gewesen war." Der Skar-Krieger sah ihn eindringlich an. Das Blut rann ihm aus der Wunde am Hals und zog sich dann wieder zurück. Er zeigte darauf. „Der Weiße Schlächter hat mich getötet, enthauptet. Sie hätte das verhindern können, wie so vieles. Am Ende hat er sie ebenfalls betrogen und nun flüstert der Wind uns zu, dass sie das ganze Land in Schnee und Eis hüllen will. Wenn das geschieht, dann war unser langes Leid umsonst." Seine Form löste sich in Nebel auf und umgarnte Fenrir. „Wenn wir dir helfen sollen den König zu besiegen, dann schwöre mir, dass ihr Menschen die Göttin zu Fall bringt!"

Das alles machte Fenrir Nachtschreck noch mehr Angst als der erbarmungslose Sturm und dennoch: Wenn er Esra retten wollte, gab es nur einen Weg. „Ich schwöre es. Ich werde bis zu meinem letzten Atemzug alles in meiner Machtstehende tun, um die Göttin aufzuhalten."

Sein toter Skar-Vorfahre lachte laut. Es klang alles andere als amüsiert. „Du trägst wahrlich das Blut der Nordmänner in dir, aber Skade ist eine andere Herausforderung als der Weiße König und du wirst mehr als nur ein bisschen Mut brauchen, um ihr gegenüberzutreten."

Der Name ließ Fenrir frösteln. „Was ist mit dem Gelöbnis des Friedens?", fragte er unsicher.

Das Gesicht des Skar-Kriegers verfinsterte sich. Er zog sich in die Nebel zurück und kam dann in seiner Skelettform auf ihn zugeschossen. Der ganze knöcherne Körper glitt einmal durch Fenrir hindurch und ließ sein Blut buchstäblich in den Adern gefrieren.

„Ich bin ein Sohn des großen Throng. Thiarl war mein Name. Das Herz des Kämpfers schlägt in jedem von uns Inselbewohnern, also glaube nicht, dass du dich auf die ruhige Haut legen kannst, Fenrir Nachtschreck!"

Fenrir blinzelte. „Aber Guillianas Wunsch ..." Seine Zähne schlugen vor Kälte aufeinander.

Der Tote zog sich wieder aus Fenrirs Körper zurück. „Wird gehuldigt werden, aber erst, wenn die Bedrohung für unsere Inseln ausgerottet ist. Und so lange wirst du dein Schwert schwingen und kämpfen!"

Fenrir reichte seinem Ahnen die Hand. Auch wenn seine Finger ins Leere griffen, merkte er, wie kalter Nebel seinen Arm einhüllte und winzige Wassertröpfchen darauf zurückließ.

„Zum Zeichen unserer Abmachung habe ich dir ein kleines Andenken hinterlassen."

Für den Frieden in deiner Seele, las Fenrir auf seinem Unterarm eintätowiert.

„Du kannst dir vorstellen, was dir blüht, wenn du dich nicht an deinen Teil der Abmachung hältst", sprach Thiarl und grinste Fenrir an.

„Ein Leben als Untoter? An irgendeinem weitentfernten Ort?"

Das Grinsen Thiarls wurde breiter. „So ist es. Also, lass uns keine Zeit verlieren, Nachtschreck. Wir holen deine Kleine und bereiten unserem lieben Freund, dem König einen Überraschungsbesuch." Der Skar-Krieger schaute zu den anderen

Toten, die das Gespräch genau verfolgt hatten. „Los, nehmt ihn und seine Männer mit! Wir ziehen nach Gemma und dann hoffentlich an einen besseren Ort als diese lausigen Katakomben."

Der Skar-Krieger umfasste Fenrir samt der Harfe. Der gellende Schrei Hunderter gemordeter Söhne begleitete sie aus der Stadt der Toten. Die Bewohner schwemmten wie eine Welle in den Dschungel hinaus.

Fenrir sah, wie seine Kumpane ebenfalls von den Untoten erfasst und hinfort getragen wurden. Hinter ihm ging ein tiefes Rumpeln durch den Berg. Er hörte die verängstigten Schreie von Blutsventje und das Fluchen von Solo, aber alles mischte sich mit den gellenden Siegesrufen der Befreiten, die sie mit sich forttrugen.

KAPITEL 46

Auf dem Weg zur Toröffnung

Der Mond schien hoch über ihnen am Himmel, voll und rund. In allen anderen Nächten hätte ihn Andrex' warmer Pferdekörper beruhigt, so aber fühlte er die Abwesenheit von Crystal bei jedem Schritt, mit dem sie sich dem Tor näherten.

Raynold verfluchte den Moment, in dem er sie hatte gehen lassen. Er hatte kurz geglaubt, dass alles gut werden würde, als er sich mit seinem Bruder, Olley und ihr aus dem Wasser gekämpft hatte. Doch nun war an der Stelle seines Herzens nur eine leere, krampfende Stelle zurückgeblieben. Er ballte die Faust. Nahm wahr, dass sich Trisha und Kim hinter ihm in gedämpften Stimmen unterhielten, hörte aber kein einziges Wort von dem, was gesprochen wurde. Crystal musste einfach noch am Leben sein. Er verbot sich, etwas anderes zu denken. Aber ihr gellender Schrei hallte in seinen Ohren nach. Er hatte nur am Ufer stehen und gar nichts tun können! *Versager, elender Versager!* Philippa war tot, Ramires nur noch ein Schatten seiner selbst und seine Liebe, das Beste und Wichtigste, das er jemals gefunden hatte, war in die Klauen dieses Monstrums geraten. Raynold rieb sich mit der einer Klauenhand den Kopf, mit der anderen hielt er Andrex' Zügel fest. Sie hatten Ramires versorgt, ihm das Amulett umgelegt, was dazu geführt hatte, dass

Raynold nun mit einer Dämonenfratze durch die Nacht ritt. Immerhin war die Straße breit. Die Menschen von Navas trauten sich seit den seltsamen Morden nach Einbruch der Dunkelheit kaum mehr vor die Tür, deshalb waren sie unbeobachtet. Um ehrlich zu sein, war es ihm im Moment gleichgültig, was mit dem Amulett passierte oder wer ihn mit seinem Dämonengesicht sehen konnte. Sollten die Menschen ruhig wissen, was er war. Kein guter König, sondern ein Schwächling, der nicht einmal seine Geliebte, geschweige denn seine Familie beschützen konnte.

„Rays?“ Trisha ritt näher heran. Sie zuckte nicht mal zurück, als er sie anknurrte. „Rays! Hör auf jetzt. Wenn der Adler sie hätte umbringen wollen, dann hätte er sie einfach im Nolotrien ertrinken lassen.“ Sie ritt nun an seiner Seite. „Denk nach. Wenn das alles wahr ist, was wir herausgefunden haben, dann will die Eisgöttin sie lebendig. Und dann werden wir sie retten.“

„Wir? Eher nicht. Ihr kümmert euch um das Amulett. Ich kann es euch nicht mitgeben, Ramires braucht es, aber Olley hat es abgezeichnet. Crystal ist meine Verantwortung. Ich werde sie befreien, und wenn ich dafür barfuß in die Eishölle laufen und gegen ein Dutzend solcher Ungeheuer antreten muss.“

Trisha zog die Nase hoch. „Na wenn das so ist, Eure Majestät, dann machen wir das. Ich möchte dich allerdings daran erinnern, dass du auch noch ein Königreich zu führen hast und dass Crystal nicht gerade wehrlos ist. Immerhin ist es ihr gelungen, sich nach Navas einzuschleichen und die Mauerwache auszutricksen.“ Sie seufzte. „So schwer es ist, zuallererst sollten wir uns um die Toröffnung und den Austausch der Geiseln kümmern. Das schuldest du deinem Volk.“

Raynold nickte. „Die Truppenführerin wird nach Crystal verlangen. Eigentlich wollte ich sie mit einem der Wagen hinter die Mauer schmuggeln, so wie dich damals.“ Angesichts ihrer gescheiterten Pläne drohte ihn erneut der Schmerz zu übermannen.

„So oder so hättest du sie für tot erklären müssen. Wir werden der Truppenführerin sagen, dass sie dem Monster zum

Opfer gefallen ist, das auch die anderen umgebracht hat. Ihre Überreste sind leider zerfallen."

Raynold war nicht nach Scherzen zumute, trotzdem ergaben Trishas Worte Sinn. „Und ich dachte, so gute Menschen wie du können nicht lügen, ohne rot zu werden."

Trisha sah ihn an und der Hauch eines Lächelns umspielte ihre Lippen. „Wer bei dieser dreimal verfluchten Skade hat behauptet, dass ich ein guter Mensch bin?"

Er reichte ihr seine Hand, besser gesagt die Illusion seiner Klauenfinger, die immer, wenn der Mond hinter den Wolken hervorlugte, seine Hände ersetzten.

Trisha drückte sie. Das tröstete ihn. „Sei stark. Ob sich das lohnt, werden wir erst am Ende wissen, aber es ist allemal besser als aufzugeben."

Raynold nickte. „Danke. Im Moment ist der Schmerz einfach zu groß."

„Ich weiß genau, wie du dich fühlst. Als ich dachte, dass ich sie verloren habe …" sie deutete mit einem Kopfnicken hinter sich zu Kim, „…oh je, das Leben erschien sinnlos."

„Sie ist aber nicht von einem riesigen Adler entführt worden."

„Ja, aber glaube mir, ihrem inneren Drachen gegenüberzustehen, ist auch alles andere als lustig."

Hinter ihnen grummelte Kim leise vor sich hin.

„Punkt für dich", gab Raynold zu. Er wusste nicht, wen er lieber bekämpft hätte: Den weißen Krieger oder eine zornige Kim. Obwohl er sich immer noch grauenhaft fühlte, trieb er Andrex zur Eile an. Sie hatten eine Toröffnung vor sich und wenigstens die wollte er gut meistern.

Im Morgengrauen machten sie einen letzten Halt, um sich zu waschen und eine Kleinigkeit zu essen. Kim spuckte aus. Wenn alles gut ging, dann würden sie und Trish dieses unheilvolle Land gegen Mittag verlassen. Leider erwartete sie ein nicht minder bedrückender Ort, aber Kim dachte schon an den weiten Ozean, den sie mit Trish überqueren würde. Sie holte einen Apfel aus der Satteltasche von Trishas Pferd, biss ab und sah sich dann zwei großen, dunklen Augen gegenüber.

„Hey, ja! Ich hab schon verstanden. Hier." Sie schlang noch ein großes Stück hinunter und gab den Rest der Stute, die freudig schnaubte. Sie glaubte zwar nicht, dass sie jemals ein Pferd einem Schiff vorziehen würde, aber so langsam gewöhnte sie sich an die sanften Tiere.

Trisha musterte sie amüsiert. „Na, seid ihr beiden Freunde geworden?"

„Ach, ich vermisse einfach Jack. Glaubst du, sie behandeln ihn gut?"

„Ja, bestimmt. Sie wollen wirklich, dass wir mit ihnen hinter die Mauer gehen, und da werden sie es nicht riskieren, uns zu verärgern."

„Sie wollen, dass du hinter die Mauer kommst. Ich bin nur das geduldete Anhängsel."

„Quatsch. Du bist das Beste, was ein ganzes Leben zu bieten hat."

Kim errötete. „Raynold tut mir leid", sagte sie schließlich. „Es ist nicht richtig, dass er hier allein zurückbleiben muss, während wir gehen."

„Ja. Aber es ist ihm sehr wichtig, dass wir etwas über das Amulett rauskriegen."

„Was wird mit seinem Bruder? Ich meine, schau dir Ramires an. Er wirkt wie tot."

„Ich habe keine Ahnung. Olley scheint einen Zugang zu ihm gefunden zu haben."

Kim betrachtete den jungen Mann aus Kayol. Seine dunkle Haut und die fast schwarzen Augen, mit denen er Ramires genau beobachtete. Der Prinz war nur noch eine abgemagerte Gestalt, die kaum allein gehen konnte. Doch die ganze Zeit erwartete Kim insgeheim den Schatten über sich zu spüren, so sehr sie die Angst auch zurückzudrängen versuchte. „Scheiße.

Und was ist, wenn er Raynold anfällt? Wenn er das Monster, das in ihm haust, nicht länger beherrschen kann?"

Im Moment wirkte Ramires zwar harmlos, wie er zusammengekauert unter einer Decke saß. Einem vom Leben schwer geschlagener Mann mit hängendem Kopf und hängenden Schultern, den Blick auf den Boden geheftet, aber das konnte täuschen. Kim warf dem König von Navas einen verstohlenen Blick zu. Er tränkte sein Pferd gerade und redete leise mit dem Hengst. „Ich habe keine Ahnung, aber ich habe Ramires in den Kerkern erlebt und sehe ihn jetzt. Ich glaube, dass er die Hilfe seines Bruders will. Das grausame Glühen in seinen Augen ist erloschen und vielleicht gibt es noch Hoffnung für ihn."

Kim nickte und schon drängte Raynold darauf, weiterzureiten.

„Komm, dein Bruder möchte aufbrechen." Olley reichte Ramires die Hand. Es schmerzte ihn, in die ausdruckslosen Augen des Prinzen zu sehen. Was ging in ihm vor, dass er entschlossen gewesen war, sich das Leben nehmen? „Du dachtest, dass du ihn auf diese Weise besiegen könntest, nicht wahr?", flüsterte er Ramires zu.

Der senkte den Blick zu Boden.

In Kayol war es eine unverzeihliche Sünde, das Leben, das einem Menschen von der Großen Mutter geschenkt wurde, wegzuwerfen. Ramires musste sehr verzweifelt gewesen sein. „Es wird wieder gut, hörst du? Das Amulett ist mächtig, das habe ich selbst gespürt. Es wird dich heilen."

Ramires schluckte. Leckte sich über die aufgesprungenen Lippen. „Zumindest lässt es ihn schweigen", flüsterte er heiser.

„Hast du die Kraft, weiterzureiten?"

Ramires nickte und Olley ließ sich in die Gestalt des Braunbären gleiten. Da sie nur zwei Pferde hatten, trug er Ramires auf seinem Rücken. Der ausgezehrte Prinz wog so gut wie nichts.

Olley spürte seine Hände auf dem kurzen Fell. Sonderbarerweise hatte er keine Angst.

„Wir schaffen das", murmelte er, doch natürlich wusste er nicht, ob Ramires sein Brummen verstand.

Er war eine wandelnde Leiche. Nicht mehr, nicht weniger. Der Dämon hatte seine Stimme seit dem Sturz in den Nolotrien nicht mehr erhoben, dafür überschwemmten ihn die Erinnerungen an seine schrecklichen Taten und ließen ihn fast ertrinken. Der Dämon hatte verhindert, dass er seiner jämmerlichen Existenz ein Ende bereitete. Schlimmer noch: Er hatte um ein Haar Raynold angefallen und in den Fluten des Nolotrien ermordet. Doch dann war Olley gekommen und hatte ihn aus den Fluten gezogen. Sein Bruder hatte ihm den Atem zurück in die Lungen geblasen und Madras Amulett auf seine Brust gepresst. Und dann war der weiße Adler wieder erschienen. Hatte sich einen der ihren geschnappt, und war davongeflogen.

Aus irgendeinem Grund hatte das Raynold sehr viel mehr mitgenommen als der Tod von Philippa. Ramires hatte den Dämon nach dem Adler gefragt. Da hatte er gemerkt, dass etwas anders war. Dass der Dämon ihm nicht mehr antwortete. *Seltsam, aber auch erholsam.* Ramires gab sich nicht der Illusion hin, dass sein innerer Feind einfach verschwunden war, aber er wollte die Zeit seines Schweigens ausnutzen.

Bevor sie im Morgengrauen auf offenes Gelände kamen, trennten sich ihre Wege. Raynold und Trisha waren beide zu demselben Schluss gekommen. Wenn sie die letzte Chance nutzen wollten, Ramires vor dem Dämon zu beschützen, dann mussten sie ihm das Amulett lassen und Olley die Aufsicht über den Prinzen anvertrauen. „Auf dem Marktplatz vor der Mauer ist der große Umschlagsplatz. Bis zum Abend müsste er leer sein und wir treffen uns dort. Wenn alles gut läuft, können wir eine Kutsche zurück zur Burg Schwarzflügel nehmen."

Olley nickte. „Ich passe auf ihn auf, darauf hast du mein Wort. Im Moment lässt der Dämon ihn in Ruhe."

Raynold musterte den Jungen ein letztes Mal. Er erschien ihm aufrichtig genug, allerdings fragte er sich, wieso er sich freiwillig in Ramires Gesellschaft aufhielt, wo doch selbst die furchtlose Kim immer darauf bedacht war, Abstand zu halten. „Also, wir sehen uns auf dem Versammlungsplatz, bei Einbruch der Dunkelheit. Ich werde meinen Helm tragen, damit sich die Menschen nicht vor meinem Gesicht erschrecken."

Ramires sah ihn an, ohne auch nur eine Gefühlsregung zu zeigen.

Vielleicht ist er schon tot, sein Geist verdrängt von diesem Dämon. Was wäre gewesen, wenn er ihn nicht gesucht hätte? Dann wäre Crystal noch bei ihm gewesen, obwohl, wer wusste das schon? Wäre er nicht fortgeritten, um Ramires zu suchen, dann hätte er nicht die Magie der Liebe zwischen ihnen erkannt und Crystal wäre jetzt vielleicht auf dem Weg hinter die Mauer. „Zumindest wäre sie dann in Sicherheit", murmelte er.

Mit jeder Meile, die sie sich dem schwarzen Ungetüm näherten, wogen die Sorgen schwerer auf seinen Schultern.

„Hör auf zu grübeln, ich sehe Falten!" Kim gab ihm einen leichten Klaps mit einem Kurzschwert.

„Aua!" Raynold sah genauer hin. „Das ist aus Navas, oder?"

„Ja, habe ich in der Waffenkammer deiner netten Burg gefunden. Der Stahl glänzt schwarz."

Raynold konnte ihr nicht böse sein. Er sah auf Nachtbringer, Crystals Säbel, den sie im hohen Gras gefunden hatten. „Das ist es, was man in den Freien Reichen Dämonenstahl nennt. Deshalb treiben sie überhaupt Handel mit uns. Ich hoffe, die Klinge erweist dir gute Dienste."

„Na, zumindest deine trüben Gedanken hat sie unterbrochen!"

Schweigend ritten sie weiter, alle drei hatten sich in ihre Kapuzenumhänge gehüllt, um nicht gleich erkannt zu werden.

Mit den ersten Sonnenstrahlen kamen ihnen einige Fuhrwerke entgegen.

Raynold zügelte seinen Hengst. Er hoffte, dass Ramires und Olley sich einen Weg abseits der Hauptstraße gesucht hatten. Die Gesichter der Männer und Frauen, die ihnen entgegenkamen, sahen besorgt aus. Er schätzte, dass es sich um Kaufleute handelte. Nachdem er von Andrex' Rücken abgestiegen war, sprach er ein jüngeres Pärchen an.

„Guten Ritt, ehrenwerte Leut! Ist der Markt schon vorüber?"

Der junge Mann sah seine Begleiterin unsicher an, diese straffte sich. „Wir haben beschlossen, diese Toröffnung kein Geschäft zu machen. Die Mauer, sie ist anders …" Sie zögerte, dann fiel der Mann ein. „Es ist seltsam. Als ob ein Erdbeben sie erschüttert hätte. Der ganze Platz, es ist irgendwie unheimlich."

Raynold schluckte unmerklich. Die Kapuze hing ihm tief ins Gesicht, als er nickte. „Verstehe. Aber die Toröffnung hat schon stattgefunden?"

„Nein. Heute Mittag. Vom König gibt es noch keine Spur, dabei …" Die Frau, die das Gespräch wieder aufgenommen hatte, wischte sich über das schmutzige Gesicht. „Ach, mir tut es um die Kinder leid. Solche Bestien."

Raynolds Magen verkrampfte sich. „Haben sie den Geiseln etwas angetan?"

Die Frau schniefte, der Mann sah betroffen zur Seite.

„Sprecht!", sagte Raynold barscher als beabsichtigt.

„Geh selbst hin, wenn du es sehen musst. Und dann kannst du auch überall verbreiten, wie unser König sein Volk im Stich lässt", zischte jetzt der Mann, schlang den Arm um seine Frau und gemeinsam liefen sie weiter.

Kim rief ihnen eine unverständliche Verwünschung hinterher, aber in Raynolds Ohren klangen nur die Worte der Kaufleute nach: *Dann kannst du auch überall verbreiten, wie unser König sein Volk im Stich lässt.* „Verflucht!", sagte er.

Die Mauer war schon immer ein düsterer Ort gewesen. Sie erstreckte sich in einem einzigen schwarzen Massiv wie der Rücken eines versteinerten Drachens von den Feuerbergen bis zu den Dunkelbergen. In ihrer Mitte war das große Tor aus Eisen und oben ein langer Gang, auf dem die Mauerwächter der Freien Reiche ihre Runden drehten. Raynold hasste diesen Anblick. Er war ein Zeichen der Unterdrückung seines Reiches. Nun allerdings sah die Mauer anders aus. Täuschte es, oder hatte das sonst so glatte, makellose Gestein Risse bekommen? Der Markt vor dem Tor war noch nicht in Sichtweite, aber Raynold hatte ein ungutes Gefühl. Er schluckte den Kloß, der sich in seinem Hals gebildet hatte, runter. Leichter Nieselregen setzte ein. Die Wachtürme ragten bedrohlich vor ihnen auf, während sie auf das Tor zuritten und sich der Regen in einen handfesten Schauer verwandelte. Mit klammen Fingern umfasste Raynold Andrex' Zügel, Kim und Trisha hielten sich auf ihrer Stute dicht bei ihm.

„Das gefällt mir gar nicht", murmelte er.

„Bei allem, was du tust, bleib ruhig", riet ihm Trisha, aber Raynold hatte die Nase voll davon, sich zu beherrschen. Er trieb Andrex an. Die Kapuze rutschte ihm vom Kopf und das nasse Haar hing ihm in die Stirn. Eine Hand ging zum Griff von Asyla. Er würde nicht zögern, falls er die Klinge benutzen musste.

Gemeinsam preschten sie am Fuße der Mauer entlang, bis hin zum Versammlungsplatz, wo er schon die Wagen der Mauersoldaten erkannte. Einige der Händler waren noch vor Ort, standen wie angewurzelt in den kleinen Buden und hinter den aufgebauten Tischen. Genau wie mehrere Navaner, die angespannt in Richtung Tor schauten. Das unheimliche Schweigen über dem Gelände glich einer bis zum Anschlag gespannte Bogensehne. Von Torrens war nirgendwo eine Spur zu entdecken und auch das verhieß nichts Gutes. Auf den bulligen Aufseher über die Toröffnung war stets Verlass. Auch hier schien irgendetwas mit der Mauer nicht zu stimmen. Raynold spähte in den strömenden Regen und ihm bot sich ein Bild, das noch schlimmer war als alles andere: Vier der Kinder aus Navas standen auf einem der hohen Türme, jedes mit einem Strick um den Hals. Sie waren noch am Leben, aber blaurotgekleidete Mauersoldaten standen hinter ihnen, bereit sie in den Tod zu stoßen. Raynold fluchte leise und erspähte die Truppenführerin, die vor dem Tor unruhig auf und ab lief. In der Hand hielt sie einen langen Strick, mit dem Kims schwarzer Mischlingsrüde angeleint war.

„Da hin, mein Junge!“ Andrex galoppierte los und Raynold bremste ihn so knapp vor der Frau mit den raspelkurzen Haaren ab, dass sie zurückspringen musste, um nicht umgeritten zu werden.

„Was ist hier los?“, fragte er und deutete mit Asylas Klinge in Richtung der Mauer. „Gebt die Kinder aus Navas frei und die anderen auch!“

„Oh. Der große König ist zurückgekehrt! Habt Ihr Eure wichtigen Geschäfte erledigt?“ Die Truppenführerin sah nicht besonders beeindruckt aus. Im Gegenteil. Sie spuckte vor Andrex' Hufen aus. „Wo sind die Heilerin und Soldatin 249?“

„Ich bin hier. Soldatin 249 ist gefallen. Es tut mir leid.“ Trisha war herangeritten und sah die Truppenführerin, ohne zu blinzeln, an.

Jack zog so stark an dem Strick, dass die Offizierin ins Straucheln kam, die Leine losließ und der Hund auf Trisha und Kim zuraste.

„Verdammter Köter!“, fluchte sie leise, besann sich dann jedoch wieder auf das Wesentliche. „249 ist umgekommen? Das ist schlecht. Wir haben ein Schreiben aus Gemma erhalten, in dem ausdrücklich nach ihr gefragt wurde. Es stammt direkt vom Königshof. Ist das nicht seltsam?“

Trisha zuckte mit den Schultern. „Sie ist tot. Ich schwöre es beim Grab meiner Großmutter. Ich habe ihre Leiche mit eigenen Augen gesehen. Es war nichts mehr von ihr übrig, außer blanker Knochen. So wie bei den anderen. König Raynold hat den Schuldigen gefasst und wird über ihn richten.“

„Da habe ich auch noch ein Wörtchen mitzureden. Schließlich sind auch Frauen und Männer der Mauerwache gestorben und der Fall wird von den Soldaten der Freien Reiche sicher noch gründlich untersucht werden.“ Die Narbe auf ihrem

Gesicht glänzte im Regen und verzog sich leicht, während sie mit Raynold und Trisha sprach. „Ihr werdet also auf Euren Gefangenen aufpassen müssen, König Raynold, und wir werden diese Sache klären."

„Genug geredet", raunzte Raynold sie an. „Lasst die Geiseln frei. Es tut mir leid, um die Soldaten, die ihr verloren habt, allerdings hat euch niemand nach Navas eingeladen. Du sagtest selbst, dass mein Reich Dämonen beherbergt, und dennoch habt ihr euch hineingewagt. Ist nicht unsere Schuld, dass es zu Verlusten kam."

Die Kiefer der Truppenführerin mahlten aufeinander. „Wir werden sehen, was mein Vorgesetzter dazu sagt!", presste sie hervor. Dann gab sie das Zeichen, abzurücken, wobei sie Kim und Trisha mit einem Wink befahl, ihr zu folgen.

Raynold blieb allein im Regen zurück. Den Blick auf die hohen Mauern um das Tor geheftet, seine Finger immer noch fest um Asylas Griff geschlungen, auch wenn er keine Ahnung hatte, was er gegen die Übermacht der Freien Reiche ausrichten konnte, wenn es zum Schlimmsten kam.

KAPITEL 47

Der einsame Hauptmann

Gerald spähte aus den Überresten des eingestürzten Lastenaufzugs heraus, der ihm Unterschlupf bot. Von hier aus hatte er einen guten Blick über den Marktplatz und auf das schwarze Ungetüm der Mauer. Er starrte in die verzweifelten Gesichter der Kinder hoch über ihm, betete dafür, dass sie durchhalten mochten. Der König war im letzten Augenblick aufgetaucht und das verschaffte ihnen vielleicht eine Chance. Doch darauf wollte Gerald sich nicht verlassen. Er spannte seinen Bogen mit geübten Handgriffen. Heute trug er nur vier Pfeile im Köcher, denn auf dieser Seite der Mauer waren Waffen, wie auch alles andere, schwer zu beschaffen.

Es war überhaupt ein seltener Glückfall, dass es ihm gelungen war, den Mauerwächtern zu entkommen. Sie hatten Gerald kurz aus den Augen gelassen, so dass er sich im Gewimmel des Marktes absetzen konnte, und dann war das Beben gekommen. Für einen kurzen Moment hatte er geglaubt, dass der Boden aufbrechen und sie alle in die Tiefe reißen würde. Er hatte keine Angst verspürt, nur eine tiefe Leere und ein Fünkchen Hoffnung, dass er auf der anderen Seite des Lebens Philippa wiedersehen würde. Nicht ihren fast unkenntlichen Leichnam, sondern die fröhliche junge Frau, die er bis zum bitteren Ende geliebt hatte.

Er fragte sich, ob der König etwas von dem kurzen Beben, das durch die Mauer gegangen war, mitbekommen hatte. Zumindest dem Gestein waren die Spuren deutlich anzusehen. Durch die sonst so glatte schwarze Oberfläche zogen sich tiefe Risse. Ein paar der Mauersoldaten waren sogar von den Türmen auf navanischen Boden gestürzt, was Gerald genug Zeit verschafft hatte, sich auf die Rettungsaktion der Kinder vorzubereiten. Die Schweine der Mauerwache stellten sie schon seit gestern Nachmittag öffentlich zur Schau und hatten sich trotz des Bebens nicht davon abbringen lassen, sie heute, zur Toröffnung wieder aufzustellen.

Fast liebevoll strich Gerald über seinen Langbogen und betete für das Geschick, das er brauchen würde. Zwei lange, tiefgezogene Hornsignale erklangen und der Marktplatz unter ihm erwachte zum Leben. Er sah auf die aufgebauten Tische, die kleinen Buden der Händler, die trotz des Bebens noch hier waren. Eine bangende Menge, die sich zwar ausgedünnt, aber keinesfalls aufgelöst hatte. König Raynold, flankiert von seiner Schwarzflügelwache rückte wieder in sein Blickfeld. Seine Majestät saß aufrecht im Sattel. Neben ihm meinte Gerald die Heilerin Trisha und ihre draufgängerische Freundin zu sehen. Die Schwarzhaarige hielt einen Strick in der Hand, an den ein schwarzer Hund angebunden war. Bevor das Tor geöffnet wurde, trat ein Mann mit einer weißen Maske auf die Mauerbrüstung und hob die Hand. Gerald griff einen Pfeil, legte ihn ein, zielte. Dieser Kerl würde der Erste sein, wenn die Mauerwache es wagen würde, den Kindern etwas anzutun.

Der Mann mit der weißen Maske sprach nicht selbst, sondern zeigte mit der Hand auf einen riesenhaften Krieger, der mit seiner tiefbraunen Haut einen starken Kontrast zu der weißen Maske bildete. „Seid gegrüßt, König Raynold, der Erste seines Namens. Der Weiße König von Gemma schickt Botschafter Raid Signundal, um die Vorgänge bei dieser Toröffnung zu überwachen."

Der Mann mit der weißen Maske verbeugte sich leicht. Gerald presste in seinem Versteck die Lippen aufeinander und senkte den Bogen ein Stück, so dass er nun auf den Kehlkopf des Botschafters zielte.

„Raid Signundal fordert zuerst die Soldaten der Freien Reiche zurück."

Nun sah Gerald auch die Truppenführerin. Neben ihr standen ein Mann aus Nebrusk und vier weitere Soldaten, gekleidet in die blauroten Farben der Mauerwache.

„Im Gegenzug fordern wir, dass die Kinder von Navas freigelassen werden und nach Hause dürfen!" König Raynold brauchte keinen Sprecher. Seine Stimme klang so klar und eisig, dass es Gerald nicht gewundert hätte, wenn der Boden unter seinen Füßen erneut gebebt hätte.

Raid Signundal neigte seinem Sprecher den Kopf zu.

„Vier Mauerwächter fehlen, vier Leben der freien Reiche sind ausgehaucht worden! Dafür fordert der Weiße König Vergeltung!"

In der Menge machte sich Unruhe breit. Gerald hörte das Wehklagen einer Frau und sein Hass wuchs. „Jetzt hättest du hier sein können, du mieser Dämon. So wie wir es geplant hatten und dann hättest du diese dreimal verfluchte Mauer dem Erdboden gleichmachen sollen", zischte er in den Regen. Seine Hand zitterte leicht und er ermahnte sich, Ruhe zu bewahren.

„Eure Soldaten sind gegen meinen Wunsch in mein Land eingedrungen und haben hier ohne das Verschulden meines Volkes ihr Leben gelassen. Wir werden dafür einen finanziellen Ausgleich schaffen."

Oben auf der Mauer herrschte einen Augenblick lang Schweigen. Dann wurde dem einen Kind, dem Kleinsten der vier, die Schlinge durchgeschnitten. Gerald atmete auf.

„Der Abgesandte des Weißen Königs ist gnädig. Ein Kind für eure Zahlungen."

Der Junge verschwand aus Geralds Blickfeld, einen Augenblick später öffnete sich das Tor einen Spalt. Der Kleine stolperte hindurch. Ein älteres Mädchen lief ihm entgegen, schlang fest die Arme um ihn und brachte ihn fort.

„Nun, unsere Mauerwächter“, forderte die Stimme des Sprechers.

Raynold redete leise mit einem seiner Leibwächter, woraufhin dieser vortrat und die Truppenführerin grob an den Armen packte.

„Sie darf sich einen ihrer Männer oder Frauen raussuchen“, ordnete Raynold an. „Aber sie selbst bleibt hier, bis das letzte Kind wieder heil in Navas angekommen ist.“

Soweit Gerald es beurteilen konnte, sah das Gesicht der verdammten Truppenführerin ziemlich zerknirscht aus. *Besser und besser.* Philippa hatte Raynold immer als einen Mann der Zurückhaltung und des Grübelns beschrieben, deshalb wunderte Gerald sich über das forsche Auftreten seines Königs. Dieser zuckte nicht mal mit der Wimper, als ein Schwarzflügelwächter der Offizierin ein Messer an die Kehle hielt.

„Nun, was sagst du, Truppenführerin?“ Raynolds Stimme triefte vor Verachtung.

„Soldat 311 und die Heilerin.“

„Schickt den Soldaten vor. Die Heilerin bleibt bei mir, bis gerecht ausgetauscht wurde.“

Zu Geralds Überraschung trat der unsympathische Nebrusker vor und lief in Richtung Tor. Gerald spuckte aus. Diesen Arsch hätte er gerne fertiggemacht. Dann sah er wieder zur Mauer hinauf, wo die drei Kinder immer noch mit einem Strick um den Hals ausharrten.

„Der Abgesandte des Weißen Königs ist nicht zufrieden. Er fordert alle Mauersoldaten, die Truppenführerin und die Heilerin, bevor neue Verhandlungen stattfinden.“

„Erst die Kinder!“ Gerald hörte die Ungeduld in König Raynolds Stimme, aber er hatte seine Aufmerksamkeit wieder dem Geschehen auf der Mauer zugewandt. Ohne Vorwarnung schleuderte der Sprecher das erste Kind von der Zinne. „Scheiße!“, zischte Gerald, richtete den Pfeil auf das Seil und ließ ihn los. Und dann brach um ihn herum das Chaos aus.

KAPITEL 48

Raynold / Kim

„Nein!“, schrie Raynold, doch es war zu spät. Der Sprecher des Abgesandten hatte eines der Kinder über die Brüstung gestoßen. Wütend zog Raynold Asyla und ritt auf die vier verbliebenen Mauerwächter zu. Menschen, die unter seinem Dach geschlafen und an seiner Tafel gespeist hatten, aber in diesem Moment war ihm alles egal. Der Truppenführerin gelang es, sich aus den Armen des Schwarzflügelwächters zu befreien, sie machte einen Satz nach vorne und stellte sich Raynold in den Weg. Unter den Hufen von Andrex spritzte die aufgeweichte Erde auf. Ihre Brust war das erste, das Asylas Klinge durchbohrte.

„Für Navas!“, rief Raynold und sah, wie die anderen beiden Kinder an den Rand der Mauer gedrängt wurden. Die Menge brach in Panik aus. Die grob aufgestellten Tische wurden umgestoßen, ein Pfeil surrte an Raynold vorbei. Weitere Pfeile folgten. Die drei verbleibenden Mauersoldaten hatten ihre Schwerter gezogen, doch Raynold trieb Andrex direkt auf sie zu. Gleißender Zorn erfüllte ihn und so zeigte er keine Gnade mit den Soldaten der Freien Reiche. Veland und Adalar bellten Befehle und die königliche Leibwache scharrte sich um ihn, die Schwarzflügelmänner hoben ihre großen Schilde, um ihren König vor dem Pfeilregen zu schützen. Und dann war Gerald da. „Zurück, mein König! Ihr müsst euch zurückziehen!“

Einer seiner Leibwächter wollte Gerald abdrängen, doch Raynold verbot es ihm.

„Es fängt wieder an!“, keuchte Gerald.

„Was?“, fragte Raynold, doch da merkte er, wie der Boden unter ihm erzitterte. Andrex stieß ein verängstigtes Wiehern aus, doch Gerald hielt seine Zügel fest.

„Gebt mir ein Pferd von einer Eurer Wachen, dann sehe ich, was ich für die Kinder tun kann. Vielleicht lebt noch eins.“

Raynold nickte. „Adalar gib Gerald von Arensburg dein Pferd. Veland, du begleitest ihn. Der Rest zieht sich zurück!“

Kaum hatte Raynold die Worte ausgesprochen, da schlug ein Felsbrocken neben ihnen ein und ließ Andrex in die Höhe steigen.

„Die Mauerwächter schleudern Steine! Zurück! Schützt den König!“, erklang Geralds Stimme.

Raynold starrte wie gebannt zur Mauer. Das schwarze Ungetüm erzitterte, die Risse im Stein wurden breiter. Der Regen hatte aufgehört. Es war ihm, als wenn er eine sonderbare Musik hören würde. Fast wollte er verharren und das Schauspiel weiter verfolgen, da klopfte einer seiner verbliebenen Männer Andrex mit der Breitseite seines Schwertes auf die Kuppe. Der Hengst machte panisch kehrt und galoppierte davon. Raynold spürte das Beben bis in seine Knochen. Es passte sich dem Rhythmus seines Herzens an.

„Heilige Scheiße! Trish!“ Kim griff nach der Hand ihrer Freundin. Der Boden unter ihnen wackelte bedrohlich. „Wir müssen hier weg!“

„Wo sollen wir denn hin?“

„Komm mit, das könnte unsere Chance sein!“

„Aber du rennst genau auf die Mauer zu.“

Kim zerrte Trisha weiter. Jack, mit dem sie endlich wieder

vereint war, folgte ihr auf dem Fuße. Irgendwo hatte sie mal gehört, dass es in größer Not besser war, sich dem Feind entgegenzuwerfen, als von hinten abgestochen zu werden. Wahrscheinlich war das eine von Onkel Peets längst vergessenen Weisheiten, die sich da den Weg zurück in ihr Bewusstsein drängte. Trotz allem Elend musste Kim grinsen. Wenn ihr Onkel sie jetzt hinter der verfluchten Mauer sehen könnte, wäre er bestimmt stolz auf sie. „Die Risse werden größer! Wenn das Ungetüm von einer Mauer einstürzt, ist das unsere Gelegenheit auf die andere Seite zu kommen", rief sie Trisha zu.

„Bist du wahnsinnig? Wir könnten von den Steinen erschlagen werden!"

Kim wollte gerade etwas erwidern, in dem Moment wurde ihr Körper erneut durchgerüttelt. Sie konnte sich gerade noch auf den Beinen halten. „Da ist eine Senke, lass uns dort hingehen." Mit Trisha im Schlepptau stolperte sie hinter einen großen Felsbrocken. Jack folgte ihnen winselnd. „Wir schaffen das, in Ordnung?", sagte Kim mit mehr Überzeugung, als sie in Wahrheit fühlte.

Trisha war kalkweiß im Gesicht, doch Kim nahm sie in die Arme und gab ihr einen Kuss, von dem sie hoffte, dass es nicht der letzte war.

„Wenn wir nur zusammenbleiben, wird alles gut", murmelte Trisha. Kim nickte und strich ihr eine regennasse Haarsträhne aus der Stirn. Neben ihnen schlug etwas dumpf auf.

„Scheiße", zischte Kim, als sie das starre Gesicht eines Toten aus Navas betrachtete. „Sie bringen die Geiseln in die Heimat zurück."

Kim lugte aus dem Versteck hervor. Oben auf der Mauerkrone wurden riesige Katapulte gespannt, dann flog der nächste Leichnam durch die Luft. Dabei wurde die Mauer immer wieder, wie von unsichtbarer Hand erschüttert.

Trisha erhob sich ebenfalls. „Vielleicht hast du recht und das ganze unheilige Ding kracht gleich in sich zusammen."

Tatsächlich bröckelte der schwarze Stein, immer wieder stürzten kleinere und größere Bruchstücke zu Boden. Blasser

Staub wirbelte auf, erschrockene Rufe wurden laut. Dann gab ein Wachturm unter donnerndem Getöse nach und fiel in sich zusammen. Dabei riss er ein Stück der Mauer ein. Dichter Rauch erfüllte die Luft. Kim hustete. Jack winselte neben ihr.

„Hier, halt dir das vor Nase und Mund." Trisha reichte ihr ein Stück Stoff, das sie sich von ihrem Gewand abgerissen hatte. Sie selbst presste sich ebenfalls einen Leinenfetzen vor das Gesicht. Ein weiteres Rumpeln ging durch die Erde. Kim lugte hinter dem Felsen hervor. Dort, wo der Wachturm gestanden hatte, klaffte jetzt eine Bresche.

„Bei den Heiligen! Komm, das ist unsere Chance!" Kim nahm erneut Trishas Hand, die Nähe ihrer Gefährtin machte sie stark. Sie verließen die Senke, rannten über das letzte Stück brache Fläche, das sie von der Mauer trennte und wollten über die eingestürzten Brocken klettern.

„Warte!", schrie Trisha. „Sie dampfen!"

Kim hielt erschrocken inne. Obwohl das völlig unmöglich schien, glühten die Steine vor ihr wie Kohlen. Sie waren durchzogen von roten und blauen Adern, die unheimlich im Rauch aufleuchteten. Kim konnte nicht anders als auf das unnatürliche Schauspiel zu starren. Ein Schauer lief ihr den Rücken hinunter. „Die Magie der Mauer. Und ich habe nie wirklich daran geglaubt", flüsterte sie. Sie sah an der Bresche empor. „So kommen wir da nicht rüber."

„Hab ich euch!"

Kim zuckte zusammen. Neben ihr erklang ein tiefes Knurren. Auf den Resten des Wehrturms stand eine vertraute Gestalt, eine Armbrust auf Trisha gerichtet. *Mist!* „Jack, ab!", befahl Kim. Unter gar keinen Umständen wollte sie das Leben ihres treuen Hundes erneut aufs Spiel setzen. Zu ihrer Erleichterung wich der Mischlingsrüde hinter sie zurück.

„Meine zwei besten Freundinnen, die Liebenden. Und keiner da, der euch beschützt."

„Ich wünschte, König Raynold hätte *dir* sein Schwert in die Brust gerammt", zischte Kim dem nebrusker Mauerwächter zu.

„Und ich wünschte, ich könnte den Moment, in dem ich euch beide umbringe, für immer festhalten."

Kim wollte nach ihrem Wurfmesser greifen, eines hatte sie immer im Stiefel. Doch der Nebrusker schwenkte die Armbrust in ihre Richtung.

„Nicht so voreilig. Wenn ich es mir genau überlege, dann geht von dir ein bisschen mehr Gefahr aus als von dem Heilerschaf." Sein hämisches Grinsen ließ Kim die Fäuste ballen.

„Magst du deiner *Freundin* noch einen Abschiedskuss geben? Ich hatte gar nicht das Vergnügen, euch bei euren Abartigkeiten zu beobachten."

„Fick dich, du Arschloch!" Kim duckte sich weg und griff nach ihrem Messer, als sich ein glühender Schmerz in ihren Arm bohrte. Sie schrie gellend auf, biss die Zähne zusammen. Wie lange würde es dauern, bis der Nebrusker nachgeladen hatte? Sie wollte hier nicht sterben! Hinter sich hörte sie das wütende Grollen von Jack. Mit zitternden Fingern zog sie das Messer aus ihrem Stiefel. Langsam, viel zu langsam. Ihre Hand konnte nicht richtig greifen, nicht mit dem Feuerstrom, der ihre rechte Seite lähmte. *Trish.*

Kims Blick glitt zu dem geliebten Wesen neben ihr und wundersamerweise stand sie noch aufrecht. *Duck dich, lauf weg,* wollte Kim rufen, doch die Worte blieben ihr im Hals stecken. Sie sank auf den aufgeweichten Boden und in die Bewusstlosigkeit.

Als sie die Augen wieder öffnete, beugte Trisha sich über sie.

„Lauf weg!", hauchte Kim, doch Trisha schüttelte den Kopf.

„Unsinn, alles ist gut. Du musst jetzt tapfer sein, hörst du?"

„Aber der Nebrusker?", fragte sie noch.

„Tot! Und jetzt halte still." Trisha hielt ihr Messer in der Hand und machte sich damit an ihrem Arm zu schaffen. Der Schmerz war so alldurchdringend, dass Kim hilflos nach Luft japste.

„Ich hab's gleich", stieß Trisha zwischen zusammengepressten Zähnen hervor. „Kleinen Moment."

Kim schnappte noch mal nach Luft, ein kläglicher Jammerlaut entfuhr ihr, und dann hielt Trisha den blutigen Schaft des Armbrustbolzen in die Höhe.

„Er ist draußen." Trisha riss sich ein weiteres Stück von ihrem Hemd ab und zurrte es um Kims Oberarm.

„Zur Hölle, was ist da gerade passiert?", fragte Kim zittrig.

„Das Heilerschaf wurde zum Heilerwolf", sagte Trisha grinsend. Sie half Kim auf die Beine. Jack leckte ihr tröstend die Hand.

Der Körper des Nebruskers hing reglos über den Resten des Wehrturms, Blut klebte ihm am Gesicht. „Aber wie?", fragte Kim und dann fiel ihr Trishas Steinschleuder ein, die sie zum Jagen verwendete. „Oh", sagte sie. „Du hast mich gerettet! Und mir die Freude genommen, ihm noch einmal so richtig schön in den Arsch zu treten." Kim hielt ihren Arm umklammert und schaute in das verhasste Gesicht ihres Widersachers. Für diesen Menschen konnte sie kein Mitleid empfinden.

„Sei dankbar, dass er uns eine Möglichkeit gegeben hat, über die Mauer zu kommen", sagte Trisha mit einem Zwinkern und rief Jack zu sich. Der Hund folgte ihr aufs Wort. Sie löste den langen, groben Strick, den er immer noch hinter sich herzog. „Kannst du das Messer noch werfen?", fragte sie Kim, während sie Jacks Leine an den Griff band.

„Kommt drauf an. Mit links nicht ganz so gut, aber mit rechts bestimmt."

„Schau, ob du es so hineinbekommst, dass es tief in ihm stecken bleibt."

„Ich wüsste da eine Stelle", sagte Kim und grinste, verzog aber gleich wieder vor Schmerzen das Gesicht. „Hoffentlich war der Bolzen nicht vergiftet", presste sie hervor, doch Trisha schüttelte den Kopf.

„Dafür gab es keine Anzeichen. Ich wüsste auch nicht, wo er Gift herbekommen haben könnte. Aber es wundert mich, dass er hier so allein rumgeschlichen ist."

„Bestimmt hat er uns von der Mauer aus beobachtet. Und während alle anderen nach dem Einsturz nur ihre eigene Haut retten wollten, ist er herabgestiegen, das miese Arschloch!" Mit dem letzten Ausdruck schleuderte sie das Wurfmesser, das sich tief in den Oberschenkel des Nebruskers bohrte.

„Meinst du es steckt fest?", fragte Trisha.

„Na hör mal. Wenn ich eins gelernt habe, dann mit diesen Dingern umzugehen."

„Gut. Dann lass uns schauen, ob der Mann nicht doch noch zu etwas nützlich ist", sagte Trisha und zog. Mit einem Zischen landete er bäuchlings vor ihnen auf den geborstenen schwarzen Steinen. Ein gruseliges Schauspiel wie selbst Kim fand. Ihr wurde ganz anders als die blaurote Kleidung der Mauerwache zu qualmen begann.

„Jetzt müssen wir schnell sein. Du kannst bestimmt auch Knoten machen, oder?" Da erfasste Kim Trishas Plan und war stolz auf ihre tapfere Gefährtin.

„Das Messer brauche ich dann aber noch einmal", sagte sie und rollte den Leichnam auf den Rücken. Das Gesicht des Nebruskers war jetzt genauso verkohlt, wie Kim sich seine Seele vorstellte. Angeekelt wischte sie das Blut an ihrem Hosenbein ab. „Ich weiß allerdings nicht, ob ich da hochkomme", sagte sie und schleuderte das Messer geschickt über eine der noch intakten Stützbalken des Wehrturms.

Trisha zog an dem groben Strick und prüfte mit ihrem Gewicht, ob die Zinne standhielt. „Wir müssen es einfach versuchen!" Sie warf dem rauchenden Leichnam des Nebruskers einen unsicheren Blick zu. Dann trat sie auf seinen Körper, um ihre Füße vor den glühenden, geborstenen Steinen zu schützen und zog sich nach oben.

Kim sah ihr nach und dankte dem Himmel, dass es nur ein kurzes Stück bis in die Überreste des Wehrturms war. Schon zog Trisha sich über die Brüstung. Kurze Zeit später tauchte ihr blonder Haarschopf auf und sie winkte erleichtert. „Bind dir den Strick um den Körper und komm. Ich ziehe dich hoch!", rief sie von oben.

Kim schüttelte den Kopf. Der Gestank nach verbranntem Fleisch biss ihr in die Nase. „Zuerst Jack!" Schon zog sie sich ungeschickt ihr eigenes Hemd aus und schlang es Jack um den Bauch. Dann verknotete sie den Strick darin, so dass Trisha den Hund wie mit einem Lastenzug nach oben ziehen konnte. Jack sah sie flehentlich an, aber Kim biss nur die Zähne zusammen. Sie stieg nun auch auf den Nebrusker und hob ihren Hund Trisha ächzend entgegen. Das Zischen unter ihr wurde lauter und der Leichnam begann zu brennen. „Oh Scheiße! Trish, beeil dich!"

Sie streckte Jack nach oben, Tränen traten ihr in die Augen, so sehr schmerzte ihr Arm, doch da löste sich das Gewicht und Jack hing bellend in der Luft. Mit einem Knirschen lockerten sich unter ihr ein paar der Steine und der Körper des Mauerwächters rutschte weg. „Nein!", kreischte Kim und konnte sich gerade noch auf einen herabgestürzten Balken inmitten der Trümmer retten. Rasch drehte sie sich um und sah Trisha von oben runtergucken. „Kim! Kim! Was sollen wir jetzt nur machen?"

Der tote Mauerwächter lag nun halb unter den Steinen vergraben, und die roten und blauen Adern, die die schwarzen Brocken durchzogen, glommen unheimlich.

Manchmal lässt das Leben einem keine andere Wahl, dachte Kim und sah sich nochmal um. Auf ihrer Seite der Mauer lag der Platz wie verlassen hinter ihr. Das Beben hatte alle vertrieben. Wodurch es wohl ausgelöst wurde? Sie wusste es nicht. Wusste nur, dass hinter dem schwarzen Ungetüm die offene See auf sie wartete. Dass Trisha und Jack oben auf dem eingestürzten Wehrturm nach ihr riefen. Sie schloss die Augen, betete, dass ihre Schuhe den glühenden Felsen standhalten würden und sie den Strick gleich erwischte. Dann sprang sie, doch schon der Aufprall ließ sie auf die Knie sinken, ihr Bein vergrub sich zwischen den Überresten der Mauer. Kim erwartete einen sengend heißen Schmerz, doch sie stieß sich nur an dem rauen Stein. Rappelte sich eilig wieder hoch, streckte die Arme aus. Mit der unverletzten rechten Hand bekam sie den Strick zu fassen. „Zieh!", schrie sie und ihr Körper wurde emporgehoben. Die Steine der Mauer hatten sie nicht verbrannt, auch wenn ihr Hosenbein aufgerissen und angekokelt war. Vielleicht war der Rauch nur eine Illusion, genau wie Raynolds Dämonenfratze?

Trishas erleichterte Freudenrufe unterbrachen ihre Gedanken. „Du bist absolut verrückt, Kimberley Robinson!" Ihre starke

Freundin zog sie über die Brüstung, wo die Mauersteine noch intakt waren. „Bei den Heiligen, ich dachte schon, du verbrennst vor meinen Augen."

Kim schnaufte schwer. Sie hatte keine Ahnung, warum ihr die Steine nichts ausgemacht hatten. „Egal", sagte sie matt. „Hauptsache, wir sind hier." Sie zögerte und sah sich um. „Gibt es einen Weg? Ich meine, um auf die andere Seite zu kommen?"

Trisha lächelte. „Ja, dahinten ist eine Treppe und wie es aussieht, haben die Mauerwächter zumindest auf diesem Abschnitt ihren Posten verlassen."

„Manchmal muss man auch einfach mal Glück haben." Kim nahm ihr Messer an sich und rollte den Strick zusammen. Wer wusste schon, wofür man ihn noch gebrauchen könnte. „Jedenfalls nicht als Leine", sagte sie lachend zu Jack, der schwanzwedelnd neben ihr stand. „Du darfst wieder frei laufen, alter Junge." Gemeinsam stiegen sie die Treppe hinunter auf die andere Seite der Mauer, hinein ins Niemandsland. Kim wusste, dass sie zur Pforte nach Stravoos gelangen mussten, um ein Schiff in Richtung Nebrusk zu nehmen.

Wenn sie sich das Meer ganz genau vorstellte, meinte sie, es schon riechen zu können. Zerlumpt wie sie waren, schritten sie zu dritt einer unbekannten Zukunft entgegen. Kim nahm Trishas Hand, auf der anderen Seite lief Jack neben ihr her. Sie hätte nicht glücklicher sein können.

„Verdammt. Diese Arschlöcher bringen uns unsere Männer und Frauen zurück."

Geralds Stimme war nicht mehr als ein tiefes Knurren, was Raynolds eigene Gemütslage bestens widerspiegelte. Sie lagen dicht auf den Boden gedrückt nebeneinander und beobachteten aus der Ferne, wie die Mauer immer heftiger erschüttert wurde.

„Was, bei der Heiligen Madra, ist das?", fragte Gerald und gab ihm das Fernrohr.

„Irgendwas lässt die Mauer erzittern. Es ist wie damals, als ich mit Ramires und Philippa beim Dämonenfelsen war, nur schlimmer."

„Ich glaube, wir stecken alle bis zum Hals in der Scheiße, ob auf dieser Seite der Mauer, oder auf der anderen."

Raynold blickte durch das Fernrohr. „Heilige! Dort sind Trisha und Kim!"

„Was? Die Heilerin und ihre bärbeißige Freundin?"

„Ja. Wie es aussieht, haben sie einen Weg über die Mauer gefunden!" Er reichte Gerald das Fernrohr.

Der Krieger hob es ans Auge und stieß einen leisen, anerkennenden Pfiff aus. „Ihr habt recht. Die beiden sind echt mutig. Oder verdammt einfältig."

Raynold nahm ihm das Fernrohr wieder ab. Er hatte Gerald nichts von dem Amulett oder der Mission der beiden Frauen erzählt. Wie eine Eidechse schob sich Kim über die Brüstung des schwarzen Wehrturms, wobei Trisha ihr unter die Arme griff. Raynold ließ seinen Blick über die kahle Ebene vor der Mauer schweifen. Dort entdeckte er die Leichen der ausgetauschten Männer und Frauen. „Gut, dass du den Jungen und das Mädchen retten konntest", murmelte er und sah Gerald anerkennend an. Der Hauptmann aus Arensburg hatte es geschafft, mit seinem Bogen die Seile durchzuschießen, bevor sich die Schlingen um die Hälse der Kinder zugezogen hatten.

„Ja. Torrens hat mir geholfen und Strohballen unten ausgelegt. Leider kam bei dem ersten jede Hilfe zu spät", gab Gerald zerknirscht zurück. „Glatter Genickbruch. Wenigstens ein gnädiger Tod. Besser als der, den die Erwachsenen erlebt haben."

Raynold nickte grimmig.

„Was habt Ihr jetzt vor?", fragte Gerald.

„Ich werde meinen Bruder nach Hause bringen. Nach Burg Schwarzflügel. Aber vorher sorge ich dafür, dass Philippas Asche in Richtung Arensburg zu ihren Eltern gelangt."

Gerald sah betroffen zu Boden. Der sonst so beherzte Krieger wirkte auf einmal recht hilflos. Raynold klopfte ihm auf die Schulter. „Du hast sie geliebt, nicht wahr?"

Gerald nickte, ohne ihn anzusehen. Doch dann hob er den

Kopf und ihre Blicke trafen sich. „Ja", sagte er schließlich mit fester Stimme. „Aber ich hätte sie nicht anrühren dürfen und das tut mir leid."

Raynold dachte an Crystal. Crystal, der er auch nie hätte näherkommen dürfen, die ihm aber eine Nacht geschenkt hatte, für die er sein ganzes Leben gegeben hätte. „Ist schon gut. Du musst dich nicht entschuldigen. Eigentlich bin ich froh, dass sie die Stunden mit dir erlebt hat, sonst wäre ihr Tod noch trauriger gewesen."

„Lasst mich Euch begleiten. Ihr seid ein König, der es verdient hat, dass man für ihn kämpft." Gerald streckte ihm sein Schwert hin und Raynold grinste.

„Ich kann jeden guten Mann gebrauchen, und dass du etwas taugst, hast du heute bewiesen. Es ist mir eine Ehre." Er verschwieg, dass er vorhatte, Navas so schnell wie möglich zu verlassen. Einen unbeschriebenen Pfad einzuschlagen, der ihn womöglich in eine eisige Hölle führen würde. Aber für die Zeit, die ihm hier noch blieb, war er dankbar für jede gute Gesellschaft. Er hob das Fernrohr nochmal an. Vor ihm erstreckte sich das Land fast so, wie er es in seiner düsteren Vision in der Kapelle gesehen hatte. Die Wagen mit den Gütern aus Navas waren umgestürzt. Die Pferde abgeschirrt und fortgerannt. Einige Tote lagen noch herum, darunter die Truppenführerin und ihre Mauersoldaten. Raynold wusste, dass der Weiße König früh genug von den Vorfällen hören würde, aber es kümmerte ihn nicht mehr. Sein ganzes Leben lang war er weggerannt. Er hatte versucht, die Taktik der Konfrontationsvermeidung seines Vaters weiterzuführen. *Jetzt nicht mehr!* Die gemordeten Navaner hatten das Fass zum Überlaufen gebracht und er wollte verdammt sein, wenn er dem Weißen König nicht mehr als Speichelleckerei entgegenzusetzen hatte. *Aber erst, erst hole ich Crystal zurück!*

KAPITEL 49

Esra / Tysha / Fenrir

Ich glaube, ich bin schwanger." Tyshas Augen waren voller Angst.

Esra zuckte zusammen. Sie dachte an den Traum, jenen fürchterlichen Traum, in dem sie ihre Freundin mit dem König gesehen hatte. *Nicht alle Träume werden wahr!* „Woher willst du das wissen?", fragte sie deshalb.

„Meine Blutung, sie kommt immer regelmäßig, aber nun ist sie ausgeblieben." Tysha zog die Nase hoch. „Ich verstehe das nicht. Ich habe so aufgepasst, dass der Bastard mir kein Kind anhängt."

O großer Talamud, bitte nicht. Der Traum war noch nicht allzu lange her gewesen, wie konnte es also sein, dass er sich so schnell erfüllt hatte? „Das goldene Armband", rief Esra aus. „Es muss damit zusammenhängen. Ich habe dir doch von meinem Traum erzählt."

Tysha wischte sich eine Träne aus dem Auge. „Was soll ich jetzt machen?" Ihr Blick ruhte auf dem blassen, rosa Streifen um ihr Handgelenk, dort, wo das Armband ihre Haut berührt hatte.

Sie klang so verzweifelt, dass Esra ihr tröstend über den Rücken streichelte. Dicht nebeneinander saßen sie auf der Bank vor den Rosensträuchern. „Bei uns auf Skar gibt es Frauen, die eine ungewollte Schwangerschaft beenden können."

„Ja, die gibt es in Gemma auch, aber der König lässt mich nicht mehr unbewacht aus dem Schloss gehen."

„Und wenn du es einfach bekommst? Immerhin schützt es dich auch in gewisser Weise."

Tysha schüttelte heftig den Kopf. „Er wird es sich nehmen und mich entsorgen. Glaube mir, der Mann kennt keine Skrupel. Die Königin, Queste, sie ist verschwunden, stell dir vor."

Esra hatte den Namen schon gehört, aber die Frau selbst noch nie gesehen.

„Es heißt, der König habe sie zur Geburtsvorbereitung in eine seiner geheimen Kammern eingesperrt, aber das glaube ich nicht."

Esra sah Tysha mit hochgezogenen Brauen an. „Und wo meinst du, ist sie dann?"

„Weg. Sie ist geflohen. Der König war außer sich, hier schau." Tysha schob den Ärmel ihres Kleides ein Stück zur Seite. Auf ihrer sonst so makellosen Haut waren die Spuren roter Striemen zu sehen.

„Er hat dich geschlagen?"

Tysha nickte. „Er war wie ein wildes Tier, hat sogar gedroht, mich umzubringen, wenn ich mich je seinen Anweisungen widersetze."

„Zerbroster!", fluchte Esra. „Das bedeutet so viel wie niederstes Wesen. Unsere Männer auf Skar sind harte Kerle, aber wenn jemand seine Frau schlägt, kann sie ihn öffentlich anklagen und was dann mit so einem Typen passiert, ist wirklich nicht schön."

„Warum? Schneidet ihr ihm die Eier ab?"

„Nur im schlimmsten Fall", erklärte Esra und beide lachten.

Nach einer Weile des Schweigens räusperte sich Esra. „Weißt du, ich habe auch Angst. Etwas Bedrohliches liegt in der Luft."

„Wie meinst du das? Erklär es mir", forderte Tysha sie auf.

„Das ist schwer. Aber normalerweise kann ich die Augen schließen und eine Verbindung fühlen. Zu Jarl, meinem Seelentier und zu Fenrir, meinem Geliebten. Aber beide sind auf einmal weg. Wenn ich an Jarl denke, dann sehe ich nur schwarz um mich herum und Fenrir, er ist ganz woanders. Wenn ich an ihn denke, wird es mir kalt."

Tysha schüttelte den Kopf. „Dieser Ort, dieses verdammte Schloss, es macht jeden irgendwann verrückt." Sie streichelte mit ihren butterweichen Fingern über Esras schwielige Hand. „Wir müssen stark sein. Vielleicht beruhigt sich der König und es wird wieder besser."

Eher wird die Eiskönigin ein Bad in einer brodelnd heißen Quelle nehmen, dachte Esra, sagte jedoch nichts. Tysha war ihre einzige Freundin an diesem schrecklichen Hof und sie wollte ihr nicht die letzte Hoffnung nehmen.

„Komm. Lass uns noch ein bisschen spazieren, du musst mir noch etwas erzählen, das dem König nützt."

„Sie sagte, es gibt Pflanzen auf Skar, aus denen man Gift machen kann. Sie haben rote Blüten und der Saft ihres Stieles wirkt lähmend. Skarkrieger reiben damit ihre Pfeilspitzen ein."

Die Maske des Königs starrte ihr reglos entgegen. „Pflanzenkunde, wie?", fragte er mit vor Verachtung triefender Stimme.

„Es wäre gut, wenn Ihr Eure Armeen vorwarnt. Die Nordfrau meinte, Skarkrieger kämpfen bis zum letzten Atemzug um ihre Inseln."

Der König kicherte hämisch. „Oh, da habe ich schon so einige Geschichten gehört. Aber glaube mir, auch die Skarbewohner werden ihre Meister finden. Meine Libellen …"

Tysha fröstelte. Sie wusste, zu welch tödlichen Attentäterinnen die Elitekämpferinnen des Königs ausgebildet wurden. Als eine der wenigen hatte Tysha den Wohnbereich der Libellen gesehen und war auch ab und zu anwesend, wenn sie dem König von ihren gelungenen Missionen berichteten.

„Meine Libellen werden den Nordmännern die Köpfe abschneiden und sie an ihren geflochtenen Zöpfen vor meine Füße schleifen. Und für die Frauen, da wird sich eine andere Lösung finden. Massiere mir ein bisschen die Schultern."

Tysha trat hinter den König. „Soll ich Euch von der Last Eurer Maske befreien?“

„Nein. Es ist nur angemessen, dass ich sie auflasse. Ich erwarte eines meiner Täubchen.“

Tysha rollte hinter seinem Rücken mit den Augen und begann, die verspannten Muskeln des Königs zu kneten. Ihr Blick ruhte auf seinem Hals, der fahlen Haut, die die Schlagader überzog. *Ein gezielter Stich, eine einzige günstige Gelegenheit.* Wie sehr würde sie sich an seinem mörderischen Blut erfreuen.

„Was denkst du, mein Schmetterling? Bringst du mich in Gedanken um?“

Tysha erschauderte. Für einen Moment setzte sie ihre Massage aus. „Mein König, wie kommt Ihr darauf?“

„War nur ein Scherz.“ Er griff nach Tyshas rechter Hand und legte sie sich an sein Herz. Streifte ihr über die Finger, während sie mit der linken Hand weiter seine Schulter knetete. „Du bist etwas ganz Besonderes für mich, meine Liebe. Wie du vielleicht schon geahnt hast, ist Queste, diese Hexe von einer Frau, geflohen. Wie sie das geschafft hat, das weiß ich nicht, aber ich werde sie jagen lassen, bis man sie zu mir zurückbringt. Und falls du auch mit dem Gedanken spielst, vor mir zu fliehen …“ Er presste ihre Finger fester und fester zusammen, bis Tysha ein kurzer Schmerzlaut entfuhr. „Dann werde ich dir deine Gliedmaßen Stück für Stück abschneiden. So lange, bis nur noch dein verräterischer Kopf und der Leib mit dem du mir einen Sohn gebären wirst, übrig sind.“

„Ich würde doch niemals …“

„Ich weiß, mein Schmetterling, ich weiß. Ich sage es ja nur. Und nun tritt vor mich.“

Tysha blieb nichts anderes übrig, als dem König zu gehorchen. Er schob ihr das Kleid und das Unterkleid nach oben, strich über ihren Bauch. Das Gefühl seiner Finger auf ihrem Körper verursachte Übelkeit in ihr, aber sie lächelte und dachte an die Schriften ihres heiligen Ordens. *Für den Frieden in Favoria.* Ihr Blick blieb an dem Amulettstück hängen, das unter seinem Hemd hervorblitzte. Die alten Runen schienen mit jedem Herzschlag des Königs zu pulsieren. Tysha hielt den Atem an. „Gefällt Euch, was Ihr seht, Eure Hoheit?“

„Noch mehr gefällt mir, was du mir schenken wirst, mein Schmetterling. Und weil du nun besonders auf dich achten sollst, musst du die Nordfrau nicht mehr für mich ausspionieren. Ich habe etwas anderes mit ihr vor.“

Tysha biss sich auf die Zunge, schmeckte ihr eigenes Blut. Am liebsten hätte sie laut aufgeschrien, aber das hätte nur zu größeren Schwierigkeiten für Esra geführt.

„Mein König?“, fragte sie stattdessen. „Hat Euch meine Engelszunge nichts genützt? Ich könnte noch sehr viel mehr aus der Nordfrau herausbekommen …“

Doch der König legte ihr einen Finger auf den Mund, nahm ihre Hand und biss leicht hinein. „Ich habe gesprochen und nun will ich nichts mehr von der Sache hören. Morgen bei Tagesanbruch ist die Nordfrau so gut wie tot.“

Zeit und Raum schienen keine Bedeutung mehr zu haben. Sie hatten sich mit ihm, mit seinem Leben aufgelöst. Zusammen mit seinen Skarkriegern war Fenrir von einer Wolke aus kaltem Staub und Knochen umhüllt, die sie immer weiter Richtung Gemma trug. Zu gerne hätte er von der Reise etwas gesehen, aber die Toten hatten ihnen ein Boot aus ihren Skeletten gebaut und trieben es mit ihren geisterhaften Körpern den Seidenkanal hinauf. Fenrir konnte nur die Augen schließen und sich dem Zorn hingeben, der die Gemordeten vorwärtstrieb. Wenn er sie jetzt öffnete, dann würde er sein Sehvermögen einbüßen. Woher er diese Gewissheit nahm, wusste er nicht, nur, dass es so war. Stattdessen dachte er an Esra, an das einsame Mädchen, das ihm vor langer Zeit im Wald wie ein zur Erde gefallener Stern begegnet war. Sie hätte ihn damals fast mit einem Streitbeil erschlagen und er hatte sich gerade noch rechtzeitig weggeduckt. *Nur du machst mich ganz*, dachte er, und in all der Grabeskälte, die ihn umgab, schaffte es ein kleiner, warmer Windhauch zu ihm durchzudringen.

„Schneller", wisperte er den Toten zu. „Sie wartet auf mich." Der zornige Sturmwind, von dem er vorwärtsgepeitscht wurde, heulte laut auf. Es klang wie das Kriegsgeschrei einer endlosen Armee.

Als sich die Tür zu ihrem Zimmer öffnete, dachte Esra zuerst, Tysha sei zurück. Stattdessen stand eine Frau mit straff zurückgebundenen schwarzen Haaren und einem weißen Gewand vor ihr. Sie neigte ihren Kopf leicht schräg, wie um Esra einzuschätzen. „Ich komme im Namen Seiner Majestät", begann die Frau, doch Esra warf ihr einen Blick zu, der selbst den mutigsten Krieger von den Füßen gerissen hätte.

„Du kannst etwas freundlicher schauen. Der König erwartet dich."

„Halt's Maul, Libellen-Hure!", zischte Esra im tiefsten Skaran-Dialekt, doch die Frau blieb unbeeindruckt.

„Ich kann dir auch Fesseln anlegen, wenn du fauchst, wie ein wildes Tier. Da bin ich schon mit ganz anderen fertig geworden."

Esra atmete schwer aus. Unglücklicherweise hatte die Frau recht. Die Libellen waren die furchterregendsten Kämpferinnen, die man sich vorstellen konnte. Es war schon schwer genug, sie mit Waffen zu besiegen, ohne Waffen war ein Kampf gegen eine von ihnen ein Himmelfahrtskommando.

„Wo ist Tysha?", fragte sie stattdessen. Etwas Unheilvolles schwante ihr.

„Darüber werde ich mit dir ganz sicher nicht sprechen, Skar-Abschaum."

Esra fletschte die Zähne. Sollte die Libelle ruhig denken, dass sie es mit einer Wilden zu tun hatte.

„Schön vor mir hergehen und keine Dummheiten." Die Libelle hielt einen blitzenden Krummsäbel in der rechten Hand. Der Anblick vertrieb jeden Gedanken an eine Flucht. Esra ließ sich ohne Gegenwehr die Augen verbinden und folgte ihren Anweisungen.

„Jetzt die Treppe hoch. Einen Schritt nach dem anderen."

Esra fühlte mit den dünnen Ledersandalen, dass vor ihr Steinstufen lagen.

„Schneller!", kam die Anordnung der Libelle. Ein Fußtritt traf sie von hinten und sie schlug hart mit den Knien auf. „Damit du daran denkst, dass jetzt die honigsüße Zeit vorbei ist. Deine Tysha wird dich nicht länger schützen."

„Schlampe", zischte Esra auf Skaran, doch ihr war klar, dass auch die wüstesten Beschimpfungen nichts gegen die Übermacht der anderen ausrichten konnten.

Als man ihr endlich die Augenbinde abnahm, fand sie sich kniend vor dem Weißen König wieder. Zornig blickte sie in seine starre Maske und stellte sich das schädelartige Gesicht darunter vor. Was hatte das Schwein mit ihrer Freundin gemacht? Warum durfte sie nicht mehr zu Esra kommen und was hatte der König mit ihr vor?

„Erhebe dich, Nordfrau", sagte er und als Esra nicht sofort reagierte, wurde sie von der Libelle grob am Arm gepackt und hochgezogen.

„Sanft, sanft, Kira. Wir wollen doch unseren Gast gut behandeln." Die Stimme des Königs triefte förmlich vor falscher Freundlichkeit. Doch die Libelle, die er Kira genannt hatte, senkte ergeben den Kopf. Esra sah sich flüchtig im Raum um. Sie befand sich anscheinend in den privaten Gemächern des Königs. Hinter dem Lehnstuhl brannte ein Feuer im Kamin, die Wände waren mit exquisiten Malereien verziert, viele davon Jagdszenen mit seltsamen, silberfarbenen Tieren. Ihre Füße sanken in einen weichen Teppich ein, der stark im Kontrast zu der Härte stand, die vom König ausging. Esra richtete ihren Blick wieder auf die Maske und fragte sich, ob der Herrscher befehlen würde, sie erneut zu foltern. Ihre Beine begannen verräterisch zu zittern und sie hasste sich für diese Schwäche. Esra biss die Zähne aufeinander, spannte ihren Körper an. Egal, was sie für Methoden anwenden würden, sie schwor sich, auch dieses Mal nichts über Fenrir oder das Amulett zu verraten.

Der König ließ seine Fingerkuppen über die Armlehnen seines Stuhls tänzeln. „Ich habe einen Brief bekommen", sagte er schließlich und Esra hielt die Luft an. „Es scheint, als habe meine Raupe ihre Befehle missachtet."

Crystal, dachte Esra und schöpfte neuen Mut. Hoffentlich war sie geflohen. Weit weg, so dass dieses Scheusal das zweite Amulettstück niemals in die Finger bekommen würde. Ein Lächeln drohte sich auf ihren Lippen zu zeigen, doch sie bemühte sich, es niederzukämpfen.

Der König musterte sie prüfend. „Der Brief besagt, dass sie einen Weg nach Navas hineingefunden hat, aber dort verstorben ist." Der König machte eine dramatische Pause, während Esra die Worte einsinken ließ.

Gestorben? Konnte es sein, dass die tapfere Crystal in dem fremden Land hinter der Mauer ihr Leben gelassen hatte? *Aber natürlich*, dachte Esra voller Kummer. Die Welt war voller Gefahren. Esra sah dem König ausdruckslos entgegen. Sie hoffte, dass Crystal mit den Gedanken an ihren geliebten Wald gegangen war.

„Das heißt, sie wird dich nicht freikaufen können." Der König inspizierte scheinbar teilnahmslos seine Fingernägel, aber Esra meinte den versteckten Zorn aus seiner Stimme herauszuhören. „Es bleibt mir also keine andere Wahl, als mich selbst um das Schmuckstück zu kümmern."

Die Runen auf dem Amulettstück, das er Crystal gestohlen hatte, schimmerten im hellen Licht. Esra erschauderte.

„Und um meinen Weg über die Skar-Inseln machen zu können, brauche ich dich. Libellen, vortreten."

Vier Frauen lösten sich aus den Schatten. Esra ärgerte sich darüber, dass sie die Attentäterinnen nicht früher bemerkt hatte. Der König hielt ein goldenes Armband in die Höhe. Glockenhelles Lachen drang hinter der Maske hervor, als Esra einen Schritt zurücktat. „Oh, ich ahnte, dass Tysha ihren hübschen Mund nicht halten würde!"

Esra wollte zur Tür stürzen, stattdessen krachte sie in Kiras Arme und fand sich mit dem Krummsäbel an der Kehle wieder. Die scharfe Klinge drückte in ihre Haut, ein Blutstropfen fiel auf ihr Hemd. *Lieber sterbe ich, als mich zur Sklavin machen zu lassen!* Sie rammte ihre Faust in Kiras Magen, in der Hoffnung, dass sie ihr die Kehle aufschlitzen würde. Aber ehe Esra sich versah, waren vier Libellen über ihr und drückten sie auf den Boden. Sie schrie, fauchte und spuckte, trat und schlug wie eine Furie um sich, doch es nützte nichts. Der König beugte sich über sie und als sich ein glühender Schmerz in ihr Handgelenk brannte, wusste sie, dass sie verloren hatte.

„Und jetzt erzähl mir von deiner Heimat", raunte er ihr zu, sein Atem beißend wie der Tod.

KAPITEL 50
Elendíl

„Hier ist sie, Mutter. Genau, wie du es befohlen hast!“ Elendíl war vor Skades Thron auf ein Knie gesunken und sah die Göttin über Schnee und Eis an. Neben ihm lag die bewusstlose Frau, für die ihn Asturiél fast getötet hätte.

„Wo ist dein Bruder?“ Skades eisige Stimme ließ ihn zusammenfahren.

Elendíl senkte die Augen. „Es tut mir so leid. Der Dämon, der sich uns in den Weg gestellt hat …“ Er brach ab, täuschte vor, von Trauer übermannt worden zu sein. „Ich wollte Asturiél schützen, vergib mir, Mutter, ich habe versagt.“ Er hob den Blick wieder, zuversichtlich, dass seine gut einstudierte Lüge das Mitleid seiner Mutter erwecken würde.

Auf Skades sonst so makelloser Haut bildeten sich Risse, ein Zittern rann durch ihren Leib. Kurz hatte er Angst, dass sie sich in ihrer offensichtlichen Trauer auflösen würde.

„Mutter?“ Er erhob sich und griff nach ihrer Hand. Eine Träne bahnte sich einen Weg über ihre Wange. Elendíl verfolgte sie schuldbewusst mit den Augen, war er doch für diesen Schmerz verantwortlich. Die Träne verwandelte sich in einen Eiskristall, der in kleine Stücke zersprang, als er den Boden berührte. In diesem Moment schimmerte das anklagende Abbild eines weißen Löwen auf dem Eis unter Elendíls Füßen. Er musste sich zusammenreißen, um nicht davor zurückzuzucken.

„Mein Sohn!", schrie Skade und streckte die Hand nach dem Bild aus. Unter ihren Fingern löste es sich auf.

Elendíl atmete innerlich auf, als das letzte bisschen Licht von Hunt erloschen war.

Skade wandte sich der bewusstlosen Frau zu, die neben Elendíl lag. „Und sie trägt Mitschuld an seinem Unglück! Sie hat ihm den Verstand geraubt. Bestimmt hat ihn der Dämon nur erwischen können, weil er nicht klar im Kopf war. Ich habe die ganze Zeit geahnt, dass dieses Mädchen ihn verhext hat!" Eine eisige Windbö fauchte durch das Schloss, wie das Echo von Skades Hass, und bedeckte Crystal mit einer dünnen Haut aus Schnee.

Elendíl neigte den Kopf. „Soll ich sie töten?"

„Noch nicht! Ich will, dass sie ganz langsam stirbt." Skade hob die Hand. „Außerdem wirst du mir erst die ganze Geschichte erzählen."

Also berichtete Elendíl. Von dem Vorfall mit dem dunkelhäutigen Menschenjungen, von dem Kampf mit dem Dämon. Wie er es geschafft hatte, der grauenhaften Kreatur zu entkommen, während sein Bruder gestorben war. Er machte eine kurze Pause an dieser Stelle. Im Stillen lobte er sich für seine Erzählung, die er nun fast selbst geglaubt hätte.

„Wie bist du entkommen?", fragte seine Mutter. Ein erster Zweifel stahl sich in ihr Gesicht. Doch Elendíl war darauf vorbereitet.

„Der Adler. Das hat mich gerettet." Ganz genau berichtete er, wie er erst dem Mann aus Kayol die Adlergestalt gestohlen und dann Crystal mit sich in die Luft gerissen hatte.

„Sie war dabei, als der Dämon aufgetaucht ist?" Skades Stimme nahm wieder ihre eisige Färbung an. Sie musterte ihn misstrauisch.

„Ja, also nein. Aber sie war in der Nähe." Elendíl erzählte, dass er sie am Ufer des Nolotriens aus König Raynolds Begleitung entführt hatte. Die Geschichte vom Wasserfall ließ er aus.

Skade funkelte ihn wütend an. „Du lügst doch! Sag mir, warum du dann nicht König Raynold und das verdammte Amulett mitgebracht hast!"

„Du hast mir aufgetragen, mich um Crystal zu kümmern! Das habe ich getan." Das verächtliche Schnauben seiner Mutter ärgerte ihn, doch er schluckte seinen Zorn hinunter. „Es tut mir leid, wenn ich etwas falsch gemacht habe."

„Schon gut. Du kannst nichts dafür, dass dein Bruder gestorben ist." Skade schien sich etwas zu beruhigen. „Er hätte mir das Amulett bringen sollen, denn immerhin wusste er mehr darüber als du." Sie sah zu der reglosen jungen Frau und rümpfte die Nase. „Naja, vielleicht finden wir noch einen Weg, dem König von Navas sein Amulettstück abzunehmen."

Elendíl nickte. „Ich werde das erledigen", versprach er. „Immerhin habe ich die Adlergestalt, in der ich nicht unter dem Bann des Dämons stehe." Mit Bedauern dachte er daran, wie ihm die Löwengestalt von Asturiél durch die Finger geglitten war. Er hatte seinen Bruder an den Quellen des Nolotrien zurückgelassen. Tief in dem unheimlichen Wald.

„In der Nacht von Asturíels Tod ist ein neues Sternenbild am Himmel aufgegangen. Das sieht fast aus wie ein Löwe", sagte er und hoffte, dass es Skade trösten würde.

Stattdessen ballte sie die Faust. „Wenn ich endlich aus diesem Gefängnis entkomme, wird er mir von dort oben dabei zusehen, wie ich Favoria zurückerobere, und dann wird er erkennen, dass es richtig war, die Menschen zu vernichten."

„Wir. Wir werden Favoria zurückerobern, Mutter."

Sie bedachte ihn mit einem klirrendkalten Blick, der ihn schmerzte. „Zurück zu den Dingen, die wir steuern können", sagte sie dann. „Das Mädchen … wenn auch nicht wirklich wichtig, so doch möglicherweise nützlich. Der König von Navas hat sie begleitet?"

„Ja. Und sie hat ihn geküsst." Er deutete abfällig auf die bewusstlose Crystal.

Skade schnalzte mit der Zunge. „Geküsst und vielleicht auch mehr. Und er ist derjenige, der das Amulett bei sich trägt?"

„Soweit ich weiß, ja.“ Es war möglich, dass er es an jemand anderen gegeben hatte, aber Elendíl wollte Skade nicht noch mehr aufregen. Es war an der Zeit, dass er sich ihr bewies. „Soll ich dir den König von Navas ebenfalls bringen?“

Skade dankte ihm für seine Einsatzbereitschaft mit einem tiefen Knurren. „Du bist unbedacht und voreilig. Nein! Wenn du es als Adler über die Grenzen meines Reiches schaffst, dann wirst du den Tunnel nach Gemma benutzen und mir als erstes das Amulettstück holen, das dein Vater trägt.“ Ihre Augen nahmen ein kaltes, bläuliches Glühen an. „Bringe es mir und wenn du Manns genug bist, seinen hässlichen Kopf dazu.“

Elendíl verneigte sich tief.

„Wenn wir Glück haben, kommt das dritte Stück von ganz allein zu uns, also sollten wir zusehen, dass sie noch am Leben bleibt. Ihre Lippen sind schon ganz blau.“

„Hier wird sie erfrieren“, pflichtete Elendíl ihr bei.

„Nicht, wenn ich ihr ein wenig von meiner Magie einflöße.“

„Mutter?! Du kannst doch nicht …“

Doch Skade unterbrach ihn mit einer jähen Geste ihrer Hand. „Vertraue mir, ich weiß genau, was ich tue. Und vielleicht hilft es, ihn anzulocken.“

„Den König von Navas?“

„Nein, die Heilige Madra aus ihrer Gruft. Natürlich den König. Raynold Schwarzflügel, der Zweite seines Namens. Es wird mir eine Freude sein, dieses junge Glück zu zerstören.“

Elendíl grinste. Es stimmte ihn froh, seine Mutter so voller Vorfreude zu sehen. Hoffentlich würde sie sein nächstes Geschenk ebenfalls zu schätzen wissen.

KAPITEL 51

Im Land des Weißen Königs

In ihrem Zimmer gab es nichts, womit sich Tysha das Leben hätte nehmen können. Sie war alles durchgegangen, aber die stummen Dienerinnen hatten sogar die Vorhänge abgenommen, damit sie sich keine Schlaufe daraus drehen konnte. Wieder und wieder fragte sie sich, wie es dem König gelang, ihr immer einen Schritt voraus zu sein. Esras verzweifelte Flüche hatten ihr den Rest gegeben. Sie war überzeugt davon, dass der König ihr das goldene Armband umgelegt hatte. Mit dem Ohr an die Wand gepresst, hatte sie den Kampfgeräuschen gelauscht, unfähig, ihr zur Hilfe zu eilen, weil der König den geheimen Mechanismus ihrer Verbindungstür außer Kraft gesetzt hatte. Natürlich hatte er ebenfalls ihr Zimmer absperren lassen. Tysha war keine Frau des gewaltsamen Kampfes, also zog sie nicht in Erwägung, die stummen Dienerinnen, die nun stets zu zweit zu ihr kamen, zu überwältigen. Sie wusste, dass die sogenannten Schatten gescheiterte Raupen waren und allemal besser kämpfen konnten als sie. Tysha hatte auch überlegt, das Essen zu verweigern, aber sie ahnte, dass der König sie genau beobachten ließ und sie zur Not auch zwangsernähren würde. *Nein, Tysha, benutz deinen Kopf. Er soll dir nicht nur eine Zierde sein, sondern hauptsächlich dazu dienen, den richtigen Weg zu erkennen.* Das zumindest hatte man ihr als Novizin bei der Gefolgschaft des Mondes beigebracht. Aber was konnte sie eingesperrt ausrichten? Sie fand keine Antwort darauf. So saß sie einfach auf ihrem Bett und wartete ab. Von ihrem Fenster aus sah sie nur den privaten Garten des Königs. Wie gerne hätte sie sich mit Esra auf die Bank vor dem Rosenstrauch gesetzt. Sie fragte sich, was der König mit ihrer neu gewonnenen Freundin anstellen würde und ob er sein Versprechen, sie zu töten, bereits wahrgemacht hatte. Eine Träne fiel auf ihr Knie und sie wischte sich ärgerlich über die Wangen. Mit Rumheulen würde sie bestimmt nichts erreichen.

Sein Sichtfeld wackelte bedrohlich, denn Elendíl hatte Mühe, die Adlergestalt zu kontrollieren. Mit dem Schnabel voraus, flog er direkt gegen einen herabhängenden Stalaktit und für einen Moment verlor er die Kontrolle und landete auf Händen und Füßen in seiner Menschengestalt.

Zurück! Zurück in deine Grenzen mit dir!

Elendíl hielt sich die Ohren zu. Die durchdringenden Worte schmerzten ihn. Er musste ihnen gehorchen. Schon fühlte er einen Sog, der ihn in Richtung Heimat ziehen wollte, dort, wo er hingehörte. Doch dann vernahm er eine andere Stimme.

Der Adler, verwandle dich wieder in den Adler. Du bist hier, um mir das Amulettstück deines Vaters zu bringen!

„Ja, Mutter." Schon änderte er seine Form erneut, schwang sich mit einem Flügelschlag in die Höhe. Er hörte noch ein leises Zischen hinter sich wie von einem Feuer, das plötzlich erstickt wird. *Gemma, ich muss weiter nach Gemma!* Und er flog.

Sie erreichten das Königsschloss gegen Mittag. Obwohl sie nichts sah, fühlte sie das blendende, helle Licht seiner Mauern. Und die Bosheit, die dahinter schlummerte. Sora seufzte.

„Schwester, ist alles in Ordnung mit dir? Du solltest vielleicht lieber zurückbleiben."

Sora wusste, dass Schwester Tamina es gut meinte, und doch war sie froh über das entschiedene *Nein* von Schwester Christine.

„Sora und ich haben seit ihrer Rückkehr die Zeichen gelesen. Wir haben gebetet, gefastet und geschwiegen. Die Heilige Katrina hat zu uns gesprochen. Der Zeitpunkt für unseren Einfall ist jetzt und Sora ist Teil der Truppe."

„Sehr wohl, Oberschwester Christine."

„Sora, du weißt, was du zu tun hast?"

Sora nickte.

„Wir werden für eine Ablenkung sorgen. Wir müssen die Nordfrau aus den Händen des Weißen Königs befreien. In meiner Vision war es dafür noch nicht zu spät."

Gemurmel folgte. Obwohl sie nur ein Dutzend Ordensschwestern waren, würden sie alles daransetzen, Esra zu befreien. Als eine Amulettträgerin war sie ihnen heilig, doch zuerst wollte Christine es auf die friedliche Art versuchen, während Sora sich heimlich in den Palast schleichen sollte. Sora hoffte, dass sich dort nicht allzu viel verändert hatte. Das östliche Tor würde sie zum Sektor der Libellen führen, doch sie war sich ziemlich sicher, dass es inzwischen eine neue Losung gab, deshalb wählte sie einen anderen Weg. „Heilige Katrina, schenke mir Kraft", murmelte sie und dachte an die seltsame neue Sternenkonstellation, von der ihr Oberschwester Christine erzählt hatte. In der Tasche ihres Kapuzenumhangs befanden sich zwei Münzen. Mit ihren Fingern strich sie über die glatte Oberfläche der einen, ließ sie dann wieder aus der Hand gleiten, und fuhr über die kleinere mit den Rillen am Rand. Sora nahm sie aus der Tasche und küsste sie kurz. Mit ihrem Stock tastete sie über Gras, Sandwege und Kieselsteine. Früher hatten auf den Außenmauern in regelmäßigen Abständen Libellen gestanden und Wache gehalten. Aber der Krieg hatte den König gezwungen, viele seiner Elitekämpferinnen wegzuschicken und seine geheimen Missionen zu erfüllen. Deshalb hoffte Sora, dass sie unbeachtet bleiben würde. Doch allein darauf durfte sie sich nicht verlassen. Deshalb trug sie die Verkleidung eines Bettelweibes aus Bel Armyy, das auf der Suche nach ein paar Pilzen war, um sich den hungrigen Magen zu füllen. Sie stellte sich vor, wie es wäre, eine solche Frau zu sein. Müde, von dem langen Weg, und mit schlurfenden Schritten. Die Schultern hängend, der Kopf eingezogen.

Sie lauschte, doch da war nur Vogelgezwitscher und das sanfte Rauschen des Windes. *Gut.* Sie tastete sich an der Mauer entlang, bis ihr Stock gegen einen knochigen Stamm schlug, dann bog sie nach links ab. Sie schlurfte zum Fuße eines kleinen Hügels. Dort beugte sie sich vornüber und tat, als ob sie etwas vom Boden aufhob. Ein Horn erscholl in der Ferne. Anscheinend waren die anderen Schwestern am Haupttor angelangt. Sora horchte noch einmal auf verdächtige Geräusche, und stieg dann den Hügel hinauf. Oben angekommen, legte sie eine Hand auf das Gras. „Zeig mir den Eingang, na komm schon. Ola sla damas Son Favoria." *Für den Frieden in Favoria.* Ein sanfter Windhauch fuhr ihr über das Gesicht und sie folgte der Richtung, aus der er kam.

Bald schon hatte sie die Sümpfe erreicht, jene grauenhaften Tümpel, die kaum jemand kannte. Nur die höchsten Libellen wurden in die Geheimnisse des Palastes eingeweiht und als Sora den Dienst quittiert hatte, hatte sie einen hohen Preis für dieses Wissen gezahlt. Sie erschauderte, als sie sich an die Stimme des Weißen Königs erinnerte.

„Du willst gehen, Sora Schattenschlag?"

Wie damals fand sie sich auch jetzt auf den Knien wieder. Vor dem König hatte sie das Haupt gesenkt gehalten, ihre Stimme war aufrichtig und kraftvoll gewesen, wofür sie noch heute dankbar war. „Mein König, ich will fortan mein Leben dafür geben, die Jüngsten unseres Landes anzuleiten. Lasst mich in ein Kloster gehen. Meine Kräfte sind nicht mehr die einer jungen Frau und als Ordensschwester könnte ich Euch und dem Reich Gemma weiterhin von Nutzen sein."

Der König hatte gelacht, ein kaltes, glockenhelles Lachen. „Normalerweise bleiben Sturmlibellen bis zu ihrem Tod in meinem Dienst. Du weißt, warum."

Niemals hätte sich Sora vorstellen können, was daraufhin

folgte. Sie hatte geschworen, die Geheimnisse nicht weiterzugeben, aber das war dem König nicht genug gewesen. Ihr Augenlicht hatte er eingefordert, damit sie den Weg zurück niemals finden würde.

„Ein letztes Mal darfst du die Sonne noch aufgehen sehen, als Dank für deine Dienste. Dann wird man dir mit einem heißen Stab die Augen blenden, so dass du fortan eine blinde Frau sein wirst. Als Sturmlibelle bist du Schmerzen gewohnt, deshalb gehe ich davon aus, dass man dich nicht betäuben muss." Der König hatte gezögert. „Es sei denn, du änderst deine Meinung und bleibst hier auf dem Gelände, um jüngere Libellen auszubilden. Natürlich genießt du dann weiterhin alle anderen Vorteile."

Für einen kurzen Moment war sie versucht gewesen, das Angebot des Königs anzunehmen, doch hatte sie sich auf die Stimme ihres Innersten besonnen.

„Ich möchte lieber in ein Kloster. Die Große Göttin ruft mich in ihren Dienst."

Der König hatte sie gemustert und für einen Wimpernschlag hatte Sora eine Regung hinter seiner weißen Maske gespürt. Etwas Pulsierendes war von dem Herrscher ausgegangen, wie heißer Zorn. Schließlich jedoch hatte er genickt. „Dann sei es so." Der König hatte sein Versprechen gehalten und ihr das Leben gelassen. Sora bezweifelte allerdings nicht, dass er heute anders gehandelt hätte, denn immerhin war die alte Magie erwacht, vor der er sich so sehr fürchtete.

Sora legte ihre Wange kurz auf den warmen Boden. *Danke dir für die Kraft, die du mir gegeben hast, damals wie heute, Große Mutter.* Dann richtete sie sich wieder auf, den Körper schwer auf ihren Stock gestützt. Kein einziges Mal hatte sie die Entscheidung von damals bereut und würde auch jetzt nicht damit anfangen. Langsam tastete sie sich weiter vor, bis ihr Stock in ein tiefes Loch stieß. Sora rieb die Münze ein letztes Mal in der Hand, dann ließ sie sie ins Moor gleiten. Warmer Dampf stieg ihr in die Nase und mit dem Stock fühlte sie, wie der zähe Morast sich zu Wasser verflüssigte. Der alte Zauber funktionierte noch immer.

Sora ließ sich in das Nass hineingleiten. Es benetzte ihre

Haut, ihre Kleider, fühlte sich dabei aber immer noch an, wie schmatzender Schlamm. Wenn sie diesen Geheimgang damals genutzt hatte, war es jedes Mal eine große Qual gewesen, sich durch die trübe Masse hindurchzukämpfen. In ihrer Vorstellung hatte sich das Wasser jedes Mal in Morast zurückverwandelt, bevor sie den Ausgang erreicht hatte. Heute war das anders. Die Dunkelheit war ihr so vertraut wie einer Mutter ihr eigenes Kind. Zügig tauchte sie unter, ignorierte den Impuls einatmen zu wollen, sondern konzentrierte sich auf das Vertrauen, das sie in die Große Mutter setzte. Schneller, als sie es sich vorgestellt hatte, erreichte sie das andere Ende der Quellen und tauchte leise auf. Sie verharrte kurz, machte sich mit den Geräuschen der Umgebung vertraut. Tastete mit ihrem Stock nach dem Beckenrand. Zog sich heraus.

„He. Wo kommst du her? Du bist nicht bei mir vorbeigelaufen."

Die Stimme des Mannes klang jung. Er tat Sora leid. Aber manche Sachen mussten sein. „Soldat, wenn du mir kurz helfen würdest?"

Ihr feines Gehör vernahm das Ziehen eines Säbels.

„Lasst nur die Waffe stecken. Ich habe etwas, das ich dir geben soll."

Sie hielt die zweite Münze hoch, so dass der Wächter sie sehen konnte. *Möge deine Seele Frieden finden,* dachte Sora noch. Sie lauschte den näherkommenden Schritten, wartend auf ihren Stock gestützt. Das Gold der Münze verfehlte seine Wirkung nicht und der Mann trat noch näher an sie heran. Mit einem gezielten Schlag knallte Sora ihm ihren Stock zwischen die Beine, dicht gefolgt von einem Treffer gegen seinen Schädel. Der Mann strauchelte. Sie hörte, wie er zu Boden ging. „Für den Frieden in Favoria", flüsterte sie und versenkte das spitze Ende ihres Stockes in seinem Herzen. Das Aussetzen seines keuchenden Atems, verriet ihr, dass der Weg zum Palast frei war.

Tysha war unruhig an ihr Fenster getreten und starrte hinaus. Niemand hatte heute nach ihr gesehen und ihrem Zeitgefühl nach, waren die stummen Dienerinnen längst überfällig.

Der Klang eines Wachhorns hatte sie schließlich in Bewegung versetzt, aber alles, was sie von ihrem Ausguck erkennen konnte, war das Gartenstück und die verdammte Hecke. *Wahrscheinlich haben sie die Königin wieder eingefangen,* dachte sie resigniert. Wie unsympathisch ihr die Frau auch immer gewesen sein mochte, ihre Flucht hatte Tysha vollständig nachvollziehen können. Dann vernahm sie gedämpfte Stimmen aus den königlichen Gemächern. Sie schlich zur Wand und lauschte erneut. Es klang, als ob eine Tür zuschlagen würde, doch das Zimmer war nicht ganz verlassen. Jemand bewegte sich noch darin, stieß polternd gegen etwas. Das vertraute Klicken der geheimen Tür ließ sie zurückweichen. Sie setzte sich eilig wieder auf ihr Bett. Schwere Schritte kamen die Treppe hinunter. *Tapfer sein, Tysha!*, ermahnte sie sich.

Der Weiße König erschien in der geheimen Öffnung und schloss die Distanz zu ihr mit zwei schnellen Schritten.

„Unerwarteter Besuch steht vor meinen Toren, Schmetterling. Ich möchte, dass du ganz ruhig hierbleibst, egal was passiert. Falls jemand kommt, kannst du in den geheimen Gang gehen, aber nicht weiter. Solltest du verschwunden sein, wenn ich zurückkomme …"

„Nein, mein König, sicher nicht. Ich warte hier auf Euch und Eure Anweisungen."

Er strich ihr über die Wange. Es hätte fast zärtlich sein können, doch seine Finger ließen ein kaltes Brennen zurück. „Keine Dummheiten", warnte er zum Abschied.

Tysha fragte sich nur kurz, was der Aufruhr zu bedeuten hatte. Ablenkung würde nur ihre Gedanken durcheinanderbringen. Der König hatte ihr erlaubt, die geheime Tür zu nutzen. Vielleicht war das ihre Chance, in seine Gemächer zu schleichen und sich umzusehen. Beflügelt von der Idee, verlor sie keine Zeit, sondern stieg die Treppe hinauf, doch am Ende der Stufen wartete nur eine geschlossene Wand auf sie. Wütend hämmerte sie mit der Faust dagegen, tastete mit den Fingern nach einem verborgenen Mechanismus. Nichts. Dieser Bastard. Er dachte auch an alles! Verzweifelt ließ sie sich an der Mauer hinabsinken und legte den Kopf auf ihre Knie.

„Esra?“ Eine gedämpfte Stimme flüsterte den Namen der Nordfrau. Das Geräusch kam aus ihrem Zimmer.

„Esra?“, rief Tysha zurück und kam auf die Beine. Dann zögerte sie kurz. Ob das eine Falle war? „Wer ist da?“, fragte sie, doch niemand antwortete. Leise schlich sie nach unten und sah gerade noch, wie eine Gestalt im Kapuzenumhang den Raum verließ. „Halt!“, rief sie. „Bitte warte!“

Die Gestalt drehte sich um, das Gesicht verhüllt. *Mist, ich hätte sie ziehen lassen sollen,* dachte Tysha, doch stattdessen nahm sie all ihren Mut zusammen. „Wer bist du und wie hast du es geschafft, in das Zimmer zu gelangen? Es war abgesperrt, soweit ich weiß.“

Ihr verhüllter Gast schlüpfte durch die Tür zurück in das Gemach. Er hatte einen Stock dabei, dessen unteres Ende verräterisch rot gefärbt war. Tysha wich zurück. Doch als der Fremde die Kapuze abnahm, erkannte sie, dass es eine blinde Frau war.

„Für den Frieden in Favoria“, begann die Unbekannte und Tysha brach vor Erleichterung fast in Tränen aus.

„Ola sla damas Son Favoria - für den Frieden in Favoria, Schwester. Wie kommt es, dass du dich mir zu erkennen gibst?“

„Der Weiße König würde niemanden umsonst einsperren und ich fühle dein Licht.“ Die Blinde zögerte kurz. „Ich bin auf der Suche nach einer Nordfrau. Kannst du mir helfen?“

„Esra. Ich weiß nicht, was der König mit ihr gemacht hat, aber ich helfe, wo ich kann.“

„Gut“, sagte die Blinde. „Mein Name ist Sora und wenn du möchtest, kannst du mein Augenlicht sein.“

„Was willst du hier, du schnüffelnde Nonne?" Der König war nicht in der Stimmung, die Oberschwester vom Kloster des Lichts einzulassen, ganz egal, wie viele gute Raupenschülerinnen sie ihm jedes Jahr bescherte. So sprach er nur durch das Guckloch des Haupttors mit ihr. Zwei seiner Wachen standen dicht hinter ihm.

Die Nonne reckte ihr Kinn. „Die Nordfrau. Lasst sie laufen, wir werden Euch eine andere Schwester als Pfand dafür geben, dass Crystal zurückkommt."

„Das wird nicht nötig sein, Oberschwester. Wie meine Boten mir berichtet haben, ist das Mädchen tot. Angeblich ist sie gestorben, nachdem sie mit dem Bettlerkönig von Navas getürmt ist." Der Weiße König beobachtete die Reaktion der Nonne genau und obwohl sie sich um Fassung bemühte, sah er einen dunklen Schatten über ihr Antlitz huschen.

„Aber ihre Leiche hat man nicht gefunden, oder? Möglich, dass sie noch auf ihrer Mission ist." Schon hatte Schwester Christine ihre Züge wieder unter Kontrolle.

Der König lachte heiser. „Ich gehe eher davon aus, dass sie gescheitert ist. Tot oder lebendig, sie steht uns offenbar nicht mehr zur Verfügung."

„Wir werden Euch dieses Jahr zwei Schülerinnen mehr überstellen, wenn Ihr dafür die Nordfrau in unsere Obhut zurückgebt." Die Stimme der Oberschwester klang gefasst, die Frau wusste anscheinend, wie man Verhandlungen führte, aber der König unterdrückte nur ein Gähnen.

„Eure Majestät, Ihr müsst verstehen, dass wir Nonnen sind, für die ein Gastversprechen heilig ist. Bitte, lasst uns ein, so dass wir alles in Ruhe bereden können."

„So? Ihr wagt es, Einlass zu erbeten? Ich frage mich, was Euch die Nordfrau bedeutet. Möglicherweise ist sie ja schon tot und es gibt keinen Grund mehr, mich weiter aufzuhalten?" Er schlug die Klappe des Gucklochs geräuschvoll zu.

„Wir haben erfahren, dass Eure Königin den Hof verlassen hat", vernahm er gedämpft von der anderen Seite des Tors.

Hinter der Maske verzog sich sein Gesicht vor Wut und er

ballte die Faust. „Diese verdammten Nonnen mit ihren tausend Augen und Ohren", zischte er leise. „Ich sollte sie alle hängen lassen …" Er riss die kleine Klappe wieder auf.

„Was wisst ihr von Queste?", fragte er.

„Erst erbeten wir Einlass und wollen uns vergewissern, dass es der Nordfrau gut geht, dann werden wir Euch verraten, was wir über den Verbleib Eurer Gemahlin wissen."

Da kam dem König ein neuer Gedanke, der ihm äußerst gut gefiel. „Schön, von mir aus. Aber ich hoffe um deinetwillen, dass deine Neuigkeiten meine Zeit wert sind."

Die Oberschwester nickte und so befahl er den Wachen, Esra zu bringen und dann das Tor zu öffnen.

„Wir sind bald da, großer Skar-Krieger!", drang die geisterhafte Stimme Thiarls in Fenrirs Ohr. „Es ist Zeit, die Rechnung zu begleichen!"

Sie hatten den Seidenkanal tatsächlich verlassen und die Armee der Toten, die sie wie ein Sturmwind vorwärts trug, verlangsamte ihr Tempo.

„Mach die Augen auf, Nachtschreck!", sagte Thiarl zu ihm.

Fenrir blinzelte. Das Gesicht seines Skar-Vorfahren war fahl im grellen Sonnenlicht. Bei jeder seiner Bewegungen sah Fenrir den Schädel unter der grauen Haut hervorblitzen. Obwohl es hell war, umgab die Nordmänner die eisige Kälte ihrer toten Begleiter. Fenrir brauchte einen Moment, um sich zu sammeln. Dann sah er sich nach seinen Gefährten um. Blutsventje, der Hüne von einem Mann, war vornüber gebeugt und stützte sich zitternd auf den Knien ab. Seine Männer waren teilweise auf dem Boden kollabiert. Einzig Solo und Finnis standen wie Fenrir aufrecht. Solos Blick war finsterer denn je, aber in Finnis Augen glühte dafür versteckte Anerkennung. Sventje richtete sich hustend auf und klopfte Fenrir auf die Schulter.

„Das glaubt uns kein Mensch, alter Junge. Du hast die Armee

von Klappergestellen tatsächlich aus ihrer Festung rausgelockt. Und was für ein furchtsamer Anblick sie doch sind."

Fenrir konnte dem nur zustimmen. Die ermordeten Krieger starrten rachsüchtig noch vorn, wo sich die weißen Palastmauern erhoben.

„Na los, gib uns den Befehl, Nachtschreck. Spiel die Harfe ein letztes Mal und erlöse unsere Seelen!", zischte ihm Thiarl ins Ohr. Fenrir ließ seine Finger über das Instrument gleiten und dachte dabei abwechselnd an Guilliana, die Göttin des Frühlings und an Esra, die Göttin seines Herzens. Die Armee setzte sich in Bewegung. Fenrir und seine Männer wurden mitgerissen.

Die hohen Mauern rückten immer näher, die Harfenmusik erhob sich lauter und lauter. Noch während er sich fragte, wie sie über den Schutzwall gelangen sollten, wurde er von starken Händen hochgehoben. Die Untoten trugen sie über die Zinnen und setzten sie im Innenhof ab.

Schneller, als Fenrir schauen konnte, waren die ersten Wachen überwältigt. Geschrei brach aus, jemand schlug Alarm, aber die Untoten kannten kein Erbarmen. Mit bloßen Händen drehten sie den maskierten Wächtern die Hälse um, hoben sie hoch, nur um sie dann mit aller Gewalt zu Boden zu schleudern. Rissen die Schwerter und Lanzen der Gefallenen an sich und stürmten weiter, immer weiter.

Fenrir erschauderte angesichts des furchterregenden Schauspiels. Doch dann erinnerte er sich wieder daran, warum er hier war. Esra, seine Esra. „Für Skar!", schrie er aus vollem Herzen. Er löste sich aus den Reihen der Untoten und lief mit den anderen Skar-Kriegern direkt auf das Schloss zu.

„Etwas Unheiliges geht hier vor sich." Die blinde Nonne drückte Tysha in einen dunklen Gang. „Kannst du etwas sehen, mein Kind?"

„Nein. Ich höre nur die Schritte. Was ist hier los?"

Sora legte ihren Kopf in den Nacken, als lausche sie einer

fernen Melodie. „Etwas Gewaltiges rollt auf uns zu. Wir müssen Esra finden und dann so schnell wie möglich verschwinden."

Tysha erschauderte bei diesen Worten. Heute Morgen hatte sie noch mit dem Gedanken gespielt, ihr Dasein zu beenden, nun aber, wo sie in echter Gefahr war, merkte sie doch, wie sehr sie an ihrem Leben hing. „Ich habe keine Ahnung, wo er Esra gefangen hält. Wie sollen wir sie nur so schnell finden?"

Wieder rannten eilige Schritte an ihnen vorbei.

„So, wie es scheint, strömen alle in Richtung Hof. Wahrscheinlich haben wir dort die besten Chancen."

„Aber ich kann nicht kämpfen", jammerte Tysha.

Die Blinde wandte ihr den Kopf zu. „Ich schon. Für zwei. Deine Aufgabe ist es nur, Esra mitzunehmen."

„Große Gaya, gib mir Kraft", betete Tysha leise. Sora machte einen Schritt aus dem dunklen Gang hinaus und Tysha folgte ihr. Von draußen hörte sie Schreie und das erste Mal in ihrem Leben wünschte sie sich, dass sie doch ein Schwert in der Hand halten würde.

„Esra, Esra! Da ist sie!" Fenrir rannte mit seinen Männern auf das Schloss zu. Er sah Esra neben einem Mann mit weißer Maske stehen. Ihr Blick war starr nach vorne gerichtet, aber er hatte keine Zeit darüber nachzudenken, weshalb sie so seltsam unbeteiligt aussah. Sie lebte, das war alles, was zählte. Ohrenbetäubendes Glockengeläut erscholl über dem gesamten Gelände. Von allen Seiten strömten Libellen in weißen Gewändern in die Mitte des Areals, dorthin, wo die Kämpfe ausgebrochen waren.

Doch Fenrir hatte nur Augen für Esra. Er würde sie diesem widerwärtigen König mit einem Handstreich entreißen, während die Untoten über seine Libellen herfielen. Beherzt zog er sein Schwert, so wie er es hunderte Male im Kampf getan hatte. Die anderen Nordmänner fielen in seinen Kriegsruf ein. Fenrir rannte noch schneller. Seine Geliebte war so nah, bald würde er sie wieder in seinen Armen halten. Er stürzte die wenigen Stufen vor dem Palast hinauf und duckte sich gerade noch unter dem Wurfmesser einer Libelle hinweg. Dann stand er endlich vor dem Weißen König. Fenrir setzte zum Stoß an, um das verrunzelte Herz des grausamen Herrschers zu durchbohren, doch dieser streckte beide Hände nach vorne. Aus seinen Fingern schoss blaues Licht. Einen Augenblick später prallte Fenrir gegen eine unsichtbare Wand. Sein Schwert wurde ihm aus der Hand geschleudert, seine Männer rannten in ihn hinein.

„Nicht so eilig, Fenrir Nachtschreck!“ Die Stimme des Königs dröhnte in seinen Ohren. „Wie ich sehe, hast du Begleitung mitgebracht, sogar einen deiner Vorfahren.“ Fenrir wandte den Kopf herum. Benommen sah er wie Thiarl gegen eine Libelle kämpfte.

„Meine Frau. Gib mir meine Frau, du Bastard, oder ich schwöre dir, dass diese Armee deinen ganzen Hofstaat kurz und klein schlägt.“

„Was hast du getan, um dir die Seelen der Toten so gefügig zu machen, Nachtschreck?“

Fenrir schwieg. Starrte Esra an, die dicht hinter dem König stand und ihn mit leerem Blick ansah. Was hatte der König mit ihr gemacht? Normalerweise konnte er sich mit Esra ohne Worte verständigen, aber jetzt war es, als ob eine Frau aus Stein vor ihm stand. Er sah an ihr hinunter, sie trug ein Kleid aus hellblauer Siede. *Seit wann trägst du ein Kleid? Was haben sie mit dir gemacht?*, wiederholte er seine Frage in Gedanken.

„Na, wie es scheint, will sie nicht mit dir reden, bevor du mit mir redest!“, dröhnte der König.

„Wir müssen diesen Bastard umbringen“, raunte Blutsventje Fenrir zu, doch als ob der König jedes Wort gehört hatte, zückte er einen Dolch und presste ihn Esra an die Kehle.

„Nein!“, zischte Fenrir. Seine Gedanken rasten. „Es war die Harfe“, sagte er schließlich laut und nickte in Richtung von Solo, der seine Arme schützend um das Instrument gelegt hatte.

Der König drehte sich zu dem Schattenmann. „Zerschlage sie und ich gebe die Frau eures Anführers raus.“

„Erst lässt du Esra zu mir“, begehrte Fenrir auf.

Die Maske des Königs richtete sich langsam wieder auf ihn. „Von mir aus." Mit einem Plopp verschwand die unsichtbare Wand und Esra trat hervor.

„Du weißt, was zu tun ist. Bring ihn um, aber erst, wenn die Harfe zerstört ist." Unauffällig ließ der Weiße König den schlanken Dolch in die Hand seiner Sklavin gleiten. Was für ein Spaß es doch war, das dumme Ding zu manipulieren! Das Amulett um seinen Hals pulsierte wie ein schlagendes Herz. Mit seinem Schutz würden ihm nicht mal die Toten gefährlich werden. Um seine eigene sorgsam aufgebaute Elitetruppe tat es ihm leid, aber Menschen waren ersetzbar. Seine wichtigsten Untergebenen hatte er längst fortgeschickt, in Richtung Navas, wo er sich schon bald das zweite Amulettstück holen würde. Die Sklavin schritt vorwärts, ganz so, als ob sie sich über ein Wiedersehen mit ihrem Liebsten freuen würde. Der König gab sich keine Mühe, sein siegesgewisses Lächeln zu verbergen.

„Esra, o Esra! Komm hinter mich, jetzt wird alles gut." Der König hatte sie tatsächlich gehen lassen.

„Solo, tritt mit der Harfe vor und wenn Esra bei uns in Sicherheit ist, töten wir diesen Bastard", raunte er dem Schattenmann zu. Die unsichtbare Wand würde dem König nun nicht mehr helfen, denn wenn er an die Harfe wollte, konnte er sie nicht benutzen. Ein Grinsen huschte über Fenrirs Gesicht und er fühlte sich so stark wie seit Monaten nicht mehr. Esra war nur noch ein paar Schritte von ihm entfernt. Warum zögerte sie nur? Und weshalb war ihr Gesichtsausdruck so seltsam?

„Da stimmt etwas nicht, Boss", zischte Solo. „Das ist nicht die Bärentöterin."

„Unsinn! Das ist meine Esra. Wer weiß, was sie ihr angetan haben, aber der König wird seine Strafe erhalten!" Er streckte seiner Geliebten die Hand entgegen, ihre Fingerspitzen berührten sich. Fenrir zuckte zurück. Esras Finger waren eiskalt. „Komm schnell hinter mich, jetzt wird alles gut."

Esra lächelte, aber Fenrir verspürte nicht die vertraute Wärme, die sonst von ihr ausging. Solo war bereits ein paar Schritte vorwärtsgegangen. Esra öffnete ihre Arme und zog Fenrir an sich. Aus dem Augenwinkel sah Fenrir einen Dolch aufblitzen. Er konnte gerade noch zur Seite springen, bevor sich die Klinge in seinen Bauch bohren konnte.

„Was ... was hat das zu bedeuten? Esra? Willst du mich umbringen?" Fenrir war wie gelähmt vor Schreck, starrte seine Gefährtin an, die erneut ausholte. Dieses Mal war er nicht schnell genug, drehte sich zwar aus reinem Instinkt weg, aber die Klinge vergrub sich in seinem Oberschenkel. Er keuchte vor Schmerz und Schock. „Nein. Nein. Hör auf damit! Bitte!"

Eine leise Stimme flüsterte ihm zu, dass er sich wehren sollte. Aber das schaffte er nicht. Tränen traten ihm in die Augen, als Esra erneut ausholte. Bevor sie auf ihn einstechen konnte, warf sich Blutsventje auf sie und brachte sie zu Fall. Fenrir sah noch, wie Esra sich aufbäumte und sich unter Sventje hervorkämpfte.

„Reiß dich zusammen, Nachtschreck! Oder willst du, dass die Bärentöterin uns alle umbringt?", donnerte Sventje und Fenrir rappelte sich auf die Beine.

„Es ist das Armband! Dieses verdammte Armband!", schrie Tysha, die an Soras Seite in den Hof geeilt war. Ihre Stimme überschlug sich vor Angst. Der König beachtete sie nicht, denn er war dabei eine hölzerne Harfe zu zerstören. So schnell es Tysha möglich war, rannte sie mit gerafften Röcken auf die Gruppe Nordmänner zu, die Esra umringt hatte. „Es ist das Armband!", japste sie erneut. „Jemand muss es ihr abnehmen, bitte!"

Tysha war es egal, ob der König sie hörte oder ob sie hier sterben würde. Sie fühlte, dass sie genau jetzt die Chance hatte, etwas Bedeutsames zu bewegen, und so wandte sie sich an den Krieger, der am Rande des Handgemenges stand. Es war ein junger Bursche, vielleicht vierzehn Jahre alt. „He du! Kannst du mich verstehen?" Tysha hatte auf den vielen Spaziergängen mit Esra Skaran geübt, was ihr jetzt zugutekam.

Der Junge nickte.

„Sie steht unter einem Zauber. Das liegt an dem goldenen Armband. Ihr müsst es ihr abnehmen! Na los!", setzte sie hinterher, so dass sich der Junge schließlich rührte.

„Nicht die Harfe, du Narr! Das ist ein göttliches Instrument!", rief Sora und Tysha fragte sich, wie die Blinde überhaupt wissen konnte, dass der König dabei war ein Instrument zu vernichten. Kurz sah sie zu ihm hinüber, wie er die Harfe wieder und wieder auf den Boden donnerte.

„Das reicht jetzt!" Er ballte die Faust um das Amulett, wie um Kraft zu schöpfen. Dann riss er sich die Kette vom Hals und schlug mit seiner Hand ein Loch in die Harfe. Der Boden unter ihren Füßen begann zu erzittern, ein Eiswind fegte über sie hinweg, begleitet von hunderten gepeinigten Stimmen. Für einen Moment war sie in einem Strudel aus Staub und Knochen gefangen, konnte nichts mehr sehen, spürte nur die unendliche Leere und Traurigkeit, die sich wie ein Mantel auf das Gelände des Palastes legte. Dann gelang es ihr, den bleichen Staub fortzublinzeln. Hustend erhob sie sich. Sie hatte gar nicht mitbekommen, dass sie gefallen war. Esra, sie musste Esra retten! Kurz fragte Tysha sich, wie lange Sora wohl allein gegen den König durchhalten würde. Doch dann dachte sie nur noch an die Nordfrau.

„Sei vernünftig, ich will dir nicht wehtun!" Fenrir flehte Esra an, doch ihr Blick glich dem einer Raubkatze. Sie hielt den Dolch fest umklammert, Sventje lag blutend am Boden.

„Du musst sie töten, Nachtschreck! Ein Dämon ist in sie gefahren!", stieß er schweratmend aus.

Bei den Ahnen, das konnte er nicht. Aber sie hatte Blutsventje fast umgebracht. Was sollte er nur machen?

„Es ist das Armband. Wir müssen es entfernen."

Finnis stand vor ihm. Fenrir wollte noch fragen, weshalb der Bursche sich so sicher war, doch in diesem Augenblick schoss Esra vor, die Klinge hoch erhoben. Fenrir packte sie bei den Handgelenken. Bei den Göttern, sie war stark, doch er war stärker. In diesem Moment wurden seine Kriegerreflexe geweckt und er hielt sie fest umschlungen, trotz des pochenden Schmerzes in seinem Bein.

„Ich bringe dich um!", zischte Esra und ihre Worte waren schlimmer als der Dolch, der ihn getroffen hatte. Seine Hände zitterten leicht, doch er konnte das Armband fühlen.

„Ihr müsst ihr die Hand abhacken, anders geht es nicht. Beeilt euch!" Eine hochgewachsene, junge Frau stand vor ihm. Sie war nicht bewaffnet, trug sogar nur ein prächtiges Seidenkleid. „Schaut nicht so, beeilt euch lieber!"

„Aber …", begann Fenrir. Blutsventje stand auf einmal keuchend neben ihm. Er riss Esra den Dolch aus der Hand und stieß Fenrir zur Seite. Packte Esra mit einem eisernen Griff.

„Na los, Junge. Zeig, dass du der Sohn von deinem Vater bist!", rief er Finnis zu und deutete mit dem Kopf auf die Axt, die der Bursche umklammert hielt.

„Nein!", schrie Fenrir und wollte sich zwischen Finnis und Esra werfen, doch die junge Frau war schneller. Sie stieß ihn mit einem gezielten Schlag in seine offene Wunde zur Seite. Fenrir stolperte keuchend. Er konnte gerade noch die Axt fallen sehen, dann schrie Esra auf.

Ein lodernndes Feuer jagte durch ihren Körper. Sie starrte fassungslos auf ihren Arm herab. Jemand hatte ihr die Hand abgeschlagen! An der Stelle, an der eben doch das goldene Armband gewesen war, zischte nun schwarzer Rauch aus dem blutenden Stumpf. Esra sah auf ihre am Boden liegende Hand, schrie heiser auf und wurde endlich losgelassen. Taumelnd wich sie zurück und ging in die Knie. „Meine Hand, meine Hand“, kreischte sie, starrte ungläubig auf das blutige Etwas, das neben ihr lag.

Jemand beugte sich über sie. Eine Frau mit honigblondem Haar. Esra blinzelte gegen die Ohnmacht an. Da sah sie ein anderes Gesicht über sich, das ihr seltsam vertraut vorkam.

„Fenrir?“, hauchte sie als sie ihren Liebsten erkannte. Ein grotesker Teil in ihr war erleichtert, dass der Zauber vorüber war, dass sie ihren Fenrir wieder erkannte, selbst wenn sie gerade höllische Schmerzen erlitt. Sie glaubte nicht, dass sie es lebendig hier rausschaffen würden, aber immerhin würden sie gemeinsam in die Anderswelt hinübergleiten. „Danke, dass du gekommen bist“, brachte sie noch mühsam hervor. Sie schloss die Augen. Ja, sie war in einem fremden Scheißland und doch war sie endlich wieder daheim. „Für immer dein“, flüsterte sie, dann schwanden ihre Sinne.

Da war ein fauler Zauber am Wirken. Fenrir biss die Zähne zusammen, verdrängte den Gedanken an die schwarzgewordene Hand, die neben Esra auf dem Pflaster lag. Einige Nonnen waren herbeigeeilt und hatten ihn auf die Seite gedrängt, um ihre Wunden zu versorgen. Sie mussten einen Weg hier rausfinden, egal wie. Fenrir sah sich suchend um. Die Knochenarmee war verschwunden, die Harfe kaputt. Er fragte sich, wo die gepeinigten Seelen nun waren und ob sie ihren Frieden gefunden hatten. Aber nein, der Weiße König lebte ja noch! Dort war er, beschirmt von zwei Kriegerinnen, ihrer Kleidung nach, tödliche Libellen.

„Komm, Nordmann, ich bringe euch hier raus.“ Eine ältere Frau klopfte mit ihrem Stab an sein Bein. Er fragte sich, ob er ihr vertrauen konnte, aber es blieb ihm kaum eine andere Wahl. Die blonde Frau in dem Seidenkleid stand bei ihr und spähte ängstlich über das Schlachtfeld. Fenrir sah auf die Nonnen hinab, die

Esras Stumpf verbanden. Sie war immer noch ohnmächtig, doch endlich hatten die Nonnen sie fertig versorgt. Wortlos beugte Fenrir sich über Esra, hob sie auf, in seine Arme. Fast knickte er unter diesem zusätzlichen Gewicht ein, seine Seite, dort, wo Esra ihn mit dem Dolch verletzt hatte, schmerzte. In diesem Moment besann sich Fenrir auf etwas, das sein Vater ihm beigebracht hatte. Wenn es auch nicht viel gewesen war, so doch, dass der Schmerz ein Quell sein konnte, der ihn weitermachen ließ. Er setzte einen Schritt vor den anderen, Esra sicher im Arm.

„Libellen, zu mir!", donnerte die Stimme des Königs und Fenrir sah, wie sich vereinzelt weiße Kriegerinnen zu ihrem Herrn vorkämpften. Sie hatten keinen Feind mehr vor sich, aber scheinbar hatten Thiarl und die anderen Untoten ihre Reihen stark dezimiert und selbst die Überlebenden konnten sich kaum auf den Beinen halten.

„Beeilen wir uns, bevor sie sich neuformieren!", rief die Frau mit dem Stock, dann hob sie plötzlich witternd den Kopf und Fenrir erkannte, dass sie blind war. „Was ist das?", fragte sie die Frau im Seidenkleid alarmiert.

„Ein riesiger Adler. Er fliegt direkt auf uns zu!", rief diese entsetzt aus.

Fenrir folgte ihrem Blick und schluckte. Was immer das dort am Himmel war, so ein Ungeheuer hatte er noch nie gesehen.

„Lauft, Männer, weg von hier!", schrie er noch, und langsam, so unendlich langsam setzten sie sich alle in Bewegung.

Schon von weitem sah Elendíl, dass in dem prächtigen Schlosshof eine große Schlacht stattgefunden hatte. Unzählige Leichen lagen auf dem hellen Pflaster verstreut, zwischen Blutlachen und Waffen, doch seine Adleraugen erkannten, dass der Weiße König nicht unter ihnen war. Gut so. Er wollte ihn für sich haben! Er bemerkte außerdem, dass eine kleine Gruppe von Verwundeten davonlief. Kurz überlegte er, ob er ihnen nachsetzen sollte, doch da erblickte er den König. Seinen Vater. Diese räudige Missgeburt! Er stieß einen schrillen Schrei aus, spannte seine Flügel, zog einen weiteren Kreis über den Zinnen des Palastes und ging dann in den Sturzflug über. Sein ganzes Leben lang hatte er auf diesen Augenblick gewartet.

Elendíl landete hart, riss dabei eine Frau in einem weißen Gewand um, die mit einer älteren Gegnerin kämpfte. Schnell fing er sich, der König starrte ihn aus den Augen einer Maske heraus an.

„Hunt?"

Der Name seines Bruders versetzte ihm einen weiteren Stich. In der Adlerform gelang es ihm nicht, seinem Vater all die Worte entgegenzuschleudern, die er sich für dieses Treffen zurechtgelegt hatte. Nur ein Krächzen entwich seiner Kehle und der König lachte heiser. Er hielt die Hand hoch, das Amulett darin pulsierte und er schoss einen blassblauen Eisstrahl direkt auf Elendíl ab. Dieser wich gerade noch aus, seine Mutter hatte ihn vor solchen Tricks gewarnt.

„Tötet dieses Vieh!", befahl sein Vater. Eine seiner Kriegerinnen traf ihn mit ihrem Schwert. Elendíl schrie auf, verwandelte sich instinktiv in seine menschliche Form. Sofort hörte er wieder die Stimme des Dämons, die ihm befahl, zurück ins Eisland zu gehen. Mit aller Kraft rang Elendíl den Impuls nieder, ihr zu gehorchen und konzentrierte sich nur auf den menschlichen Abschaum, der vor ihm stand. *Mein Erzeuger!* Voller Wut entriss er der Frau das Schwert und stieß es ihr ins Herz.

Hinter sich hörte er den König nach Luft schnappen. „Du bist nicht Hunt!"

Elendíl drehte sich zu ihm um, eine neue Welle von Zorn durchflutete ihn und vertrieb die Stimme des Dämons aus seinem Kopf. „Ich bin dein anderer Sohn, du nutzlose Missgeburt, und ich werde dich jetzt töten!"

Elendíl sah, wie sich die Augen des Königs hinter der Maske ein Stück weiteten, doch er hatte kein Mitleid. „Stirb!", zischte er und stieß zu. Der König riss das Amulett nach oben, wie um sich zu schützen, doch Elendíl war schneller. Er griff nach dem wertvollen Schmuckstück und auch wenn es ihn verbrannte, wie ein kaltes Feuer, hielt er es fest umklammert.

„Auf Nimmerwiedersehen, Bastard! Schöne Grüße von Skade!“

Dem König entwich ein Japsen, während Elendíl die Klinge des Schwertes tief in seiner Brust versenkte. Niemand hielt ihn davon ab, im Gegenteil. Alle Anwesenden wichen zurück, so grell war das Licht, das aus dem Amulett herausstrahlte. Elendíl drehte es in seiner Hand und starrte auf das unnatürliche Leuchten. Er lauschte einen Moment, doch die Stimme des Dämons war verschwunden. Bei seiner eisigen Mutter, der Anhänger war tatsächlich magisch! Aus seinem tiefsten Inneren drang ein Lachen, ein Freudenlaut, der ihn fast zusammenfahren ließ. Wann hatte er sich jemals wirklich gefreut? Als kleines Kind vielleicht, aber das war lange her.

Sein Vater schnappte im Sterben unwürdig nach Luft. Elendíl kniete sich zu ihm auf die Stufen. Das Amulett hielt er sicher außerhalb der Reichweite des Königs. „Ich hätte dich langsamer sterben lassen sollen“, zischte er. Ein kleines Rinnsal Blut lief unter der sonst so blütenweißen Maske hervor. Es hörte sich an, als ob der König ihm noch etwas sagen wollte.

„Vertraue ihr nicht“, keuchte er. „Sie ist böse!“

„Nur weil du sie dazu gemacht hast, und es wird mir eine Freude sein, in ihrem Namen alles Leben zu zerstören! Mit deinem fang ich an.“ Elendíl konnte die Kraft fühlen, die sich in ihm sammelte, wie ein tiefer Quell, der bereit war, nach oben zu sprudeln. Das musste von dem Amulett kommen!

„Hier, mit deinen eigenen Waffen!“, rief Elendíl und wedelte mit dem Schmuckstück. Seine Stimme war laut und klar. Aus seinen Händen schoss eine blaue Kette aus Eis, die er um den Hals seines Vaters wandte. Dieser schrie auf, als sie seine Haut berührte. Elendíl zog an. So lange, bis es auf dem Palasthof wieder leise war. Er schloss die Augen, lauschte dem dahinschwindenden Leben. Als er seine Lider wieder öffnete, lag der Kopf des Königs abgetrennt auf dem Boden. Die weiße Maske war leicht verrutscht. Elendíl rief seine neuentdeckte Magie zurück in seine Hände, das Amulett leuchtete nur noch schwach.

Mit zitternden Fingern hob er die Maske an, dahinter blitzte ihm ein blanker Schädel entgegen. Der Weiße König von Gemma hatte seit Jahrhunderten durch Skades Magie regiert, doch Elendíl hatte ihn in einem feierlichen Moment des Triumphes zur Strecke gebracht.

„Der König ist tot!“, rief er den wenigen Menschen zu, die noch im Hof zwischen den Leichen standen. „Verbreitet die Kunde und berichtet, dass es einen neuen König gibt. Mich, denn ich werde bald zu euch zurückkehren!“

Damit verwandelte er sich in den mächtigen Adler und schwang sich in den strahlend blauen Himmel. Elendíl flog schnurstracks in Richtung seiner alten Heimat. Das Amulett hielt er dabei fest in den Krallen.

Epilog

Da war nichts, außer unendlicher Kälte und Einsamkeit. Ganz schwach erinnerte sie sich an bessere Tage, an Wärme, Liebe und Freude. Und an den Dämon. Den wahren Dämon, der sie mit seinen Krallen gepackt hatte, als sie den Wasserfall hinuntergestürzt war. Er hatte sie hierhergebracht in dieses trostlose Reich der seelenlosen Göttin des Winters. *Skade.* Es war tatsächlich alles wahr! Crystal traf das Bewusstsein über ihr eigenes Versagen mit voller Härte. Der Kampf war ausgefochten und sie war so schwach, dass sie sich der allummantelnden Kälte hingeben und sterben wollte. Das Leben entwich ihren Gliedern, sie hatte nicht mal mehr die Kraft, zu atmen, denn die eisige Luft verbrannte ihre Lungen von innen. *Nur noch Schwärze, nur noch Schlaf. So endet es nun.*

Der Tropfen einer bitteren Flüssigkeit benetzte ihre Zunge, sofort breitete sich Wärme in ihrem Körper aus. Sie schnappte nach Luft, zwang sich, die Augen geschlossen zu halten, während der Hauch der Wintergöttin über sie hinweg wehte.

„Du hast mir meinen Sohn genommen und dafür wirst du büßen! Seine Liebe zu dir hat ihn geschwächt!“, zischte Skades kalte Stimme.

Crystal wusste nicht, wovon die Göttin sprach, aber sie fühlte den Zorn, der an Skades Innerstem nagte.

„Ich werde dir zeigen, was Schmerz bedeutet!“

Crystal blinzelte. Ein heller Lichtstrahl blendete sie und brach sich in einem Zepter aus Eis, das über ihr funkelte. Nein! Was immer das bedeutete, ihr schwante Unheilvolles.

Skade lächelte und fuhr mit dem Eiszepter über Crystals Haupt hinweg. „Lebe und leide“, flüsterte sie.

Das magische Artefakt sandte eisige Strahlen in ihren Kopf. Eine Woge von Schmerz und Trauer riss Crystal hinfort und sie glitt in eine immer dunkler werdende Finsternis hinab. Hier fand sie nichts, das ihr Halt gab. Sie rutschte weiter und weiter in die Tiefe. Sah noch einmal Raynolds Gesicht aufleuchten. Er streckte ihr eine Hand entgegen, doch sie konnte sie nicht fassen. Sie wollte schreien, doch ihr fehlte die Kraft dafür. *Jetzt ist es aus,* dachte sie und eine Mischung aus Erleichterung und Enttäuschung überkam sie. Erleichterung, weil sie den ewigen Schmerz hinter sich lassen konnte und vielleicht zurück zu ihren Eltern fand. Trauer und Enttäuschung darüber, dass sie versagt hatte. Dass sie Raynold und die anderen im Stich gelassen hatte. Minna, Esra, Kim und Trisha, Olley und immer wieder Raynold. Ihr geliebter Raynold, dem sie ihre Hand versprochen hatte.

Crystal spürte ein Ziehen in der Handfläche, dort, wo sie sich den Blutschwur gegeben hatten und die Erinnerung daran, ließ sie ein letztes Mal die Augen aufschlagen. Verwundert stellte sie fest, dass sie sich am Ufer eines mondbeschienenen Sees befand. Ob es also tatsächlich ein Leben nach dem Tod gab? Sie lugte in das Wasser hinein und erkannte in der nachtschwarzen Oberfläche die Spiegelung der Lichter über sich. Unzählige Sterne funkelten am Himmel, in ihrer Mitte thronte das Sternenbild eines Löwen. Dann beugte Crystal sich vor, um sich selbst in der Wasseroberfläche zu betrachten, doch stattdessen sah sie in das Gesicht eines Wolfes. Erschrocken fuhr sie zurück.

War sie der Wolf? War das ein Albtraum? Skades fauler Zauber, der sie in einen Tierkörper gebannt hatte? Von der Eisgöttin jedoch bemerkte sie nichts und Schmerzen hatte sie auch keine mehr. Vorsichtig beugte sie sich erneut über das Wasser. In der Spiegelung erkannte sie den schwarzen Wolf, der ihr das erste Mal in Gemma begegnet war. Jetzt zuckte sie nicht zurück. „Du lebst und leihst mir deinen Körper?“, fragte sie leise. *Wolfsmädchen,* so hatte Esra sie genannt.

Anstatt zu antworten, trank das Tier von dem See und für einen Augenblick, der sich immer weiter ausdehnte, konnte Crystal alles erkennen. Wie das zustande kam, konnte sie sich nicht erklären. Aber sie sah Raynold und Olley mit Ramires, die begleitet von einigen Reitern die Tore von Burg Schwarzflügel durchritten. Raynold blickte über seine Schulter, als ob er fühlte, dass sie in beobachtete. Seine Miene war noch ernster als sonst, aber für einen Moment hellte sie sich auf.

„Crystal?“, flüsterte er.

Ich bin hier, wollte sie rufen, aber nur ein kehliges Heulen kam dabei heraus. Die Enttäuschung auf Raynolds Gesicht war grausamer als das Zepter, mit dem Skade ihr über den Kopf gefahren war. Ihr Liebster ließ die Schultern hängen und ritt weiter. Olley hatte seine Arme um Ramires geschlungen und obwohl Raynolds jüngerer Bruder etwas kräftiger wirkte, erkannte Crystal wie zerbrochen seine Seele war.

Das Bild verschwamm und sie sah Trisha und Kim, eng aneinander geschmiegt in einer Senke liegen, Jack zu ihren Füßen. *Sie leben,* dachte Crystal. *Was ist mit Esra? Der Nordfrau mit ihrem Falken?* Der Wolf jammerte und Crystal fürchtete das Schlimmste. Dann aber sah sie im Geiste Sora, ihre Sora! Zusammen mit einem stattlichen Mann, der Esra in seinen Armen trug, als wäre sie das Heiligste unter der Sonne. *Das muss Fenrir sein!* Trotz aller Kälte erfüllte dieses Bild Crystal mit Liebe und Hoffnung. Erst kurz bevor es verschwand, erkannte sie, dass Esra eine Hand fehlte. Doch ehe sie weiter darüber nachdenken konnte, heulte der Wolf noch einmal auf.

Er sprang vom Wasser zurück und duckte sich unter einen Felsvorsprung. Durch seine Augen sah Crystal den Adler und ihr Körper erstarrte. Hoch über ihnen flog der monströse Vogel direkt auf die schneebedeckten Berge zu, hinter denen Skade in ihrem Palast wartete. In seinen Klauen trug er ein Amulett. Es leuchtete heller als die Sterne. Ein grelles Kreischen erfüllte Crystals Kopf und das Bild zersprang in tausend Splitter. Wie Pfeilspitzen flogen sie auf sie zu und schnitten unbarmherzig in ihre Haut, in das Fell des Wolfes. Alles wurde schwarz. Crystal wollte schreien, doch nur das Klagelied des Wolfes hallte in ihren Ohren. In diesem Moment schien es ihr, als hätten sie bereits verloren.

Die sieben Reiche auf dem Kontinent Favoria

GEMMA:

Hier wurde einst der Königspalast des ersten Königs von Favoria gebaut, der vor Jahrhunderten alle anderen Reiche unterworfen und die Schwarze Mauer erbaut hat. Bis heute ist er der mächtigste Herrscher des Kontinents und wird von vielen gefürchtet. Die Hauptstadt von Gemma ist Bel Armyy.

NAVAS:

Navas ist das Reich hinter der Schwarzen Mauer. Die Bewohner der Freien Reiche haben eine Mauerwache zusammengestellt, die verhindert, dass Menschen aus Navas ihr abgeschiedenes Land verlassen, denn man fürchtet, dass sie Dämonenblut in sich tragen. Die Hauptstadt von Navas ist Darka. Auf Burg Schwarzflügel wohnt die Königsfamilie.

SKAR:

Die wilden Skar-Inseln sind die Heimat der Nordmänner. Hier leben viele Clane, der einflussreichste Clan-Anführer ist Fenrir Nachtschreck. Das Land ist karg und hart, genau wie die Menschen, die dort leben.

STRAVOOS:

Einige halten Stravoos für ein verruchtes Pflaster. In der gleichnamigen Hauptstadt Stravoos blühte Jahrhunderte lang der Seehandel, deshalb gelten Menschen aus Stravoos als besonders aufgeschlossen, aber auch besonders skrupellos.

KAYOL:

Kayol ist das Wüstenreich. Außer der Hauptstadt Mompeto und den beiden Städten Tyska und Lysanne, gibt es hier nur einzelne Dörfer und Stammesgemeinschaften. Es heißt, dass die Menschen aus Kayol einst vor dem Dämon aus Navas geflohen sind, woraufhin der Weiße König alle Menschen, bei denen er dunkle Magie vermutete, abschlachten ließ. Seitdem gilt Magie hier als verpönt.

NEBRUSK:

Um Nebrusk drehen sich viele Mythen. So ganz durchschaut das dschungelüberzogene Land wohl niemand und es birgt viele Geheimnisse. Nicht alle davon sind harmlos.

FRYYDHEIN:

Der Legende nach steht in Fryydhein der Eispalast der Eisgöttin Skade. Kein Mensch kann das Eisland durchwandern, weshalb viele glauben, dass Skade nur eine Legende ist.

Über die Autorin

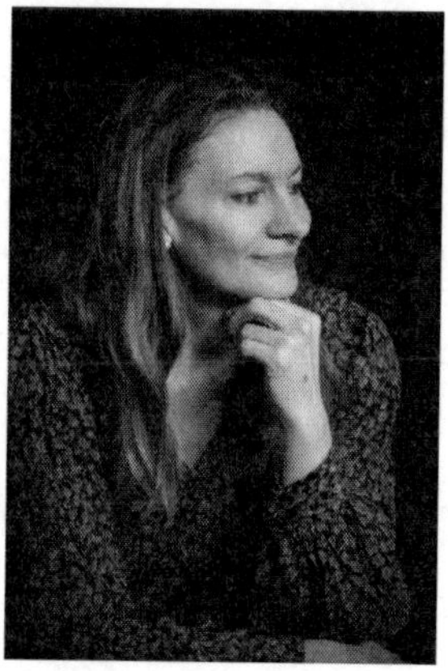

Anja Lehmann schreibt leidenschaftlich gerne Geschichten. Für ihre literarischen Werke wurde sie unter anderem mit dem Elisabeth-Engelhardt-Literaturpreis des Landkreises Roth ausgezeichnet.

Wenn sie sich nicht gerade neue Abenteuer ausdenkt, geht sie am liebsten raus in die Natur. Sie lebt mit ihrer Familie im fränkischen Seenland und freut sich über jeden, der ihre Reise begleitet.

Mehr zu ihrer Arbeit findet man unter www.autorin-anja-lehmann.de

P.S. Auf ihrer Homepage gibt es auch einen Newsletter. Bei der Anmeldung erhält man das Prequel „Queen of Snow - Wie alles begann" als Geschenk.

Coming soon

„Kingdom of Heaven“ erscheint Ende 2023 und ist schon vorbestellbar.

Link: https://amzn.eu/d/8YcUf6F